M. Jahn, F. Löwe

Checklisten Rettungsdienst

Matthias Jahn, Frank Löwe

Checklisten Rettungsdienst

Notfall- und Gefahrensituationen

2. Auflage

ELSEVIER

Elsevier GmbH, Bernhard-Wicki-Str. 5, 80636 München, Deutschland
Wir freuen uns über Ihr Feedback und Ihre Anregungen an kundendienst@elsevier.com

ISBN 978-3-437-47002-8
eISBN 978-3-437-05065-7

2. Auflage 2022

Wichtiger Hinweis für den Benutzer
Die medizinischen Wissenschaften unterliegen einem sehr schnellen Wissenszuwachs. Der stetige Wandel von Methoden, Wirkstoffen und Erkenntnissen ist allen an diesem Werk Beteiligten bewusst. Sowohl der Verlag als auch die Autorinnen und Autoren und alle, die an der Entstehung dieses Werkes beteiligt waren, haben große Sorgfalt darauf verwandt, dass die Angaben zu Methoden, Anweisungen, Produkten, Anwendungen oder Konzepten dem aktuellen Wissensstand zum Zeitpunkt der Fertigstellung des Werkes entsprechen.
Der Verlag kann jedoch keine Gewähr für Angaben zu Dosierung und Applikationsformen übernehmen. Es sollte stets eine unabhängige und sorgfältige Überprüfung von Diagnosen und Arzneimitteldosierungen sowie möglicher Kontraindikationen erfolgen. Jede Dosierung oder Applikation liegt in der Verantwortung der Anwenderin oder des Anwenders. Die Elsevier GmbH, die Autorinnen und Autoren und alle, die an der Entstehung des Werkes mitgewirkt haben, können keinerlei Haftung in Bezug auf jegliche Verletzung und/oder Schäden an Personen oder Eigentum, im Rahmen von Produkthaftung, Fahrlässigkeit oder anderweitig übernehmen.

Für die Vollständigkeit und Auswahl der aufgeführten Medikamente übernimmt der Verlag keine Gewähr.
Geschützte Warennamen (Warenzeichen) werden in der Regel besonders kenntlich gemacht (®). Aus dem Fehlen eines solchen Hinweises kann jedoch nicht automatisch geschlossen werden, dass es sich um einen freien Warennamen handelt.

Bibliografische Information der Deutschen Nationalbibliothek
Die Deutsche Nationalbibliothek verzeichnet diese Publikation in der Deutschen Nationalbibliografie; detaillierte bibliografische Daten sind im Internet über https://www.dnb.de abrufbar.

22 23 24 25 26 5 4 3 2 1

In ihren Veröffentlichungen verfolgt die Elsevier GmbH das Ziel, genderneutrale Formulierungen für Personengruppen zu verwenden. Um jedoch den Textfluss nicht zu stören sowie die gestalterische Freiheit nicht einzuschränken, wurden bisweilen Kompromisse eingegangen. Selbstverständlich sind **immer alle Geschlechter** gemeint.

Planung: Katharina Frank, München
Projektmanagement: Anke Drescher, München
Redaktion: Dr. Nikola Schmidt, Berlin
Rechteklärung: Saskia Wichert, Herne
Herstellung: Ute Landwehr-Heldt, Bremen
Satz: STRAIVE, Puducherry/Indien
Druck und Bindung: Drukarnia Dimograf Sp. z o. o., Bielsko-Biała/Polen
Umschlaggestaltung: SpieszDesign, Neu-Ulm
Titelbilder: Figur: © Ramona Kaulitzki – stock.adobe.com; Icons: © Firma: W. Söhngen GmbH, Taunusstein
Aktuelle Informationen finden Sie im Internet unter www.elsevier.de

Inhaltsverzeichnis

Danksagung

Du kannst nichts für Dich selbst tun? Aber vielleicht kannst Du etwas für jemanden anderen tun.

Ernest Hemingway

Ein halbes Jahrzehnt ist schon wieder vergangen, seitdem wir euch, den Kollegen und Kolleginnen des Berufszweiges Rettungsdienst, die 1. Ausgabe der „Checklisten Rettungsdienst" präsentierten. Ein Zeitraum, in dem neue medizinische Erkenntnisse abermals zu Anpassungen und Veränderungen der Vorgehensweisen und Behandlungsstrategien in der medizinischen Notfallversorgung führten – und das ist gut so! Die Aktualisierung der häufigsten Gefahren- und Notfallsituationen nach derzeit gültigen Leitlinien in Form des vorliegenden Nachschlagewerkes umzusetzen, wäre ohne die Mithilfe uns wichtiger Personen nicht möglich gewesen. Diesen Personen möchten wir an dieser Stelle unseren persönlichen Dank aussprechen:

- Anna-Marie Salaja für die ursprüngliche Idee der „Checklisten Rettungsdienst"
- Anke Drescher für das Projektmanagement und jegliche Unterstützungsarbeit
- Katharina Frank für die Organisation und Planung rund um die aktualisierte Auflage
- Dr. Nikola Schmidt für die redaktionelle Arbeit und das kompetente Lektorat

Autoren

Matthias Jahn (Jahrgang 1978) ist (Gemeinde-)Notfallsanitäter, Advanced Care Paramedic (CAN), Gesundheits- und Krankenpfleger, Praxisanleiter und Berufspädagoge. Als Instruktor engagiert er sich für die Kursformate ITLS, AMLS, EPC, AHA, ACLS-/PALS und 12-Leads – Der handlungsorientierte EKG-Kurs.
Er ist seit mehr als 20 Jahren in der Notfallrettung tätig und war nebenberuflich 10 Jahre in einem Herzkatheterlabor einer Schwerpunktklinik tätig.
Derzeit arbeitet er hauptberuflich als (Gemeinde-)Notfallsanitäter und Praxisanleiter für den Malteser Hilfsdienst im Landkreis Oldenburg und der Stadt Oldenburg.

Frank Löwe (Jahrgang 1974) ist (Gemeinde-)Notfallsanitäter und Berufspädagoge.
Neben seiner Tätigkeit im Rettungsdienst engagiert er sich als Instruktor für die internationalen Kurssysteme AMLS, ERC sowie EPC und ist des Weiteren als Honorardozent tätig.
Zurzeit arbeitet er hauptberuflich für den Malteser Hilfsdienst als (Gemeinde-)Notfallsanitäter im Rettungsdienst der Stadt Oldenburg und des Landkreises Oldenburg.

Warum Checklisten Rettungsdienst?

Die Tätigkeit im Rettungsdienst erfordert ein hohes Maß an Fachwissen über Physiologie und Pathophysiologie der häufigsten Krankheitsbilder, entsprechendes Hintergrundwissen über das taktische Vorgehen in Einsatzsituationen sowie eine fundierte Handlungskompetenz des Rettungsfachpersonals vor Ort. Internationale Kurssysteme (z. B. AMLS®, PHTLS®/ITLS®, EPC® etc.) tragen gemäß der aktuellen Leitlinien entscheidend zur fachlichen Weiterbildung des Rettungspersonals in Deutschland bei und bilden hiermit eine große Säule zur Entwicklung und Gewährleistung gewisser Standards in der Patientenversorgung. Das Spektrum der Krankheitsbilder sowie die Entwicklung in der medizinischen Versorgung sind groß, insofern ist das Bestreben nach einem aktuellen Wissensstand mit einem großen Zeitaufwand und einem gewissen Maß an Selbstdisziplin für jeden einzelnen Rettungsdienstmitarbeiter verbunden. Gleichwohl nimmt das Einsatzaufkommen in der Zeit des demografischen Wandels und der aktuellen Flüchtlingssituation in Europa zu, sodass ein ausführliches Studium fundierter und detaillierter Fachliteratur während der Dienstzeiten z. T. nur schwer umzusetzen ist.

Diese Lücke möchten wir mit der 2. und aktualisierten Auflage der „Checklisten Rettungsdienst" schließen. Die häufigsten Einsatzsituationen bzw. Krankheitsbilder im Rettungsdienst werden alphabetisch geordnet in komprimierter und übersichtlicher Form aufgelistet und sollen zum Einen dem erfahrenen Rettungsdienstmitarbeiter zur Auffrischung bestehenden Hintergrundwissens im Anschluss an absolvierte Einsätze, zum Anderen dem Praxisanleiter als Hilfe in der Ausbildung von Notfallsanitätern dienen. Des Weiteren können die „Checklisten Rettungsdienst" während der Vorbereitung auf Prüfungen der Notfallsanitäterausbildung als Zusammenfassung ausführlicher Fachbücher herangezogen werden und so eine gute Hilfe sein. Die Auswahl der Notfallsituationen basiert auf eigenen Erfahrungen langjähriger Tätigkeit im Rettungsdienst und festen Inhalten aktueller Fachliteratur.

Das Buch richtet sich vornehmlich an Mitarbeiterinnen und Mitarbeiter im Rettungsdienst, an Auszubildende sowie Personal in Notaufnahmen.

Zum Aufbau

Die alphabetische Reihenfolge, der komprimierte Aufbau und die konsequent einheitliche Gliederung des Textes erlauben dem Suchenden innerhalb kürzester Zeit, d. h. auch bei höherem Einsatzaufkommen, einen schnellen Zugriff auf fundierte, aktuelle und leitliniengestützte Informationen über die gesuchte, zum Teil äußerst komplexe Gefahren- bzw. Notfallsituation. Zur besseren Orientierung folgt die Gliederung der beiden Kapitel einem festen Muster. In kurzer, knapper Form werden, unter Verzicht auf komplizierte theoretische Erläuterungen, die wichtigsten Aspekte und Zusammenhänge der Gefahrensituationen und medizinischer Notfälle unter folgenden Gesichtspunkten beschrieben:

1. Teil „Gefahrensituationen“:
- Definition der Gefahr
- Vorkommen
- Scene-Safety-Situation
- Präklinisches Vorgehen
- Besondere Informationen
- Prävention

Unter **„Vorkommen“** werden Ursachen bzw. begünstigende Faktoren sowie Entstehungsorte und Klassifizierungen ausgewählter Gefahrensituationen zusammengefasst. Wichtige Aspekte zur Beurteilung der Einsatzstelle werden unter **„Scene-Safety-Situation“** aufgelistet. Gemäß der jeweiligen Gefahrensituation erfolgen Angaben zu:
- **Scene:** z. B. klassische Einsatzsituationen, Eindrücke am Einsatzort
- **Safety:** z. B. präventive Schutzmaßnahmen, Gefahrenpotenziale
- **Situation:** z. B. Lage vor Ort, weitere Hilfskräfte, Unfallkinematik

Das **präklinische Vorgehen** beinhaltet aktuelle Handlungsempfehlungen, Sicherheitshinweise und medizinische Versorgungsstrategien bei Gefahrenlagen. Die **besonderen Informationen** liefern wichtige Zusatzinformationen sowie nützliche Merkhilfen in Bezug auf die behandelte Gefahr. Unter **„Prävention“** werden Maßnahmen zur Risikominimierung aufgelistet. Ebenso finden sich Angaben zu geltenden Richtlinien und Schulungskonzepten zur Gefahrenreduzierung.

2. **Teil „Notfallsituationen“**:
- Definition des Krankheitsbildes mit Benennung der Synonyme
- Ursachen
- Symptome
- Diagnostik
- Therapie
- Transport
- Besondere Informationen

Bei den **Symptomen** stehen je nach Notfallsituation die klassischen Leitsymptome bzw. die spezifische Früh- und Spätsymptomatik im Vordergrund. Darüber hinaus finden an dieser Stelle klinische Zeichen möglicher akuter Komplikationen Erwähnung. Die **Dia-**

gnostik folgt der **A**dvanced-**M**edical-**L**ife-**S**upport-Vorgehensweise bei internistischen bzw. neurologischen Erkrankungsbildern. Diese beginnt mit dem **Primary Survey,** der sog. initialen Beurteilung zur Identifikation und Abwendung lebensbedrohlicher Zustände (ABCDE-Schema). Hierauf folgt im Anschluss der **Secondary Survey** (erweiterte Untersuchung), der aus einer **Anamneseerhebung** (SAMPLER + OPQRST), einer **körperlichen Untersuchung** (fokussiert oder orientiert) sowie der Aufnahme der Vitalparameter **(Monitoring)** besteht. Häufige bzw. klassische Befunde im Rahmen dieser Vorgehensweise werden in analoger Reihenfolge dargestellt, auch wenn die Abfolge in Abhängigkeit des Patientenzustands durchaus variieren kann. Die Durchführung des Primary und Secondary Survey besitzt einen hohen Stellenwert bei der Patientenversorgung und ist für eine strukturierte und prioritätenorientierte Vorgehensweise unabdingbar, weshalb diese Schritte in jeder Liste wiederkehrend Erwähnung finden.

Die **Therapie** wird in zwei Kategorien unterteilt: Es wird zwischen **Basic-** und **Advanced-Maßnahmen** unterschieden. Die Basismaßnahmen beinhalten eine grundlegende Versorgung des Patienten und umfassen z. B. korrekte Lagerung, Sauerstoffgabe, Wärmeerhalt etc. Erst wenn das Spektrum der Basismaßnahmen abgearbeitet wurde, sollten erweiterte Maßnahmen im Rahmen der Stufentherapie erfolgen. Grundsätzlich sollte jeder Rettungsdienstmitarbeiter nach diesem Vorgehen verfahren, unabhängig seiner Qualifikation. In diesem Buch erfolgen gezielt keine Zuweisungen von Maßnahmen an bestimmte Berufsstände bzw. fachliche Qualifikationen einzelner Personen. Die aufgeführten Therapiemaßnahmen dürfen nicht als generelle Aufgabe jedes Rettungsdienstmitarbeiters verstanden werden. Die Autoren setzen voraus, dass der kompetente und gewissenhafte Mitarbeiter im Rettungsdienst die Grenzen seines Handelns genauestens kennt und die Folgen einer Zuwiderhandlung abzuschätzen vermag. Hinsichtlich seiner Maßnahmen ist jeder Rettungsdienstmitarbeiter grundsätzlich an die örtlichen Vorgaben seines Ärztlichen Leiters gebunden. Diese allein bestimmen den Umfang des Maßnahmenkatalogs des Mitarbeiters. Die Darstellung von Maßnahmen, die über den jeweiligen gesetzlichen Handlungsspielraum des Lesers hinausragen, soll dem Zweck dienen, den eigenen fachlichen Horizont zu erweitern und eine eventuell weiterführende Therapie durch qualifizierteres Personal zugunsten einer Zeitersparnis bereits vorbereiten zu können.

Unter **Hinweise zum Transport** sind Aspekte zusammengefasst, die es im Zusammenhang mit der jeweiligen Notfallsituation zu berücksichtigen gilt. Diese Aspekte können u. a. Informationen zu speziellen Zieleinrichtungen, Hinweise zum taktischen Vorgehen an der Einsatzstelle, besonderen Versorgungsstrategien oder rechtliche Aspekte der Patientenversorgung beinhalten. Unter **Besondere Informationen** finden sich Hinweise zu Stadieneinteilung und Klassifizierung einzelner Notfallsituationen sowie zu Komplikationen, möglichen Differenzialdiagnosen, speziellen Untersuchungstechniken, leitliniengestützten Fachhinweisen sowie nützliche Praxistipps.

Der **Appendix (3. Teil „Merkhilfen und Tipps")** am Ende des Buches wurde im Rahmen der 2. Auflage erweitert und enthält u. a. Erläuterungen gebräuchlicher Abkürzungsschemata, Untersuchungstechniken (z.B. Notfallsonografie), Skalen, Berechnungshilfen für den Praxisalltag sowie Abbildungen der aktuellen Reanimationsalgorithmen des ERC. Erstmalig findet Ihr Angaben zu den Aspekten Labordiagnostik, Blutgasanalyse und Entscheidungshilfen „Patientenbeförderung".

Fachbegriffe werden direkt im Text erklärt. Alle verwendeten Abkürzungen und ihre Bedeutung findet ihr darüber hinaus im Abkürzungsverzeichnis.

Fehler gefunden?

https://else4.de/978-3-437-47002-8

An unsere Inhalte haben wir sehr hohe Ansprüche. Trotz aller Sorgfalt kann es jedoch passieren, dass sich ein Fehler einschleicht oder fachlich-inhaltliche Aktualisierungen notwendig geworden sind.

Sobald ein relevanter Fehler entdeckt wird, stellen wir eine Korrektur zur Verfügung. Mit diesem QR-Code gelingt der schnelle Zugriff.

Wir sind dankbar für jeden Hinweis, der uns hilft, dieses Werk zu verbessern. Bitte richten Sie Ihre Anregungen, Lob und Kritik an folgende E-Mail-Adresse: kundendienst@elsevier.com

Abkürzungsverzeichnis

ACS	Akutes C(K)oronarsyndrom
AF	Atemfrequenz
AG	Atemgeräusch
AGE	Arterielle Gasembolie
AHA	American Heart Association
AIDS	Acquired Immune Deficiency Syndrome
ALS	Advanced Life Support
AMLS	Advanced Medical Life Support
AVN	Akutes Nierenversagen
AP	Angina pectoris
ARDS	Acute Respiratory Distress Syndrome
ASS	Acetylsalicylsäure
AV-Block	Atrioventrikularblock
BAA	Bauchaorten-Aneurysma
BBK	Bundesamt für Bevölkerungsschutz und Katastrophenhilfe
BEFAST	Balance Eyemovements Face Arm Speech Time
BGA	Blutgasanalyse
BHP	Behandlungsplatz
BIPAP	Bi-Level Positive Airway Pressure
BiVAD	Biventricular Assist Device
BLS	Basic Life Support
BZ	Blutzucker
CIRS	Critical Incident Reporting System
CO	Kohlenmonoxid
COPD	Chronic Obstructive Pulmonary Disease
CPAP	Continuous Positive Airway Pressure
CPP	Cerebral Perfusion Pressure
CPR	C(K)ardiopulmonale Reanimation
CPSS	Cincinnati Prehospital Stroke Scale
CRM	Crew-Ressource-Management
CX	Ramus circumflexus
DCS/DCI	Decompression Sickness/ Illness
DD	Differenzialdiagnose
DGKM	Deutsche Gesellschaft für Katastrophenmedizin
DGU	Deutsche Gesellschaft für Unfallchirurgie
DKA	Diabetische Ketoazidose
DMS	Durchblutung, Motorik, Sensibilität
ECMO	Extrac(k)orporale Membranoxygenierung
EDV	Enddiastolisches Volumen
EEP	Erythropoetische Protoporphyrie
EKG	Elektrokardiogramm
EKV	Elektrische Notfallkardioversion
EPC	Emergency Pediatric Care
EPLS	European Pediatric Life Support
ERC	European Resuscitation Council
Erw.	Erwachsene(r)
EUG	Extrauterine Gravidität
FFP	Frozen Fresh Plasma
FFP-Maske	Filtering Face Piece
FMF	Familiäres Mittelmeerfieber
FRC	Funktionelle Residualkapazität
FSME	Frühsommerliche Meningokokkenenzephalitis
g	Gramm
GABA	Gamma-Amminobutyric Acid
GCS	Glasgow Coma Scale
GI	Gastrointestinal
GRC	German Resuscitation Council
Gyn.	Gynäkologisch
h	Stunde
Hb	Hämoglobin
HBO	Hyperbare Sauerstofftherapie

HBV	Hepatitis-B-Virus
HCV	Hepatitis-C-Virus
HE	Hepatische Enzephalopathie
HELLP	Hemolysis, Elevated Liver Enzymes, Low Platelets
HEMS	Helicopter Emergency Medical Services
HF	Herzfrequenz
HHE-Syndrom	Hemikonvulsion(s)-Hemiplegie-Epilepsie-Syndrom
HHNS	Hyperosmolares Hyperglykämisches nicht-ketotisches Syndrom
HRST	Herzrhythmusstörungen
HWS	Halswirbelsäule
i. m.	intramuskulär
i. n.	intranasal
i. v.	intravenös
ICB	Intrac(z)erebrale Blutung
ICP	Intracranial Pressure
ID	Innendurchmesser
IE	Internationale Einheit
IMC	Intermediate Care
ITLS	International Trauma Life Support
ITN	Intubationsnarkose
ITS	Intensivstation
IUP	Intrauterin Pessar
J	Joule
KG	Körpergewicht
KHK	Koronare Herzkrankheit
KI	Kontraindikation
KKT	Körperkerntemperatur
LAD	Left Anterior Descending Artery
LAE	Lungenarterienembolie
LAPSS	Los Angeles Prehospital Stroke Screen
Lj.	Lebensjahr
LNA	Leitender Notarzt
LSB	Linksschenkelblock
LVAD	Left Ventricular Assist Device
MAD	Mittlerer arterieller Druck
MAD LMA Nasal ™	Intranasal Mucosal Atomization Device
MANV	Massenanfall von Verletzten
MDMA	Methylendioxy-N-methylamphetamin (Ecstasy)
med.	medizinisch
MILS	Manuelle Inline-Stabilisierung
mmHg	Millimeter Quecksilbersäule
MRE	Multi-resistente Erreger
MRSA	Methicillin-resistenter Staphylococcus-aureus
MT	Mechanische Thrombektomie
MTS	Manchester-Triage-System
NA	Notarzt
NaCl	Natriumchlorid
NEXUS	National Emergency X-Radiography Utilization Study
NIV	Nicht-invasive Ventilation
NNR	Nebennierenrinde
NRS	Numerische Rating-Skala
NSAR	Nichtsteroidale Antirheumatika
O_2	Sauerstoff
ÖEL	Örtliche Einsatzleitung
OGTT	Oraler Glukosetoleranztest
OP	Operation
OrgL(RD)	Organisatorischer Leiter Rettungsdienst
ORSA	Oxacillin-resistenter *Staphylococcus aureus*
p. o.	Per os
PA	Patientenablage
PALS	Pediatric Advanced Life Support
PAP	Pulmonary Artery Pressure
paVK	Peripherarterielle Verschlusskrankheit

PBT	Pulmonary Barotrauma
PCI	Perkutane C(K)oronarintervention
PEA	Pulslose elektrische Aktivität
PEARL	Pupils Equal and Reactive to Light
PEG	Perkutane endoskopische Gastrostomie
PEP	Postexpositionsprophylaxe
PHTLS	Prehospital Trauma Life Support
PID	Pelvic Inflammatory Disease
ppm	parts per million
PRIOR®	**P**rimäres **R**anking zur **i**nitialen **O**rientierung im **R**ettungsdienst
PSA	Persönliche Schutzausrüstung
PsychKG	Psychisch-Kranken-Gesetz
PTCA	Perkutan transluminale Koronarangioplastie
PVZ	Peripher venöser Zugang
RCA	Rechte C(K)oronararterie
RD	Rettungsdienst
RIVA	Ramus interventricularis anterior
ROSC	Return of Spontaneous Circulation
RR	Blutdruck nach Riva-Rocci
RTH	Rettungshubschrauber
RVAD	Right Ventricular Assist Device
SA-Block	Sinuatrialer Block
SAB	Subarachnoidalblutung
SABA	Short Acting Beta-Agonist
SEG	Schnelle Einsatzgruppe
SHT	Schädel-Hirn-Trauma
SK	Sichtungskategorie
SSW	Schwangerschaftswoche
STGB	Strafgesetzbuch
STIKO	Ständige Impfkommission
Supp.	Suppositorium/Zäpfchen
syn.	Synonym
TAA	Thorakales Aortenaneurysma
TBC	Tuberkulose
TCCC	Tactical Casualty Combat Care
TECC	Tactical Emergency Casualty Care
Temp.	Temperatur
TEMS	Tactical Emergency Medical Support
THW	Technisches Hilfswerk
TKSiV	Telekommunikationssicherstellungsverordnung
TP	Transport
TRM	Team-Ressource-Management
TSS	Toxisches Schocksyndrom
Ü-MANV	Überörtlicher Massenanfall von Verletzten
UVV	Unfallverhütungsvorschrift
V. a.	Verdacht auf
VAD	Ventricular Assist Device (ventrikuläres Unterstützungssystem)
VAS	Visuelle Analogskala
VCD	Vocal Cord Dysfunction
VEL	Vollelektrolytlösung
VF	Ventrikuläres Flimmern
VHF	Vorhofflimmern
VISA	Vancomycin-intermediär-sensibler *Staphylococcus aureus*
VKOF	Verbrannte Körperoberfläche
VRE	Vancomycin-resistente Enterokokken
VRSA	Vancomycin-resistenter *Staphylococcus aureus*
VT	Ventrikuläre Tachykardie
VWI	Vorderwandinfarkt
WHO	World Health Organisation (Weltgesundheitsorganisation)
WS	Wirbelsäule
X	Exanguination
Z. n.	Zustand nach
ZNS	Zentrales Nervensystem

Abbildungs- und Tabellenverzeichnis

F210-010 Teasdale, G./Jennett, B.: Assessment of Coma and Impaired Consciousness - A Practical Scale. In: The Lancet. Volume 304, Issue 7872, Pages 81-84. Elsevier, July 1974.

F210-033 Bernal, W./et al.: Acute liver failure. In: The Lancet. Volume 376, Issue 9736, Pages 190-201. July 2010.

F358-001 Backus, B.E./et al.: A prospective validation of the HEART score for chest pain patients at the emergency department. In: International Journal of Cardiology. Volume 168, Issue 3, Pages 2153-2158. Elsevier. October 2013.

F781-035 Soar, J./Böttiger, B.W./Carli,P./et al.: Erweiterte lebensrettende Maßnahmen für Erwachsene. Leitlinien des European Resuscitation Council 2021. In: Notfall + Rettungsmedizin, 2021.

F781-041 Patrick Van de Voorde, P./Turner, M.N./Djakow, J./et al.: Lebensrettende Maßnahmen bei Kindern ("Paediatric Life Support, PLS"). Leitlinien des European Resuscitation Council 2021. In: Notfall + Rettungsmedizin, 2021.

F781-045 Offterdinger, M./Ladehof, K./Paul, A./et al.: Eine einfache Checkliste als Hilfsmittel zur Vorsichtung mit dem mSTaRT-Algorithmus. In: Notfall + Rettungsmedizin. 17, 415–419. Springer. August 2014.

F870-005 Brennan, P.M./Murray, G.D./Teasdale, G.M.: Simplifying the use of prognostic information in traumatic brain injury. Part 1: The GCS-Pupils score: an extended index of clinical severity. In: Journal of Neurosurgery JNS. Volume 128, Issue 6, Pages 1612-1620. April 2018.

F993-001 Wells, Philip S./Anderson, David R.: Excluding Pulmonary Embolism at the Bedside without Diagnostic Imaging: Management of Patients with Suspected Pulmonary Embolism Presenting to the Emergency Department by Using a Simple Clinical Model and d-dimer. In: Annals of Internal Medicine. Volume 135, Issue 2, 2001.

F1091-001 Baker, L.D./et al.: The diagnosis and management of psychogenic non-epileptic seizures in the UK Armed Forces. In: The Journal of the Royal Naval Medical Service. 100(1):3-9. 2014.

F1093-001 Pérez de la Ossa, N. /et al.: Design and Validation of a Prehospital Stroke Scale to Predict Large Arterial Occlusion. The Rapid Arterial Occlusion Evaluation Scale. In: Stroke. Volume 45, Issue 1, Pages 87-91. January 2014.

F1096-001 Morray, J. P./et al.: Coma scale for use in brain-injured children. In: Critical Care Medicine. - Volume 12, Issue 12, Pages 1018-1020. December 1984.

G1124 Mackway-Jones, K./et al.: Emergency Triage, Manchester Triage Group. John Wiley & Sons. 3. Edition 2014.

1 Gefahrensituationen

Absicherung der Einsatzstelle

Erfassung und Behebung möglicher Gefahren für die Sicherheit von Patienten, Umherstehenden sowie des Rettungsdienstpersonals

Vorkommen

- Jegliche Einsätze des bodengebundenen Rettungsdienstes:
  - Notfalleinsätze
  - Qualifizierter Krankentransport
  - Intensivtransport etc.

sowie der

- Luftrettung
- Wasserrettung
- Höhlenrettung
- Bergrettung etc.

Scene

- Beeinflussende Faktoren:
  - Ort
  - Wetter
  - (Uhr-)Zeit
- Art des Ereignisses:
  - Internistischer, chirurgischer, pädiatrischer Notfall etc.
  - Verkehrsunfall
  - Gefahrgut
  - Amoklage etc.

Safety

- Persönliche Schutzausrüstung tragen:
  - Mundschutz, Schutzbrille etc.
  - Warnkleidung beim Absichern von Einsatzstellen
- Gefahren an der Einsatzstelle identifizieren und beheben bzw. umgehen
- Bei Einsatzstellen im öffentlichen Verkehrsraum weiträumig absichern
- Zur Absicherung blaues Blinklicht und Verkehrswarnanlage (gelbe Blinkleuchte) nutzen
- Eigengefährdung durch Gewaltpotenzial Dritter vermeiden

Situation

- Anzahl der Patienten klären
- Unfallhergang rekonstruieren. Was ist passiert?
- Weitere (spezielle) Rettungskräfte oder Ausrüstungsgegenstände erforderlich?
  - Feuerwehr
  - Polizei
  - Rettungshubschrauber etc.

Präklinisches Vorgehen

- Gefährdungspotenzial so früh wie möglich abschätzen
- Sicherheit der Rettungskräfte geht stets vor
- Erst absichern, dann helfen!
- Schnelles Erfassen der potenziellen Gefahren und entsprechendes Handeln vor Ort
- So früh wie möglich nachfordern
- Weitsichtige und sensible Vorgehensweise bei Eintreffen am Einsatzort

- Nutzen aller Sinne, individueller Erfahrung und Bauchgefühl des Rettungsdienstpersonals zur Einschätzung der Situation

Besondere Informationen

- Merkhilfen für Verhaltensregeln an Einsatzstellen stammen vorwiegend aus dem feuerwehrtechnischen Bereich
- Möglichkeiten zur Absicherung von Einsatzstellen durch Rettungsdienstpersonal begrenzt

Merkhilfen

GAMS-Regel
(Erstmaßnahmen bei Gefahrguteinsatz)
- **G**efahr erkennen
- **A**bsperren
- **M**enschenrettung durchführen
- **S**pezialkräfte alarmieren

Gefahrenmatrix (mögliche Gefahren für Helfer, Patient sowie Dritte)
- **A**temgifte
- **A**usbreitung
- **A**tomare Gefahren
- **A**ngstreaktion
- (**B**iologische Gefahren)
- **C**hemische Gefahren
- **E**lektrizität
- **E**xplosion
- **E**insturz
- **E**rkrankungen

Prävention

- Aspekte des Eigenschutzes und der Absicherung von Einsatzstellen in Fortbildungsveranstaltungen integrieren
- Erlerntes Wissen trainieren und im Berufsalltag anwenden
- Sensibilisierung des Rettungsdienstpersonals hinsichtlich möglicher Gefahren
- Möglichst detaillierte Einsatzmeldungen durch die Rettungsleitstelle
- Gute Zusammenarbeit (Teamwork) zwischen Rettungsleitstelle, Feuerwehr, Polizei und Rettungsdienst

Aggressiver/schwieriger Patient

Patientenklientel mit agitiertem oder aggressivem Verhalten (Angriffsverhalten) und unspezifischer Konstellation verschiedener unabhängiger Verhaltensweisen, welche die Sicherheit des Patienten bzw. des Personals beeinträchtigen können, die Diagnostik/Therapie behindern und auch das persönliche Funktionieren beeinflussen

Vorkommen

- Entstehung:
  - Neurobiologische Faktoren
  - Endogene Aggression
  - Frustrationsaggression
  - Psychiatrische Ursachen
  - Soziale Ursachen
  - Aggression durch erlerntes Verhalten
- Krankheitsbedingte Faktoren:
  - Delir (Infektion, Intoxikation, kardiovaskuläre Erkrankungen)
  - Tumorerkrankungen, Alzheimer, Demenz, Epilepsien
- Psychische Faktoren:
  - Stress, Frustration, wahrgenommene Bedrohung
  - Schizophrenie, Angststörung, posttraumatische Belastungsstörung
  - Massenpsychologische Ereignisse
  - Psychoaktive oder enthemmende Substanzen, Syndrome des Entzugs (Alkohol, Medikamente)
- Drogen: Methamphetamine („Crystal", „Meth."), Kokain, Heroin, Opioide, Ecstasy, Speed, LSD, Pep, GHB, Cannabis, Scopolamin etc.
- Interaktionsbedingt: Vernachlässigung, Missbrauch, Gewalt etc.
- Situations- und umgebungsbedingt:
  - Lärmpegel
  - Umgebungsgeräusche
  - Stress, Hektik etc.

Scene

- Agitierte, enthemmte oder aggressive Patienten
- Erhöhte Gewaltbereitschaft bei:
  - Männliches Geschlecht
  - Junges Lebensalter (< 35. Lj.)
  - Niedriger sozioökonomischer Status
  - Arbeitslosigkeit
- Mögliche Einsatzsituationen:
  - Zwangseinweisungen nach PsychKG
  - Drogenmillieu
  - Pflegeeinrichtungen etc.
  - Veranstaltungen, Kneipen etc.
  - Verwahrloste Wohnungen etc.

Safety

- Allgemeine Anzeichen für erhöhte Fremdgefährdung:
  - Angespannte, feindselige „Stimmung“ am Einsatzort?
  - Zeichen abgelaufener Gewalt erkennbar?
  - Verängstigte oder verletzte Personen am Einsatzort?
  - Intoxikierte oder im Bewusstsein eingeschränkte Personen vor Ort?
  - Aggressives Verhalten auf direkte Ansprache? Kooperation?
- Weitsichtige und sensible Vorgehensweise am Einsatzort
- Gefahren an Einsatzstelle identifizieren und beheben bzw. umgehen
- Nutzen aller Sinne, individueller Erfahrung und Bauchgefühl des Rettungsdienstpersonals zur Einschätzung der Situation
- Rückzugsmöglichkeiten erkennen und sichern, Küchen oder Räume mit potenziellen gefährlichen Gegenständen meiden!
- Kommunikationsmittel (Funkgeräte, Mobiltelefon etc.) zur z. B. Nachforderung von Einsatzkräften bereithalten

Situation

- In früher Phase meist Agitation und Erregungszustände
- Psychosen:
  - Hypervigilante (übermäßig wache) Patienten
  - Unmotiviertes Schreien, Lachen, Weinen im Wechsel
  - Angststörungen, verzweifelte Gegenwehr, perzeptive Genauigkeit
- Entzugserscheinungen bei Alkohol- oder Drogenabusus, wie Zittern, Tremor etc.
- Extrem aufgeputschte, aggressive Patienten mit teilweise drogeninduzierter Hyperthermie (z. B. Flakka)
- Fremd- und Eigengefährdung, Selbstverstümmelung
- Zeitlich-, örtliche und situative Desorientiertheit, Halluzinationen
- Schwierige bis unmögliche medizinische Versorgung

Präklinisches Vorgehen

- Individuelle Entscheidung nötig!
- Reduzierung der weiteren Stimulation:
  - Räumliche Isolierung
  - Ruhige Umgebung
- Deeskalierende Vorgehensweise → *talking down*
  - Offenes und freundliches Sprechen, z. B. Getränke anbieten
  - Selbstkontrolliertes Vorgehen
- Unkontrollierbare Agitiertheit/Aggressivität mit Eigen-, Fremdgefährdung: ggf. medikamentöse Zwangsberuhigung mit z. B. Lorazepam, Midazolam oder Haldol
- Ggf. Zwangsmaßnahmen (Fixierung) einleiten, Polizei als Unterstützung hinzuziehen
- Nach weiteren möglichen auslösenden Ursachen suchen, z. B. SHT, ICB, Infektion etc.
- Supportive Versorgung, Vitalparameter normalisieren

Besondere Informationen

- Phasen der Erregung:
  - Phase der Gespanntheit: angespannter Patient, vermeidet Blickkontakt, ballt Fäuste
  - Phase verbaler Aggression: beschimpfend, zunehmend distanzloser, zornig
  - Phase motorischer Aggression: Zerstörung von Gegenständen, später bis zu Angriffen auf Personen
  - Erregungssturm: unkontrolliertes und zügelloses Toben mit Gewalttätigkeit
- Medikamentöse Therapie ist fast immer Off-Label-Use
- Physikalische Fixierung immer „Ultima Ratio": erhöhte Fürsorgepflicht beachten → Vitalparameter, Re-Assessment
- Komplikationen von Fixierung in Bauchlage (obsolet für Rettungsfachpersonal!):
  - Erschwerte Atmung mit Folge einer positionsbedingten Asphyxie (*positional aspyxia syndrome*)
  - Provokation eines asphyktischen Kreislaufstillstands
    - Je agitierter umso schneller möglich
  - Erhöhter Metabolismus führt zum schnelleren Verbrauch von Sauerstoff und geringerem Sauerstoffangebot
  - Potenzierung der Gefahr durch Krafteinwirkung auf Hals und Hyperreflexion des Kopfes und Durchblutungsstörungen zum Gehirn
- Frühzeitig Hilfe hinzuziehen, z. B. Polizei, Fachpersonal etc.

OSCAR-Konzept

- **O**verview: sich einen Überblick über die allgemeine Gefährdungslage verschaffen
- **S**can: Beziehung herstellen, (Fremd-)Gefährdung durch Patient einschätzen
- **C**are: Hilfemaßnahmen anbieten/durchführen
- **A**ggressionsmanagement (falls notwendig: hilfreiche Maßnahmen zur Deeskalation sowie Aggressionskontrolle durchführen)
- **R**elieve: Entlastung herstellen, weiterführende Maßnahmen einleiten und Intervention zu gutem Abschluss bringen

Prävention

- Anzeichen und Hinweise für Aggression und Gewalt frühzeitig wahrnehmen, z. B. nicht angepasste heftige verbale oder physische Handlung (sarkastisches Verhalten, zunehmende Beleidigungen, Bedrohung)
- Deeskalierendes Verhalten und entsprechende Strategien anwenden
- Jede Aggression ist in ihrer Form einzigartig, bislang keine allumfassende Ablaufbeschreibung

Amoklagen

Wahllose oder gezielte Gewaltanwendung und Tötung von Personen durch einen oder mehrere Täter, die häufig noch physisch anwesend sind

Vorkommen

- Öffentliche Einrichtungen wie Schulen, Behörden etc.
- Öffentliche Veranstaltungen
- Öffentliche Verkehrsmittel wie Bus, Bahn und Flugzeug
- Konzertveranstaltungen
- Kundgebungen und Demonstrationen
- Sportveranstaltungen
- Bevorzugt große Menschenansammlungen

Scene

- Häufig unübersichtliche Lage (Crowding, Massenpanik)
- Hohes Potenzial für Eigengefährdung
- Täter sind zu „allem" bereit, häufig in psychischem Ausnahmezustand
- Häufig vorbereitete Handlungen → **Cave:** Sprengkörper, Brandsätze, Schusswaffen!
- Anzahl Patienten?
- Wird besonderes Material zur möglichen Versorgung benötigt?
- Kinematik möglicher Verletzungen (Schussverletzung, Stichverletzung, Explosion etc.)

Safety

- Sicherheitsabstand einhalten (heiße, warme und kalte Zone beachten)
- Persönliche Schutzausrüstung tragen
- Kommunikationswege kennen und einhalten

Situation

- Oft unberechenbarer Verlauf und Auswirkung mit entsprechender Dynamik
- Hohe Anzahl an Patienten möglich
- Veränderte Einsatztaktik im Gegensatz zu „anderen" Einsätzen

Präklinisches Vorgehen

- Sicherheit der Rettungskräfte geht vor
- Koordiniertes Vorgehen aller Einsatzkräfte hat oberste Priorität
- Frühzeitige Triage durchführen
- Die Polizei bestimmt Durchführung der Maßnahmen in nicht gesicherten Bereichen
- Primäre Rettung und Versorgung von Betroffenen erfolgt durch taktische Einheiten der Polizei oder Spezialkräfte
- **TEMS-, TECC-** und **TCCC-**Konzepte finden bei Amoklagen Anwendung (taktische Verwundetenversorgung, s. u.)
- C-ABC-bzw. X-ABC-Konzept durch medizinische Spezialkräfte, Blutstillung hat Vorrang (*critical bleeding*)
- Regelrettungsdienst ist eher zurückhaltend und versorgt sekundär
- Örtliche MANV-Konzepte (**M**assen**an**fall von **V**erletzten) beachten und anwenden

Besondere Informationen

- **TCCC** (*Tactical Combat Casualty Care*): taktische Verwundetenversorgung beim Militär
- **TEMS** (*Tactical Emergency Medical Support*): Anwendung bei taktischen Polizeieinheiten oder anderen zivilen Einheiten
- **TECC** (*Tactical Emergency Casualty Care*): professionelle Versorgung in zivilen taktischen Lagen, aus TCCC-Guidelines entstanden
- Empfehlungen bei Amok- und Scharfschützenlagen: Hartford Consensus Document
- Verein zur Förderung der medizinischen Versorgung bei speziellen Einsätzen: Tactical Rescue & Emergency Medicine Association e. V. (TREMA)
- **MARCH-Vorgehensweise:**
  - **M**assive bleeding (starke Blutung)
  - **A**irway (Atemwegskontrolle)
  - **R**espiration (Atmungskontrolle)
  - **C**irculation (Kreislaufstabilisierung)
  - **H**ypothermia (Unterkühlung/letale Trias)
- Triage in „Besonderen Lagen“: **tacSTART-Algorithmus** (Tactical Simple-Triage-and-Rapid-Treatment-Algorithmus)

Phasen taktischer Verwundetenversorgung

Care under fire **oder** *Direct threat* **(Heiße Zone, direkte Bedrohung)**
- Deckung und Tarnung mit Verhinderung von weiteren Verletzungen an Rettern und Opfern
- Versuch, die Gefahr zu entschärfen (Beschuss, Rauch etc.)
- Blutungskontrolle mit z. B. Anlage von Tourniquets bei lebensbedrohlichen Extremitätenverletzungen

Tactical field care **oder** *Indirect threat* **(Warme Zone)**
- Erweiterte eskalierende Blutungskontrolle (direkte Kompression, Druckverband, Tourniquet, hämostatische Verbände)
- ABCDE-Versorgung

Tactical field evacuation care **(Kalte Zone, Evakuierung)**
- Versorgung und Transport durch Rettungsdienst
- Sicherung der Zufahrt für Rettungsfahrzeuge und Einweisung
- Einrichten eines Verletztensammelplatzes
- Weitere Gefahren beachten (Schaulustige, Feuer etc.)

Prävention

- Örtliche MANV-Konzepte vorhalten, trainieren und anwenden
- Krisenpläne für solche Lagen zusammen mit Polizei und Behörden erarbeiten
- Initiierung von Konzepten und Zusammenarbeit mit Spezialkräften
- TEMS-, TECC- oder TCCC-Konzepte verinnerlichen, schulen und anwenden
- Identifikation möglicher Täter oder mögliche Gefahrenlagen durch entsprechende Behörden

Brand

Ungewollt entstandener oder seinen bestimmungsgemäßen Ort verlassener Verbrennungsvorgang und i. d. R. resultierender Sach-, Personen- bzw. Umweltschaden, auch Schadensfeuer genannt

Vorkommen

- Ausgangspunkt für einen Brand ist die Entzündung von brennbaren Stoffen durch Zündquelle
- Ursachen:
  - Technische Brandursachen
  - Natürliche Brandursachen
  - Sonstige Einwirkungen von Zündquellen
- Hausbrand, Wohnungsbrand, Industriebrand, Fahrzeugbrand etc.
- Personenbrand

Scene

- Einteilung nach Größe:
  - Entstehungsbrand
  - Kleinbrand
  - Mittelbrand
  - Großbrand
- Phasen eines Brands:
  - Schwelbrand oder Initialbrand (bis ca. 4. Minute)
  - Lokaler Brand (4.–9. Minute)
  - Schlagartige Brandausbreitung, sog. Flashover (ca. 9.–10. Minute)
  - Vollbrandphase mit Temperatur um 1.000 °C oder mehr
  - Weitere Brandphasen: Backdraft, Kamineffekt, Rauchdurchzündung

Safety

- Hauptgefahren für Betroffene und Einsatzkräfte:
  - Atemgifte wie z. B. Kohlenstoffmonoxid, Cyangase (Dicyan, Blausäure)
  - Verbrennungen durch Hitze und Flammen
- Gefahren für Einsatzkräfte:
  - Hohe körperliche Belastung, z. B. Kardiopulmonal durch Pressluftatmer (PA)
  - Sog. extreme Brandverläufe
  - Unfälle
  - Einsturz, Brandschutt etc.
- Brandklassen:
  - Klasse A: Brände fester Stoffe
  - Klasse B: Brände von flüssigen und flüssig werdenden Stoffen
  - Klasse C: Brände von Gasen
  - Klasse D: Brände von Metallen
  - Klasse F: Brände von Speisefetten, Ölen (Fettbrand)

Situation

- Größere Anzahl von Verletzten oder Betroffenen möglich
- Gesamtverantwortung bei Brand obliegt dem Einsatzleiter der Feuerwehr
- Oberstes Ziel der Feuerwehr ist Menschenrettung, gefolgt von Brandbekämpfung
- Organisation und Taktik Feuerwehr, durch Führungskraft geleitet:
  - Trupp: 2–3 Feuerwehrangehörige
  - Staffel/Gruppe: 6/9 Feuerwehrangehörige
  - Zug: 22 Feuerwehrangehörige (häufig Abweichungen)
  - Verband: Zusammenfassung mehrerer Züge
- Mögliche klinische Symptomatik, je nach CO-Hb-Konzentration

Präklinisches Vorgehen

- Eigenschutz beachten, PSA tragen
- Unnötige Bindung von Rettungsmitteln für unverletzte Betroffene vermeiden
- Lokale MANV-Protokolle beachten, z. B. Alarmierung LNA und OrgLRD oder weitere Kräfte
- Lagemeldung via MELDEN- und GAMS-Schema (➢ Lagemeldung [MELDEN-Schema], ➢ GAMS-Regel bei Gefahrguteinsatz)
- Durch Rettungsdienst Sichtung, Ersteinschätzung und Versorgung evtl. anfallender verletzter oder intoxikierter Patienten
- Mögliche zu erwartende Problemfelder:
  - Rauchgasintoxikation:
    - Systemisch zelluläre Hypoxie durch Kohlenstoffmonoxid (CO) und Zyanid (HCN)
    - Chemische Reizung Atemwege und Lungen
    - Physikalisch-thermische Schädigung Atemwege und Lungen
  - Brandverletzungen: direkte Einwirkung von Flammen, heißem Rauch oder Dampf
  - Sonstige Verletzungen: z. B. Frakturen, Verletzungen durch Explosionen, Polytrauma etc.
- Medizinische Versorgungsstrategie:
  - O_2-Gabe bei Rauchgasintoxikierten, ggf. Intubationsnarkose
  - Ggf. CO-Hb-Konzentration messen, an hyperbare Sauerstofftherapie (HBO) denken
  - Versorgung von Brandverletzten
  - Strukturierte Untersuchung auf Begleitverletzungen
  - Ggf. Einsatz Antidote, z. B. Hydroxycobalamin
- Brandbekämpfung durch Rettungsdienst:
  - Entstehungsbrand, Kleinbrände (Feuerlöscher): Feuer in Windrichtung angreifen, vorn beginnend ablöschen, Feuerlöscher komplett entleeren, Tropf- und Fließbrände von oben nach unten löschen
  - Personenbrand mit Löschdecke bekämpfen, alternativ Pulverlöscher: Person auffordern, Augen und Mund zu schließen; Brust/Schulter zuerst löschen, kurze und schnell aufeinander folgende Stöße abgeben
- Vorgehen bei Auslösen von CO-Warngeräten:
  - Messung bis 60 ppm (parts per million):
    - Keine akute Gefährdung bei Aufenthalt bis zu 1 h, lüften
    - Bei konstant über 30 ppm: Alarmierung Feuerwehr und Patient aus Gefahrenzone retten

- Messung 60–200 ppm:
  - Maximal 20 min gefahrloser Aufenthalt möglich
  - Die Rettung des Patienten aus dem Gefahrenbereich hat Priorität
- Messung über 200 ppm:
  - Sofortiger Rückzug, sofern möglich, Notrettung
  - Sicherung durch Feuerwehr, weitere Rettung nur unter Atemschutz!

Besondere Informationen

- Konzentration CO-Hb bei Rauchern: ca. 1–5 %

Wirkung von Kohlenmonoxid in ppm gemessen

- 35 ppm: Kopfschmerzen, Schwindel innerhalb von 6–8 h
- 100 ppm: leichte Kopfschmerzen in 2–3 h
- 200 ppm: leichte Kopfschmerzen innerhalb von 2–3 h, Urteilsvermögen ↓
- 400 ppm: starke Kopfschmerzen innerhalb 1–2 h
- 800 ppm: Schwindel, Übelkeit, Krämpfe innerhalb von 45 min, Bewusstlosigkeit
- 1.600 ppm: Kopfschmerzen, HF ↑, Schwindel, Übelkeit innerhalb 20 min, Tod < 2 h
- 3.200 ppm: Kopfschmerzen, Schwindel, Übelkeit in 5–10 min, Tod < 30 min
- 6.400 ppm: Kopfschmerzen, Schwindel in 1–2 min, Krampfanfälle, Apnoe, Tod < 20 min
- 12.800 ppm: Bewusstlosigkeit nach 2–3 Atemzügen, Tod < 3 min

Prävention

- Innerbetriebliche Brandschutzschulung
- CO-Warngeräte im Rettungsdienst nutzen
- Sensibilisierung des Rettungsdienstpersonals hinsichtlich möglicher Brandgefahren
- Möglichst detaillierte Einsatzmeldungen durch die Rettungsleitstelle
- Rauchmelder installieren (gesetzliche Vorgabe)

CBRN(E)

Ereignisse mit Freisetzung von gefährlichen Stoffen oder Erregern, zusammengefasst zur Gruppe sog. CBRN(E)-Lagen, Abk. für Chemisch, Biologisch, Radiologisch, Nuklear, Explosiv

Vorkommen

- Zu jedem Zeitpunkt, an jedem Ort der Welt und in jeder Schweregradausprägung möglich
- Lokal begrenzter Massenunfall bis großflächiges Katastrophenereignis
- Unbeabsichtigte Ereignisse:
  - Erkrankungen (Epidemie, Pandemie)
  - Unglücksfälle, Unfälle
  - Transport von Gefahrstoffen
  - Industrie
- Beabsichtigte Ereignisse mit vorsätzlicher Freisetzung von Schadstoffen:
  - Terroristische Angriffe
  - Kriminelle oder kriegerische Handlungen

Scene

- Beeinflussende Faktoren:
  - Ort
  - Wetter
  - (Uhr-)Zeit
- Erkennungsmerkmale bei Einsatz von CBRN(E)-Lagen:
  - Hinweis durch Rettungsleitstelle
  - Örtliche Gegebenheiten (Etiketten, Frachtpapiere, Sinneswahrnehmung etc.)
  - Bekennerschreiben oder Hinweise
  - Gehäuft auftretende Symptome:
    - Übelkeit, Erbrechen, Hautirritation, Augenrötung, Tränenreizung
    - Atemnot und Bewusstlosigkeit bei Patient
  - Krankheitsausbrüche („Häufung"), „viele" Patienten mit ähnlichen Beschwerden
  - „Mehr Patienten" als sonst mit Fieber, Erkrankungen der Atemwege oder GI-Trakt
  - Auftreten von Krankheiten bei mehreren Personen, untypisch für Jahreszeit oder Region
  - Häufung von schweren Erkrankungen oder Todesfällen
  - Tiere, Insekten: auffälliges Verhalten, mehr Kranke und Tote als gewöhnlich

Safety

- Verhaltensweise nach GEMAESS-Regel:
  - **G**efahr erkennen
  - **E**igenschutz beachten (Abstand)
  - **M**eldung machen
  - **A**usbreitung verhindern
  - **E**intritt unterbinden

  - **S**pezialkräfte abwarten (Personenrettung und Notdekontamination)
  - **S**ondermaßnahmen ergreifen (Behandlung, Dekontamination, Sichtung, Transport)
- Schutz der Personen im Gefahrenbereich durch geeignete Maßnahmen
- Schnelle Detektion und Identifikation
- Gegenmaßnahmen bei Kontakt mit Gefahrstoff einleiten
- Verhaltensregel bei Strahlung (4-A-Regel):
  - **A**bstand zur Strahlenquelle groß halten
  - **A**ufenthaltsdauer begrenzen
  - **A**bschirmung nutzen
  - **A**bschalten, wenn möglich

Situation

- Einsätze mit möglichem Vorhandensein von:
  - Chemische Kampf- und Nervenkampfstoffe:
    - Lungenkampfstoffe: Phosgen, Chlorgas
    - Hautkampfstoffe: destillierter Lost, Phosgen, Diphosgen, Chlorpikrin
    - Blutkampfstoffe: Cyanwasserstoff, Arsin, Chlorzyan
    - Nervenkampfstoffe: Sarin, Soman, Tabun, Zyklosarin, VX-Gas
    - Psychokampfstoffe: Chinuklidinylbenzilat
    - Reizgase/Tränengase: CN, CS
    - Erbrechen auslösende Stoffe: Adamsit
  - Biologische Gefahren:
    - Bakterien: Anthrax, Brucellose, Pest, Q-Fieber, Tularämie, Rotz/Pseudorotz
    - Viren: Pocken, Venezuela-Pferdeenzephalitis
    - Toxine: Rizin, Botulinustoxin, Staphylokokken-Enterotoxin B, T-2-Mykotoxine
  - Strahlung bei Radioaktivität:
    - Alpha(α)-Strahlung
    - Beta (β)-Strahlung
    - Gamma (γ)-Strahlung: bei hoher Dosis akute Strahlenkrankheit möglich
  - Sprengstoffe:
    - Hochexplosiv, brisant (High-order Explosives, HE): TNT, Semtex, Dynamit, Ammoniumnitrat
    - Langsam (Low-order Explosives, LE): Rohrbomben, Schwarzpulver, Molotow-Cocktails

Präklinisches Vorgehen

- Rückmeldung an Rettungsleitstelle via MELDEN-Schema (➤ Lagemeldung [MELDEN-Schema])
- Eigenschutz:
  - Gefahrenbereich festlegen
  - Wenn vorhanden, CBRN-Schutzausrüstung tragen
  - Essen und Trinken während längeren Einsätzen in Nähe des Gefahrenbereichs vermeiden
  - Nach Einsatz dekontaminieren
- Einteilung in Zonen:
  - Sperrgebiet („Rote Zone“, „Heiße Zone“): Gefahrenzone, Explosionsgefahr
  - Kontaminationsreduktionsgebiet („Gelbe Zone“, „Warme Zone“): sekundäre Kontamination durch Personen
  - Dekontaminationsbereich („Grüne Zone“, „Kalte Zone“): Post-Dekontamination, sicher

- Ausbreitung Gefahrenzone verhindern:
  - Grüne Zone mit ausreichend Abstand (ca. 200 m) festlegen
  - Betroffene oder kontaminierte Personen müssen in gelber Zone verbleiben
  - Nachfolgende Fahrzeuge und Besatzungen nur nach Anweisung in gelbe Zone bewegen
- Verhinderung Eintritt weiterer Kräfte in Gefahrenzone
- Spezialkräfte abwarten, Sichtung beginnen, Notbehandlung beginnen, örtliche MANV-Konzepte anwenden. Immer Eigenschutz beachten!
- Frühzeitige Information an Krankenhäuser zur Vorbereitung nötig

Besondere Informationen

- Merkhilfe DUMBELS bei Nervenkampfstoffen nutzen (➤ Toxidrome)
- Entkleidung von Patienten ist größter Beitrag zur Dekontamination (ca. 90 % Kontaminationsfreiheit)
- Strahlung:
  - Wirkung auf Körper wird durch Dosis bestimmt
  - Einheit der Dosis ist Sievert (Sv), bei Strahlenschutz Milli-Sv üblich (mSv)

Dekontaminationseinrichtung und Ablauf durch Spezialkräfte

- Ankunftsbereich
- Sichtungsbereich mit Festlegung der Dekontaminationsreihenfolge
- Behandlungsbereich
- Übergabebereich

Prävention

- Schulungen bezüglich CBRN(E)-Lagen und Umgang mit Patient durchführen
- Verfahrensanweisungen oder Vorgehensweisen einbinden
- Zusammenarbeit mit Krankenhäusern: örtliche Strukturen, Möglichkeiten etc.
- Spezielle PSA und Materialien nötig?
- Kenntnis der örtlichen Ressourcen wichtig
- Eigenschutz: PSA, Impfung, Postexpositionsprophylaxe (PEP)

Eigenunfälle im Rettungsdienst

Plötzliches, zeitlich und örtlich bestimmbares Ereignis mit unfreiwilliger Verletzung einer Person bzw. Beschädigung einer Sache

Vorkommen

- Jegliche Einsätze des bodengebundenen Rettungsdienstes:
  - Notfalleinsätze
  - Qualifizierter Krankentransport
  - Intensivtransport etc.

sowie der

- Luftrettung
- Wasserrettung
- Höhlenrettung
- Bergrettung etc.
- Einsatzfahrten oder Alarmfahrten unter Beanspruchung von Sonder- und Wegerechten
- Arbeitsunfälle, z. B. während Patientenversorgung etc.

Scene

- Beeinflussende Faktoren:
  - Ort
  - Wetter
  - (Uhr-)Zeit
- Jede Art von Einsatzsituationen (z. B. Einsatzfahrt, Sturz etc.)

Safety

- Unfall mit Einsatzfahrzeugen: ➤ Absicherung der Einsatzstelle
- Besondere Belastungen bei Einsatzfahrten:
  - Informationsdefizite
  - Informationsüberflutung
  - Akustische Belastungen
  - Stresssymptome
  - Individuelle psychophysische Zustände
  - Erfahrungsdefizite
- Nichteinhalten der Unfallverhütungsvorschrift (UVV), Arbeitssicherheitsvorschriften oder der Technischen Regeln für Biologische Arbeitsstoffe (TRBA) 250 (z. B. mangelhafte PSA, fehlender Schutzhelm etc.)

Situation

- Unfallsituationen jeglicher Art z. B.:
  - Verkehrsunfall
  - Traumatische Verletzungen, wie z. B. Bänderruptur etc.
  - Verletzungen der Augen
  - Nadelstichverletzungen

Präklinisches Vorgehen

- Vorgehen bei Eigenunfall mit Einsatzfahrzeug:
  - Unverzüglich anhalten und Ruhe bewahren
  - Sofort Rettungsleitstelle über Eigenunfall informieren, Polizei in Kenntnis setzen!
  - Unfallstelle absichern, bei geringfügigem Schaden unverzüglich zur Seite fahren
  - Über Unfallfolgen vergewissern
  - Lagemeldung an Rettungsleitstelle, evtl. Nachforderung weiterer Kräfte

  - Anderen Unfallbeteiligten Feststellung der Personalien ermöglichen
  - Adresse Unfallgegner und Zeugen notieren
  - Verletzten helfen
  - Dienststelle informieren
  - Unfallskizze anfertigen und Unfallbericht schreiben
- Fortsetzen Alarmfahrt:
  - Nur, wenn Abwehr einer dringenden Gefahr erforderlich und Verzögerung zu erheblichen Schäden führen würde
  - Versorgung von Verletzten und Erste Hilfe müssen sichergestellt sein
  - Leitstelle muss Kenntnis haben, Polizei muss informiert sein
- Ordnungsgemäßes Tragen (abhängig von Situation) der PSA
- Beachten von z. B. Tragetechniken, Sicherungsmaßnahmen etc.

Besondere Informationen

- Erfolgreiche Bewältigung von Fahraufgaben während Einsatzfahrt:
  - Kenntnisse über besondere Belastungen
  - Handlungsstrategien zur Vermeidung von Unfällen
- Unterweisungshilfen für Einsatzkräfte mit Fahraufgaben: DGUV-Information 205/024 der Deutschen Gesetzlichen Unfallversicherung (www.dguv.de)
- Ersteinweisung: Zum Fahren von Einsatzfahrzeugen dürfen nur folgende Personen eingesetzt werden:
  - Alter mindestens 18 Jahre
  - Körperliche und geistige Eignung
  - Besitz entsprechender Fahrerlaubnis
  - Ausreichende Unterweisung
  - Fahrberechtigung nachgewiesen und entsprechende Beauftragung

Prävention

- Unfallverhütungsvorschriften (UVV) einhalten, Arbeitssicherheitsvorschriften und TRBA 250 beachten
- Checkliste „AM I SAFE“ anwenden (➢ Kommunikationsprobleme)
- Täglicher Check Einsatzfahrzeug vor Dienstbeginn auf Fahrtauglichkeit, Mängel etc.
- Sichere Fahrweise:
  - Betriebsanleitungen beachten
  - Fahrweise so anpassen, dass das Fahrzeug sicher beherrscht wird
  - Fahrzeuge nur auf Fahrwegen/Bereichen betreiben, die sicheres Fahren ermöglichen
  - Bei Rückwärtsfahren oder Wendemanöver Einweiser einsetzen
  - Bei allen Fahrten Sicherheitsgurte anlegen
  - Geschwindigkeit und Fahrweise immer der Beladung, den Sicht-, Gelände-, Wetter-, Fahrbahn- und Verkehrsverhältnissen anpassen
  - §35 Sonderrechte und §38 Wegerechte StVO beachten
- Fahrsicherheitstraining und Schulungen durchführen:
  - Fahrphysik und technische Einweisung
  - Ladungssicherung und Insassenschutz
  - Einsatzfahrten
- Checklisten und Verfahrensanweisungen für Umgang bei „Eigenunfall“ erstellen

Gefahrgutunfall

Unfälle mit Gefahrgütern (Gefahrstoffe) die nach Gefährdungspotenzial in der EU einheitlich eingestuft werden

Vorkommen

- Gefahrguttransporte auf Schienen-, Straßen-, Wasser- und Luftweg
- Chemische Industrie, Chemieparks, Produktionsanlagen etc.
- Firmen für z. B. Metallveredlung etc.
- Labore, Schulen, Haushalte etc.
- Transportgewerbe, Versand etc.

Scene

- Beeinflussende Faktoren:
  - Ort
  - Wetter
  - (Uhr-)Zeit
- Mögliche Hinweise für Gefahrgutunfall:
  - Beteiligung von Lkw, Tanklastfahrzeugen, Kesselwagen, Tankschiffe oder Lagerhallen?
  - Qualm- oder Rauchentwicklung?
  - Austretende Substanzen erkennbar?
  - Besondere Gerüche oder Geräusche wahrnehmbar?
  - Personen mit auffälligen Verhaltensweisen (z. B. Reizhusten) an Einsatzstelle?

Safety

- Anfahrt und Fahrzeugaufstellung:
  - Windrichtung beachten
  - In Fluchtrichtung parken
  - Sicherheitsabstand von mindestens 50 m einhalten
  - Raum für nachfolgende Einsatzkräfte bereithalten
- PSA tragen
- Verhalten an Gefahrenstelle:
  - Warntafeln und Gefahrnummern sichten (➢ Tab. 1.1)
  - Auch bei nicht wahrnehmbarer Gefahr nur vorsichtig Schadensstelle nähern

Tab. 1.1 Gefahrnummer zur Kennzeichnung von Gefahren

Gefahrnummer	Gefahr
1	Explosionsstoff, Munition
2	Gas entweicht
3	Entzündliche Gase und Flüssigkeiten
4	Entzündliche oder selbsterhitzungsfähige sonstige Stoffe
5	Brandfördernd
6	Giftig
7	Radioaktiv
8	Ätzend
9 (1. Stelle)	Verschiedene gefährliche Stoffe
9 (2. und 3. Stelle)	Heftige spontane Reaktion
X	Gefährliche Reaktion mit Wasser
0	Keine sonstige Gefahr

  - Nicht explosionsgeschützte Geräte im Fahrzeug belassen (Mobiltelefon etc.): Explosionsgefahr!
  - Ggf. explosionsgeschützte Funkgeräte verwenden
  - Personenrettung nur unter Beachtung des Eigenschutzes
  - Wenn möglich, Frachtpapiere und Gefahrzettel sichten; wenn möglich, z. B. Lkw-Fahrer befragen
- Jede Maßnahme vor Ort gegen mögliche Eigengefährdung abwägen
- Gefahr von geruch- und geschmackloser Dämpfe nicht unterschätzen
- GAMS-Universaltaktik:
  - **G**efahren erkennen
  - **A**bsperren
  - **M**enschenrettung durchführen
  - **S**pezialkräfte alarmieren
- Beurteilung von tatsächlichen Gefahren nur durch Fachleute der Feuerwehr möglich

Situation

- Aufgerissene Tanks oder Behälter
- Austreten von Flüssigkeiten, Dämpfen oder Gasen
- Gefahrgutkennzeichnung auf Warntafel:
  - Gefahrnummer (obere Nummer): 1. Ziffer = Hauptgefahr, 2. und 3. Ziffer = Zusatzgefahr
  - Stoffnummer, UN-Nummer (untere Nummer): Schlüssel zu gefahrenspezifischen Informationen für Stoffgruppen, teilweise auch Einzelstoffe
- Gefahrzettel und Piktogramme zur Kennzeichnung von Gefahrguttransporten:
  - Giftige Stoffe
  - Ansteckungsgefährliche Stoffe
  - Radioaktive Stoffe, Kategorie I
  - Ätzende Stoffe

Präklinisches Vorgehen

- Frühzeitige inhaltsreiche Rückmeldung an Leitstelle, Reihenfolge beachten:
  - Kurze, präzise Schadensmeldung mit Stichwort „Gefahrgutunfall“
  - Gefahrnummer (früher: Kemmler-Zahl) und UN-Nummer
  - Stoffname(n) → Frachtbrief
  - Anzahl von Verletzten, Schwere der Verletzungen
  - Witterungsbedingungen, Windrichtung
  - Schadensstelle großräumig absperren lassen
  - Nachforderung von Feuerwehr, NA, LNA, OrgL und weiteren Kräften
- Abstimmung der Maßnahmen mit Feuerwehr
- Dekontamination und medizinische Versorgung abhängig von Gefahrstoff
- Analysemöglichkeiten bei unbekannten Gefahrstoffen durch Fachkräfte:
  - PID (Photoionisationsdetektoren): quantitative Gasanalytik
  - Prüfröhrchen (Standardausrüstung der Feuerwehren)
  - Simultantest-Sets: Gasanalytik
  - HL (Halbleitersensoren): Gasanalytik
  - ECZ (elektrochemische Zellen): Gasanalytik
  - IMS (Ionenmobilitätsspektrometer): Gasanalytik
  - IR (Infrarotspektrometer)
  - GC/MS (Gaschromatografie/Massenspektrometrie)

Besondere Informationen

- Informationssysteme für Unfälle mit Chemikalien:
  - Handbuch „Gefahrgut-Ersteinsatz“ und „Handbuch der gefährlichen Stoffe (Hommel)“
  - Emergency Response Intervention Cards (ERI-Cards) → www.ericards.net
  - MEMPLEX®-Datenbank
  - MEDITOX-Schnellinformationssystem
  - Giftinformationszentren
  - TUIS (Transport-Unfallinformations- und Hilfeleistungssystem) und ICE (International Chemical Environment) Support:
    - Stufe 1: Information und Beratung via Telefon oder Fax
    - Stufe 2: Beratung am Unfallort durch Experten
    - Stufe 3: Beratung und technische Hilfe am Unfallort mit Mannschaft und Gerät
- Gefahrengruppen Feuerwehrdienstvorschrift 500:
  - Gefahrengruppe I: Einsatz ohne Sonderausrüstung möglich
  - Gefahrengruppe II: Einsatz nur mit Sonderausrüstung, besonderer Überwachung und Dekontamination möglich
  - Gefahrengruppe III: Einsatz nur mit Sonderausrüstung, besonderer Überwachung und Dekontamination möglich. Zusätzlich muss fachkundige Person vor Ort sein.
- Entkleidung von Patienten ist größter Beitrag zur Dekontamination (ca. 90 % Kontaminationsfreiheit)
- Kleine Mengen von Gefahrgütern sind häufig nicht extra gekennzeichnet → Vermengung der Stoffe möglich!
- Grundsätze bei Ermittlung Gefahrstoffexposition durch Fachkräfte:
  - Definition Gefahrenbereich (Emissionsquelle, Wetter, Windrichtung, Windgeschwindigkeit, Explosionsgefahr?) (➤ Tab. 1.1)
  - Rasche Identifikation der Gefahrstoffe
  - Hauptaufnahmeweg Gefahrstoff
  - Dauer der Exposition gegenüber Gefahrstoff ermitteln: → Haber-Gesetz: Giftwirkung = Konzentration × Zeit
  - Giftasservierung sicherstellen

Prävention

- Schulung von Mitarbeitern im RD
- Gemeinsame Übungen mit z. B. Feuerwehr etc.
- Erstellung von Alarm- und Gefahrenabwehrplan
- Verminderung Risiko von Gefahrgutunfällen durch Herausgabe von Regelwerken durch die EU

Giftstoffe am Arbeitsplatz und zu Hause

Häufige Ursachen für toxische Expositionen zu Hause und am Arbeitsplatz

Vorkommen

- Gefährdung am Arbeitsplatz durch:
  - Frostschutzmittel, Scheibenwaschflüssigkeit
  - Sauerstofflager
  - Abgase
  - Benzin
  - Handdesinfektionsmittel (Alkohol)
  - Flächendesinfektionsmittel etc.
- Gefährdung im privaten Umfeld durch:
  - Farben, Farbverdünner
  - Haushaltsreiniger
  - Enteiser
  - Haushaltsöfen, Heizgeräte, Stromerzeuger
  - Pestizide etc.
- Ausgewählte Gefahrstoffe mit besonderer Gesundheitsgefährdung:
  - Benzol
  - Blei
  - Hartholzstaub
  - Vinylchlorid
  - Asbest etc.

Scene

- Häusliches oder berufliches Umfeld:
  - Küchenbereich
  - Desinfektionsraum
  - Sauerstofflager
  - Werkstatt
  - Fahrzeughalle etc.

Safety

- Fehlerhafte Kennzeichnung von Gefahrstoffen (z. B. Verdünner in Wasserflasche abgefüllt)
- Fehlerhafter Umgang mit medizinischem Sauerstoff (Flaschenwechsel, Lagerung etc.)
- Betrieb von KFZ in Fahrzeughalle
- Nichtbeachten von Eigenschutz und Unfallverhütungsvorschriften (UVV), z. B. Durchführung Schlussdesinfektion nach Infektionstransport
- Unzureichende Präventivmaßnahmen (z. B. Hautschutz, Cremes)
- Fehlerhafte Lagerung von Gefahrstoffen, unzureichende Sicherung

Situation

- Exposition mit jeglichen möglichen Gefahrstoffen
- Aufnahme Gefahrstoff durch:
  - Einatmen (Gase, Dämpfe, Schwebstoffe)
  - Verschlucken (Feststoffe, Stäube, Flüssigkeiten)
  - Hautresorption (Gase, Dämpfe, Schwebstoffe, Flüssigkeiten)
- Unsachgemäßer Umgang mit Gefahrstoffen (z. B. Sauerstoffflaschen)

Präklinisches Vorgehen

- Persönliche Schutzausrüstung tragen (Handschuhe, Mund-/Augenschutz, Schutzkittel)
- Bei Exposition abhängig von Gefahrstoff:
  - Hautdekontamination durchführen
  - Rasches Entfernen der Kleidung
  - Ggf. Spezialkräfte anfordern
  - Umluftunabhängiger Atemschutz in kontaminiertem Gelände/Gebäude zwingend
  - Ggf. Arbeitsmediziner kontaktieren

Besondere Informationen

- Gewerbeaufsicht überwacht Einhaltung von Arbeitsschutzmechanismen
- Institut für Arbeitsschutz der Deutschen Gesetzlichen Unfallversicherung (IFA) hat in Gefahrstoffliste 2021 wichtigste Regelungen für Sicherheit und Gesundheit am Arbeitsplatz in einer Tabelle zusammengefasst
- Einteilung der Gefahrstoffe in:
  - Krebserzeugend
  - Fortpflanzungsgefährdend
  - Erbgutverändernd
- Weitere Information unter:
  - www.baua.de (GefStoffV)
  - www.DGUV.de (Gefahrstoffliste, Gefahrstoffe am Arbeitsplatz)

Prävention

- Persönliche Schutzausrüstung tragen
- Einhaltung von gesetzlichen Schadstoffgrenzwerten
- Sachgemäße Kennzeichnung von Behältnissen mit Gefahrstoffinhalt
- Sachgemäße Lagerung von Gefahrstoffen
- Gefahrstofftabelle/Merkblätter am Arbeitsplatz veröffentlichen/aushängen
- Auf gute Durchlüftung der Räume achten, z. B. Abzugsanlagen in Fahrzeughallen
- In Abhängigkeit des Betriebs Fachkraft für Arbeitssicherheit bzw. Arbeitssicherheitsbeauftragten integrieren

Infektionskrankheiten

Durch Erreger hervorgerufene Erkrankung, ansteckend/nicht ansteckend, mit breitem Spektrum von zeitlichen Verläufen und Symptomen

Vorkommen

- Jegliche Einsätze des Rettungsdienstes:
  - Notfalleinsätze
  - Qualifizierter Krankentransport
  - Intensivtransport etc.
- Auslöser meist parasitärer Mikroorganismus (➤ Tab. 1.2):
  - Kernlose Bakterien
  - Einzeller mit Kern, Protozoen
  - Pathogene Pilze
  - Gewebetiere (Parasiten), z. B. Würmer, Arthropoden
  - Viren
- Krankheitserreger ohne Erbinformation (Prione), z. B. Creutzfeldt-Jakob-Krankheit, BSE
- Begrifflichkeiten:
  - Epidemie: Ausbruch einer Krankheit, bei der sich viele Menschen in Gemeinschaft oder einer Region anstecken
  - Pandemie: Epidemie globusübergreifend
- Infektionsprinzip:
  - Latenzzeit: Eindringen Erreger in Körper, keine Ansteckung, keine Symptome
  - Inkubationszeit: Intervall zwischen Erregerexposition und Auftreten von Symptomen, Erregervermehrung, Mobilisierung Immunsystem
  - Ansteckungsphase
  - Krankheitsphase

Scene

- Typische Symptome bei Infektionen (Entzündungszeichen): Rötung, Schwellung, evtl. Juckreiz oder Schmerzen, Fieber
- Organspezifische Abwehrerscheinungen oder Funktionsstörungen
- Atemwegsinfektionen: Husten, Heiserkeit, Schnupfen etc.
- Darminfektionen: Durchfall, evtl. Krämpfe und Schmerzen
- Infektionen der Haut und Harnwege

Safety

- Persönliche Schutzausrüstung tragen (lokale Protokolle beachten): Mundschutz, Schutzbrille, Kittel etc.
- Weitsichtige und sensible Vorgehensweise bei Eintreffen am Einsatzort
- Nutzen aller Sinne, individueller Erfahrung und Bauchgefühl des Rettungsdienstpersonals zur Einschätzung der Situation
- Vorsichtsmaßnahmen/Standardhygienemaßnahmen nach lokalem Protokoll einhalten
- Direkte Eintrittspforten für Erreger:
  - Perkutane Infektion (Haut)
  - Permuköse Infektion (Schleimhaut)
  - Inhalationsinfektion
  - Urogenitale Infektion
  - Genitale Infektion
  - Intrauterine Infektion
- Indirekte Übertragung:
  - Lebensmittel

- Wasser
- Biologische Substanzen
- Erde/Bodenoberflächen
- Luft

- Biologische Gefahren im Bevölkerungsschutz:
  - Krankheiten mit Grenz-, länder- und kontinentübergreifender Ausbreitung (Cholera, Ebola, Masern etc.)
  - Auftauchen neuer Antibiotika-resistenter Krankheiten
  - Umweltaspekte mit globaler Auswirkung (z. B. Verschmutzung, globale Erwärmung etc.)
  - Überbevölkerung
  - Bioterrorismus

Situation

- Einsätze bei Patientenklientel mit gesicherter Diagnose oder reinem Verdacht einer akuten oder chronischen Infektionskrankheit wie z. B. bei:
  - Krankentransporten, z. B. Einweisung in Krankenhaus
  - Sekundärtransporten, Interhospitaltransfers etc.
  - Primäreinsätzen

Präklinisches Vorgehen

- Ggf. Impfpass aushändigen lassen, ggf. digitalen Impfpass (z. B. CovPass)
- PSA nach örtlichen Hygieneanweisungen/Protokollen tragen
- Desinfektionsmaßnahmen und Schutzmaßnahmen nach örtlichem Protokoll befolgen
- Vorgehen bei meldepflichtigen Infektionskrankheiten beachten (Gesundheitsamt)

Besondere Informationen

- Informationen unter Robert Koch-Institut (www.rki.de) oder unter www.infektionsschutz.de (> Tab. 1.2)
- Gefährlichkeit von Infektionskrankheiten abhängig von Virulenz des Erregers
- Faktoren, die die Anfälligkeit für Infektionen erhöhen:
  - Alter
  - Einnahme von Medikamenten
  - Mangelernährung
  - Chronische Krankheit
  - Schock/Trauma
  - Rauchen

Prävention

- Teilnahme an Pflichtfortbildungen, TRBA 250 beachten!
- Meldewege bei Exposition einhalten, sofort melden (Arbeitgeber, Gesundheitsamt etc.)
- Postexpositionsphrophylaxe (PEP) beachten!
- Vorsichtsmaßnahmen zur Risikominimierung für Ansteckung oder Übertragung:
  - Persönliche Hygiene und Schutzimpfungen
  - Hygienemaßnahmen und Desinfektion nach Plan
  - PSA tragen
  - Postexpositionsberichte und Verlaufsbeobachtungen erstellen
  - Umfassendes Verständnis des typischen Krankheitsverlaufs und empfohlene supportive Behandlung der Erkrankung gewinnen

Tab. 1.2 Auswahl Infektionskrankheiten im Rettungsdienst

Erreger/Infektionskrankheit	Erregerhaltiges Material	Übertragungsweg	Schutzmaßnahmen Rettungsdienst	Besondere Informationen
Clostridium difficile	Stuhl, Sporen	• Schmutz-, Schmierinfektion, direkt/indirekt • Isoliermaßnahmen auch 48 h nach sistierender Diarrhö	• Handschuhe tragen • Kittel bei engem Patientenkontakt • Maske und Kittel bei Erbrechen	Meldepflichtig nach IfSG §6 Absatz 1, Satz 1 Nr. 1
***E. coli* (EHEC)**	• Rohes Fleisch, Rohmilch • Trink- oder Badewasser • Fäkalien	• Direkte oder indirekte orale Aufnahme • Schmierinfektion	• Handschuhe, Mundschutz tragen • Kittel bei engem Patientenkontakt • Standardhygienemaßnahmen	Übertragung sehr leicht möglich
ESBL, 3-MRGN, 4-MRGN	Stuhl, Urin, Sekrete	Schmutz-, Schmierinfektion	• Handschuhe, ggf. Mundschutz tragen • Patient: Mund-Nasen-Schutz bei Erregern im Nasen-Rachen-Raum	ESBL-bildende Bakterien gehören zu Problemkeimen
Hepatitis A	Stuhl, Urin, Sekrete	• Schmutz-, Schmierinfektion • Sexueller Kontakt • Inkubationszeit: 2–4 Wochen	Handschuhe tragen	Schutzimpfung als Prophylaxe
Hepatitis B/C	Blut, Sperma und andere Körperflüssigkeiten	• Kontakt zu Blut, direkt/indirekt • Inkubationszeit: – HBV: 30–200 Tage – HCV: 6–7 Wochen	• Handschuhe und Augenschutz tragen • FFP2-Maske und Kittel bei spritzenden Verletzungen und erbrechenden Patienten	• HBV: Schutzimpfung als Prophylaxe • HCV: kein Impfstoff, keine PEP-Prophylaxe! • Hohe Durchseuchungsrate bei Dialysepatienten (Hepatitis C)
Hepatitis D	Blut, Sperma und andere Körperflüssigkeiten	• Kontakt zu Blut, direkt/indirekt • Inkubationszeit: 30–180 Tage	Handschuhe tragen	Schutzimpfung als Prophylaxe (siehe Hepatitis A)
Hepatitis E	Stuhl	• Schmutz-, Schmierinfektion • Inkubationszeit: 2–9 Wochen	Handschuhe tragen	• EU: noch kein Impfstoff verfügbar • Leitungswasser abkochen, kein Verzehr von rohen oder nicht ausreichend erhitzten Speisen

Tab. 1.2 Auswahl Infektionskrankheiten im Rettungsdienst *(Forts.)*

Erreger/Infektionskrankheit	Erregerhaltiges Material	Übertragungsweg	Schutzmaßnahmen Rettungsdienst	Besondere Informationen
Herpes-simplex-Virus	Erregerhaltige Vesikel	Kontakt mit nässenden Vesikeln	Handschuhe tragen	Standardhygienemaßnahmen und Händewaschen beste Prophylaxe
HIV	Blut, Sperma und andere Körperflüssigkeiten	Kontakt zu Blut, direkt oder indirekt (z. B. Nadelstichverletzung)	• Handschuhe und Augenschutz tragen • FFP2-Maske und Kittel bei spritzenden Verletzungen und erbrechenden Patienten	Bei Exposition HIV-Schnelltest und PEP
Influenza	Respiratorische Sekrete	Tröpfcheninfektion, selten Schmutz-, Schmierinfektion	• Handschuhe, Mundschutz und Augenschutz tragen • Ggf. nur Mundschutz für Patienten	Schutzimpfung als Prophylaxe (siehe Hepatitis A) (Grippeimpfung)
Krätze (Scabies)	Befall mit parasitärer Milbe	• Direkter Hautkontakt • Inkubationszeit: 2–6 Wochen	Handschuhe tragen	• Ggf. Wäsche bei > 50° waschen • Behandlung bei Befall durch Permethrin
Läuse (Pedikulose)	Parasitärer Befall durch Filzlaus	• Körperlicher oder sexueller Kontakt • Inkubationszeit: 8–10 Tage	Handschuhe tragen	Spezielles Shampoo oder Behandlung mit Permethrin
Legionellen	Wasser	Kontakt mit Leitungswasser und Eindringen in tiefe Lungenabschnitte	Ständige Temperatur von mindestens 60 °C bei Warmwassererzeugungsanlagen	Bei intaktem Immunsystem keine Gesundheitsgefahr
Masern, Mumps, Röteln	Respiratorische Sekrete	• Aerogen/Tröpfcheninfektion, selten Schmutz-, Schmierinfektion • Inkubationszeit Mumps: 12–26 Tage	• Handschuhe und Augenschutz tragen • Mundschutz für Patienten. Wenn nicht toleriert, Mundschutz und Kittel tragen.	• Schutzimpfung als Prophylaxe (siehe Hepatitis A) • Masernvirus bis zu 2 h auf Oberflächen ansteckend • Röteln 4 Tage vor/nach Beginn ansteckend

Tab. 1.2 Auswahl Infektionskrankheiten im Rettungsdienst *(Forts.)*

Erreger/Infektionskrankheit	Erregerhaltiges Material	Übertragungsweg	Schutzmaßnahmen Rettungsdienst	Besondere Informationen
Meningokokken-Meningitis, Meningitis viral/bakteriell	Blut, Sperma, Fäkalien und respiratorische Sekrete	• Tröpfcheninfektion • Inkubationszeit: viral 2–10 Tage, Hib-Meningitis unbekannt	• Handschuhe und Augenschutz tragen • Mundschutz für Patienten. Wenn nicht toleriert, Mundschutz und Kittel tragen.	• Schutzimpfung als Prophylaxe (siehe Hepatitis A) • PEP bei Exposition Meningokokken-Meningitis
MRSA/ORSA	Wundsekrete, respiratorische Sekrete	Schmutz-, Schmierinfektion über Hände, Tröpfcheninfektion	• Handschuhe, Mundschutz und ggf. Schutzkittel tragen • Ggf. Mundschutz für Patienten	Weitere gebräuchliche Abkürzungen multiresistenter Keime: MRE, VRSA, VISA
Noroviren/ Rotaviren	Stuhl, Erbrochenes	Schmutz-, Schmierinfektion über Hände, Tröpfcheninfektion, fäkal-oral	• Handschuhe und Augenschutz tragen • Mundschutz und Kittel bei erbrechenden Patienten	Händewaschen einfachste Prophylaxe
Pertussis (Keuchhusten)	Respiratorische Sekrete	• Aerogen/Tröpfcheninfektion • Inkubationszeit: 7–10 Tage	• Handschuhe und Augenschutz tragen • Mundschutz für Patienten. Wenn nicht toleriert, Mundschutz tragen.	• Schutzimpfung als Prophylaxe (siehe Hepatitis A) • Ggf. Auffrischung „Tdap"
SARS-CoV-2 (Auslöser für COVID-19) → mittlerweile weitere Mutationen!	Respiratorische Sekrete/ Aerosole	• Respirationstrakt • Kontaktübertragung • Aerosolproduzierende Vorgänge, wie z. B. Intubation etc.	• Handschuhe und Augenschutz tragen (Brille, Visier) • Mundschutz (FFP2- oder FFP3-Maske) • Mundschutz für Patienten	• Schutzimpfung als Prophylaxe (siehe Hepatitis A)
TBC (offen)	• Aerosole • Blut, Sekrete (selten), Körperflüssigkeiten	• Tröpfcheninfektion häufigster Übertragungsweg • Inkubationszeit: 4–12 Wochen	• Mundschutz (FFP2 ohne Ausatemventil) • Augenschutz und Kittel tragen	Zur Zeit kein wirksamer Impfschutz (bis 1998 aktive Schutzimpfung durchgeführt)

Tab. 1.2 Auswahl Infektionskrankheiten im Rettungsdienst *(Forts.)*

Erreger/Infektionskrankheit	Erregerhaltiges Material	Übertragungsweg	Schutzmaßnahmen Rettungsdienst	Besondere Informationen
Tetanus (Wundstarrkrampf)	Tetanussporen (infizierte Fäkalien, Straßenstaub oder Erde)	• Wunden • Inkubationszeit: ca. 14 Tage	Schutzhandschuhe tragen	Schutzimpfung als Prophylaxe (siehe Hepatitis A)
Tollwut (Rabies, Lyssa)	Tollwutvirus	• Biss oder Kratzer durch infiziertes Tier • Inkubationszeit: 9 Tage–7 Jahre	• Schutzhandschuhe tragen • FFP2-Maske mit Ventil tragen, Patienten zusätzlich Schutzmaske ohne Ventil aufsetzen	• Schutzimpfung als Prophylaxe (siehe Hepatitis A) • Simultanimpfung nach Verletzung bei nicht ausreichendem Impfschutz • Infektion auch noch bei toten Tieren möglich
Varicella Zoster (Windpocken)	Respiratorische Sekrete	• Aerogen/Tröpfcheninfektion, Kontakt mit Vesikelflüssigkeit • Inkubationszeit: 10–21 Tage	Handschuhe und Mundschutz für Patienten oder selbst tragen	• Schutzimpfung als Prophylaxe (siehe Hepatitis A) • PEP bei Exposition

Kommunikationsprobleme

Fehlerhafte oder mangelhafte Übermittlung von Botschaften auf verbaler, nonverbaler oder paraverbaler Ebene – siehe z. B. Sender-Empfänger-Modell, Vier Seiten einer Nachricht (nach F. Schulz v. Thun); TRM = Team-Ressource-Management, CRM = Crew-Ressource-Management (Luftfahrt)

Vorkommen

- **Hochrisiko-Arbeitsplätze**
- Während Notfallversorgung von Patienten und Zusammenarbeit mit anderen Hilfskräften
- Schnittstelle Rettungsdienst/Krankenhaus (Übergabe/Übernahme)

Scene

- Versorgung von z. B. Notfallpatienten
- Kommunikation mit Leitstelle oder anderen Kräften
- Übergabe/Übernahme: an Versorgung beteiligte Personen (weitere Rettungsmittel, Krankenhaus etc.)

Safety

- Fehlerhafte oder unzureichende Voranmeldung von Patienten
- Schwerwiegende patientenbezogene Zwischenfälle im Rahmen medizinischer Versorgung:
  - Fehlerhafte Gerätebedienung
  - Falsches Medikament oder falsche Dosierung
- Merkhilfe „AM I SAFE" für den persönlichen Check leistungsbeeinträchtigender Faktoren:
  - **A**ttidude: persönliche Einstellung, psychische Verfassung
  - **M**edication: Medikamenteneinfluss
  - **I**llness: Krankheit
  - **S**tress: privater oder beruflicher Stress
  - **A**lcohol: Alkohol-/Drogenkonsum
  - **F**atigue: Müdigkeit/Erschöpfung/Schlafdefizit
  - **E**ating/**E**motion: Hunger/Durst, emotionale Belastung

Situation

- Klassische Human-Factor-Probleme *The dirty dozen:*
  - Mangel an Kommunikation
  - Mangel an Teamwork
  - Mangel an Wissen
  - Mangel an Ressourcen
  - Mangel an Aufmerksamkeit
  - Mangel an Durchsetzungsfähigkeit
  - Selbstgefälligkeit/Gleichgültigkeit
  - Normen/Verhaltensregeln
  - Stress
  - Ermüdung und Erschöpfung
  - Ablenkung
  - Zeit/Leistungsdruck
- Verwenden von „Fachjargon" wie z. B. Floskeln oder Abkürzungen

Präklinisches Vorgehen

- **Teamleiterfunktion** einnehmen. Nicht durch Maßnahmen blockieren lassen!
- Strukturierte Kommunikation inkl. Kommunikationsregeln beachten und anwenden:
  - Einsatzplanung und Vorbereitung vor Einsätzen (5-P-Regel, s. u.)
    - Aufteilung im Team, Vorbesprechung
    - Was erwartet uns, Vorbereitungen nötig?
  - Rückmeldung und Feedback während Einsatzverlauf geben
  - Eindeutige und präzise Kommunikation: „Gesagt ist nicht gehört", „Gehört ist nicht verstanden", „Verstanden ist nicht einverstanden", „Einverstanden ist nicht angewandt"
  - Einsatznachbesprechung, sog. Debriefing nach komplexen Situationen durchführen
- Schnittstelle Rettungsdienst/Krankenhaus (Übergabe):
  - Strukturierte Übergabe **vor** Übernahme, **alle** hören zu, keine ablenkenden Tätigkeiten
  - Übergabe via ABCDE-Schema und SAMPLER-Anamnese
  - Aufnahmeinformationen: Grund der Einweisung, Unfallhergang, Medikamentengabe durch RD etc.
  - Begleitinformationen: Abholort (Pflegeeinrichtung etc.)
  - Sozialanamnese: Bezugsperson, Info an Kontaktpersonen etc.
- Risikomanagement und Entscheidungsfindung:
  - Bei Problemen oder Zwischenfällen „10 Sekunden für 10 Minuten", 10-für-10-Prinzip nutzen: akuter Entscheidungsfindungsprozess im Team innerhalb kürzester Zeit („10 Sekunden") für das weitere Vorgehen („10 Minuten")
  - Merkhilfe F-O-R-D-E-C: **F**acts (**F**akten) → **O**ptions (**O**ptionen) → **R**isks (**R**isiken) → **D**ecision (Entscheidung) → **E**xecution (Durchführung) → **C**heck (Kontrolle)

Besondere Informationen

- Dunning-Kruger-Effekt („Wenn jemand inkompetent ist, dann kann er nicht wissen, dass er inkompetent ist."): Spielart kognitiver Verzerrung, nämlich die Tendenz inkompetenter Menschen, das eigene Können zu überschätzen und die Kompetenz anderer zu unterschätzen
- 5-P-Regel: „**P***roper* **p***reparation* **p***revents* **p***oor* **p***erformance*" → eine gute Vorbereitung verhindert eine schlechte Leistung
- 2826 ärztliche Behandlungsfehler und 82 Todesfälle in 2021 (BRD) durch Behandlungsfehler
- Übergabewerkzeuge (MNEMONICS) für strukturierten Übergabevorgang:
  - **ATMIST: A***ge* (Alter), **T***ime* (Ereigniszeitpunkt), **M***echanism of injury* (Unfallmechanismus), **I***njuries sustained* (Verletzungen), **S***igns and symptoms* (Symptome), **T***reatment* (Behandlung)
  - **AMBO: A***llergies* (Allergien), **M***edications* (Medikation), **B***ackground* (Vorerkrankungen), **O***ther information* (weitere, nicht näher definierte, aber wichtige Informationen)
  - **(I)SBAR: I**ntroduction (Einführung), **S**ituation, **B**ackground (Hintergrund), **A**ssessment (Einschätzung), **R**ecommendation (Empfehlung)
  - **RSVP: R***eason* (Grund), **S***tory* (Vorgeschichte), **V***ital signs* (Vitalfunktionen), **P***lan*

TRM/CRM-Leitsätze (modifiziert nach Rall/Gaba)

- Kenne deine Arbeitsumgebung (Technik und Organisation)
- Antizipiere und plane vorausschauend (Plan B)
- Fordere rechtzeitig Hilfe an (lieber zu früh als zu spät)
- Übernimm die Führungsrolle oder sei ein gutes Teammitglied
- Verteile die Arbeitsbelastung innerhalb des Teams (Delegation)
- Mobilisiere alle verfügbaren Ressourcen (Technik und Personal)
- Kommuniziere eindeutig, sicher und effektiv
- Beachte und verwende alle vorhandenen Informationen
- Verhindere und erkenne Fixierungsfehler (Priorität)
- Bemerke Fehler und veröffentliche Fehlerquellen (CIRS)
- Verwende Merkhilfen und Checklisten und bilde dich weiter
- Re-evaluiere dich und die Situation immer wieder (Sicherheits-Stopp)
- Achte auf gute Teamarbeit und Feedback
- Lenke deine Aufmerksamkeit bewusst
- Setze Prioritäten dynamisch

Prävention

- Sicherheits- und Fehlerkultur: „Fehler sind dazu da, um aus ihnen zu lernen. Nicht sie zu wiederholen."
- Critical-Incident-Reporting-System (CIRS): Meldesysteme für kritische Zwischenfälle einführen
- CRM- oder TRM-Training (z. B. Faktor-Mensch® etc.): Teamkonzepte anwenden, eigene Teamkompetenz steigern oder verbessern, lernen im Team zu arbeiten
- Kommunikationsregeln anwenden, z. B.:
  - *CallOut:* klares Verbalisieren von Erkenntnissen/Problemen
  - *Closing loop:* Empfänger bestätigt korrekten Empfang einer Nachricht
- Umgebungssicherheit:
  - Einheitlicher Gerätepark
  - Einheitliche Ausstattung
  - Einheitliche Medikamente und Beschriftung mit z. B. Aufklebern
  - *Red rules,* strenge Regeln bei hohem Risiko: zwingende Anweisungen, bei Nichterfüllung z. B. sofortiger Abbruch der Maßnahme
- Merkhilfen einsetzen, z. B. Kindermaßbänder (z. B. Kindersicher®, Paulino®, PediHelp App), Aufkleber zur Beschriftung etc.

MANV-Lage

Notfall mit großer Anzahl von Verletzten oder Erkrankten sowie Geschädigten oder Betroffenen, sog. Massenanfall von Verletzten und Erkrankten unterhalb der Katastrophenschwelle

Vorkommen

- Unterteilung in:
  - MANV-Alarmstufen 1–3
    oder
  - Angabe der Patientenanzahl; z. B. MANV 50
- Mögliche Szenarien:
  - Zugunglücke, Flugzeugabstürze etc.
  - Anschläge wie z. B. Bombenattentate
  - Großflächige CBRN-Einsatzlagen
  - Brände
  - Seuchen
  - Massenpanik bei Veranstaltungen

Scene

- Beeinflussende Faktoren:
  - Ort
  - Wetter
  - (Uhr-)Zeit
- Hohe Anzahl an Betroffenen, Erkrankten oder Verletzten
- Ggf. Massenpanik (Crowding)
- Anfangs häufig unübersichtliche Lage

Safety

- Gefahrenmatrix AAAA-(B)-C-EEEE anwenden (➢ A[B]CE-Gefahren)
- So früh wie möglich nachfordern
- Schadensereignis:
  - Verletzte
  - Progredienz
  - Art und Umfang
  - Besondere Gefahren
- Gefahrenabwehr:
  - Personal
  - Zusatzgerät
  - Rettungsmittel
  - Sanitätsmaterial

Situation

- Ort, Zeit, Wetter:
  - Anfahrt/Abfahrt
  - Raumordnung
  - Menschen/Mittel
  - Beleuchtung
  - Lagerung Patienten
  - Besondere Gefahren

Präklinisches Vorgehen

- Schnellstmöglich Etablierung der Örtlichen Einsatzleitung (ÖEL) mit LNA/OrgL RD
- 1. Phase (Frühphase, Selbstorganisation):
  - Erkundung und Sichtung (➢ Tab. 1.3):
    - Art und Umfang des Ereignisses
    - Besondere Gefahren
    - Anzahl und Lage der Patienten
    - Schweregrade der Verletzungen
  - Raumordnung der Rettungsmittel

  - Lagebeurteilung und qualifizierte Rückmeldung (Bestätigung MANV etc.)
  - Nachforderung LNA/Orgl RD/SEG → Schaffung von Führungsstrukturen
- 2. Phase (Rettungsphase):
  - Registrierung aller Betroffenen
  - Erstsichtung
  - Raumordnung (Sammelstellen)
  - Bereitstellungsräume festlegen
  - Detaillierte Nachforderung/Rückmeldung
  - Erste lebenserhaltende Maßnahmen bei roten Patienten, z. B. einfache Atemwegsmanöver etc.
  - Einbindung von Laien/Ersthelfern/Notfallhelfern
- 3. Phase (Versorgungsphase):
  - Verbesserung Organisationsstruktur
  - Aufbau geordneter Patientenversorgung
  - Dokumentation
  - Transportplanung
  - Krankenhausplanung
- 4. Phase (Klinikphase):
  - Weiterverlegung von Patienten erforderlich?
  - Fehler aus den ersten 3 Phasen potenzieren sich in der Klinikphase
- Einsatzabschnitte:
  - Schadensbekämpfung (Feuerwehr, Zivil- und Katastrophenschutz)
  - Patientenbehandlung (Rettungsdienst, Hilfsorganisationen etc.):
    - Patientenablage (PA)
    - Behandlungsplatz (BHP)
    - Patiententransport
  - Betreuungsplatz (Hilfsorganisationen, Katastrophenschutz)
  - Bereitstellung/Logistik (Feuerwehr, Hilfsorganisationen, Zivil- und Katastrophenschutz)

Besondere Informationen

- Entscheidungskriterien bei MANV-Lagen:
  - Aufwand
  - Sicherheit
  - Schnelligkeit
  - Erfolgsaussichten
  - Nebenerscheinungen
- Vorgehensweise und Inhalte qualifizierter Rückmeldungen
  - Zeitpunkt der Rückmeldung:
    - Ersteindruck beim Eintreffen
    - Nach erster Lageerkundung
    - Nach jeder Lageänderung
    - Nach Einleiten wichtiger Maßnahmen
    - Nach Einsatzabschluss
  - Art der Rückmeldung:
    - Art und Umfang des Ereignisses
    - Besondere Gefahren
    - Anzahl, Lage und Art der Patienten
    - Eingeleitete und geplante Maßnahmen
    - Nachforderungen (örtliche Protokolle, Alarm- und Ausrückeordnung)
    - Raumordnung
- Sichtungs- und Triage-Hilfen (➢ Tab. 1.3):
  - mSTaRT-Schema (**m**od. **S**imple **T**riage **a**nd **R**apid **T**reatment) für Erwachsene und Kinder (➢ Prähospitale Triage [mSTaRT, PRIOR®])
  - STaRT-Schema, JumpSTaRT (Kinder)
  - tacSTART (**T**actical **S**imple-**T**riage-**and**-**R**apid-Treatment-Algorithmus) (Besondere Lagen)

  - mSTART-Trauma-und-Intox (Besondere Lagen)
  - SIEVE (Triage Sieve and Sort)
  - Field Triage Score (FTS)
  - PRIOR® (Primäres Ranking zur Initialen Orientierung im Rettungsdienst)
- Aufgaben Behandlungsplatz (BHP):
  - Definitive Sichtung von Patienten
  - Sicherung von Vitalfunktionen und Herstellung Transportfähigkeit
- Informationen unter: www.bbk.bund.de

Tab. 1.3 Sichtung und Kennzeichnung bei MANV-Lagen

Sichtungskategorien	Kennfarbe	Beschreibung
I	Rot	Akute, vitale Bedrohung, sofortige Behandlung
II	Gelb	Schwer verletzt, dringende Behandlung
III	Grün	Leicht verletzt, aufgeschobene Behandlung
IV	Blau	Ohne Überlebenschance, betreuende Behandlung
V	Schwarz	Tod, keine Behandlung

Prävention

- MANV- und ÜMANV-Konzepte (Ü = überregional) verinnerlichen
- Einfache Sichtungshilfen im Rettungsdienst einführen
- Regelmäßige Übungen und Schulungen durchführen
- Strukturen schaffen: ÖEL etablieren, 24-stündige und ganzjährige Bereitschaft sicherstellen
- Alarmierungsschwellen gering halten („Übung“)

Nadelstichverletzung

Verletzungen der Haut durch scharfe oder spitze medizinische Gegenstände (z. B. Kanülen, Pen-Nadeln, Lanzetten, Skalpelle), die durch Blut oder andere Körperflüssigkeiten des Patienten verunreinigt sein können

Vorkommen

- Alltägliche Gefahr für Beschäftigte im Gesundheitswesen oder der Pflege:
  - Hohlnadeln
  - Skalpelle
  - Spritzen, Venenverweilkanülen
  - Andere scharfe Instrumente
- Entscheidende Faktoren für mögliche Infektion:
  - Wahrscheinlichkeit, sich an einem infektiösen Gegenstand zu verletzen
  - Häufigkeit des Auftretens der Erkrankung
  - Ansteckungsgefahr bzw. Höhe der Serokonversionsrate

Scene

- Täglicher Umgang mit Patienten bei medizinischen Routinemaßnahmen
- Versorgung von kritisch kranken oder verletzten Patienten am Einsatzort oder im Rettungswagen
- Notfallambulanz, OP etc.
- Umgang mit Hochrisikopatienten

Safety

- Entsorgung:
  - Herausragen von spitzen Gegenständen
  - Volle Abwurfbehältnisse
  - Fehlende „Kontamedboxen“ oder nicht Benutzen selbiger während Versorgung von Patienten
- Recapping: Zurückstecken in Schutzhüllen
- Kein Tragen von Schutzhandschuhen

Situation

- Tätigkeiten mit Gefahrenpotenzial:
  - Blutentnahmen
  - Injektionen
  - Legen von Venenverweilkanülen
  - Operative Eingriffe, chirurgische Eingriffe
  - Blutzuckermessungen und Insulingabe

Präklinisches Vorgehen

- SAFETY FIRST ! (www.nadelstichverletzung.de)
- Beachten von Vorgaben im Umgang mit spitzen, „kontaminierten“ Gegenständen
- Abwurf in dafür vorgesehene Entsorgungsboxen („Kontamedboxen“)

- Empfohlenes Vorgehen bei Verletzung → lokale Protokolle beachten:
  - Lokalmaßnahmen durchführen, wie z. B. „ausbluten“ lassen oder Blutung verstärken für mindestens 1 min, desinfizieren, ggf. kommerzielle „Nadelstichverletzungssets“ nutzen
  - Verletzungsquelle recherchieren (Name, Geburtsdatum, Infektionsstatus des Patienten)
  - Bei infektiösen Patienten (z. B. HIV) sofortige Kontaktaufnahme mit in der PEP bzw. in der HIV-Therapie erfahrenen Mediziner oder Durchgangsarzt
  - Dokumentation und Unfallmeldung: Eintrag in Verbandbuch, jede Verletzung sofort dem Arbeitgeber melden!
  - Nachsorge durch Arbeitsmediziner oder Durchgangsarzt

Besondere Informationen

- Informationen und Internet-Links:
  - Berufsgenossenschaft für Gesundheitsdienst und Wohlfahrtspflege: www.bgw-online.de
  - Bundesanstalt für Arbeitsschutz und Arbeitsmedizin: www.baua.de
- Nadelstichverletzungen gehören zu den häufigsten Arbeitsunfällen von Mitarbeitern im Gesundheitswesen
- In EU jährlich mehr als 1 Million Verletzungen
- Schwangerschaft: Mutterschutzgesetz beachten
- Umgang mit Hochrisikopatienten (z. B. Ebola): Personen mit besonderer Fachkunde für Versorgung gefordert

Häufige Erreger mit großem Risiko in der EU

- Hepatitis-C-Virus (HCV): 3 % Übertragungswahrscheinlichkeit
- Hepatitis-B-Virus (HBV) ohne suffizienten Impfschutz: 30 % Übertragungswahrscheinlichkeit
- Humanes-Immundefizienz-Virus (HIV): 0,3 % Übertragungswahrscheinlichkeit

Prävention

- Tragen von Einmalhandschuhen und Schutzbrillen
- Strategien zur Vermeidung von Verletzungen:
  - Stichsichere Materialien benutzen
  - Risikobewusste Arbeitsorganisation
  - Korrekte Entsorgung
  - Schutzimpfung
  - Mündliche und arbeitsplatzbezogene Unterweisung laut Arbeitsschutzgesetz durchführen
- Gesetzliche Richtlinien einhalten:
  - Arbeitsschutzgesetz
  - EU-Richtlinie 2010/32/EU
  - TRBA 250

PTBS

Posttraumatische Belastungsstörung und folglich psychische Erkrankung als Folgereaktion auf eines oder mehrere traumatische Ereignisse

Vorkommen

- Zurückliegendes belastendes Ereignis mit außergewöhnlichem Umfang
- Einsatzkräfte mit häufigem Einsatz in ähnlichen „Extremsituationen", z. B. Anblick und Umgang mit (Schwer)Verletzten

Scene

- Potenziell seelisch belastende Einsätze:
  - Tote/schwerverletzte Kollegen
  - Tote/schwerverletzte Kinder
  - Opfer mit persönlichem Bezug, z. B. Freunde, Verwandte etc.
  - MANV-Lagen mit mehreren Toten/Verletzten
  - Bedrohungslagen für Einsatzkräfte
  - Extreme Sinneseindrücke, z. B. Schreie, Gerüche
  - Kein Erfolg der Behandlung trotz aller Bemühungen
  - Dienstunfälle, Eigenunfälle mit Verletzung anderer (Verkehrsunfälle)
  - Sonstige außergewöhnlich belastende Einsätze

Safety

- Gefahren für Entwicklung PTBS durch:
  - Übermäßiges Mitfühlen
  - Fehlende Supervision
  - Fehlende Einsatznachbesprechungen
  - Fehlende Work-Life-Balance
- Risikofaktoren für Entstehung PTBS:
  - Jugendliches oder hohes Lebensalter, weibliches Geschlecht
  - Mangelnde soziale Unterstützung
  - Frühere Traumata, frühere psychische Störungen, peritraumatische Dissoziation, psychosoziale Variablen
- Ereignisfaktoren:
  - Unerwartet
  - Dauer und Schweregrad
  - Unkontrollierbar
  - Interpersonale Brutalität

Situation

- Folgen traumatischer Ereignisse:
  - **Akute Belastungsreaktion:**
    - Während Einsatz und bis maximal 4 Wochen
    - Stressreaktion mit vegetativen Symptomen, Ärger, Aggression, Verzweiflung, Hoffnungslosigkeit, Unruhe, Überaktivität, Rückzug
    - Bewusstseinseinengung, Wahrnehmungsstörung, Desorientiertheit, Depersonalisation, Derealisation
    - Sich aufzwängende sensorische Wiedererinnerung, Appetitlosigkeit, Übelkeit, Erbrechen, Schlafstörungen, Alpträume, Konzentrationsstörungen, Gereiztheit, Schreckhaftigkeit, sozialer Rückzug

- **Posttraumatische Belastungsstörung:**
  - Mehr als 4 Wochen nach Einsatz, Monate bis Jahre
  - psychosomatische Symptome wie herabgesetzte Leistungsfähigkeit, verminderte Beziehungsfähigkeit, soziale Isolation, Aufgabe von Hobbys, erhöhte Suizidgefahr

- Weitere Folgen von Traumatisierungen:
  - Andauernde Persönlichkeitsstörung nach Extrembelastung
  - Angststörungen
  - Depression
  - Sexuelle Störungen
  - Somatisierungsstörungen
  - Alkoholabusus
  - Missbrauch anderer Substanzen

Präklinisches Vorgehen

- Stressbearbeitung nach belastenden Einsätzen:
  - Einzelintervention mit z. B. dem **SAFER-R-Modell:**
    - **S**tabilisieren der Situation
    - **A**nerkennung bzw. Akzeptanz der Tatsache
    - **F**ördern des Verstehens
    - **E**rmutigung zur Entwicklung von Bewältigungsstrategien
    - **R**ückgewinnung der Eigenständigkeit
    - **R**at: zusätzliche Hilfsmöglichkeiten anzunehmen
  - Gruppenintervention:
    - Einsatzabschluss/*demobilization* mit z. B. Kurzbesprechung kurz nach Einsatz
    - Kurzbesprechung/*defusing* mit strukturiertem Austausch 12 h nach Einsatz
    - Nachbesprechung/*debriefing*
  - Nachfolgeangebote

Besondere Informationen

- Die Weltgesundheitsorganisation (WHO) unterscheidet zwei Diagnosen, ausgelöst durch psychisches Trauma:
  - Akute Belastungsreaktion
  - Posttraumatische Belastungsstörung
- Verzögerter Beginn PTBS möglich, kann chronisch verlaufen
- Bei PTBS hohe Komorbidität mit affektiven Störungen, anderen Angststörungen, Substanzmissbrauch, Somatisierungsstörungen
- Zusammensetzung von PTBS-Teams:
  - Ausgebildete Einsatzkräfte
  - Psychologische Fachkräfte

Prävention

- Entwicklung von Kultur der Prävention und Fürsorgepflicht im beruflichen Alltag
- Psychologisch betreute Gespräche, Ansprechpartner oder PTBS-Teams integrieren
- Stressmanagement
- Einsatzvorbereitung und regelmäßige Einsatznachbereitungen (Supervisionen) im Team
- Einsatznachsorge, besonders nach belastenden Einsätzen
- Verbesserung persönlicher Voraussetzungen:
  - Training fachlicher Fertigkeiten
  - Gesunde Ernährung, Fitness, Erholung, Schlaf, Alkoholkonsum ↓ etc.
  - Selbstbeobachtung und systematisches Problemlösen
  - Aufbau und Pflege von sozialen Netzen

Terrorgefahr/Anschläge

Systematisch und oftmals willkürlich erscheinende Verbreitung von Angst und Schrecken durch Anschläge jeglicher Art oder angedrohte Gewalt mit Tötungs- oder schwerer Körperverletzungsabsicht, häufig politisch motiviert und mit Fanatismus assoziiert

Vorkommen

- Weltweite Bedrohung, v. a. in Krisenzonen wie z. B.:
  - Israel, Irak, Afghanistan, Pakistan
  - Libyen, Mali, Niger, Sudan
- Nationale Bedrohung durch z. B.:
  - Links- und rechtsextremistische Terrorakte
  - Islamistisch motivierten Terrorismus, z. B. IS (Islamischer Staat)

Scene

- Anschläge durch Missbrauch bzw. Einsatz von:
  - Sprengmitteln
  - Schusswaffen
  - CBRNE: **c**hemische-, **b**iologische-, **r**adiologische-, **n**ukleare-, und **e**xplosive Gefahrenstoffe
- Sabotageakte, z. B. mutwillig herbeigeführte Havarien, Flugzeugabstürze etc.
- Mögliche Ziele:
  - Massenveranstaltungen, z. B. Konzerte, Sportveranstaltungen etc.
  - Einzelpersonen, Einsatzkräfte, Führungspersonen
  - Geräte, Fahrzeuge
  - Behörden, Wirtschaftseinrichtungen etc.
  - Infrastruktureinrichtungen (Krankenhaus, Strom, Telekommunikation, Trinkwasserversorgung etc.)
- Anschlagsformen:
  - Sprengsatz: Sprengfallen, Blindgänger, versetzte Zeitzünder, Fernzündung, Selbstmordattentäter, Zweitanschlag
  - Schusswaffen: Heckenschützen, Amoktäter, Selbstmordattentäter, Selbstschussanlagen (Schutz von konspirativen Wohnungen)
  - CBRN(E): schnell flüchtige Agenzien, nicht sichtbare/geruchlose/farblose Agenzien, lange Inkubationszeit

Safety

- **Oberster Grundsatz:** Eigenschutz beachten und PSA (ggf. ABC-Schutzausrüstung) tragen ! Gefahrenmatrix AAAA-(B)-C-EEEE anwenden (➤ A[B]CE-Gefahren)
- Zusätzliche Maßnahmen durch Einsatzkräfte:
  - Erkenntnisse und Vermutungen melden
  - Abstand halten, keine Gegenstände berühren, Kontamination vermeiden
  - Deckungsmöglichkeiten und Rückzugswege erkunden
  - Ansammlung von Einsatzkräften im Schadensgebiet vermeiden
- Gefährdungsindikatoren und Merkmale (meist in Kombination):

- Sprengsatz:
  - Hohe Personendichte, hoher Symbolwert, „westlicher“ Lebensstil (z. B. Partys), öffentlich zugängliche Ziele
  - Außergewöhnlich abgestellte Fahrzeuge, sichtbare Zündvorrichtungen, „falsch“ abgestellte Gegenstände
- Schusswaffen: pfeifende Geräusche, Einschusslöcher, Schussverletzungen
- **CBRNE:**
  - Stechende, beißende oder „ungewöhnliche“ Gerüche am Einsatzort
  - Unklare und ungewöhnliche Symptome (z. B. Hautödeme, schaumiger Auswurf, Reizhusten etc.)
  - Verhaltensauffälligkeiten
  - Tote Tiere oder Abwesenheit jener (v. a. Insekten)
  - Unklare Verfärbungen, Zersetzungen

Situation

- Oft unübersichtliche Lagen
- Massenanfall von verletzten oder erkrankten Personen
- Massenpanik (Crowding)

Präklinisches Vorgehen

- Weitsichtige und sensible Vorgehensweise am Einsatzort
- Zuständigkeiten ändern sich in Gefahrenabwehr zunächst nicht
- Örtliche MANV-Konzepte und Führungsstrukturen beachten
  - Meldewege einhalten
  - Kommunikation sicherstellen
- Bei Katastrophenschutzlagen (KatS) mehrere Einsatzkräfte beteiligt: Behörden, Feuerwehr, Hilfsorganisationen, THW etc.
- Anwendung von taktischen und medizinischen Standards:
  - Massenanfall von Verletzten und Erkrankten
  - Große Anzahl von zu betreuenden Personen
  - Vielzahl von zu dekontaminierenden Patienten und Einsatzkräften
- Disposition von Rettungsmitteln:
  - Art des Anschlags
  - Anzahl möglicher Opfer
  - Beachtung Eigenschutz
  - Dauer Einsatz

Besondere Informationen

- Einheitliche Definition für den Begriff „Terror“ noch nicht vorhanden
- Informationen Bundesamt für Bevölkerungsschutz und Katastrophenschutz: Handlungsempfehlungen zur Eigensicherung für Einsatzkräfte der Katastrophenschutz- und Hilfsorganisationen bei einem Einsatz nach einem Anschlag (HEIKAT)
- Mögliche gewollte Schädigung von Einsatzkräften ist als mögliches Ziel besonders zu beachten: *second and third strike*
- Mechanismen Explosionsverletzungen:
  - Primär: initiale Druck- oder Schockwelle
  - Sekundär: Verletzungen durch z. B. Schrapnelle, Splitter etc.
  - Tertiär: Verletzungen durch Aufprall oder Anprall
  - Quartär: Verletzungen durch Hitzeauswirkung oder Feuer
  - Quintär: Schädigung durch CBRN(E)-Gefahren (*dirty bombs*)
- Selbstkonstruierte Sprengkörper (**I**mprovised **E**xplosive **D**evices) werden aufgrund geringem finanziellen Aufwand gerne von Terroristen genutzt

Prävention

- Individuelle Auseinandersetzung jeder Einsatzkraft mit Thematik „Terrorgefahr“ nötig
- Besondere Vorbereitung, Schulung und Ausbildung von Einsatzkräften notwendig
- Informationen unter:
  - www.bbk.bund.de
  - www.bmi.bund.de
  - www.dkkv.org
  - www.rki.de

Umweltgefahren

Jegliche Gefahr durch Naturkatastrophen oder Umweltgefährdung, nicht durch den Menschen (nicht anthropogen) oder durch den Menschen (anthropogen) verursacht

Vorkommen

- Flächige Überlastlagen:
  - Überschwemmung
  - Massenbewegung: Erdrutsch, Bergschaden, Steinschlag, Muren
  - Vulkanausbruch, Lahare (Schlammflut)
  - Erdbeben (➢ Tab. 1.4), Seebeben, Tsunami
  - Lawinenunfälle
- Klimatische Ursachen/Wetteranomalien:
  - Windanomalien: Stürme, Tornado, Hurrikan/Taifun, Schneeverwehung
  - Wasserstandsanomalien: Hochwasser, Sturmflut
  - Niederschlagsanomalien: Starkregen, Dauerregen, Glatteis, Hagelschläge, Eisregen
  - Wärmeanomalien: Jahrhundertsommer, Dürre, extreme Hitze
  - Kälteanomalien: Extremwinter
  - Blitz
  - Gezeitenanomalien
  - Smog
- Sonstige Ursachen:
  - Waldbrände
  - Meteoriteneinschläge
  - Schädlingsplagen
- Umweltgefährdung durch:
  - Lebensraumgefährdung, z. B. verseuchtes Wasser, Insektizide
  - Klimawandel, z. B. Abgase, Industrie etc.
  - Umweltverschmutzung, z. B. Bergbau, Ölgewinnung, Müll etc.
  - Eindeichung, Abholzung, Überweidung bei Dürre etc.

Scene

- Beeinflussende Faktoren:
  - Ort
  - Wetter
  - (Uhr-)Zeit
- Häufig zerstörte Infrastruktur, wie z. B. Verkehrswege etc.
- Erdbeben:
  - Hypozentrum = Quelle der Erdbebenwellen
  - Epizentrum = Ort unmittelbar über Hypozentrum
- Gefahrenkommunikation – Kennzeichnung bei Umweltgefährdung:
  - Piktogramme
  - Warnhinweise

Safety

- Gefährdungspotenzial so früh wie möglich abschätzen
- Sicherheit Rettungskräfte geht stets vor!
- Erst absichern, dann helfen!
- Schnelles Erfassen potenzieller Gefahren und entsprechendes Handeln vor Ort
- So früh wie möglich nachfordern

Tab. 1.4 Magnitudenskala nach Richter und Gutenberg

Richtermagnitude	Einteilung der Erdbebenstärke	Erdbebenauswirkung	Häufigkeit weltweit
< 2,0	Mikro	Mikrobeben, nicht spürbar	ca. 8.000/Tag
2,0–2,9	Extrem leicht	Nicht spürbar, jedoch gemessen	ca. 1.000/Tag
3,0–3,9	Sehr leicht	Oft spürbar, sehr selten Schäden	ca. 49.000/Jahr
4,0–4,9	Leicht sichtbares Bewegen von Zimmergegenständen, Erschütterungen	Meist keine Schäden	ca. 6.200/Jahr
5,0–5,9	Mittel	Ernste Schäden bei anfälligen Gebäuden, bei robusten Gebäuden leicht	ca. 800/Jahr
6,0–6,9	Stark	Zerstörung im Umkreis von 70 km	ca. 120/Jahr
7,0–7,9	Groß	Zerstörung über weite Gebiete	ca. 18/Jahr
8,0–8,9	Sehr groß	Zerstörung in Bereichen von einigen hundert Kilometern	ca. 1/Jahr
9,0–9,9	Extrem groß	Zerstörung in Bereichen von einigen tausend Kilometern	ca. alle 1–20 Jahre
10,0 +	Globale Katastrophe	Niemals registriert	Extrem selten

- Weitsichtige und sensible Vorgehensweise bei Eintreffen am Einsatzort
- Nutzen aller Sinne, individueller Erfahrung und Bauchgefühl des Rettungsdienstpersonals zur Einschätzung der Situation

Situation

- Häufig anfangs unübersichtliche Lage, ggf. Massenpanik etc.
- Hohe Anzahl an Patienten oder Betroffenen möglich
- Weitere (spezielle) Rettungskräfte oder Ausrüstungsgegenstände erforderlich?

Präklinisches Vorgehen

- Herausforderung für Gefahrenabwehr:
  - Wechselwirkungen vieler Einzelereignisse
  - Infrastrukturzerstörung
  - Führung flächiger Überlastlage
  - Nachbeben bei Erdbeben

- Wiederherstellung Gefahrenabwehr:
  - Führungsorganisation mit gesicherten Melde- und Befehlswegen aufbauen
  - Große Personenschäden vermeiden
  - Selbsthilfefähigkeit der Bevölkerung erhöhen
  - Überörtliche Unterstützung anfordern
  - Telekommunikation herstellen, priorisiert durch Telekommunikationssicherstellungsverordnung (TKSiV)
- Exemplarische Aufgaben bei Naturkatastrophen mit hoher Anzahl Betroffener:
  - MANV-Lage abarbeiten
  - Betreuungseinrichtungen einrichten
  - Behördliche Informationen sicherstellen
- Lawinenunfall:
  - Verschüttete Opfer schnellstmöglich orten (Lawinenhunde und Führer, Sensoren etc.). NA oder RD haben hierbei untergeordnete Priorität.
  - Verschütteten-Suche durch Lawinenhund
  - Befreiung und Versorgung

Besondere Informationen

- Unterteilung umweltgefährlicher Stoffe:
  - Gewässergefährdend mit Unterteilung in:
    - Akut gewässergefährdend (Aquatic Acute 1–3)
    - Chronisch gewässergefährdend (Aquatic Chronic 1–4)
  - Schädigung der Ozonschicht
- Auch in Deutschland mögliche Erdbebengebiete, wie z. B. in der Eifel
- M-Faktor = Multiplikationsfaktor für hochtoxische Bestandteile von Gemischen

Prävention

- MANV- und Ü-MANV-Konzepte bereithalten
- Beschilderung und Warnhinweise bei Umweltgefährdung
- Umweltschutz:
  - Aufklärung
  - Kennzeichnung umweltfreundlicher Produkte
  - Festlegung und Einhaltung von Schadstoffgrenzwerten
  - Verbot von besonders schädlichen Stoffen
  - Kennzeichnungspflicht
  - Recycling
  - Umweltschonende Abwasser- und Abfallbeseitigung
  - Emissionsschutz
- Präventive Schulung von Bevölkerung und Einsatzkräften in besonders gefährdeten Gebieten
- Vorwarnung bei z. B. zu erwartendem Tsunami nach Seebeben durch Rundfunk und Fernsehen
- Notfallinformationen (Apps) für Smartphones:
  - Bundesamt für Bevölkerungsschutz (BBK): Warn-App „NINA" (Notfall-Informations-und Nachrichten-App)
  - Fraunhofer-Institut: Warn-App „Katwarn"
  - Deutscher Wetterdienst (DWD): Warnwetter-App
- Vulnerabilität von Bauwerken durch bauliche Maßnahmen gering halten, besonders bei:
  - Krankenhäusern
  - Leitstellen
  - Feuer- und Rettungswachen
  - Polizeilichen Einrichtungen

VAD (Ventricular Assist Device)

Künstliches links- oder rechtsventrikuläres Unterstützungssystem (Herzpumpe) mit Teilübernahme oder vollständiger Übernahme der Pumpfunktion des Herzens

Vorkommen

- Implantation aus verschiedenen Gründen:
  - *Bridge to transplant:* Überbrückung der Wartezeit bis Transplantation, refraktäre Herzinsuffizienz im Endstadium
  - *Bridge to recovery:* vorübergehende Entlastung des Myokards, wenn Erholung noch möglich, z. B. schwere Myokarditis
  - *Alternative to transplantation, Destination therapy:* alternative Behandlung, Patienten mit sog. Dauerlösung, die aufgrund der Schwere des Gesundheitszustands kein Spenderorgan erhalten können
  - *Bridge to decision:* Zeitgewinnung für klinische Beurteilung bzw. Entscheidung bei z. B. unklarer Prognose nach Reanimation
- VAD-Unterteilung anhand anatomischer Kriterien:
  - Linksventrikuläres Unterstützungssystem (LVAD): Unterstützung großer Kreislauf (häufigstes System)
  - Rechtsventrikuläres Unterstützungssystem (RVAD): Unterstützung pulmonaler Kreislauf
  - Biventrikuläres Unterstützungssystem (BiVAD): Unterstützung linke und rechte Herzkammer

Scene

- Häufig schwer kranke Patienten mit entsprechender Vorerkrankung, z. B. schwere Herzinsuffizienz etc.
- Typische Zeichen und Elemente bei Patienten mit VAD:
  - Sternotomie, Thorakotomienarbe
  - Pumpeinheit
  - Kontrolleinheit
  - Stromversorgung
  - Sichtbares perkutanes Kabel aus Thorax oder Oberbauch, verbunden mit Steuereinheit (*driveline*)
  - Transkutane Kanülen bei parakorporalen VAD
  - Notfallausweis und Anamnese

Safety

- Gerätebetrieb: Für Betrieb des VAD und des Kontroll- und Steuergeräts muss ständige Stromzufuhr garantiert werden
- Begrenzte Akkulaufzeit:
  - Patienten mit VAD tragen Stromversorgung (Batterien) am Körper
  - Akkulaufzeit i. d. R. 4–8 h pro Batterie (geräteabhängig)
- Infektionsgefahr: künstliche Austrittspforte durch perkutanes Kabel
- Erhöhte Blutungsgefahr: VAD-Träger müssen aufgrund der Gefahr von Thrombenbildung dauerhaft Gerinnungshemmer einnehmen, INR um das 2,5-Fache angehoben!

Situation

- Nichttechnische Notfallbilder:
  - (Schwere) Blutungskomplikationen, wie z. B. Epistaxis, GI-Blutung
  - Pumpenstopp bei Verdacht auf VAD-Thrombose
  - Septiforme Krankheitsbilder bei Infektion der *driveline* oder Kanülen
  - Maligne Herzrhythmusstörungen
  - Herz-Kreislauf-Stillstand
- Technische Notfallbilder:
  - Selten, da aktuelle Systeme zuverlässig und simpel in Anwendung sind
  - In der Regel Anwenderfehler, z. B. Akku leer, Diskonnektion
  - Evtl. Wasserschaden (Auffindesituation: Bad, Pool?)
- Häufig Alarmierung von Rettungskräften aufgrund nur noch „kurzer“ Akkulaufzeit
- ABCDE-Ersteinschätzung bei akuten Notfallsituationen: Geräteabhängig und durch unterschiedliche Pumpenfunktionen können VAD-Träger aufgrund des kontinuierlichen Blutflusses „keinen“ tastbaren Puls haben

Präklinisches Vorgehen

- Notfallvorgehensweise bei symptomatischem Patient und/oder Alarm:
  - Notfallausweis mit wesentlichen Informationen und 24-h-Notrufnummer identifizieren
  - Steckverbindungen prüfen
  - Akkus und Steuereinheit wechseln
  - Auskultation linker Thorax/Oberbauch
  - Bei Herz-Kreislauf-Stillstand Beginn CPR nach ERC/AHA-Richtlinien
  - Bei jeglicher Komplikation im Zusammenhang mit VAD-Trägern schnellstmöglich Kontakt mit entsprechendem Herzzentrum herstellen
- VAD-Träger kennen sich i. d. R. mit dem Gerät aus und sind gut geschult, evtl. VAD-Logbuch vorhanden
- Frühzeitig Bedienungsanleitung aushändigen lassen
- Bei Akkuversagen oder nur noch geringer Akkulaufzeit, schnellstmöglich Zugang zum Batterieladegerät schaffen!
- Bei Ausfall des LVAD „übernimmt“ das Herz noch bestehende Pumpfunktion, ggf. medikamentöse Inotropie erwägen
- VAD-Gerätebetrieb auch in Flugzeugen oder Hubschraubern möglich
- HDM: kann aufgrund der Position der Pumpe und der Position der Ausflusskanüle an der Aorta ein Risiko darstellen – Vorgehen nach Herstellerhinweisen, Absprache und klinischem Ermessen

Besondere Informationen

- Mögliche VAD-Systeme:
  - 1. Generation (pulsatiler Blutfluss), parakorporal: EXCOR® (zur Zeit einziges System für den pädiatrischen Einsatz)
  - 2. bzw. 3. Generation (nichtpulsatiler Blutfluss), intrakorporal: Incor®, Abott Heartmate III®, HVAD™, Jarvik 2000®, Syncardia TAH (*total artificial heart*) Vollherzersatz
  - Carmat TAH: Imitation Autoregulation mit variablen Füllungsdrücken
- Mögliche Pumpsysteme:
  - Axialpumpen: Betrieb mit rotierender Schraube
  - Zentrifugalpumpen: Zentrifugalbewegung Blut mit Kegel
  - Pneumatische Verdrängungspumpen: Ersatz beider Herzkammern
- Herzunterstützungssysteme werden bundesweit in großen Herzzentren implantiert, Tendenz steigend
- Patienten mit VAD sind i. d. R. nicht mehr auf der Warteliste zur Herztransplantation als *high urgency* gelistet

Prävention

- Auf mögliche Notfallsituation bei VAD-Trägern vorbereitet sein:
  - Anatomische Kenntnisse bezüglich solcher Systeme
  - Evtl. „keine" tastbaren Pulse bei sonst wachen Patienten, LVAD-Systeme stellen Kreislauf von pulsatil zu non-pulsatil mit kontinuierlichem Blutfluss um
  - Begrenzte Akkulaufzeit und Möglichkeiten zur Stromzufuhr in Notlagen
- Evtl. entsprechende Notfallalgorithmen, Betriebsanleitungen und Informationen über VAD-Systeme bereithalten
- Kommunikationswege zur Versorgung, Unterstützung kennen
- Ressourcen zur Hilfe oder Unterstützung nutzen (Polizei, Fachkliniken etc.)

Verkehrsunfall

Schadensereignis mit ursächlicher Beteiligung von Verkehrsteilnehmern im Straßenverkehr (sog. Straßenverkehrsunfall) in der Luft oder auf dem Wasser

Vorkommen

- Straßenverkehrsunfälle:
  - Kleinkrafträder, Krafträder
  - Leichtkraftfahrzeuge, Drei- und leichte vierrädrige Kraftfahrzeuge
  - Pkw
  - Kraftomnibusse
  - Lkw
  - Zugmaschinen, Arbeitsmaschinen etc.
  - Sonder-Kfz und sonstige Kraftfahrzeuge
- Schienenunfälle:
  - Personentransport
  - Gütertransport
  - Hochbahnen
  - Untergrundbahnen
- Luftfahrtunfälle:
  - Flugzeuge
  - Drehflügler
  - Luftschiffe
  - Segelflugzeuge
  - Motorsegler
  - Frei- und Fesselballone
  - Drachenflieger
- Einsatzlagen über Wasser:
  - Kreuzfahrtschiffe
  - Passagierschiffe
  - Fähren/Schnellfähren
  - Forschungsschiffe, Arbeitsplattformen
- Massenkarambolage:
  - Punktlage (Schadensereignis räumlich begrenzt)
  - Flächenlage (Schadensereignis mit größeren räumlichen Entfernungen)
  - Rückwärts gerichteter Raum (Umfeld der Einsatzstelle)
  - Vorwärts gerichteter Raum (direkte Einsatzstelle)

Scene

- Primäre Faktoren zur Charakteristik Straßenverkehrsunfall:
  - Art des/der Verkehrswege(s)
  - Art des/der Verkehrsmittel(s)
  - Art des Unfalls
  - Art der Gefahr(en)/Zusatzgefahr(en)
  - Tageszeit
  - Wochentag
  - Wetter

Safety

- PSA nach Vorschrift tragen
- Fahrzeugantrieb deaktivieren (Zündung aus, Handbremse anziehen etc.)
- Glasmanagement bei Rettung beachten
- Patienten- und Kantenschutz
- Wärmeerhalt sicherstellen
- Sicherheitssysteme wie z. B. Rettungskarten, Datenblätter im Fahrzeug beachten

- Airbag-Regel:
  - **A**bstand halten
  - **I**nnenraum erkunden
  - **R**ettungskräfte warnen
  - **B**atteriemanagement
  - **A**bnehmen der Innenverkleidung
  - **G**efahr an den Airbag-Komponenten

Situation

- Unfallarten:
  - Frontale Kollision
  - Seitliche Kollision
  - Auffahrunfall/Heckaufprall
  - Rotationsaufprall
  - Überschlag
  - Schräger Aufprall und Hochschleudern bei Motorradunfällen
- Unfallkinematik und Rückschlüsse auf Verletzungen:
  - Richtung des Aufschlags
  - Art und Schweregrad äußerer und innerer Schäden am Fahrzeug
- Vorfindesituation des Patienten:
  - Frei zugänglich, z. B. im Pkw sitzend
  - Eingeklemmt
  - Herausgeschleudert

Präklinisches Vorgehen

- Entscheidung Regeleinsatz („Routineeinsatz“) oder Mangelversorgung an Ressourcen (MANV)
- Absicherung der Einsatzstelle (➢ Absicherung der Einsatzstelle)
- Lagemeldung via MELDEN-Schema (➢ Lagemeldung [MELDEN-Schema])
- Weitere (spezielle) Rettungskräfte oder Ausrüstungsgegenstände erforderlich?
  - Feuerwehr
  - Polizei
  - Rettungshubschrauber etc.
- MANV-Lage oder Massenkarambolage:
  - Lagemeldung und Erstsichtung
  - Sichtungs- und Versorgungsentscheidung
  - Frühzeitig Einsatzkräfte nachfordern
  - Ordnung Einsatzraum und Schaffung von Infrastrukturen
  - Räumliche Abschnitte schaffen
- Einsatztaktisches Vorgehen bei Verkehrsunfällen mit eingeklemmter Person:
  - Brandschutz gewährleisten
  - Zugangsöffnung verschaffen und medizinische Erstversorgung einleiten
  - Versorgungsöffnung schaffen zur Durchführung erweiterter medizinischer Maßnahmen
  - Befreiungsöffnung zur Rettung verschaffen

Besondere Informationen

- Merkblätter/Leitfäden: Vereinigung zur Förderung des Deutschen Brandschutzes e. V. (www.vfdb.de)
- Rettungsdatenblätter Kraftfahrzeuge: www.rescuesheet.info
- Begriffsbestimmungen bei Rettungsarten aus Fahrzeugen:
  - Sofortrettung (Notrettung): Rettung bei Gefahren mit z. B. Rautek-Griff
  - Schnelle Rettung (*rapid extrication*): möglichst schnell und achsengerecht via z. B. Spineboard
  - Schonende Rettung: Zeitlicher Aspekt spielt keine Rolle, z. B. isoliertes WS-Trauma
- Konzept der 3 Kollisionen beachten:
  - Kollision Fahrzeug
  - Kollision Körper
  - Kollision Organe

- 10 einsatztaktische Begriffe bei Verkehrsunfällen und verbundener Handlungsoption:
  - Gefahrenmatrix
  - Gefahrenbereich
  - Mangelversorgung/Mangelverwaltung
  - Eingeschlossene Person(en)
  - Eingeklemmte Person(en)
  - Betreuungsöffnung
  - Rettungsöffnung
  - Notrettung (Sofortrettung), schnelle Rettung (*rapid extrication*), schonende Rettung
  - Rettungsgerät
  - Patientenübergabe

Prioritätenliste Infrastruktur bei Massenkarambolage

- Festlegungen zum „vorwärts" gerichteten Raum (Patientenversorgung):
  - Unmittelbare Einsatzstelle
  - Raum für mögliche Patientenablage und weitere Patientenablagen
  - Raum für Betreuungsplatz (Klein-„Sammelstelle")
  - Ggf. Raum für Behandlungsplatz, wenn in erster Phase beurteilbar und Örtlichkeit geeignet
- Festlegungen zum „rückwärts" gerichteten Raum (Infrastruktur des Einsatzraums):
  - Konkrete Anfahrts- und Abfahrtswege unter Berücksichtigung der Verkehrslenkung
  - Raum für Rettungsmittelhalteplatz
  - Raum für möglichen Hubschrauberlandeplatz
  - Raum für ggf. Bereitstellungsraum (in Absprache mit anderen Fachdiensten)
  - Berücksichtigung Raumanspruch anderer Fachdienste

Prävention

- Rettungstechniken zur Befreiung von Verletzten trainieren
- Regelmäßige praktische Übungen zusammen mit Feuerwehr in Fortbildungsveranstaltungen integrieren
- Ggf. Unfalldatenblätter oder Merkblätter bereithalten
- ITLS Access: Kurs für zügigen Zugang zu eingeklemmten Personen mit einfachen Rettungsmitteln des RTW

2 Notfallsituationen

Abdominaltrauma

Verletzung des Abdomens und der Organsysteme durch stumpfe oder penetrierende Gewalteinwirkung; syn. Bauchtrauma

Ursachen

- Unterteilung in penetrierende oder stumpfe Verletzungen
- Penetrierend:
  - Stich oder Schusswaffen, Schrapnelle etc.
  - Pfählungsverletzungen
- Stumpf:
  - Kompression, Scherkräfte
  - Arbeitsunfälle, Verkehrsunfälle (zu 80 % Ursache des Abdominaltraumas, 8- bis 10-mal häufiger als penetrierendes Trauma)
  - Stürze, Schläge
  - Verschüttung, Einklemmung
  - Misshandlung

Symptome

- Sicherstes Zeichen einer abdominalen Blutung: hypovolämischer Schock, der sich nicht anders erklären lässt
- Schocksymptomatik: Tachypnoe, Tachykardie, blasse, kühle und schweißige Haut
- Offensichtliche Hinweise auf Gewalteinwirkung:
  - Sichtbare Verletzungen
  - Prellmarken, Hautabschürfungen, Gurtmarken
  - Perforierende Verletzungen wie Schuss-, Stich- oder Pfählungsverletzung etc.
- Palpationsschmerz, Abwehrspannung, aufgetriebenes Abdomen, peritoneales Reizsyndrom

Diagnostik

- Unfallkinematik und Hinweise durch Verletzungsmechanismus, wie z. B. verbogenes Lenkrad nach Verkehrsunfall oder Kontusion mit Zweiradlenkstange
- Primary Survey und Secondary Survey
- Strukturierte Traumauntersuchung:
  - Milzruptur häufigste Organverletzung bei stumpfem Abdominaltrauma (25 %)
  - Leberverletzung (85 %): häufig einhergehend mit Begleitverletzungen wie rechtsseitiges Thoraxtrauma, Milzruptur, Schädel-Hirn- und Extremitätenverletzungen
  - Begleitverletzungen (intra- und extraabdominal)? → häufig linksseitiges Thoraxtrauma, Polytrauma

  - Bei penetrierender Verletzung in Höhe Mammillarlinie an Abdominal- und Thoraxbeteiligung denken
- Fokussierte Untersuchung:
  - Druckdolenz, Abwehrspannung, Prellmarken, Einblutungen, aufgetriebenes Abdomen, heraustretende Bauchorgane
  - Grey-Turner- oder Cullen-Zeichen (➢ Pankreatitis, akute)
  - Einblutungen in Flanke, seitlicher (retroperitonealer) Abdominalschmerz, Hämaturie, Rippenfrakturen im Lumbalbereich können Hinweise für mögliche Nierenbeteiligung sein
- Anamnese: projizierter Schmerz in linke Schulter und Überempfindlichkeit der Haut als Hinweis auf Milzruptur (Kehr-Zeichen) → Kapselruptur bei zweizeitiger Milzruptur durch wachsendes intralineares Hämatom nach Stunden bis mehr als 2 Wochen möglich!
- Ggf. sonografische Diagnostik (E-FAST)
- Monitoring und Vitalparameter: HF, RR, SpO_2, EKG

Therapie

Basics

- O_2-Gabe bis max. Flow
- Bei Indikation HWS-Protektion → Begleitverletzungen beachten
- Kontrolle von externen Blutungen (C[X]-ABC-Prinzip)
- Lagerung: bei Schock flach, sonst nach Patientenwunsch

Cave: bei gleichzeitigem Vorliegen von WS-Trauma oder Begleitverletzungen, ggf. Immobilisierung mit z. B. Schaufeltrage/Vakuummatratze!

- Monitoring und Vitalparameter
- Eingedrungene Gegenstände fixieren, nicht entfernen!
- Heraustretende Bauchorgane mit NaCl 0,9 % anfeuchten, steril abdecken

Advanced

- Anlage von möglichst 1–2 großlumigen PVZ
- Bei Hypovolämie Bolusgaben von 500 ml (balancierter) VEL (z. B. Ringer-Acetat) i. v. **Cave:** Zieldruck bei unstillbaren Blutungen $RR_{syst.}$ 80–90 mmHg (permissive Hypotension)!
- Ggf. 1 g Tranexamsäure (z. B. Cyklocapron®) via Kurzinfusion langsam über 10 min
- Analgesie mit z. B. 0,05 mg–0,1 mg Fentanyl (z. B. Fentanyl®-Janssen) i. v., titrieren bis Effekt. **Cave:** Kreislaufdepression!

Hinweise zum Transport

- Frühzeitigen und zügigen Transport in Traumazentrum anstreben, Zeit an Einsatzstelle minimieren
- Bei penetrierenden Verletzungen (z. B. Stichverletzung) zugunsten kürzerer Prähospitalzeit Bewegungseinschränkung nicht indiziert

Besondere Informationen

- Zweithäufigste Todesursache und oft mit Begleitverletzungen vergesellschaftet
- Stumpfes Abdominaltrauma 8- bis 10-mal häufiger als penetrierendes Abdominaltrauma
- Bei 20–40 % der Patienten mit abdominaler Verletzung können atypische Symptome auftreten
- Abdominelles Kompartmentsyndrom (ACS) infolge von Nachblutungen und Ödem von Darmschlingen bei bis zu 5 % der Patienten nach Abdominaltrauma möglich
- e-FAST-Sonografie (*extended Focused Assessment with Sonography in Trauma*) kann hilfreich sein, um Blutungen zu entdecken (intraperitoneal, intrapleural, intraperikardial), um ggf. Zielkrankenhaus zu bestimmen, sollte aber Transport nicht verzögern
- Verschluss der proximalen Aorta bei schwerster Blutung in Bauch- oder Beckenraum → **R**esuscitative **E**ndovascular **B**alloon **O**cclusion of the **A**orta (REBOA), als Ultima Ratio bei nicht anders zu stabilisierenden Patienten, sehr invasiv (hohe Expertise erforderlich), nicht flächendeckend vorhanden
- Besonderheit Kinder:
  - **Sitzgurt-Zeichen** (Hauteinblutungen oder Abschürfungen) besonders bei Kindern wichtiger Hinweis auf abdominale Verletzungen
  - Elastisches Thoraxgerüst und kompakter Körperbau (schlechterer Schutz innerer Organe)
  - Anfälliger für Abdominalverletzungen mit Organbeteiligung sowie Mehrfachverletzungen
- Beckentrauma: Organe wie Milz, Leber und GI-Trakt bei ca. 10 % der Patienten betroffen
- Bei ca. 20 % der Patienten intraabdominelle Verletzungen bei Vorliegen von Gurtmarken

Technik REBOA

- Punktion der A. femoralis (wenn möglich ultraschallgestützt)
- Bei unmöglicher Punktion: chirurgische Präparation („Cut down")
- Einbringen einer passageren Schleuse via Seldinger-Technik
- Vorschieben Ballonkatheter über Schleuse, Platzierung Katheter mittels Landmarken/Länge, innerklinisch Röntgenunterstützt (C-Bogen)
- Blocken des Ballons mit Kochsalzlösung, innerklinisch möglichst mit Kontrastmittel, Überblocken vermeiden (Gefahr von Gefäßverletzung)
- Bei erfolgreicher Platzierung und ausreichender Blockung: keine Femoralispulse tastbar, sprunghafter Blutdruckanstieg in den oberen Extremitäten

Abort

Ungewollte Beendigung einer Schwangerschaft bis zur 24. SSW mit/ohne Ausstoßung des Embryos oder Fetus mit Gewicht der Frucht unter 500 g und Fehlen aller Lebenszeichen (Abortus incipiens, Abortus incompletus); syn. Fehlgeburt

Ursachen

- Ursachen oft unbekannt
- Mütterliche Infektionen
- Uterusmyome oder zu frühe Öffnung des Muttermunds
- Uterusanomalien, uterine Fehlbildungen
- Ovarialinsuffizienz
- Fieber, Stress
- Verwachsungen
- Über- oder Untergewicht
- Chronische Erkrankungen, Diabetes mellitus, Schilddrüsenfehlfunktion, Tumore, Thrombophilie (erhöhte Neigung zur Thrombose)
- Genetische Faktoren (z. B. Chromosomenstörungen)
- Unfälle, z. B. Abdominaltrauma
- Infektiöse/toxische Fruchtschädigung
- Septischer Abort
- Alkohol-, Nikotin-, Medikamenten- oder Drogenabusus (z. B. Kokain)
- Entwicklungsstörungen des Embryos bei z. B. Chromosomenaberrationen
- Missbildungen des Embryos
- Störungen der Einnistung und Wachstum, Plazentainsuffizienz
- Komplikation nach invasiver Pränataldiagnostik

Symptome

- **Leitsymptom:** schmerzlose vaginale Blutung, je nach Abortform und Stadium unterschiedlich stark
- In früher Schwangerschaft Abgang von Gewebe
- In später Schwangerschaft wehenartige Schmerzen im Unterbauch und/oder Rücken und ggf. Abgang von Fruchtwasser
- Symptome septischer Abort:
  - Pelviner und abdominaler Schmerz
  - Fieber
  - Sepsis oder septischer Schock

Diagnostik

- Primary Survey und Secondary Survey
- Anamnese:
  - Schmerzlose vaginale Blutung?
  - Informationen zur Schwangerschaft → Mutterpass!
  - Schmerzcharakter, wehenartige Schmerzen?
  - Becken- oder Abdominalschmerz?
  - Abgang von Fruchtwasser?
  - Vorangegangene Aborte? Risikoschwangerschaft? Lebensstil?
- Fokussierte Untersuchung: Inspektion und Palpation Abdomen: Unterbauchschmerzen, Druckdolenz?
- Monitoring und Vitalparameter (HF, RR, SpO_2, EKG):
  - Ggf. Temperatur ↑
  - Ggf. Schockzeichen

Therapie

Basics

- Supportive O_2-Gabe bis max. Flow
- Fritsch-Lagerung (vaginale Blutung)
- Wärmeerhalt
- Starke vaginale Blutung: evtl. zusätzliche Vorlage von Verbandtüchern oder Saugkompressen → **Cave:** Abgestoßenes Gewebe/Koagel immer asservieren!
- Adäquate und professionelle Betreuung

Advanced

- Anlage von mindestens 1–2 großlumigen PVZ bei starker vaginaler Blutung
- Schockmanagement: Applikation von 500 ml (balancierter) VEL als Bolusgabe
  - Ziel-$RR_{syst.}$ 110–120 mmHg bei $\geq$ 20. SSW
  - Ziel-$RR_{syst.}$ 80–90 mmHg bei < 20. SSW (permissive Hypotension)
- Bei Bedarf adäquate Analgesie:
  - 1 g Paracetamol (z. B. Perfalgan®) i. v.
  - Evtl. 0,05–0,1 mg Fentanyl (z. B. Fentanyl®-Janssen) i. v. titrieren bis Effekt. **Cave:** plazentagängig, Kreislaufdepression!

Hinweise zum Transport

- Zügigen Transport mit Voranmeldung in Klinik mit gynäkologischer Fachabteilung anstreben, Zeit an der Einsatzstelle minimieren
- Kontinuierliches Monitoring und regelmäßige Verlaufskontrollen durchführen. **Cave:** hämorrhagischer Schock!

Besondere Informationen

- Differenzierung Abort:
  - Frühabort bis zur 16. SSW
  - Spätabort nach der 16. SSW
- (WHO)-Definition wiederholter Spontanabort (WSA): drei oder mehr konsekutive Fehlgeburten vor der 20. SSW
- Unterteilung WSA:
  - Keine stattgefundene Lebendgeburt: primärer WSA
  - Stattgehabte Lebendgeburt: sekundärer WSA
- Wiederholungsrisiko eines Abort von verschiedenen Faktoren abhängig, Einfluss haben Alter der Patientin und vorangegangene Aborte
- Bei Patientin mit Fieber an septischen Abort denken
- 10–20 % aller klinisch festgestellten Schwangerschaften < 20 SSW misslingen
- 80 % aller Fehlgeburten in den ersten 12 SSW
- Ungefähr 70 % aller Fehlgeburten treten auf, bevor eine Schwangerschaft festgestellt wurde

ACS (Akutes Koronarsyndrom)

Sammelbegriff für Akutmanifestation von 3 Formen koronarer Herzkrankheit mit Ischämie am Myokard (instabile Angina pectoris, okklusiver Myokardinfarkt (OMI), nicht okklusiver Myokardinfark (NOMI)), Diagnosestellung erfolgt endgültig klinisch; engl.: acute coronary syndrome (ACS)

Ursachen

- Risikofaktoren:
  - Alter, Geschlecht, Genetik
  - Nikotinabusus
  - Übergewicht (BMI > 30)
  - Stress
  - Bewegungsmangel
  - Arteriosklerose, koronare Herzkrankheit, art. Hypertonus, Diabetes mellitus
  - Hypercholesterinämie, Hyperlipidämie
  - Drogenabusus (Kokain)
- Kalte Temperaturen (colder air)
- Pathophysiologischer Hintergrund: rupturierte oder erodierte atherosklerotische Plaque

Symptome

- Leitsymptom Thoraxschmerz:
  - Brustenge oder Druckgefühl, Brennen im Brustkorb
  - Starke, meist länger anhaltende retrosternale Schmerzen
  - **Cave:** Wichtigste Differenzialdiagnosen des Thoraxschmerzes sind Lungenembolie, akute Aortenerkrankungen, Pneumothorax, Ösophagusruptur (sog. **Big 5**)!
- Ausstrahlung in Arme, Schulterblätter, Hals, Kiefer oder Oberbauch
- Dyspnoe
- Blässe, kühle und feuchte Haut
- Palpitationen (Herzrasen)
- Schwächegefühl, Synkope, Bewusstlosigkeit
- Übelkeit, Erbrechen, Angst und Unruhe
- Ca. 30–35 % aller Patienten beschwerdefrei (stummer Verlauf)
- Unterbauch- oder Beckenschmerz bei Frauen: untypische Beschwerden
- Komplikationen: Herzrhythmusstörungen, Kammerflimmern/ventrikuläre Tachykardien, Herzinsuffizienz, kardiogener Schock

Diagnostik

- Primary Survey und Secondary Survey
- Anamnese:
  - Beschwerdebeginn nach körperlicher Anstrengung oder aus Ruhe heraus?
  - Brustschmerz mit typischem Schmerzcharakter? Schmerzqualität? Ausstrahlung?
  - Risikoprofil und Vorerkrankungen?
  - Unterbauch- oder Beckenschmerz?
- Monitoring mit frühzeitiger Ableitung 12-Kanal-EKG innerhalb von 10 min:
  - Ischämiezeichen, ST-Hebungen oder Senkungen?
  - Linksschenkelblock oder Rechtsschenkelblock, verbunden mit Brustschmerz?
  - STEMI-Äquivalente? Hochrisiko-EKG?
  - Lebensbedrohliche Herzrhythmusstörungen?

    - Bradykardie oder Tachykardie
    - Gehäufte ventrikuläre Extrasystolen
- Körperliche Untersuchung:
  - OP-Narben (z. B. nach Bypass-OP)
  - Zeichen für Rechts- oder Linksherzbelastung:
    - Gestaute Halsvenen
    - Knöchel- oder Beinödeme
    - Zyanose und Atemnot
    - Auskultation Lunge: Stauungszeichen (Rasselgeräusche)?

Therapie

Basics

- Lagerung: bei wachen und kreislaufstabilen Patienten Oberkörper hoch, beengende Kleidung entfernen
- Angepasste und titrierte O_2-Gabe bis max. Flow, Ziel-SpO_2 92–96 %, bei COPD 88–92 %
- Monitoring und Vitalparameter
- Reanimationsbereitschaft sicherstellen, ggf. frühzeitig Fast-Patches kleben

Advanced

- Anlage PVZ und (balancierte) VEL zum Offenhalten
- Nitrate bei symptomatischer Herzinsuffizienz und $RR_{sys.}$ > 100 mmHg, **Cave:** Kontraindikationen beachten! → Einnahme von z. B. Viagra®, Cialis®, Levitra®, Revatio® < 48 h, relevante Aortenklappenstenose, V. a. Rechtsherzinfarkt
  - 0,4 mg (1 Hub) Glyceroltrinitrat (z. B. Nitrolingual®), bei Bedarf alle 5 min wiederholen
  - 10 µg/min als i. v. Gabe via Perfusor bei persistierendem Schmerz, bis Effekt titrieren
- VEL via Bolusgabe i. v. bei Rechtsherzbeteiligung und Hypotonie: Vorlasterhöhung (Preload)
- Lebensbedrohliche Bradykardie: 0,5 mg Atropin i. v.
- Gerinnungshemmende Therapie: 75–250 mg Acetylsalicylsäure (z. B. Aspirin®) i. v. oder 150–300 mg oral (völlig ausreichend)
- Zusätzlich Antithrombine, bei NSTEMI nicht immer erforderlich:
  - 70 IE/kg KG, max. 5.000 IE Heparin (z. B. Liquemin®) i. v.
  - Evtl. Enoxaparin, Bivalirudin (eher klinisch)
- Nach Rücksprache mit Kardiologie oder nach lokalem Protokoll evtl. weitere Thrombozytenaggregationshemmer, wie z. B. Clopidogrel oder Ticragrelor oral, **Cave:** nicht mehr empfohlen!
- Bei langen Transportzeiten oder Verzögerung der perkutanen koronaren Intervention (PCI) evtl. Fibrinolyse mit Alteplase (z. B. Actilyse®) oder Tenecteplase (z. B. Metalyse®)
- Tachyarrythmien oder $RR_{sys.}$ > 120 mmHg: ggf. Betablocker (z. B. Beloc®) i. v. zur Senkung der Vorlast; **Cave:** nicht routinemäßig, keine ausreichende Evidenz! Nicht im kardiogenen Schock!
- Ggf. Antiemese:
  - 4 mg Ondansetron (z. B. Zofran®) i. v. oder
  - 1,25 mg Droperidol

- Anxiolyse bzw. Analgosedierung:
  - 3–5 mg Morphin (z. B. MSI®), langsam i. v., ggf. Wiederholung bis Schmerzfreiheit
    oder
  - Benzodiazepine, wie z. B. Midazolam i. v.

Hinweise zum Transport

- Transport in Krankenhaus mit Kardiologie oder Chest Pain Unit und Anbindung zu Möglichkeit einer PCI
- Ggf. Telemetrie bei OMI und telefonische Voranmeldung so früh wie möglich → Aktivierung Herzkatheterlabor
- Verdachtsdiagnose OMI: Ziel Contact-to-ballon-Zeit von < 90 min! *Time is muscle.*
- Ständige Reanimationsbereitschaft, ggf. frühzeitig Fast-Patches kleben

Besondere Informationen

- Unkompliziertes ACS (Patient ohne Atemnot, ohne Zeichen Herzinsuffizienz, ohne Hinweise für Schock): angepasste O_2-Gabe, nicht hochdosiert. Bei valider SpO_2-Messung Zielsättigung 92–96 %, bei COPD 88–92 %.
- Merkhilfe **AHAB** zur medikamentösen Therapie: ASS, **H**eparin, **A**nalgesie, **B**etablocker
- **HEART-Score:** Tool zur Risikostratifizierung für Brustschmerz (**A**namnese, **E**KG, **A**lter, **R**isiko-Faktoren, **T**roponin): www.heartscore.nl
- Marburger Herz-Score (Checkliste mit gezielten Fragen bei Patienten mit Brustschmerzen zur Abklärung Wahrscheinlichkeit einer koronaren Herzerkrankung):
  - Alter: ♂ 55, ♀ 65
  - Vermutet der Patient als Ursache eine Herzerkrankung? → „Kommt der Schmerz vom Herzen?"
  - Schmerz bei Anstrengung?
  - Schmerzen nicht durch Palpation auslösbar?
  - Gefäßerkrankung bekannt?
  - **Bewertung Score für Wahrscheinlichkeit einer KHK:** Bei „Ja"-Antworten jeweils 1 Punkt → 0/1 Punkte sehr gering, 2 Punkte gering, 3 Punkte mittel, 4/5 Punkte hoch
- Weiteres innerklinisches Tool für Ausschluss ACS (Decision Aid): **T**roponin-only **M**anchester **A**cute **C**oronary **S**yndromes (T-MACS)
- Update Nomenklatur STEMI/NSTEMI zur Vermeidung Übersehen von STEMI-Äquivalenten: OMI (okklusiver Myokardinfarkt), NOMI (nicht okklusiver Myokardinfarkt)
- **Non-STEMI-ACS (NOMI)**
  Hohes Risiko bei:
  - Dynamischen EKG-Veränderungen
  - ST-Senkungen
  - Hämodynamischer bzw. Rhythmusinstabilität
  - Diabetes mellitus
  - Hohem Risiko-Score (TIMI, GRACE)
- Bei V. a. OMI mit inferioren Infarktzeichen (ST-Streckenhebungen in Extremitäten-Ableitungen II, III und aVF) vorsichtige Nitratgabe oder gänzlicher Verzicht, besondere Vorsicht bei Bradykardie!
- Nitrate nicht zur Diagnose einsetzen: Angina pectoris versus Infarkt
- Differenzialdiagnose Koronarspasmus durch Kokainabusus möglich

- Kriterien **OMI** laut ESC Guidelines 2017:
  - ST-Streckenhebungen in V_2–V_3 von > 0,2 mV:
    - ≥ 0,25 mV bei Männern unter 40 Jahren
    - ≥ 0,2 mV bei Männern über 40 Jahren
    - ≥ 0,15 mV bei Frauen
  - ST-Streckenhebungen ≥ 0,1 mV in mindestens zwei zusammenhängenden Extremitätenableitungen in allen anderen Ableitungsabschnitten (Extremitäten- und Brustwandableitungen außer V_2–V_3)
- Bei ST-Strecken Senkungen in V_1–V_3 sollen V_7–V_9 abgeleitet werden → V. a. akuten posterioren STEMI dann bei ST-Strecken-Hebungen ≥ 0,05 mV in V_7–V_9
- **Shark-Fin-Zeichen** (Hoch-Risiko-EKG): QRS mit ST verschmelzend bei massiver ST-Hebung, Aussehen wie Haifischflosse, meist in mehreren zusammenhängenden Ableitungen, häufig bei Post-/Peri-Arrest
- **STEMI-Äquivalente:**
  - ACS + Linksschenkelblock, unabhängig der Bestehensdauer
  - ACS + Rechtsschenkelblock
  - ACS + breiter QRS
  - ST-Streckenhebungen in aVR (und V_1) + ST-Strecken-Senkungen in 8 oder mehr Ableitungen
- **De-Winter-ST/T-Zeichen:**
  - Vorderwand STEMI-Äquivalent ohne ST-Streckenhebung
  - Vorkommen bei ca. 2 % der Patienten mit RIVA-Koronararterien-Verschluss
  - Typische Merkmale sind ST-Senkungen (1–3 mm) und hohe prominente T-Wellen in den anterioren Ableitungen
- Modifizierte EKG-Erweiterungen:
  - Rechtsableitung bei ST-Hebungen in inferioren Ableitungen (Vr_3–Vr_6)
  - Posteriore Ableitung bei lateralen ST-Hebungen und anterioren ST-Senkungen
- Hinweise für myokardiale Ischämie, ACS ohne ST-Elevationen (NOMI):
  - **Wellens-Zeichen** (drohender Verschluss der RIVA (LAD)-Koronararterie):
    - Üblicherweise auftretend in schmerzfreier Phase, z. B. nach Angina-pectoris-Anfall
    - Biphasische Wellen (Typ A), sog. post-negativer Verlauf (seltenere Form)
    - Tief negative T-Wellen (Typ B) in ca. 76 % der Fälle (häufigere Form)
  - Präterminale T-Negativierung
  - Terminale T-Negativierung
  - Deszendierende ST-Streckensenkung
  - Horizontale ST-Streckensenkung
- Merkhilfen für Identifikation Schenkelblock im EKG:
  - **Blinkerregel:**
    - Letzte Zacke **vor** dem J-Punkt in V_1 positiv, „Blinkerhebel" zeigt nach oben → Rechtsschenkelblock
    - Letzte Zacke **nach** dem J-Punkt in Ableitung V_1 negativ, „Blinkerhebel" zeigt nach unten → Linksschenkelblock
  - **WiLLiaM und MaRRoW:**
    - **WiLLiaM:** Aussehen QRS-Komplex **L**inksschenkelblock (LSB) in V_1–V_2 wie ein „W" und in V_3–V_6 wie ein „M"
    - **MaRRoW:** Aussehen QRS-Komplex **R**echtsschenkelblock (RSB) in V_1–V_2 wie ein „M" und in V_3–V_6 wie ein „W"
- Infarktdiagnostik bei LSB oder SM (ventrikuläre Stimulation):

- **Sgarbossa-Kriterien** (STEMI-Äquivalent):
  - Sgarbossa A: konkordante (gleiche Ausschlagrichtung) ST-Strecken-Hebung > 1 mm in mindestens einer Ableitung (5 Punkte)
  - Sgarbossa B: konkordante ST-Strecken-Senkung von mindestens 1 mm in Ableitung V_1, V_2 oder V_3 (3 Punkte)
  - Sgarbossa C: ST-Strecken-Hebung ≥ 5 mm in einer Ableitung mit entgegengesetzter Ausschlagrichtung (Diskordanz) im QRS-Komplex (2 Punkte)
  - Ab Sgarbossa-Punktzahl von ≥ 3 Punkten einigermaßen zuverlässige Aussage möglich (98 % Spezifität, 20 % Sensitivität)
  - Noch sensitiver ist modifiziertes Sgarbossa-Kriterium nach Smith
- **Barcelona-Kriterien** (STEMI-Diagnose bei bestehendem Blockbild):
  - Konkordante ST-Strecken-Hebung ≥ 1 mm, gilt für alle Ableitungen
  - Konkordante ST-Strecken-Senkung ≥ 1 mm
  - Diskordante ST-Strecken-Veränderungen ≥ 1 mm, wenn QRS ≤ 6 mm
- **Chapman-Zeichen:**
  - Geknoteter/gekerbter Aufwärtsschenkel der R-Zacke in den Ableitungen I, aVL und V_5 oder V_6
  - Deutet auf anterioren Myokardinfarkt hin, niedrige Sensitivität und hohe Spezifität

Lokalisation Infarktgebiet mithilfe EKG-Ableitungen

- Septaler Infarkt: ST ↑ in V_1, V_2
- Anteriorer Infarkt: : ST ↑ in V_3, V_4 (LAD/RIVA-Verschluss)
- Anterior-septaler Infarkt: ST ↑ in V_1, V_2, V_3, V_4 (LAD/RIVA-Verschluss)
- Lateraler Infarkt: ST ↑ in I, aVL, V_5, V_6 → gespiegelt in II, III, aVF
- Anterior-lateraler Infarkt: ST ↑ in I, aVL, V_3, V_4, V_5, V_6 → gespiegelt in II, III, aVF (LAD/RIVA-Verschluss)
- Inferiorer Infarkt: ST ↑ in II, III, aVF → gespiegelt in I, aVL (RCA-Verschluss)
- Posteriorer Infarkt: ST ↑ in V_7, V_8, V_9 → gespiegelt in V_1, V_2, V_3, V_4 (RCA/CX-Verschluss)

Adnexitis

Ein- oder beidseitig auftretende kombinierte Entzündung der Adnexe, d. h. der Tuben und Ovarien, durch aus Vagina oder Uterus aufsteigende Erreger; syn. Eileiter- und Eierstockentzündung, PID (Pelvic Inflammatory Disease)

Ursachen

- Meist aufsteigende Keime, z. B. Chlamydien, Gonokokken, Mykoplasmen, Enterokokken, *E. coli*, Streptokokken, Staphylokokken, Darmbakterien
- Selten über Blutweg (hämatogen) oder von entzündeten Nachbarorganen der Adnexen
- Vorkommen:
  - Nach Menstruation oder im Wochenbett nach Entbindung
  - Postoperativ nach gynäkologischen Eingriffen (z. B. Kürettage)
  - Trägerin von Verhütungsmitteln wie IUP (Spirale)
  - Alter, Zervixriss, Zervoxpolyp

Symptome

- Oft akut einsetzende starke Unterbauchschmerzen, meist seitenbetont
- Abwehrspannung im Unterbauch
- Gelblich-grünlich, übel riechender Ausfluss (Fluor) oder Schmierblutungen (Hinweis auf Chlamydien)
- Reduzierter AZ, Temperatur ↑, Übelkeit und Erbrechen bei Begleitperitonitis
- Dysurie, Schmerzen beim Geschlechtsverkehr (Kohabitationsschmerz)
- Ggf. begleitende Perihepatitis (Fritz-Hugh-Curtis-Syndrom)
- **Cave:** sämtliche Symptome sehr unterschiedlich ausgeprägt → z. T. erschwerte Diagnose!

Diagnostik

- Primary Survey und Secondary Survey
- Anamnese:
  - Unterbauchschmerz akut einsetzend?
  - Sexuell aktiv, keine Schwangerschaft?
  - Z. n. gynäkologischer OP, Verhütungsmittel etc.?
  - Schmierblutungen, übel riechender Ausfluss, Genitalschmerz?
- Fokussierte Untersuchung:
  - Druckdolentes Abdomen, Uterus- und Adnex-Druckschmerz bei Palpation
  - Hinweise auf Peritonitis? → Sepsisgefahr
- Monitoring und Vitalparameter: Temperatur ↑
- Differenzialdiagnosen: Extrauteringravidität (EUG), Appendizitis, Divertikulitis, rupturierte Ovarialzyste, Endometriosezysten

Cave: toxisches Schocksyndrom (TSS) bei Tamponverwendung möglich!
- Schwerwiegende Multiorganerkrankung mit perakutem Verlauf, meist zwischen 20. und 50. Lebensjahr
- Zu 80–90 % während der Menstruation
- Phasenhaft verlaufend, durch Bakterientoxine verursacht, meist Exotoxin verursacht durch *Staphylococcus-aureus*-Stamm
- Pathogenese: Tampons mit hoher Saugkraft spielen eine zentrale Rolle (zu langer Verbleib in der Vagina) mit Veranlassung einer starken Bindung von Magnesiumionen im magnesiumarmen-Scheidenmillieu → ansässige *Staphylococcen-aureus*-Stämme bilden vermehrt Toxin.
- Trias: Hypotonie, Fieber (> 39 °C) und Schockgeschehen

Therapie

Basics

- Angepasste Lagerung und Wärmeerhalt
- Supportive O_2-Gabe bis max. Flow
- Evtl. lokale Kälteapplikation im Akutstadium
- Monitoring und Vitalparameter

Advanced

- Ggf. Anlage PVZ und Applikation (balancierter) VEL
- Bei Bedarf Analgesie: 1 g Metamizol (z. B. Novalgin®) langsam i. v.

Hinweise zum Transport

- Transport in Klinik mit angebundener gynäkologischer Abteilung

Besondere Informationen

- Ca. 1–2 % aller sexuell aktiven Frauen betroffen, Erkrankungsgipfel bei 16–24 Jahren
- Komplikationen:
  - Schädigung und Verwachsung der Tuben
  - Chronifizierung mit Pelveoperitonitis und/oder Tuboovarialabszess
  - Chronische Adnexitis
  - Sepsis
  - Verlust Tubenfunktion mit Sterilität, Tubenverschluss oder erhöhte Rate einer EUG
- Entzündungen oberer Genitaltrakt bei Frauen als Pelvic Inflammatory Disease (PID) zusammengefasst: bei Frauen < 25 Jahre und Beckenschmerz an PID denken
- Bei Schwangerschaft kann Unterleibsentzündung nicht ausgeschlossen werden

Akutes Abdomen

Sammelbegriff für akute, schmerzhafte Baucherkrankungen mit plötzlich einsetzendem, lebensbedrohlichem Zustand und Rigidität der Bauchdecke; syn. akuter Bauch

Ursachen

- Akute entzündliche Prozesse:
  - Appendizitis, Cholezystitis, Pankreatitis, eitrige Cholangitis
  - Divertikulitis, Gastritis, Ulkus
  - Abszess, Sepsis (Sepsisherd abdominal)
  - Infektionen des Urogenitaltrakts mit beginnender Sepsis
  - Infektiöse Gastroenteritis mit beginnender Sepsis
- Perforation von Hohlorganen, ggf. mit Peritonitis
- Lokale Peritonitis durch Entzündung eines Bauchorgans
- Karzinom
- Mechanischer oder paralytischer Ileus
- Mesenterialischämie
- Rupturiertes Bauchaortenaneurysma (BAA), Milzruptur
- Gallensteinleiden (Cholelithiasis)
- Inkarzerierte Hernien
- Invaginationen (z. B. Meckel-Divertikel)
- Extraabdominelle Ursachen, z. B. Nierenkolik, Extrauteringravidität (EUG)
- Urogenitale Ursachen, z. B. Abruptio placentae, Nephrolithiasis, Rupturierte Ovarialzyste
- Hodentorsion bei Männern, Ovarialtorsion bei Frauen

Symptome

- Starke Abdominalschmerzen, Druckdolenz, aufgetriebenes Abdomen, Schonhaltung
- Schmerzen i. d. R. > 48 h
- Übelkeit, Erbrechen
- Fieber
- Ggf. Diarrhö, Obstipation, Meteorismus, veränderte Darmperistaltik
- Exsikkose
- Abwehrspannung und ggf. Loslassschmerz, Erschütterungsschmerz
- Schocksymptomatik: feuchte, kühle und blasse Haut, Tachykardie, Hypotonie
- Zusätzliche klinische Befunde mit Abdominalkrankheiten assoziiert, z. B. Hämatemesis, Kaffeesatzerbrechen, Koterbrechen, Meläna, Teerstuhl, weiße Stühle, Hämaturie

Diagnostik

- Primary Survey und Secondary Survey
- Anamnese:
  - Vorerkrankungen (pAVK, KHK, Aneurysma, stattgehabte OPs, endoskopische Eingriffe, bestehende Schwangerschaft)?
  - Medikamente?
  - Schmerzstärke und -charakter, Ausstrahlung, zeitlicher Verlauf?
  - Stuhlverhalten?

- Körperliche Untersuchung:
  - Druckdolenz, Abwehrspannung, Loslassschmerz, Hinweise auf Peritonitis?
  - Ikterus, Dehydrierung, Einblutungen an Flanke oder Bauchnabel (periumbilikal)
  - Schmerztypen:
    - Viszeraler Schmerz: oft dumpf, diffus und schlecht lokalisierbar
    - Somatischer Schmerz: oft scharf oder stechend, gut lokalisierbar
- Monitoring und Vitalparameter:
  - Temperatur ↑, RR ↓, HF ↑
  - **Cave:** Ableitung 12-Kanal-EKG bei allen Patienten > 40 Jahre oder Patienten mit entsprechenden Vorerkrankungen obligat zum Ausschluss von Differenzialdiagnosen, wie z. B. Herzinfarkt!
- Wenn vorhanden: **P**oint **O**f **C**are **U**ltraschall (POCUS) mit Fokus auf lebensbedrohliche Umstände wie z. B. freie Flüssigkeit → Morrison-/Coller-Pouch, kleines Becken
- Andere Ursachen in Betracht ziehen, wenn Hauptbeschwerden Übelkeit, Erbrechen und Diarrhö sind
- Differenzialdiagnosen: Abdominaltrauma, Myokardinfarkt, Aortendissektion

Therapie

Basics

- Supportive O_2-Gabe bis max. Flow
- Lagerung in Schonhaltung (angewinkelte Beine), nach Patientenwunsch oder nach Kreislaufsituation (Flachlagerung bei Schock)
- Monitoring (ggf. 12-Kanal-EKG ableiten) und Vitalparameter
- Wärmeerhalt

Advanced

- Anlage von 1–2 großlumigen PVZ
- Bei Hypovolämie Bolusgaben von 500 ml (balancierte) VEL i. v. (z. B. Ringer-Acetat) – permissive Hypotension bei unstillbarer Blutung beachten mit Ziel-MAD (mittlerer arterieller Druck) > 65 mmHg ($RR_{syst.}$ 80–90 mmHg)
- Spasmolyse bei krampfartigen oder kolikartigen Schmerzen: 20 mg Butylscopolamin (z. B. Buscopan®) langsam i. v.
- Analgesie:
  - 1 g Metamizol (z. B. Novalgin®) langsam i. v. oder via Kurzinfusion
  - Starke Schmerzen: 0,05–0,1 mg Fentanyl (z. B. Fentanyl®-Janssen) i. v., ggf. repetitiv bis Wirkung. **Cave:** Kreislaufdepression!
- Antiemese:
  - 4 mg Ondansetron (z. B. Zofran®) i. v. oder
  - 1–2 mg/kg KG Dimenhydrinat (z. B. Vomex A®) i. v.
- Katecholamine i. v. bei Schock oder schwerer Kreislaufdepression

Hinweise zum Transport

- Zügigen Transport mit Voranmeldung in chirurgische bzw. je nach Ursache internistische/gynäkologische Fachklinik anstreben
- Strenge regelmäßige Verlaufskontrollen durchführen, auf Schockzeichen achten → Dynamik beachten! Vorsicht bei Patientinnen und älteren Patienten

Besondere Informationen

- **Cave:** Peritonitis und Sepsisgefahr beachten!
- An „Killer-Diagnosen" denken: z. B. ACS, Aortenaneurysma, Mesenterialinfarkt, etc.
- Akutes Abdomen **nicht** verwechseln mit Leitsymptom „Abdominalschmerz"
- **Cave:** Gastroenteritis häufig – aber viele gefährliche Diagnosen beginnen wie eine Gastroenteritis! Beispiele für Krankheiten, die ein akutes Abdomen „simulieren" können:
  - Diabetische Ketoazidose (DKA)
  - Lebensmittelvergiftung
  - Pneumonie
  - Beckenentzündung

Mythos Analgesie

Der Irrglaube, dass eine Analgesie „verboten" sei und die weitere Diagnostik hierdurch erschwert würde, ist falsch. Die Diagnostik und Anamnese sind häufig einfacher, wenn der Patient schmerzfrei ist und kooperieren kann. In diesem Fall ist eine detaillierte Dokumentation der Beschwerden/Anamnese obligat.

Alkoholisierter Patient

Patientenklientel mit Missbrauch oder Abhängigkeit von Alkohol und somatischen, psychischen oder sozialen Folgeschäden; syn. Alkoholintoxikation, Alkoholismus, Alkoholkrankheit, Alkoholrausch, C2-Abusus/Intoxikation

Ursachen

- Übermäßiger Alkoholgenuss über „Limit“
- Rauschtrinken, „Komasaufen“
- Alkoholkrankheit:
  - Multifaktoriell, diskutiert werden bestimmte Personentypen
  - Genetische Faktoren
  - Soziale Faktoren:
    - Familiäre Ursachen
    - Gesellschaftliche Ursachen
  - Psychologische Faktoren
- Risikofaktoren wie z. B. Stillen bei Alkoholabhängigkeit

Symptome

- Foetor ex ore (Mundgeruch) → Alkohol
- Verhaltensstörungen:
  - Kontrollverlust
  - Enthemmung, ggf. Aggressivität
- Neurologische Störungen:
  - Rausch, herabgesetzte Reaktionsfähigkeit, Sprachstörungen
  - Herabgesetzte Urteilsfähigkeit, Gedächtnislücken („Filmriss“) etc.
  - Bewusstseinsstörungen
  - Ausfall der Schutzreflexe
- Symptome bei Abhängigkeit:
  - Fortschreitender Verlust über Kontrolle des Trinkverhaltens
  - Verwahrlosung
  - Leugnen des Suchtverhaltens
  - Toleranz gegenüber Alkohol, sog. „Trinkfestigkeit“
  - Wesensveränderung
  - Delirium, Entzugserscheinungen
- Symptome Intoxikation mit toxischen Alkoholen, z. B.:
  - Ethylenglykol: Euphorie, Nystagmus, Ataxie, Myoklonien, später Vigilanzminderung, Krampfanfälle, Koma, ARDS, Flankenschmerzen, Nierenversagen
  - Methanol: Kopfschmerzen, extrapyramidale Bewegungsstörungen, Lethargie, Sehstörungen, Nausea und Emesis, Bauchschmerzen

Diagnostik

- Betrachten des Umfelds
- Primary Survey und Secondary Survey
- Schwere Intoxikation: GCS ↓, Hypotonie, Hypothermie, abgeschwächter Würgereflex
- Strukturierte körperliche Untersuchung mit Hinblick auf evtl. begleitende Traumata!
- Klinisches Bild Alkoholrausch oder Alkoholintoxikation:
  - Stadium I: Exzitation (0,2–2,0 ‰)
    - Gangunsicherheit, Standunsicherheit
    - Nystagmus
    - Gesichtsröte

    - Bindehautrötung (konjunktivale Injektion)
    - Schmerzwahrnehmung ↓
  - Stadium II: Hypnose (2,0–2,5 ‰):
    - Sprach- und Artikulationsstörungen, Sehstörungen, Koordinationsstörungen
    - Miosis, Amnesie
    - Übelkeit und Erbrechen
  - Stadium III: Narkose (2,5–4,0 ‰):
    - Somnolenz, Stupor, Koma
    - Harn- und Stuhlinkontinenz
    - Mydriasis
    - Kreislaufprobleme
  - Stadium IV: Asphyxie (> 4,0 ‰):
    - Fehlende Pupillenreflexe
    - Hypothermie
    - Apnoe, Kreislaufversagen, Exitus letalis
- Fokussierte Untersuchung → Hinweise auf Alkoholabusus oder Alkoholkrankheit:
  - Fehl- oder Mangelernährung
  - Blickdiagnostik: Ikterus bei Leberzirrhose, ballonartig aufgetriebenes Abdomen, Spider Nävi (sichtbare Erweiterung art. Hautgefäße), deutliche Venenzeichnung (Caput medusae)
  - Entzug: Tachykardie, starkes Schwitzen, Tremor (Zittern)
- Anamnese bei Alkoholismus bezüglich Vorerkrankungen: Leberzirrhose, Ösophagusvarizen etc.

Therapie

Basics

- Lagerung nach Bewusstseinszustand und Kreislaufsituation, bei Bewusstlosigkeit und fehlenden Schutzreflexen: stabile Seitenlage
- O_2-Gabe bis max. Flow
- Unterstützung bei Erbrechen, ständige Absaugbereitschaft!
- Atemwegsmanagement
- Monitoring und Vitalparameter (HF, RR, SpO_2, EKG)
- Neurologische Untersuchung (GCS, Pupillenstatus, BZ etc.)
- Hypoglykämie: Glukose oral (z. B. Jubin-Gel®) bei ausreichender Vigilanz
- Wärmeerhalt

Advanced

- Anlage PVZ
- Applikation (balancierter) VEL zum Ausgleich Flüssigkeitsdefizit oder bei Hypotonie
- Hypoglykämie: ggf. Glukose 20 % i. v.
- Bei schwerer Intoxikation mit Bewusstseinseintrübung ggf. 100 mg Thiamin i. v. (Prophylaxe Wernicke-Enzephalopathie), ggf. Intubationsnarkose und Beatmung mit FiO_2 1,0
- Entzugsdelir: 1–2 µg/kg KG Clonidin (z. B. Catapresan®) langsam i. v.
- Bei produktiv-psychotischer Symptomatik ggf. Haloperidol erwägen

Hinweise zum Transport

- Bei schwerer Intoxikation intensivmedizinische Überwachung notwendig
  - Innerklinische Vorgehensweise:
    - Ab weniger als 1 ‰ meist Entlassung mit Begleitung in häusliche Umgebung
    - Ab 2 ‰ Monitoring erforderlich, z. B. IMC

- Ab potenziell letaler Dosis (meist > 4 ‰) intensivmedizinische Überwachung notwendig
  - Orientierung Entlassung an Klinik (stabile Vitalparameter, orientiert, mobil)
- Abklärung Zielklinik bei Einsätzen mit Minderjährigen (Kinderklinik)
- Auf Übelkeit und Erbrechen vorbereitet sein: ständige Absaugbereitschaft
- Dem „alkoholisierten“ Patienten steht es grundsätzlich frei, die Behandlung oder Mitfahrt abzulehnen. Über Folgen und Entscheidung ist der Patient mit ausführlicher schriftlicher Dokumentation (Sicherung) aufzuklären!
- **Cave:** Klärung Gewahrsamstauglichkeit ist immer zwingend und ausnahmslos ärztlich zu beurteilen!
- Bei Fixierungsmaßnahmen lückenlose Verlaufsdokumentation und Überwachung, (Ultima-Ratio-Maßnahme bei Selbst- und Fremdgefährdung, ohne richterlichen Beschluss auf ein Minimum reduzieren, laut Bundesverfassungsgericht nicht länger als eine halbe Stunde!)

Besondere Informationen

- Definition Alkoholintoxikation: akute Beeinträchtigung von Bewusstsein, Kognition, Wahrnehmung und Affekten
- **Cave: Hypoglykämie** ausschließen via BZ-Kontrolle → Alkohol hemmt Glukoneogenese, häufig hypoglykäme Patienten mit Alkoholintoxikation
- Weitere Wirkweisen von Alkohol sind: Agonist am GABA-Rezeptor, Antagonist am NMDA-Glutamat-Rezeptor, reduzierte Noradrenalin-Ausschüttung, erhöhte Dopamin-Ausschüttung
- Oft Mischintoxikationen → Toxidrome anwenden
- Bei Alkoholikern an Thiaminmangel (Vitamin B_1) denken → Wernicke-Enzephalopathie oder Korsakow-Syndrom
- (Langjähriger) Alkoholabusus und mögliche Wirkung auf Herz-Kreislauf-System:
  - Alkoholbedingte Kardiomyopathie durch Schädigung von Kardiomyozyten (langjähriger Alkoholkonsum) möglich
  - Linksventrikuläre Vergrößerung und Hypertrophie der dortigen Herzwand
  - Intraventrikuläre Leitungsstörungen
  - Myokardfibrose → kleinste ventrikuläre Narben im EKG: Knotung oder fragmentierter QRS-Komplex (zusätzliche Zacken im R oder S des QRS-Komplexes)
  - Verlängerung QTc-Zeit
  - Trigger für Brugada-Muster im EKG
  - Holiday-Heart-Syndrom → tachykarde oder tachyarrhythmische Episoden
- Häufig Elektrolytverschiebungen bei Alkoholikern:
  - Hypokaliämie
  - Hypomagnesiämie

CAGE-Interview

- **C**ut down: „Haben Sie (erfolglos) versucht, Ihren Alkoholkonsum einzuschränken?"
- **A**nnoyed: „Haben andere Personen Ihr Trinkverhalten kritisiert und Sie damit verärgert?"
- **G**uilty: „Hatten Sie schon Schuldgefühle wegen Ihres Alkoholkonsums?"
- **E**ye Opener: „Haben Sie jemals schon gleich nach dem Aufstehen getrunken, um,in die Gänge zu kommen′ oder sich zu beruhigen?"

Zwei „Ja" Antworten können auf Alkoholabhängigkeit hinweisen.

Amputationsverletzung

Komplette traumatische Abtrennung oder Avulsion (Abriss) von Gewebeteilen, Gliedmaßen oder Organteilen

Ursachen

- Verkehrsunfälle, Arbeitsunfälle, Haushaltsunfälle, Sportunfälle etc.
- Explosionen, terroristische Anschläge etc.
- Mutwillig herbeigeführt
- Kinematik:
  - Stumpfe Gewalteinwirkung
  - Scharfe Gewalteinwirkung durch z. B. Messerklinge
  - Sägeverletzungen
  - Quetschverletzungen
  - Abrissverletzungen
- Unterscheidung nach Höhe und Schweregrad:
  - Mikroamputation: z. B. Finger → wenig Muskelmasse
  - Makroamputation: z. B. Oberarm → viel Muskelmasse
  - Totale Amputation: völlige Durchtrennung Gesamtquerschnitt einer Extremität
  - Subtotale Amputation: Durchtrennung oder Verletzung wichtiger Versorgungsgefäße

Symptome

- Sichtbare Abtrennung von Gewebeteilen, Gliedmaßen oder Organteilen
- Phantomschmerzen
- (Starke) venöse oder arterielle Blutung

Diagnostik

- Unfallkinematik
- Primary Survey und Secondary Survey
- Fokussierte Untersuchung:
  - Subtotal- oder Totalamputation
  - Durchblutung, Motorik, Sensibilität (DMS)
- **Begleitverletzungen beachten und nicht übersehen!**
- Monitoring und Vitalparameter (HF, RR, EKG, SpO_2): ggf. Schocksymptomatik

Therapie

Basics

- (C)-(X)-ABCDE-Management: starke externe Blutungen stoppen (*critical bleeding*): Blutungskontrolle via Eskalationsstufen: direkter Druck, Druckverband, Tourniquet (z. B. CAT™, SAM XT®), Hämostyptika (z. B. Celox™, QuickClot®, Chitosam 100®)
- O_2-Gabe bis max. Flow
- Sterile Wundversorgung
- Weitere Versorgung analog zu Extremitätentrauma: Schienung, Ruhigstellung
- Wärmeerhalt!
- Sicherung und Versorgung des Amputats:
  - Evtl. reinigen mit steriler Infusion
  - Steril einwickeln und in Plastikbeutel legen
  - Beutel in zweiten mit Eiswasser gefüllten Beutel legen, beschriften
  - Kommerzielle Amputat-Sets nutzen
- Professionelle Betreuung Patient: psychische Ausnahmesituation

Advanced

- Anlage PVZ
- (Balancierte) VEL i. v., bei unstillbarer Blutung permissive Hypotension mit Ziel-$RR_{syst.}$ 80–90 mmHg
- Analgesie mit z. B.:
  - 0,125 mg/kg KG Esketamin (z. B. Ketanest S®) i. v. in Kombination mit Midazolam (z. B. Dormicum®) i. v., Repetition Esketamin mit 0,08 mg/kg KG i. v. nach 10–15 min
    oder
  - 0,05–0,1 mg Fentanyl (z. B. Fentanyl®-Janssen) i. v., titrieren bis Effekt
    oder
  - 2 mg Morphin (z. B. MSI®) langsam i. v., titrieren bis Effekt

Hinweise zum Transport

- Transport nicht durch Suche nach Amputat verzögern → Polizei oder andere Helfer zur Suche auffordern (*life before limb*)
- Transport unter Voranmeldung in regionales Traumazentrum, möglichst mit Handchirurgie

Besondere Informationen

- Entscheidung der Replantation ist nicht Aufgabe der Präklinik
- Indikationen zur Tourniquet-Anlage:
  - Amputationsverletzung großer Gliedmaßen
  - Lebensbedrohliche Extremitätenblutung, Blutung und gleichzeitiges ABC-Problem
  - Keine Erreichbarkeit der Verletzung
  - Unmöglichkeit der Blutstillung durch andere Mittel und Maßnahmen
  - Versorgung in Dunkelheit
  - Schwere Extremitätenblutung bei MANV, Zeitdruck unter Gefahrensituationen
- Günstige Prädiktoren für gutes Transplantationsergebnis:
  - Junges Alter
  - Kurze Ischämiezeit
  - Geringe Weichteil- und Muskelkontusion
  - Distale Amputation
  - Wenig geschädigte, glatte Amputationsränder
- Management besonderer Mikroamputationen:
  - Zahnverlust: Zahnrettungsbox oder einwickeln in feuchte Kompresse
  - Miniamputationen: auch kleinste Gewebestückchen asservieren (z. B. Nasenspitze oder Ohrläppchen)

Hinweise zur Tourniquet-Anlage

- Herstellerangaben beachten
- Massive, externe Blutung identifizieren
- Wenn herkömmliche Maßnahmen der Blutungskontrolle nicht ausreichen, sofort Tourniquet anlegen
- Tourniquet proximal Blutungsquelle anlegen (mind. 5 cm), Gelenke vermeiden → bei primär taktischer Lage mit nicht klar zu lokalisierender Blutung *high and tight*
- Tourniquet mit zirkulärem Druck nach Herstellerangaben anlegen, bis Blutung sistiert
- Tourniquet sichern, nicht abdecken und Zeit der Anlage notieren
- Kontrolle des Tourniquet nach jeder Umlagerungsmaßnahme bzw. Mobilisierung des Patienten
- Tourniquets, die vor der Behandlung des Rettungsdienstes angelegt wurden, sind stets bei Übernahme des Patienten zu überprüfen
- Tourniquet nicht > 2 h belassen, um permanente Folgeschäden durch Ischämie zu vermeiden

Anaphylaxie

IgE-vermittelte schwere, lebensbedrohliche, generalisierte oder systemische Reaktion auf Allergen, entsprechend Typ-I-Reaktion; syn. allergische Reaktion, anaphylaktischer Schock

Ursachen

- Nahrungsmittel (häufigste Ursache bei Kindern):
  - Nüsse
  - Fisch, Meeresfrüchte
  - Soja, Milch, Eier etc.
- Medikamente (häufigste Ursache bei Erwachsenen):
  - Antibiotika, NSAR (ASS, Ibuprofen etc.)
  - Röntgenkontrastmittel
  - Gabe von Antiserum
  - Muskelrelaxanzien
- Infusionen: (Hyper-)HAES, Blut etc.
- Insekten- oder Tiergifte:
  - Bienen, Wespen, Hornissen etc.
  - Schlangen, Spinnen etc.
- Pollenextrakte bei z. B. Hyposensibilisierung

Symptome

- Niesen, Husten, Heiserkeit, geschwollene Schleimhäute
- Angst und Unruhe
- Bauchkrämpfe
- Übelkeit und/oder Erbrechen, Schwindel
- Blasse, kühle, feuchte Haut
- Hypotonie, Tachykardie
- Zyanose, Tachypnoe
- Bronchospasmen: Stridor, Giemen, Pfeifen, Rasseln, Brummen
- Hautreaktionen: Urtikaria (Quaddeln), Pruritus (Juckreiz), Flush (Hautrötung)
- Angioödem
- Stuhl- und Urindrang bzw. Abgang
- Bewusstseinseintrübung, Bewusstlosigkeit

Diagnostik

- Primary Survey und Secondary Survey
- Anamnese:
  - Akuter Krankheitsbeginn innerhalb von Minuten bis Stunden?
  - Allergie bekannt?
- Körperliche Untersuchung:
  - Hautmanifestationen: generalisierte Urtikaria, Pruritus
  - Sichtbare Einstichstelle von Insekt, Stachel
- Stadium I (Hautreaktion):
  - Pruritus, Quaddeln, Rötung, Angioödem
  - Flush
  - Krampfartiger Abdominalschmerz
  - Erbrechen

- Stadium II und III (**ABCD**-Probleme):
  - **A:** erschwertes Sprechen, Heiserkeit, Schwellung Lippe, Zunge, Uvula
  - **B:** Tachypnoe, Dyspnoe, Giemen, spastisches Atemgeräusch, Erschöpfung, Hypoxämie, $SpO_2 < 92$ %
  - **C:** blasse, feuchte und kühle Haut, Hypotonie, HF ↑
  - **D:** Symptome infolge verminderter Organperfusion wie z. B. Synkope, Kollaps, Urinabgang, Vigilanz ↓, Schläfrigkeit, Verwirrtheit
- Stadium IV (vitales Organversagen): Atemstillstand, Herz-Kreislauf-Stillstand

Therapie

Basics

- Supportive O_2-Gabe bis max. Flow, Atemwegssicherung und ggf. assistierte Beatmung
- Wenn möglich, Trigger entfernen, Allergenexposition beenden (z. B. Stachel entfernen, Medikamentenzufuhr stoppen etc.)
- Kontinuierliches Monitoring und Kreislaufüberwachung
- Flachlagerung oder Lagerung nach Kreislaufsituation
- Wärmeerhalt
- Bei Herz-Kreislauf-Stillstand: Start von BLS-Maßnahmen (Reanimation Erwachsene, Reanimation Kinder)

Advanced

- Anlage PVZ, möglichst großlumig
- 500–1.000 ml (balancierte) VEL rasch i. v., bei Kindern 20 ml/kg KG als Bolus
- Inhalative Beta-2-Mimetika bei Stridor oder Bronchospastik:
  - 2,5–5 mg Salbutamol (z. B. Sultanol®)
  - 3–5 mg Adrenalin (z. B. Suprarenin®)
- Ab **Stadium 2** Adrenalin intramuskulär:
  - Erwachsene und Kinder > 12 Jahre: 500 µg (0,5 ml) i. m.
  - Kinder 6–12 Jahre: 300 µg (0,3 ml) i. m.
  - Kinder < 6 Jahre: 150 µg (0,15 ml) i. m.
- Ggf. Adrenalin in 50-µg-Schritten (1 µg/kg bei Kindern) i. v. titrieren, bis gewünschte Wirkung erreicht (nur erfahrenes Personal)
- Antihistaminika:
  - H_1-Blocker → Erwachsene > 12 Jahre: 0,1 mg/kg KG Dimetinden (z. B. Fenistil®) langsam i. v.
  - Kinder ab 1 Jahr 0,03 mg/kg KG Dimetinden (z. B. Fenistil®) langsam i. v.
  - Ggf. H_2-Blocker → 200 mg Cimetidin oder 0,5–1 mg/kg KG Ranitidin (z. B. Ranitic®) i. v. (i. d. R. 50 mg bei Erwachsenen)
- Glukokortikoide (z. B. SDH 250®) langsam i. v.:
  - Erwachsene, Kinder > 12 Jahre: 250 mg
  - Kinder 6–12 Jahre: 100 mg
  - Kinder 6 Monate–6 Jahre: 50 mg
  - Kinder < 6 Monate: 25 mg
- Ggf. alternativ Vasopressoren, wie z. B. Vasopressin oder Noradrenalin, bei therapierefraktärer Anaphylaxie erwägen
- Bei Patienten mit Betablockertherapie ggf. Glukagongabe i. v. erwägen (1–3 mg)
- Schwere Atemwegsobstruktion: frühzeitig endotracheale Intubation erwägen, ggf. Notkoniotomie
- Bei Herz-Kreislauf-Stillstand: Start von ALS-Maßnahmen

- Ggf. Adrenalindosis um das 2- bis 4-Fache erhöhen, **Cave:** keine Evidenz!
- ECMO erwägen

Hinweise zum Transport

- Transport in Krankenhaus mit intensivmedizinischer Anbindung
- Auch bei gut ansprechender erster Therapie Rückfälle möglich (biphasische Reaktion)
- Entscheidung über Aufnahme/Entlassung des Patienten dem Krankenhaus überlassen

Besondere Informationen

- Adrenalin wird oft zu spät oder gar nicht verabreicht → wirksamstes Medikament, der i. m.-Weg ist zu bevorzugen
- Adrenalin i. m. ist bei älteren Patienten und/oder kardiovaskulärer Vorerkrankung zu bevorzugen → gutes Sicherheitsprofil
- Punktionsstellen für intramuskuläre Adrenalingabe:
  - M. vastus lateralis, anterior-lateral im mittleren Drittel (bester Applikationsort)
  - M. deltoideus
- Injektionsmengen i. m.:
  - Delta-Muskel: maximal 2 ml
  - Oberschenkelmuskel: maximal 10 ml
- Hypotension ist eine Indikation für Adrenalin i. v.
- H_1-Blocker: lindern nur Symptome (Urtikaria, Rhinokonjunktivitis), machen jedoch die Anaphylaxie nicht rückgängig (Wirkung auf Kreislauf und Bronchokonstriktion nicht belegt)
- H_2-Blocker: wenig Evidenz (Wirksamkeit), jedoch bei schwerer und therapieresistenter Anaphylaxie laut Leitlinie empfohlen
- Auf schwierigen Atemweg vorbereitet sein → mit Atemwegsmanagement und Eskalationsstufen vertraut sein
- Biphasische Reaktion:
  - Unterschiedliche Angaben (ca. 5–20 %)
  - Überwachung:
    - DKAKI S2-Leitlinie: Bei allen ausgeprägten schweren Reaktionen (≥ Grad 2) stationäre Überwachung empfohlen
    - UK NICE Guidelines : Bei Biphasischer Reaktion innerhalb von 4–8–72 h wird Überwachung für 6–12 h empfohlen
  - Repetitive Gabe H_1-/H_2-Blocker oder Kortisongabe laut American Association of Allergie Asthma & Immunology 2019 (AAAA) nicht mehr empfohlen
- Aktuelle Therapieleitlinien siehe ERC-Leitlinien oder www.AWMF.org
- Kriterien für Diagnose Anaphylaxie unter Task-Force Anaphylaxie der European Academy of Allergy and Clinical Immunology (www.eaaci.org)

Stadien nach Ring und Meßmer

- Grad I:
  - Juckreiz
  - Flush, Urtikaria, Angioödem
- Grad II:
  - Juckreiz, Flush, Urtikaria, Angioödem (nicht obligat)
  - Nausea, Krämpfe, Rhinorrhö, Heiserkeit, Dyspnoe, Arrhythmie, Tachykardie, Hypotonie
- Grad III:
  - Juckreiz, Flush, Urtikaria, Angioödem (nicht obligat)
  - Erbrechen, Defäkation, Larynxödem, Bronchospasmus, Zyanose, Schock
- Grad IV:
  - Atemstillstand
  - Kreislaufstillstand

Angina pectoris

Bezeichnung für typische Leitsymptome wie Brustenge oder Brustschmerz durch inadäquate Blutzufuhr zum Herzmuskel aus verengter Koronararterie (Ischämie), häufig anfallsartig auftretend; syn. AP, Stenokardie

Ursachen

- Formen:
  - Belastungsangina
  - Angina nocturna (nächtliche Angina)
  - Angina decubitus (Angina im Liegen)
  - Präinfarktangina
  - Walking-Through-Angina (Sonderform der Angina pectoris)
- Ischämie (Durchblutungsstörung) Herzkranzgefäße bei manifestierter Koronarer Herzkrankheit (KHK)
- Häufig auslösende Faktoren:
  - Körperliche Anstrengung, psychische Belastung, reichhaltige Nahrungsaufnahme, Kälteexposition
  - Blutdruckentgleisungen
- Spasmen koronarer Blutgefäße, sog. Prinzmetal-Angina

Symptome

- Brustenge, Brustschmerz meist retrosternal bei Anstrengung, rückläufig in Ruhe
- Ausstrahlende Schmerzen (Head-Zone) in Rücken, Schulter, Hals, Kiefer oder Oberbauch
- Kühle, blasse und schweißige Haut
- Luftnot, Kurzatmigkeit, Erstickungsgefühl
- Evtl. Übelkeit und Erbrechen

Diagnostik

- Primary Survey und Secondary Survey
- Anamnese:
  - Schmerzbeginn und Dauer, Auslöser, pos. Schmerztyp und -qualität?
  - Dumpfer Schmerz, Druck, Brennen, Erstickungsgefühl?
  - Krankheitsgeschichte?
- Körperliche Untersuchung: blasse, kühle, feuchte Haut
- Monitoring und Vitalparameter inkl. Ableiten eines 12-Kanal-EKGs in den ersten 10 min
  - EKG-Veränderungen, Ischämiezeichen, ST ↓, T-Negativierung
  - Blutdruck ↑
- Differenzialdiagnosen: Herzinfarkt, Aortendissektion, Perikarditis, Myokarditis, Gastritis, Hiatus-Hernie, Interkostalneuralgie, Lungenembolie etc.

Therapie

Basics

- Angepasste O_2-Gabe bis max. Flow mit Ziel-SpO_2 92–96 % bei valider Messung
- Oberkörperhochlagerung bzw. Herzbettlagerung
- Monitoring und Vitalparameter

Advanced

- Anlage PVZ
- Applikation (balancierter) VEL i. v. zum Offenhalten
- Nitrate bei Brustschmerz. **Cave:** Kontraindikation bei Einnahme von z. B. Viagra®, Cialis®, Levitra®, Revatio® < 48 h beachten!
  - 0,4 mg (1 Hub) Glyceroltrinitrat-Spray (z. B. Nitrolingual®) s. l., bei Bedarf alle 5 min wiederholen
  - 10 µg/min. als i. v.-Gabe via Perfusor bei persistierendem Schmerz, bis Effekt titrieren
- In der Regel erfolgt die weitere medikamentöse Therapie analog zum akuten Koronarsyndrom (➤ ACS [Akutes Koronarsyndrom])

Hinweise zum Transport

- Möglichst Transport in kardiologische Fachabteilung anstreben (Chest Pain Unit)
- IMC-Überwachung (Intermediate Care) notwendig

Besondere Informationen

- Unterscheidung instabile/stabile AP:
  - **Stabile AP:** Brustenge bei körperlicher Anstrengung, die in Ruhe nachlässt, Symptome gleichbleibend stabil in den letzten Jahren
  - **Instabile AP:** Brustenge in Ruhe weiterhin vorhanden, gehäuftes Auftreten, Zunahme der Intensität
- Patienten mit Prinzmetal-Angina (Koronarspasmus) haben häufig Schmerzen in Ruhe ohne körperliche Anstrengung und in den frühen Morgenstunden
- Nitrate nicht zur Diagnostik einsetzen → AP versus Infarkt
- Bei „Zahnschmerzen“ und Zahnarztbesuch mit „tatsächlicher“ Behandlung (Zufallsbefund), kann die Primärursache koronare Herzerkrankung ggf. unentdeckt oder übersehen werden (Buddenbrook-Syndrom)
- Innerklinisch (NFA) Verkürzung der Diagnostik bei ACS (NOMI, instabile AP) von bisher 3–6 h auf **1 h** durch Anwendung von hochsensitivem Troponin-I(hs-TrT)-Test (1-Stunden-Algorithmus des ESC) → dadurch Entlassung von ca. 40 % der Patienten

Einteilung Schweregrade mithilfe CSS-Klassifikation (Canadian Cardiovascular Society)

- Grad 0: keine Beschwerden, stumme Ischämie ohne Einschränkung der normalen körperlichen Aktivität
- Grad I: Angina pectoris nur bei schwerer körperlicher Anstrengung
- Grad II: geringe Beeinträchtigung durch Angina pectoris bei normaler körperlicher Belastung
- Grad III: erhebliche Beeinträchtigung durch Angina pectoris bei normaler körperlicher Belastung
- Grad IV: Angina pectoris bereits bei geringer körperlicher Belastung oder in Ruhe (instabil)

Angioödem

Plötzlich auftretende, schmerzhafte subkutane Schwellung von Haut und Schleimhaut (Unterlippe, Zunge, Gesicht, Larynx, GI Trakt); syn. angioneurotisches Syndrom, HAE-C1-INH, Quincke-Ödem, allergische Reaktion

Ursachen

- Entstehung nicht vollständig aufgeklärt, oft idiopathisch (unbekannte Ursache)
- Formen:
  - Selten hereditär (erblich): hereditäres Angioödem (HAE-C1-INH)
  - 15 % der Bevölkerung leiden an episodischen idiopathischen Angioödemen
- Häufige Auslöser:
  - ACE-Hemmer (Captopril, Enalapril etc.)
  - Radiologische Kontrastmittel
  - Acetylsalicylsäure
  - NSAR (Ibuprofen, Naproxen etc.)
  - Insektenstiche
  - Lebensmittelallergien
  - Tierhaare oder Schuppen
  - Exposition gegenüber Sonnenstrahlung
  - Stress

Symptome

- **Hautschwellungen (Ödemattacken):** Vorliegen klar abgegrenzter prall-elastischer Schwellung mit/ohne Ausschlag im Gesicht, den Extremitäten oder Genitalbereich
- **Magen-Darm-Attacken:** unregelmäßig alternierend gastrointestinale Symptome wie z. B. Übelkeit, Erbrechen, krampfartige massive Abdominalschmerzen
- Prodromi: Müdigkeit, Abgeschlagenheit, verstärktes Durstgefühl, depressive Verstimmung, Erythema marginatum
- Gelegentlich Dyspnoe, Stridor, Giemen → Larynxödem
- Spannungsgefühl, Juckreiz (selten)

Diagnostik

- Primary Survey und Secondary Survey
- Anamnese:
  - HAE-C1-INH bekannt?
  - Bekannter Allergiker?
  - Allergenexposition?
- Körperliche Untersuchung:
  - Auffälliges Ödem im Gesichtsbereich (Lippe, Zunge, Stirn)
  - „Entstelltes" Erscheinungsbild
  - Gänzlich fehlender Juckreiz? → Hinweis auf Angioödem
  - Auf lebensbedrohliche Erkrankungen wie Phlegmone/Abszess, Retropharyngealabszess und Ludwig-Angina untersuchen!

- Monitoring und Vitalparameter (HF, RR, EKG, SpO_2)
- Differenzialdiagnosen: im frühen Kindesalter evtl. auftretende Stoffwechselstörung „erythropoetische Protoporphyrie“ (EEP) nach Sonnenexposition

Therapie

Basics

- Angepasste, angenehme Lagerung
- Supportive O_2-Gabe bis max. Flow
- Lokale Kühlung
- Monitoring und Vitalparameter

Advanced

- Anlage PVZ
- Applikation von (balancierter) VEL i. v.
- Histaminvermitteltes Angioödem:
  - Antihistaminika: 4 mg Dimetinden (z. B. Fenistil®) langsam i. v.
  - Glukokortikoide: 250 mg Kortison (z. B. SDH 250®) langsam i. v.
  - Bei Stridor 3–5 mg Adrenalin vernebelt oder 50 µg i. v. titriert bei Hypotension
- Hereditäres Angioödem (nur klinisch behandelbar):
  - Gabe von C1-Esterase-Inhibitor-Konzentrat (C1-INH), z. B. Icatibant s. c., Conestat alfa
  - Gefrorenes Frischplasma (FFP)
- Atemwegsmanagement: ggf. Intubationsnarkose oder chirurgischer Atemweg erforderlich

Hinweise zum Transport

- Oft supportive Versorgung und Transport zur weiteren Versorgung in Klinik mit strenger Überwachung der Atemwege und Verlaufskontrolle ausreichend

Besondere Informationen

- Oft nur minimale supportive Behandlung oder Therapie notwendig
- Kortikosteroide, Antihistaminika und Adrenalin bzw. Adrenalinderivate bei Angioödem eines HAE-C1-INH nicht wirksam!
- Nach Eigenmedikation zur i. v.-Behandlung fragen: Berinert®, Cinryze®, Ruconest®?
- Viele Fälle klingen von selbst ab (1–3 Tage, max. 7 Tage anhaltend)
- **Cave:** Angioödem zusammen mit Urtikaria? → Aller Wahrscheinlichkeit nach allergische Reaktion!
- Angioödem ohne Urtikaria → aller Wahrscheinlichkeit nach hereditäres Angioödem
- Deutsche Gesellschaft für Angioödeme mit nützlichen Hinweisen: www.hae-notfall.de

Aortensyndrom, akutes

Umschriebene pathologische Aussackung oder Verletzung der Aorta, die in allen Körperregionen auftreten kann, häufig im Bauchraum (85 %); syn. Aortenaneurysma oder Riss der Tunica intima der Aorta und Eindringen von Blut in andere Wandschichten; syn. Aortendissektion

Ursachen

- Degenerative Gefäßveränderungen angeboren (selten) oder erworben (häufig), in 80 % aller Fälle durch Arteriosklerose, seltener durch Infektionen oder Traumen
- Marfan-Syndrom (Bindegewebsschwäche) oder Ehlers-Danlos-Syndrom
- Chronische Hypertonie häufigster Risikofaktor, v. a. bei Sonderform Aortendissektion
- Akute Aortenentzündung
- Aortenruptur, Aortenverletzung bei Trauma
- Erdheim-Gsell-Medianekrose (zystische Medianekrose, betrifft die Aorta ascendens)
- Unterteilung Aortenaneurysma:
  - Aneurysma dissecans (dissezierendes Aneurysma): meist durch arteriosklerotische Veränderungen verursachter Einriss der Intima mit Ausbildung eines zweiten Gefäßlumens zwischen Intima und Media → thorakales Aortenaneurysma (TAA) oder Aortendissektion Typ A und B
  - Aneurysma spurium (falsches Aneurysma): durch Gefäßverletzung z. B. nach Punktion
  - Aneurysma verum (echtes Aneurysma): Aussackung aller drei Schichten der Gefäßwand in Folge von Trauma oder Gefäßschwäche
- Bei Bauchaortenaneurysma (BAA) verschiedene Risikofaktoren:
  - Rauchen, positive Familienanamnese, > 65 Jahre, koronare Herzkrankheit, pAVK, Hypercholesterinämie, Hypertonie
  - Männer sind häufiger betroffen

Symptome

- Oft Zufallsbefund, bei Aortenaneurysma ca. 80 % asymptomatisch vorliegend
- Häufig ungewöhnliche Kombination verschiedener Symptome
- Je nach Lokalisation und Größe bei Aortenaneurysma durch Druck auf umliegende Organe verschiedene Beschwerden:
  - Abdominelles Aneurysma: Bauch- und Rückenschmerzen, Harndrang, ggf. tastbarer pulsierender „Tumor“
  - Thorakales Aneurysma nach Typ A oder B: Schluckbeschwerden, Husten, Dyspnoe, thorakaler Dauerschmerz, plötzlich auftretende messerstichartige, scharfe retrosternale Schmerzen (Typ A), Rückenschmerzen, Vernichtungsschmerz, Heiserkeit

  - Schmerzausstrahlung zwischen Schultern und Nacken oder Ausstrahlung in Beine (Typ B), Hypertonie, evtl. auch Synkopen, Blässe und Kälte der Extremitäten, neurologische Defizite, Pulsdefizite in den oberen Extremitäten
- Rupturiertes Bauchaortenaneurysma: stärkster abdominaler Schmerz in Rücken ausstrahlend, akutes Abdomen, Schocksymptomatik als Folge Hypovolämie, Verlust der Femoralis-Pulse

Diagnostik

- Primary Survey und Secondary Survey
- Anamnese:
  - Hypertonus, Bindegewebsschwäche, vorbestehende Aortenerkrankung, bekannte Herzklappenerkrankung, Voroperationen an der Aorta?
  - Charakteristischer Vernichtungsschmerz in Rücken ziehend, wandernd, pulsierend, Flankenschmerz?
  - Ischämie, Synkope?
  - Vorerkrankungen, Risikofaktoren?
- Monitoring und Vitalparameter:
  - Pulsdefizit, Hypotension, Schock
  - Frühzeitige Ableitung 12-Kanal-EKG zum Ausschluss Herzinfarkt
  - Systolische Blutdruckdifferenz: Blutdruckmessung im Seitenvergleich: Ein signifikanter Abfall des RR (> 20 mmHg Systole) in einem Arm weist auf Dissektion der Aorta hin
  - Aortenklappeninsuffizienz: Herzinsuffizienz, diastolisches Herzgeräusch, große Blutdruckamplitude
- Fokussierte Untersuchung:
  - Auskultation: aortales diastolisches Geräusch (in Verbindung mit Schmerz)
  - Vorsichtiges Palpieren des Abdomens: pulsierender Tumor
  - Tasten der Femoralis-Pulse: fehlender Femoralis-Puls
  - Fokales neurologisches Defizit, spinale Symptomatik: Parästhesien in unteren Extremitäten, Querschnitt, periphere neurologische Ausfälle
  - Blasse Haut

Therapie

Basics

- Supportive O_2-Gabe bis max. Flow
- Lagerung nach Kreislaufsituation, möglichst Immobilisierung des Patienten
- Kontinuierliches Monitoring und Vitalparameter
- Wärmeerhalt

Advanced

- Anlage von mindestens 1–2 großlumigen PVZ
- Applikation (balancierter) VEL i. v. → bei Schock und innerer Blutung permissive Hypotension mit Ziel-$RR_{syst.}$ 80–90 mmHg beachten
- Aortendissektion:
  - Ggf. Senkung der Herzfrequenz (< 60/min) und RR (Systole < 120 mmHg) innerhalb von 20 min:
    - Betablocker (z. B. Beloc®) i. v.
    - Vasodilatatoren wie z. B. Labetol, Nitroprussid oder Nitroglycerin
    - Titrierte Blutdrucksenkung mit 5–25 mg Urapidil (z. B. Ebrantil®) i. v.

- Adäquate Analgesie:
  - 0,05–0,1 mg Fentanyl (z. B. Fentanyl-Janssen®), **Cave:** Kreislaufdepression! oder
  - 2–5 mg Morphin (z. B. MSI®) langsam i. v., evtl. Repetition bis Wirkung

Hinweise zum Transport

- Versorgungszeit bei kritischen Patienten vor Ort kurz halten
- Alle zeitverzögernden Maßnahmen führen zu erheblicher Verschlechterung und Prognose!
- Bei rupturierten oder gedeckt perforierten Aneurysmen zügigen Transport in Klinik mit möglichst gefäßchirurgischer und Herz-Thorax-chirurgischer Anbindung anstreben → Notfall-OP
- Frühzeitigen RTH-Transport in „Kompetenzzentrum" erwägen

Besondere Informationen

- Symptom-Trias Bauchaortenaneurysma: Abdominalschmerz, pulsierender Tumor und Hypotension
- Immer an Differenzialdiagnose akutes Koronarsyndrom denken!
- Bei Aortendissektionen im Aortenbogen und in Höhe der Koronargefäße (Hauptstämme) auch ST-Hebungen im EKG möglich
- Wichtigste konservative Ziele in der Präklinik: ausreichende Schmerztherapie, Senkung $RR_{syst.}$ auf < 120 mmHg (niedrigstes Niveau zur Aufrechterhaltung Vitalfunktionen)
- Aortendissektion oder -ruptur häufig Grund für Herz-Kreislauf-Stillstand mit PEA
- Komplikationen, z. B.:
  - Embolie
  - Kompletter Gefäßverschluss
  - Multiorganversagen
  - Ruptur, hohe Sterblichkeitsrate noch vor OP
- „Acute Aortic Dissection Detection Risk Score (ADD-RS)" der AHA: einfaches Tool zur Risikoeinteilung und präklinischen Auswahl Zielkrankenhaus (Herz-Thorax-Chirurgie) bei akutem Thoraxschmerz anhand von drei einfachen Befunden: Schmerzereignis, Familienanamnese und Untersuchung
- „Aortentelefon" (Deutsches Herzzentrum Berlin, 24 h besetzt): 030–4593 2007 oder www.dhzb.de unter der Rubrik „Notfall"

Appendizitis

Entzündung des Wurmfortsatzes (Appendix vermiformis); syn. Blinddarmentzündung

Ursachen

- Meist vom Darm ausgehende bakterielle Infektion
- Ansammlung von Flüssigkeiten im Appendix
- Fremdkörper (z. B. Kirschkerne)
- Begünstigende Faktoren: Verengung oder Verschluss des Appendixlumens, z. B. durch Abknickung, Narbenstränge, Kotsteine
- Differenzialdiagnosen: Tubengravidität, Adnexitis, Pyelonephritis, Cholezystitis, Tumore, Darmerkrankungen etc.

Symptome

- Leitsymptome:
  - Periumbilikale Leibschmerzen
  - Zu Beginn Appetitlosigkeit und epigastrischer Schmerz, im Verlauf Schmerzverlagerung in rechten Unterbauch
- Übelkeit, Erbrechen, Stuhlverhalt, bei Kindern auch Durchfall
- Erhöhte Temperatur: häufig typische rektal-axilläre Temperaturdifferenz
- Ziehende, oft kolikartige Schmerzen in Nabelgegend, verlagern sich innerhalb weniger Stunden in rechten Unterbauch, Schonhaltung
- Abweichung Symptomfolge bei Kleinkindern, Schwangeren und älteren Menschen

Diagnostik

- Primary Survey und Secondary Survey
- Anamnese:
  - Abdominalschmerz (nur 50 %!)?
  - Appetitlosigkeit?
  - Schmerztyp? Ausstrahlung? Schmerzverlagerung?
- Fokussierte Untersuchung:
  - Lokaler Druck- und Loslassschmerz am McBurney- und Lanz-Punkt
  - Kontralateraler Loslassschmerz (Blumberg-Zeichen)
  - Retrograder Ausstreichschmerz in Richtung Caecum (Rovsing-Zeichen, **Cave:** nicht mehr empfohlen!)
  - Psoas-Dehnungsschmerz
  - Erschütterungsschmerz
  - Ligat-Probe (Hyperästhesie des 10. Dermatoms)
  - Ten-Horn-Zeichen (Schmerzzunahme am McBurney-Punkt bei aktivem Herunterziehen des Hodens)
  - Oft erschwerte Diagnostik durch verschiedenste anatomische Lagevarianten des Appendix und verschiedener Erscheinungsbilder

Auf **Peritonitis- und Schockzeichen** achten → **Ruptur, Perforation**

- Monitoring und Vitalparameter: Temperatur ↑

Therapie

Basics

- Supportive O_2-Gabe bis max. Flow
- Lagerung nach Patientenwunsch, Schonhaltung → Knierolle

Advanced

- Anlage PVZ
- Applikation (balancierter) VEL i. v.
- Adäquate Analgesie:
  - 1 g Novaminsulfon (Novalgin®) langsam i. v. oder als Kurzinfusion
    oder
  - ½–1 Amp. Piritramid (z. B. Dipidolor®)
  - Ggf. 0,05–0,1 mg Fentanyl (z. B. Fentanyl-Janssen®), evtl. bis Wirkung wiederholen

Hinweise zum Transport

- Auf schwere Fälle und Komplikationen wie Peritonitis und Sepsis vorbereitet sein
- Transport in Viszeralchirurgie anstreben

Besondere Informationen

- Häufigste Ursache für Meldebild „Akutes Abdomen"
- Altersgipfel zwischen 10. und 30. Lj.
- Bei Patienten > 70 Jahre wird Appendizitis häufig übersehen, Ruptur häufigste Komplikation
- **Red Flags:** abnorme Vitalwerte, z. B. Tachykardie (**Cave:** Betablocker-Therapie!) und/oder Hypertonie, lokale oder generalisierte Abwehrspannung
- Bei Schwangeren häufigste Ursache extrauteriner Schmerzen
- Atypische Lokalisation Appendix bis vor Bauchnabel z. B. während Schwangerschaft
- Der sog. Erschütterungsschmerz (Bumper-Schmerz) kann ein deutlicher Hinweis auf Appendizitis sein
- Abschätzung des Risikos und der Wahrscheinlichkeit des Vorliegen einer Appendizitis: Alvarado-Score (innerklinische Risikostratifizierung)

Anamnestische Angaben bei einer Appendizitis

- Abdominalschmerzen (nur 50 %!)
- Initial eher kolikartige Schmerzen, dann im Verlauf Dauerschmerzen primär umbilikal
- Wandernde Schmerzen in den rechten Unterbauch
- Appetitlosigkeit
- Nausea und Emesis

(nach Salminen et al. 2015)

ARDS

Abk. für (engl.) acute respiratory distress syndrome; syn. Schocklunge, akutes Lungenversagen

Ursachen

- Diffuse Schädigung alveolokapillärer Membranen (zytokin-, leukotrien-, und makrophagenvermittelt), dadurch resultierende akute respiratorische Insuffizienz durch:
  - Hypoxie, Sepsis, Lungenkontusion, Polytrauma, Verbrennung, Verbrauchskoagulopathie, Schock, Massentransfusion, Aspiration von Mageninhalt, Beinahe-Ertrinken, Inhalationstrauma, toxisches Lungenödem, Pneumonie, Schocklunge, Strahlentherapie, kürzlich erfolgter chirurgischer Eingriff
  - Häufig im Zusammenhang mit Multiorganversagen bei Sepsis assoziiert
- Krankheitsverlauf in drei Phasen (allgemeine Vermutung):
  - **Exsudative Phase:** Entwicklung Akutphase in den ersten 72 h
  - **Proliferative Phase:** Bildung von Narben in Alveolarkapillarmembran (Selbstheilung)
  - **Rückbildungsphase:** allmähliche Genesung bei Überleben initialer Phasen und Heilung Alveolarkapillarmembran

Symptome

- Kennzeichnend ist Entwicklung einer progressiven Dyspnoe und Hypoxämie innerhalb von 12–48 h, häufig bei hospitalisierten Patienten
- Begleitende Pneumonie
- Tachypnoe
- Tachykardie
- Husten
- Fieber und Hypotonie bei Patienten mit Sepsis
- Rassel-/Knistergeräusche bei Auskultation

Diagnostik

- Primary Survey und Secondary Survey
- Anamnese:
  - Passende Patientenvorgeschichte?
  - Schwerer Krankheitsverlauf?
- Fokussierte Untersuchung:
  - Tachypnoe, Husten
  - Hinweise auf begleitende Pneumonie?
- Womöglich ARDS, wenn:
  - Nicht-kardial bedingtes Lungenödem (Auskultation, Echokardiografie)
  - Massive Einschränkung Oxygenierung (BGA) mit Dyspnoe und Hypoxämie
- Monitoring: HF ↑, SpO_2 ↓, Temperatur ↑
- Differenzialdiagnosen: Lungenembolie, schwerer Verlauf Pneumonie, Linksherzversagen

Therapie

Basics

- Highflow-O_2-Gabe 15 l/min via Maske und Reservoir bzw. assistierte Beatmung
- Angepasste Lagerung je nach Kreislaufsituation, bevorzugt sitzende Position (möglichst Lehnstuhlposition) mit seitlicher Unterstützung der Arme
- Monitoring und Vitalparameter

Advanced

- Anlage PVZ
- Ggf. Anlage ZVK
- Angepasste Applikation (balancierter) VEL i. v.
- Bei leichtem Verlauf (*Acute Lung Injury*, ALI) kann NIV ausreichend sein
- Intensivmedizinische Therapie:
  - Hämodynamisches Monitoring, nach Möglichkeit invasiv (arteriell)
  - Narkose und lungenprotektive Beatmung mit positivem endexpiratorischen Druck (PEEP) und niedrigen Beatmungsdrücken
  - Ggf. Therapie mit extrakorporaler Membranoxygenierung (ECMO)
  - Ggf. Einsatz von Katecholaminen
  - Evtl. Glukokortikoide i. v.

Hinweise zum Transport

- In Präklinik eher während Interhospitaltransfers (Intensivverlegungen) anzutreffen
- Transport in Klinik mit Intensivstation, möglichst Schwerpunktklinik anstreben

Besondere Informationen

- Kein spezifisches Heilmittel → Ursachen aggressiv behandeln, supportive Versorgung
- Bilaterale Lungeninfiltrate ab dem 3. Tag voll ausgeprägt
- Intensivmedizinische Herausforderung mit hoher Mortalitätsrate, die Mehrzahl der Patienten muss intubiert werden
- **Cave:** Intubation und Narkose insbesondere bei einer Rapid Sequence Induction (RSI) führt bei Patienten mit akuter oder chronischer kardiopulmonaler Erkrankung immer wieder zu Kreislaufstillständen → nur erfahrene Anwender, möglichst langsame Einleitung über 10–15 min!
- Letalitätsrate altersabhängig zwischen 30 und 70 %, bei Sepsis und Leberversagen erhöht

Unterteilung des ADRS in 3 Schweregrade

Abhängig von Schwere der Hypoxämie:
- Schwer: $PaO_2/FiO_2 \leq 100$ mmHg bei PEEP ≥ 5 cmH_2O
- Moderat: $PaO_2/FiO_2 = 101–200$ mmHg bei PEEP ≥ 5 cmH_2O
- Mild: $PaO_2/FiO_2 = 201–300$ mmHg bei PEEP ≥ 5 cmH_2O

Arterieller Verschluss

Verschluss einer Arterie, durch Kollateralkreisläufe nicht oder nur unzureichend ausgeglichen; syn. pAVK, Raucherbein, akuter Extremitätenarterienverschluss

Ursachen

- Begünstigende Risikofaktoren:
  - Nikotinabusus, Diabetes mellitus, Arteriosklerose
  - Periphere arterielle Verschlusskrankheit (pAVK)
- Embolien durch Vorhofflimmern
- Arterielle Thrombosen
- Klappenbedingte Thrombenbildung bei Mitralvitien (Mitralstenose, Mitralinsuffizienz) oder Klappenersatz
- Akuter Myokardinfarkt
- Trauma, Dissektion oder Aortenaneurysma, Sepsis, Fremdkörper
- Differenzialdiagnosen: Aortendissektion, venöse Thrombose

Symptome

- Kennzeichnend sind **6 P´s** nach Pratt an betroffener Extremität:
  - **P**ain: plötzlich einsetzender Schmerz
  - **P**allor: Blässe, Marmorierungen
  - **P**aresthesia: Sensibilitätsstörungen, Taubheit, Kältegefühl
  - **P**ulselessness: distal fehlende Pulse
  - **P**aralysis: Bewegungsunfähigkeit oder Schwäche
  - **P**rostration: Schock bei großen beteiligten Gefäßen

Diagnostik

- Primary Survey und Secondary Survey
- Anamnese: begünstigende Faktoren?
- Auslöser? Suche nach Emboliequellen (EKG)
- Fokussierte Untersuchung:
  - **D**urchblutung, **M**otorik, **S**ensibilität eingeschränkt, 6 P´s positiv → systematisches Tasten der Inguinal-, Popliteal- und Fußpulse (*pulslessness*), ggf. Auskultation, ob Strömungsgeräusche vorhanden (inguinal oder Oberschenkelstrombahn)
  - Sichtbare Nekrosen
- Sonderfall **Blue-Toe-Syndrom:**
  - Plötzlich kalte, zyanotische und schmerzhafte Zehe, selten ganzer Vorfuß
  - Gut palpable Fußpulse, nicht betroffener Fußteil ist warm
  - Ursache sind embolische Verschlüsse einer oder mehrerer Zehenarterien infolge arterio-arterieller Embolien
  - Quellen der Embolien sind atheromatöse Plaques (oft aus Bauchaorten- oder Poplitealaneurysma)
  - Häufig nach Katheterinterventionen (PCI, PTCA), hohes Rezidivrisiko!

- Differenzialdiagnostik (mögliche Ursachen für „Beinschmerzen“): tiefe Venenthrombose (TVT), oberflächliche Thrombophlebitis, Infekte (z. B. Erysipel und Zellulitis, Gasbrand), periphere Neuropathie, Akute Arthritis, Frakturen, nekrotisierende Fasziitis, Kompartmentsyndrom, Muskelhämatom, autoimmunbedingte Hautaffektionen

Therapie

Basics

- Lagerung:
  - Polsterung betroffener Extremität (Dekubitusprophylaxe)
  - Möglichst betroffene Extremität tieflagern, Oberkörper hoch und Schrägstellung der gesamten Trage
- Supportive O_2-Gabe bis max. Flow
- Monitoring und Vitalparameter

Advanced

- Anlage PVZ
- Bei Bedarf Applikation (balancierter) VEL
- Heparinisierung mit 5.000–10.000 IE i. v.
- Adäquate Analgesie: z. B. 0,05–0,1 mg Fentanyl (Fentanyl-Janssen®), Repetition bis Wirkung

Hinweise zum Transport

- Transport in gefäßchirurgische Fachabteilung (zügige Revaskularisierung)

Besondere Informationen

- Gefäßchirurgischer Notfall; hohe Amputationsrate
- Klinische Therapie: Fibrinolyse als Standardverfahren oder Embolektomie
- Weitere High-Risk-Diagnosen bei „Beinschmerzen“:
  - Proximale tiefe Venenthrombose (TVT) mit Lungenembolie, Mortalität 3–30 %
  - Phlegmasia coerulea dolens, seltene Sonderform einer massiven tiefen Becken-/Beinvenenthrombose, Mortalität 25–40 %
  - Nekrotisierende Fasziitis, Mortalität 24 %
  - Gasbrand (Clostridien-induzierte Myonekrose), Mortalität 67–100 %

Stadieneinteilung nach Fontaine

- Stadium I: Gefäßeinengung vorhanden, keinerlei Symptomatik
- Stadium II: entspricht der Claudicatio intermittens (Schaufensterkrankheit)
- Stadium III: Ruheschmerz in den Extremitäten auch ohne Bewegung
- Stadium IV: Nekrose durch den Gefäßverschluss mit Gangränbildung

Asthma bronchiale

Variable und reversible Atemwegsobstruktion infolge chronischer Entzündung und Hyperreaktivität der Atemwege, anfallsweise auftretend; syn. Bronchialasthma

Ursachen

- Unterschieden werden folgende Formen bzw. Phänotypen:
  - **Allergisches Asthma oder auch extrinsisches Asthma:**
    - Durch allergisierende Stoffe in der Umwelt: typische allergene Substanzen wie z. B. Gräser, Blüten, Pollen, Hausstaub, Tierhaare, Schimmelpilze etc.
    - Durch allergisierende Stoffe in der Arbeitswelt: z. B. Mehlstaub
  - **Nichtallergisches Asthma oder auch intrinsisches Asthma:** Auslöser: chemische oder physikalische Reaktionen (z. B. Kältereize), durch Medikamente (NSAR → *aspirin-exacerbated respiratory disease*), Anstrengung (*exercise induced bronchoconstriction*), Infektion der Atemwege, Tabak, emotionale Belastungsfaktoren, Sulfite in der Nahrung
  - **Mischformen** aus allergischem und nichtallergischem Asthma
  - **Late-onset-Asthma:** überwiegend Frauen, hoher Bedarf an Steroiden
  - **Cough-Variant-Asthma:** chronisch trockener Husten unbekannter Ursache, verbunden mit unspezifischer bronchialer Hyperreagibilität
  - **Asthma mit Adipositas**
- Differenzialdiagnosen: COPD, α_1-Antitrypsin-Mangel, Sarkoidose, Obstruktion durch Fremdkörper, Refluxösophagitis, akute Bronchitis

Symptome

- **Symptomtrias bzw. Charakteristika:**
  - Bronchiale Entzündung
  - Bronchiale Hyperreaktivität
  - Endobronchiale Obstruktion:
    - Spasmus kleiner Bronchien und Bronchiolen (Bronchiospasmus)
    - Vermehrte Produktion von sehr viskösem Bronchialsekret (Hyperdyskrinie)
    - Schleimhautödem und entzündliche Schleimhautinfiltration
    - Umbauvorgänge der Atemwegswände (Remodeling)
- Anfallsweise auftretende schwere Dyspnoe, zäher Auswurf
- Verlängertes Exspirium, Einsetzen der Atemhilfsmuskulatur, Kutschersitzhaltung
- Ein- oder Zweiwortdyspnoe
- Giemen, Brummen, Pfeifen
- Angst, Unruhe
- Blasse oder zyanotische Haut
- Tachypnoe
- Tachykardie
- **Leitsymptom:** anfallsweise auftretende Atemnot + exspiratorischer Stridor

Diagnostik

- Primary Survey und Secondary Survey
- Anamnese:
  - Bekanntes Asthmaleiden?
  - Anfallsartig aufgetreten?
    - Auslösende Ursachen eines **akuten** Asthmaanfalls:
    - Entzündung der Bronchien oder Bronchiolen, respiratorische Virusinfekte
    - Antigenexposition, inhalative Reizstoffe
    - Medikamente (ASS, Betablocker, Parasympathomimetika)
    - Körperliche Anstrengung
    - Kalte Luft
    - Inadäquate Therapie
- Körperliche Untersuchung:
  - Zyanose, Fassthorax, thorakale Einziehungen, Einsatz der Atemhilfsmuskulatur
  - Auskultation: Giemen, Brummen, Pfeifen, verlängertes Exspirium
- Monitoring und Vitalparameter:
  - HF ↑, Tachypnoe, SpO_2 ↓
  - Evtl. $etCO_2$ ↑, Kapnografiekurve → „Haifischflosse“
- **Hinweise für schwere Asthmaexazerbation (lebensbedrohliche Symptome):**
  - $SpO_2 < 92\,\%$, Zyanose
  - Einsatz der Atemhilfsmuskulatur
  - Respiratorische Erschöpfung, Vigilanzminderung
  - AF ↑, Arrhythmien, Hypotension
  - Gestaute Halsvenen, paradoxer Puls
  - Fehlendes Atemgeräusch (*silent lung*)

Therapie

Basics

- Ggf. Auslöser beseitigen, Beruhigung
- „Lippenbremse“ erläutern, zum Einsatz Atemhilfsmuskulatur anleiten
- Hypoxie bekämpfen: hochdosierte O_2-Gabe mit Ziel-SpO_2 92–96 %
- Angepasste Lagerung
- Monitoring und Vitalparameter

Advanced

- Anlage PVZ
- Applikation (balancierter) VEL → Verdünnung von „zähem“ Sekret
- Rasch wirksame inhalative β_2-Sympathomimetika (SABA):
  - Erwachsene: 5 mg Salbutamol (z. B. Sultanol®)
  - Kinder: 2,5 mg Salbutamol
- Anticholinergika: 0,5 mg Ipratropiumbromid (z. B. Atrovent®) inhalativ
- Ggf. 3–5 mg Adrenalin (z. B. Suprarenin®) inhalativ
- Prednisolonäquivalent 50–125 mg (z. B. SDH 250®) langsam i. v.
- Erweiterte Bronchospasmolyse:
  - 0,09 mg Reproterol (z. B. Bronchospasmin®) i. v.
  - 2 g Magnesium (z. B. Magnesiumsulfat®) langsam i. v.
- Ggf. nichtinvasive Ventilation (NIV)/CPAP-Therapie
- Ggf. Intubationsnarkose bei Status asthmaticus mit 1–2 mg/kg KG Esketamin

(z. B. Ketanest S®) zur Narkoseführung → bronchodilatatorische Wirkung

Hinweise zum Transport

- Wenn möglich, Transport in Klinik mit angeschlossener Pulmologie
- Ggf. Repetition inhalativer β_2-Sympathomimetika
- Auf respiratorische Erschöpfung achten

Besondere Informationen

- **Diagnose schweres Asthma (NVL Asthma) bei Erwachsenen:**
  - Unter Therapie mit inhalativen Kortikosteroiden (Höchstdosis) und mindestens einem zusätzlichen Langzeitmedikament (langwirkendes Beta-2-Sympathomimetikum) > 6 Monate/Jahr treffen folgende Punkte zu:
    - Atemwegsobstruktion: forciertes exspiratorisches Volumen in 1 s (FEV1) < 80 % des Sollwerts → Spirometrie
    - Häufige Exazerbationen: ≥ 2 kortisonpflichtige Exazerbationen in den letzten 12 Monaten
    - Schwere Asthmaexazerbationen: ≥ 1 Exazerbation mit Hospitalisierung oder Beatmung in den letzten 12 Monaten
- **Diagnose schweres Asthma bei Kindern und Jugendlichen:** Trotz sachgerechter und adäquater Therapie mit Ziel einer Asthmakontrolle (> 6 Monate) muss Add-on-Therapie mit langwirkendem Anticholinergikum oder monoklonalen Antikörpern erfolgen
- Besonderheit im Kindesalter (≤ 5 Jahre): häufig episodische Atemwegsobstruktionen; wenn Symptome vorübergehend, keine Rechtfertigung für Asthmadiagnose
- Status asthmaticus: besonders schwerer Anfall über längeren Zeitraum ohne Wirkung üblicher Therapiemaßnahmen
- Häufigkeit (Prävalenz):
  - Ca. 5 % der Erwachsenen und bis zu 10 % der Kinder
  - Höchste Prävalenz in Schottland und Neuseeland, niedrigere Prävalenz in Osteuropa und Asien
  - Allergisches Asthma häufig beginnend im Kindesalter, nichtallergisches Asthma meist erst beginnend im mittleren Alter (< 40 J.)
- Differenzialdiagnosen: COPD, akute Herzinsuffizienz („Asthma cardiale"), Fremdkörperaspiration, Anaphylaxie, Epiglottitis, Tracheobronchitis, virale Atemwegsinfektionen, Bronchitis, **V**ocal **C**ord **D**ysfunction (Stimmband-Dysfunktion, sog. Laryngospasmus), Hyperventilationssyndrom, nichtasthmatische eosinophile Bronchitis (NAEB), exogen-allergische Alveolitis, allergische bronchopulmonale Aspergillose
- Asthmaanfälle während der Schwangerschaft müssen ebenso aggressiv behandelt werden, um eine fetale Hypoxie zu vermeiden. Die Therapie verläuft analog.
- Asthma ist die häufigste chronische Erkrankung bei Kindern
- Exkurs Pädiatrie: **Bronchiolitis** (Erkrankung der unteren Atemwege):

- Häufige Atemwegsinfektion bei Säuglingen und Kleinkindern (< 18–24 Monaten, Gipfel zwischen 3 und 6 Monaten)
- Virale Infektion durch RSV (Respiratory-syncytial-Virus)
- Häufig Kinder betroffen, die nicht gestillt werden
- Kombination aus schlimmer Erkältung **und** Asthma
- Klinik: breites Spektrum von asympt. Infektionen über Schnupfen, Pharyngitis, Tracheobronchitis bis hin zu schwerer Pneumonie

• Weitere Infos unter: www.atemwegsliga.de, www.ginasthma.com, www.asthma.versorgungsleitlinie.de

Kennzeichen erhöhter Mortalität

- Plötzlich auftretende schwere Exazerbationen
- Jede Vorgeschichte eines Asthmaanfalls mit Intubation bzw. Intensivpflichtigkeit
- Kürzlicher Besuch der Notaufnahme oder Hospitalisierung
- Häufige Krankenhausaufenthalte
- Zusätzliche COPD, Herzinsuffizienz, Sinusitis etc.
- Kokain- oder Heroinabhängigkeit
- Psychsoziale Probleme, Medikamenten-Malcompliance
- Peak-Flows < 50–60 % der prognostizierten Werte
- Symptomdauer > 2 Tage
- Häufige Einnahme bzw. hoher Verbrauch von Steroiden und β_2-Mimetika

Augennotfall, traumatischer

Verletzung des Auges mit Beeinträchtigung oder Gefährdung physiologischer Funktion; syn. ophthalmologischer Notfall

Ursachen

- Verkehrsunfälle, z. B.:
  - Tragen einer Brille
  - Verletzungen durch ausgelösten Airbag
- Penetrierende oder perforierende (intraokulare) Augenverletzungen, z. B. Glassplitter, Metallfremdkörper
- Stumpfe Verletzungen durch z. B. Faustschlag, Sektkorken etc.
- Risswunden durch Hundebisse
- Knallkörperverletzungen
- Fremdkörperverletzungen, z. B. durch Rasenmähen, Fräsen etc.
- Fremdkörper, wie z. B. Sandkörner
- UV-Strahlung (aktinische Keratopathie) → Photokeratitis, Schweißerblende, Schneeblindheit
- Verbrennungen durch z. B. Grillen, Verpuffungen etc.
- Chemische Läsionen:
  - Reizgas-, und Pfefferspray
  - Basen/Laugen, Säuren
  - Ungelöschter Kalk

Symptome

- Leitsymptom Abwehrtrias (Fremdkörper): Lidkrampf, tränendes Auge, Lichtscheue
- Allgemeine Symptome:
  - Schwellung, Blutung, Rötung, Schmerzen, Missempfindungen (Irritation)
  - Sehbeeinträchtigung, Visusverschlechterung (Sehschärfe)
  - Pupillenstörungen
  - Sichtbare Fremdkörper
- Chemische Läsion und Verbrennung:
  - Einteilung nach Ausmaß Gewebsschädigung:
    - Grad 1, leicht: Reizung, Rötung, Schwellung der Lider und Bindehaut
    - Grad 2, mittelschwer: beginnende Durchblutungsstörung Bindehaut, leichte Hornhauttrübung
    - Grad 3, schwer: Nekrosenbildung, nicht mehr durchblutete Bindehaut, ausgeprägte weißliche Trübung Hornhaut („gekochtes Fischauge“)
  - Koagulationsnekrose bei Säuren und Verbrennungen
  - Kolliquationsnekrose bei Laugen
- Stumpfes Augentrauma (Contusio bulbi):
  - Schmerzen, Visusverschlechterung, Sehminderung, Lichtscheu, Tränen, Lidkrampf
  - Einschränkung der Augapfelbewegung und ggf. Vorwölbung (Protrusio bulbi) bei z. B. Orbitabodenfraktur → Blow-out-Fraktur
- Perforation: Pupillenentrundung, Blutspiegel in Vorderkammer (Hyphäma), Glaskörperblutung, Sehverschlechterung
- Risswunden:
  - Sichtbare Zerreißung der Unterlider und Tränenkanälchen
  - Zerreißungen des Lidrands

Diagnostik

- Primary Survey und Secondary Survey
- Anamnese:
  - Unfall-, Verletzungsmechanismus? Erkrankung? Fremdkörper?
  - Bei Schneeblindheit meist 7 h nach Exposition beidseitig starke Augenschmerzen und Abwehrtrias
- Allgemeine ophthalmologische Notfalluntersuchung:
  - Augen-Inspektion:
    - Verletzungszeichen im Hornhaut-, Augapfel und Lidbereich
    - Vermehrte Gefäßzeichnung Bindehaut (Conjunctiva)
    - Flächige Blutungen unter Bindehaut (Hyposphagma)
    - Einblutungen
    - Sichtbare Fremdkörper
  - Sehvermögen:
    - Handbewegung, Fingerzählen
    - Konfrontationsperimetrie (Sehfelduntersuchung)
  - Pupillendiagnostik mit Pupillenleuchte:
    - Pupillenreaktion direkt/indirekt
    - Einblutung in vordere Augenkammer (Hyphäma)?
- Fokussierte Untersuchung Blow-out-Fraktur: Enophthalmus (Einsinken des Augapfels)

Therapie

Basics

- Subtarsale Fremdkörper, wie z. B. Sandkörner: Augenlid nach außen umklappen (ektropionieren) und mit feuchtem Wattestäbchen auswischen
- Verbrennungen und Verätzungen:
  - Gründliches Spülen mit sterilem Wasser oder kommerziellen Augenspüllösungen (mind. 15 min). Wenn vorhanden, möglichst polyvalente Spülungen (z. B. Previn®) nutzen.
  - Bei Kalkverätzungen möglichst mechanisches Entfernen ohne Wasserspülung (Wasser reagiert mit Kalk und führt zu Hitzeentwicklung)
- Stumpfes Augentrauma:
  - Lokale Kühlung Auge, keine Manipulation
  - Steriler Augenverband
  - Bei starkem Trauma beide Augen abdecken, ggf. starre Augenschutzschale (z. B. Kinder-O_2-Maske)
  - Unvollständiger Lidschluss und lange Transportzeit: regelmäßiges Feucht-Halten des Auges mit Ringer®-Lösung („träufeln")
- Risswunden: Blutungskontrolle und steriler Augenverband
- Penetrierende oder perforierende Augenverletzung:
  - Zügiger Transport in Augenklinik, nur Inspektion, Fremdkörper nicht entfernen und ggf. fixieren
  - Steriler Augenverband und Abdecken beider Augen, ggf. starre Augenschutzschale auf verletztes Auge

Advanced

- Ggf. Anlage PVZ
- Medikamente vermeiden, die mit Pupillomotorik interferieren (z. B. Opiate)
- Oberflächenanästhesie der Binde- und Hornhaut mit Oxybuprocain Augentropfen (z. B. Novesin®)
- Ggf. systemische Analgesie mit z. B. Ketanest S®
- Ggf. Antiemese: z. B. 4 mg Ondansetron (z. B. Zofran®) langsam i. v.

Hinweise zum Transport

- Rascher Transport mit Voranmeldung in Augenklinik
- Bei luftgebundenen Transporten und längeren Flugzeiten auf mögliche Steigerung des intraokularen Drucks achten
- Dringlicher Transport mit weiterer therapeutischer Versorgung bei chemischer Verätzung

Besondere Informationen

- Bei stumpfen Augenverletzungen immer auch an Schädel-Hirn-Verletzungen denken
- Unterschiede in Schwere der Auswirkung:
  - Basen/Laugen:
    - Im Vergleich zur Säure schwerwiegende Augenschädigung in kurzer Zeit
    - Reaktion von Base/Lauge mit Lipiden → Bildung von Seife
    - Entstehung einer Kolliquationsnekrose durch tiefes Eindringen des Ätzmittels
  - Säuren:
    - Denaturierung von Eiweißen, Bildung Koagulationsnekrose, dadurch „Schutzschicht" und meist langsameres und nicht so tiefes Eindringen der Säure
    - Später schlagartiger Durchbruch in tiefe Gewebsschichten

Bandscheibenvorfall

Plötzliche oder langsame Verlagerung bzw. Austritt von Gewebe des Nucleus pulposus der Bandscheibe mit eventueller Kompression des Rückenmarks oder der Nervenwurzeln; syn. Bandscheibenprolaps, Diskusprolaps, Diskushernie, Lumboischialgie, Lumbago

Ursachen

- Genetische Schwächen
- Einseitige Belastungen oder Schwäche der paravertebralen Rückenmuskulatur
- Falsches Heben und Tragen
- Bewegungsmangel, Übergewicht
- Fehlhaltungen im Berufsalltag (Bürotätigkeit)
- Schwangerschaft
- Unfall- oder verletzungsbedingte Schädigung
- Erkrankungen

Symptome

- Leitsymptome:
  - Starke Rückenschmerzen mit Ausstrahlung in Gesäß und/oder Bein
  - Parästhesien (Sensibilitätsstörungen)
  - Lähmungen der Beine
- Häufig symptomlose Bandscheibenvorfälle

Diagnostik

- Primary Survey und Secondary Survey
- Anamnese:
  - Unfall- und Verletzungsmechanismus?
  - Schweres Heben, falsche „Drehung“ etc.?
  - Bekanntes Bandscheibenleiden? OP-Historie?
  - Risikofaktoren (Metastasen, intraabdominelle Krankheitsbilder etc.)?
  - Onkologische Erfahrungen, Diabetes, intravenöser Drogenmißbrauch, Langzeitgebrauch von Kortikosteroiden?
  - **Warnzeichen bei Rückenschmerzen:**
    - Alter < 18 oder > 50 Jahre
    - Trauma
    - Schmerzdauer > 6 Wochen
    - Schmerzen in Ruhe oder in der Nacht
    - Persistierender Schmerz trotz Analgetika
    - Ischiassymptomatik
    - Neurologische Symptomatik: Schwäche, Parästhesien, Analgesie
    - Harn- oder Stuhlinkontinenz
    - Fieber, Schüttelfrost, Nachtschweiß, Gewichtsverlust
    - Intravenöser Drogengebrauch
    - Onkologische Anamnese
- Körperliche Untersuchung mit gründlicher neurologischer Untersuchung:
  - **Lasègue-Test:** positiv bei passiver Beugung des Beins bis 45° und dann scharf einschießenden Schmerzen im Bein, ausstrahlend bis unter das Knie
  - **Kernig-Zeichen:** Nervendehnungsschmerz mit Anwinkeln der Knie bei Beugung der gestreckten Beine im Hüftgelenk

  - **Bragard-Zeichen:** Schmerzen im Gesäß oder Bein bei Beugung der gestreckten Beine im Hüftgelenk und passiver, dorsaler Flexion der Füße
  - Orientierende Beweglichkeitsprüfung: Ante-, Retro-, Lateralflexion der LWS
  - **Warnzeichen bei der körperlichen Untersuchung:**
    - Unruhe durch starke Schmerzen
    - Punktschmerz an der Wirbelsäule
    - Neurologische Defizite
    - Positives Lasègue-Zeichen
- Monitoring und Vitalparameter

Therapie

Basics

- Angepasste Lagerung:
  - Beine angewinkelt (Bettkasten)
  - Immobilisierung mit z. B. Vakuummatratze
- Wärmeerhalt

Advanced

- Ggf. Anlage PVZ
- Applikation (balancierter) VEL zum Offenhalten
- Analgesie
  - Leichte Schmerzen:
    - NSAR, COX-2-Hemmer, Metamizol (z. B. Novalgin®) oral
      oder
    - 1 g Metamizol (z. B. Novalgin®) langsam i. v.
  - Starke Schmerzen: z. B. 0,05–0,1 mg Fentanyl (z. B. Fentanyl-Janssen®) i. v., ggf. Repetition bis Wirkung

Hinweise zum Transport

- **Neurologischer Notfall** und Entscheidung **Transport in Neurochirurgie:**
  - Alarmsymptome beim Bandscheibenvorfall sind v. a. rasch zunehmende Lähmungen sowie Blasen- und Mastdarmstörungen
  - Beachte Red Flags laut AWMF-Leitlinie (s. u.)

Besondere Informationen

- Rückenschmerzen zweithäufigster Grund für Aufsuchen eines Arztes
- **Lumboischialgie:**
  - Isolierte Reizung des N. ischiadicus → Ischialgie
  - Isolierte Schmerzen im Bereich der LWS → Lumbago, Lumbalgie
  - Beschwerden häufig nicht abgrenzbar, daher meist Begrifflichkeit Lumboischialgie
- Gefährliche Ursachen von unteren Rückenschmerzen:
  - Cauda-equina-Syndrom
  - Epiduraler Abszess
  - Aortenaneurysma
  - Metastasen
  - Wirbelkörperfrakturen
- Häufige Ursachen von Rückenschmerzen:
  - Unspezifisch (85 %)
  - Bandscheibenvorfall
  - Spinalkanalstenose
  - Urolithiasis
  - Chronischer Rückenschmerz

- Basisuntersuchung bei unteren LWS-Schmerzen:
  - Abdomen
  - Motorik beider Beine, von Hüfte bis Großzehen
  - Sensibilität Becken und Beine
  - Lasègue-Zeichen
  - Patellarsehnen-, Achillessehnen-, Babinsky-Reflex
  - Fußpulse
  - Aufstehen, Fersenstand, Zehenstand, Gangbild
- **Cave:** Lasègue-Test kann bei Ischialgie, Bandscheibenprolaps und Meningitis positiv ausfallen!
- Differenzialdiagnosen bei Rückenschmerzen: BAA, Cauda-equina-Syndrom, Spinaltumor, Spinalinfektion, Meningitis, Myelitis, vertebrale Osteomyelitis, Myokardinfarkt, LAE, Pleuraerguss, Pneumonie, Cholezystitis, ösophagiale Erkrankungen, Pankreatitis, Ulkuserkrankungen, Pyelonephritis und gynäkologische Notfälle

Red Flags Bandscheibenprolaps

- Progrediente neurogische Ausfälle
- Cauda-equina-Syndrom
- Schmerzverstärkung in der Nacht
- Nachlassende Schmerzen bei deutlicher Parese
- Miktionsstörungen
- Unfall
- Osteoporose und Bagatelltrauma
- Tumoranamnese
- Infektionen wie z. B. Spondylodiszitis
- Gewichtsverlust und Fieber

Barotrauma

Schädigung durch Exposition gegenüber Gegendruck; syn. Dekompressionserkrankung (DCI), Dekompressionskrankheit (DCS), Lungenbarotrauma (PBT), Caisson-Krankheit, arterielle Gasembolisation (AGE), scuba diving accident

Ursachen

- Folge extremer Höhen oder Tiefen, v. a. bei Tauchern vorkommend
- **Begünstigende Faktoren:** mangelnde Fitness, höheres Alter, weibliches Geschlecht, Unterkühlung, Alkohol- oder Drogenkonsum, Defekt Herzscheidewand, Übergewicht, Schlafmangel, Dehydrierung, unangemessene Ernährung, körperliche Erschöpfung, Vorerkrankungen (z. B. Asthma), erhöhter pCO_2, niedrige Wassertemperatur
- Dekompressionskrankheit (DCS), schwerste Folge Barotrauma: Bildung von gasförmigen Stickstoff in Form von intravaskulären Gasblasen und Ausdehnung Gasblasen (Boyle-Gesetz) bei z. B. zu schnellem Auftauchen → Obstruktionen im Gefäß- und Lymphsystem mit Behinderung Mikrozirkulation, Aufblähung von Gewebe
- Arterielle Gasembolie (AGE):
  - Pulmonales Gastrauma (Ruptur von Alveolen) durch z. B. maschinelle Beatmung
  - Inadäquate Expiration (Air Trapping, willentliches Luftanhalten, Laryngospasmus)

Symptome

- Meist innerhalb 1 h nach z. B. Tauchgang auftretend, aber auch nach 6 h oder erst nach 12–24 h (Latenzphase)
- **Barotrauma, z. B. beim Abtauchen:**
  - Zahn-, Muskel-, Gelenk- und Knochenschmerzen
  - Ohrenschmerzen, Hörsturz, Tinnitus, Übelkeit, Erbrechen
  - Druckstellen durch Taucherbrille mit Einblutungen in Lederhäute und Bindegewebe
  - Schleimhautblutungen, Nasenbluten, blutiger Ausfluss aus Ohren
- **Barotrauma, z. B. beim Auftauchen:**
  - Petechien am Kopf oder Hals, Marmorierungen, Juckreiz → kutane Symptomatik
  - Bewusstseinsstörungen, neurologische Ausfälle, Kopfschmerzen
  - Sehstörungen, Schwindel, Krämpfe
  - Akute Dyspnoe, Blut im Speichel, verminderte Atemgeräusche
  - Thoraxschmerz, Pneumothorax, Pneumoperikard
  - Haut- oder Mediastinalemphysem
  - Jugularvenenstauung
  - Paresen
  - Querschnittläsion mit Lähmungen und Sensibilitätsstörungen
  - Volumendefizit durch Freisetzung von atrialem natriuretischen Peptid und Hemmung des antidiuretischen Hormons → Diurese
  - Schock
  - Apnoe, Herz-Kreislauf-Stillstand

Diagnostik

- Primary Survey und Secondary Survey
- Anamnese und Klinik:
  - Unfallmechanismus?
  - Aufenthalt in extremen Tiefen oder Höhen?
  - Schmerzmuster?
  - Bei Tauchunfällen Tauchprofil erfragen, genauer Unfallhergang
- Körperliche Untersuchung:
  - Hinweise auf Dekompressionskrankheit
  - Kutane Symptomatik
  - Auskultation Lunge → Pneumothorax?
- Neurologische Untersuchung
- Monitoring und Vitalparameter
- **High Risk:** schwere Symptome einer Dekompressionskrankheit mit Beschwerden bereits unter Wasser, internistische Begleiterkrankungen, Hypothermie
- **Low Risk:** milde Symptome mit Ausprägung erst nach Verlassen des Wassers

Therapie

Basics

- **Wichtigste Maßnahme:** Highflow-O_2-Gabe 15 l/min via Maske, ggf. assistierte Beatmung
- Monitoring und Vitalparameter
- Nasse Kleidung entfernen, Schutz vor Auskühlung und Überhitzung
- Milde Symptome und selbstständiges Trinken möglich: 0,5–1 l/h Flüssigkeit
- Angepasste Ruhiglagerung je nach Kreislaufsituation
- Gerätesicherstellung (z. B. Tauchcomputer)

Advanced

- Anlage PVZ
- Angepasste und großzügige Gabe 500–1.000 ml/h (balancierter) VEL
- **Cave:** Pneumothorax → Spannungspneumothorax entlasten!
- Krampfdurchbrechung: Midazolam (z. B. Dormicum®) i. n./i. v.
- Ggf. Intubationsnarkose und Beatmung mit FiO_2 1,0

Hinweise zum Transport

- Transportorganisation über Rettungsleitstelle
- Bei schwerer Dekompressionskrankheit oder arterieller Gasembolie (AGE) Transport möglichst in Nähe Druckkammer für hyperbare Sauerstofftherapie mit Rekompression (HBO)
- Bei Transport mit RTH, niedrigste vertretbare Flughöhe anstreben – weitere Ausdehnung der Gasblasen verhindern

Besondere Informationen

- Häufigste Schädigung im Rahmen des Tauchens
- Bei jeder Symptomatik nach Tauchgang an Tauchunfall denken!
- Viele Barotraumen lösen sich spontan auf und bedürfen keiner Behandlung
- Gefährdung aller Organe bei Barotrauma, die luftgefüllte Räume besitzen: Mittel- und Innenohr, Zähne (besonders unter Zahnfüllungen), Sinus, Lunge oder Hohlorgane des Magen-Darm-Trakts

- Bereits ein Druckgradient von 7,4–9,8 kPa kann zu Ruptur von Lungengewebe führen
- HBO sinnvollste und weiterführende Therapiemaßnahme
- Tauchärztliche Telefonberatung und Übersicht Druckkammern unter www.gtuem.org
- **Exkurs Stickstoffnarkose:**
  - Bei Tauchtiefen unter 30 m Kumulation von Stickstoff in den Nervenzellen durch Erhöhung der Gaspartialdrücke
  - Resultat ist ein „Tiefenrausch“ mit Halluzinationen und Persönlichkeitsveränderungen bis hin zur Bewusstlosigkeit
  - Symptomatik meist rückläufig durch Auftauchen in seichtere Gewässer

Divers Alert Network (DAN) Europe

- DAN Europe ist Ansprechpartner bei Notfällen und Rückfragen. **Erster Kontaktpartner ist immer die Leitstelle !**
- DAN-Hotline Europe: + 39 06 4211 8685
- Internationale DAN-Hotline (www.dan.org): + 1 (919) 684–9111

Beckentrauma

Durch Gewalteinwirkung entstehende Frakturen und Verletzungen am Becken mit oder ohne Beteiligung intrapelviner Gefäße; syn. Beckenfraktur, pelvine Verletzung

Ursachen

- Direktes oder indirektes Trauma durch z. B.:
  - Verkehrsunfälle, Stürze, Sportunfälle, Freizeitunfälle, Arbeitsunfälle
  - Zug an Extremitäten, Quetschtrauma, forcierte Muskelspannung
- Häufige Begleitverletzung bei z. B.:
  - SHT
  - Frakturen großer Röhrenknochen
  - Thoraxverletzungen
  - Verletzungen der Harnröhre
- Arten der Beckenfraktur:
  - Frakturen der Sitzbeinäste, Acetabulumfrakturen, Beckenringfrakturen, laterale Kompressionsfraktur, anteroposteriore Kompressionsfraktur, vertikale Scherbrüche
  - Instabile Beckenfraktur mit Symphysensprengung und dorsaler Läsion (Open-Book-Fraktur)
- Unterteilung in Frakturtypen:
  - Typ A (stabil)
  - Typ B (rotationsstabil): Open-Book-Verletzung bei z. B. Motorradunfällen
  - Typ C (translations- und rotationsstabil): z. B. bei Überrolltrauma

Symptome

- Schmerzen in Beckengegend
- Instabilität
- Prellmarken, Abschürfungen, Hämatom, Blutungen
- Krepitation (Knochenreiben)
- Ziehender Schmerz in Leiste, seitlicher Druckschmerz
- Bewegungseinschränkung
- Fehlstellung, Verkürzung unterer Extremitäten, Außen- oder Innenrotation der unteren Extremität

Diagnostik

- Primary Survey und Secondary Survey
- Anamnese: Unfallkinematik?
- Strukturierte Traumauntersuchung mit Beckenuntersuchung: Inspektion, ggf. vorsichtige Palpation in zwei Ebenen: Palpation von oben in posterolateraler und von der Seite in rein lateraler Richtung, nur einmal! (**Cave:** unterschiedliche Lehrmeinungen!)
  - Druckschmerz, Instabilität, Krepitation
  - Prellmarken, Abschürfungen etc.
  - Begleitverletzungen?
- Monitoring und Vitalparameter

Therapie

Basics

- Supportive O_2-Gabe bis max. Flow
- Anlage Beckenschlinge (Sam Medical® Pelvic Sling®, Arrow ®TPOD™,

VBM-Beckenschlinge) zur Blutungskontrolle und Stabilisierung
- Indikation und Anlage Beckenschlinge anhand **KISS**-Schema:
  - **K**inematik, signifikanter Verletzungsmechanismus
  - **I**nspektion auf Hinweis einer Beckenverletzung
  - **S**chmerzen
  - **S**tabilisierung
- Umlagerung und Immobilisation möglichst mit Schaufeltrage und Lagerung auf Vakuummatratze
- Monitoring und Vitalparameter
- Behandlung von Begleitverletzungen
- Wärmeerhalt

Advanced

- Anlage von möglichst 2 großlumigen PVZ
- Applikation (balancierter) VEL: Ziel-$RR_{syst.}$ 80–90 mmHg bei unkontrollierbarer Blutung
- Analgesie:
  - 0,125 mg/kg KG Esketamin (z. B. Ketanest S®) i. v. in Kombination mit Midazolam (z. B. Dormicum®) i. v., Repetition Esketamin mit 0,08 mg/kg KG i. v. nach 10–15 min
    oder
  - 2–5 mg Morphin (z. B. MSI®) langsam i. v., evtl. wiederholen

Hinweise zum Transport

- Transport in Traumazentrum anstreben mit Schockraumanmeldung
- **Cave:** hämorrhagischer Schock!
- Kontrolle Beckenschlinge: Im Verlauf auf Festigkeit kontrollieren!

Besondere Informationen

- Diagnose Beckenfraktur präklinisch häufig schwierig, wird oft übersehen
- Gefahr schwerer Blutung (Beckenvenengeflecht, schwere arterielle Blutungen)
- Notfallstabilisierung des Beckens nur bei schweren Beckenverletzungen („Open-book-Fraktur") mit vitaler Gefährdung effektiv, ansonsten keine starke Evidenz für Nutzen externer nichtinvasiver Beckenstabilisatoren
- Effekt Beckenschlinge bei korrekter Anlage: Volumenumverteilung, Verkleinerung intrapelvikales Volumen → Kompression von Blutungen (venöser Plexus, spongiöse Knochen)
- Die Stabilitätsprüfung des Beckens wird zunehmend kritischer gesehen
- Inzidenz mechanisch instabiler Beckenfrakturen v. a. in Kombination pelvin bedingter hämodynamischer Instabilität eher selten → bei unkritischer Anwendung Gefahr der Überkompression und Sekundärschädigung (z. B. Hautläsionen, Nekrosen, Gefäßschäden), besonders durch falsche Anlagetechnik → regelmäßig praktisch üben!
- Mögliche Abwägung und Vorgehensweise für „Nutzen" und Anlage einer Beckenschlinge:
  - Beckenverletzung + hämodynamische Instabilität → Ja
  - Beckenverletzung + hämodynamische Stabilität → Nein, hier ggf. nur vorbereiten (nicht anziehen), bei Instabilität anziehen

- Typische Unfallmechanismen mit hohem Risiko für mechanisch instabile Beckenverletzungen:
  - Anprall Motorradfahrer gegen Hindernis
  - Dashboard-Injury (z. B. Frontalzusammenstoß)
  - Sturz aus großer Höhe
  - Überrolltrauma
- Bei instabilen Beckenfrakturen oft Verletzungen von Nerven, Gefäßen und inneren Organen
- Im Zweifel immer Beckenschlinge anlegen. Keine Kontraindikation, möglichst kommerzielle Hilfsmittel nutzen und auf richtige Anlagetechnik achten (in Höhe der Trochanteren [Trochanter major])

Blitzschlag

Verletzung durch Blitzeinwirkung und Einwirkung von extrem hoher Spannung und Stromstärke auf den Körper mit kurzer Kontaktdauer; syn. Stromunfall

Ursachen

- Physische Schädigung durch physikalische Mechanismen:
  - Direkter Blitzschlag (*direct strike*)
  - Stufenweise Entladung (*step voltage*)
  - Blitzschlag durch Entladung (*flash discharge*)
  - Blitzschlag durch Kontakt (*contact strike*)
  - Stumpfes Trauma, z. B. durch Sturz, muskuläre Kontraktionen (*blunt trauma*)
- Weitere Ursachen und verschiedene Verletzungsmechanismen:
  - Überspringende Blitze
  - Kontakt mit vom Blitz getroffenen Objekten
  - Schrittspannung (Kegel)
  - Indirekte Verletzung durch Druckwelle
- 6 Faktoren beeinflussen den Schweregrad: Art des Stromkreises, Dauer Exposition, Spannung, Stromstärke, Gewebewiderstand und Weg des Stroms

Symptome

- Innere und äußere Schädigung mit Ergebnissen massiver Einwirkung von Gleichstrom
- Herz-Kreislauf-Stillstand (ca. 30–46 %)
- Atemstillstand (ca. 13 %)
- Neurologische Störungen (ca. 86 %):
  - Passagere Bewusstlosigkeit
  - Krampfanfälle
  - Lähmungen
- Psychische Alteration (ca. 4–18 %):
  - Desorientiertheit
  - Stressreaktion
- Verletzungen der Sinnesorgane (ca. 55 %):
  - Trommelfellruptur
  - Visusverlust
- Verbrennungen (Haut, innere Organe, ca. 10–67 %): Flashover-Phänomen (Lichtenberg-Zeichen)
- Verletzungen infolge Druckwelle oder stumpfem Trauma (ca. 2 %)

Diagnostik

- Primary Survey und Secondary Survey
- Anamnese und Unfallkinematik
- Strukturierte Trauma-Untersuchung:
  - Begleitverletzungen, Polytrauma
  - Brand- und Risswunden
  - Ein- oder Austrittsverletzungen
  - Farn- oder spritzerartiges Muster (Lichtenberg-Zeichen)
  - Blutiger oder dunkler Urin (Myoglobinurie)? → selten
- Monitoring:
  - Herzrhythmusstörungen
  - ST-Hebungen, QT-Verlängerung, VHF, VT/VF

Therapie

Basics

- Eigenschutz beachten!
  - Bei MANV-Lagen Sichtungszelte mit hochstehenden Strukturen aus Metall bei Gewitter vermeiden
  - Ebene, offene und weitläufige Flächen meiden
  - Ggf. Rettung aus Gefahrenbereich veranlassen
- Supportive O_2-Gabe bis max. Flow
- Atem- und Herz-Kreislauf-Stillstand: Beginn von BLS-Maßnahmen nach aktuellen ERC- oder AHA-Guidelines. Indikation CPR auch bei mehreren Betroffenen großzügig stellen!
- Bei Indikation Immobilisierung HWS und WS
- Schienung möglicher Frakturen
- Verbrennungsschwere anhand Neuner-Regel oder Lund-Browder-Karte beurteilen
- Verbrennungen steril abdecken
- Wärmeerhalt: Hypothermie vermeiden!
- Lagerung nach Kreislaufsituation und Patientenzustand

Advanced

- Anlage mindestens 2 großlumiger PVZ
- Applikation (balancierter) VEL nach Kreislaufsituation und Begleitverletzungen
- Adäquate Analgesie:
  - Esketamin (z. B. Ketanest S®) 0,125 mg/kg KG i. v. in Kombination mit Midazolam (z. B. Dormicum®) i. v., Repetition Esketamin mit 0,08 mg/kg KG i. v. nach 10–15 min
    oder
  - 0,05–0,1 mg Fentanyl (z. B. Fentanyl-Janssen®) langsam i. v., titrieren bis Wirkung
    oder
  - 2–5 mg Morphin (z. B. MSI®) langsam i. v., ggf. wiederholen
- Ggf. Intubationsnarkose und Beatmung mit FiO_2 1,0

Hinweise zum Transport

- Blitzschlagopfer immer in Traumazentrum transportieren mit Schockraumanmeldung
- Nach Absprache, örtlicher Struktur und vordergründiger Verbrennung auch direkter Transport in Verbrennungszentrum möglich

Besondere Informationen

- Physikalische Parameter bei Blitzschlag:
  - Stromstärke: 20.000–300.000 A
  - Spannung: 50–100 Mio. V
  - Temperatur: 30–50.000 °C
  - Zeit: 0,001–0,0001 s
  - Meist geringe Eindringtiefe
- Indirekte Blitzeinwirkung möglich
- Im Umkreis von etwa 3 km um Cb (Cumulonimbus)-Wolke Gefahr des Blitzschlags am größten
- Behandlung der Patienten nahezu identisch wie bei gewöhnlichen Stromunfällen bzw. Verbrennungen
- Gute Prognose und hohe Überlebenswahrscheinlichkeit bei Patienten mit Zustand nach Blitzschlag und Herz-Kreislauf-Stillstand. Aggressive Reanimationsmaßnahmen einleiten, auch bei MANV-Lagen (mehrere Blitzschlagopfer), da Ursache meist Herzrhythmusstörungen („Tote reanimieren“)
- Mögliche Langzeitprobleme nach Blitzschlag:
  - Grauer Star
  - Neurologische und/oder psychiatrische Erkrankungen
  - Chronische Schmerzen
  - Krämpfe
- Weltweit ca. 1.000 Opfer jährlich
- Allgemeine blitzinduzierte Mortalität ca. 10–30 %
- Bei ca. 15 % aller Blitzunfälle mehrere Personen betroffen

Verletzungen des ZNS nach Blitzschlag

- Sofort und transient: Verlust des Bewusstseins (80 %), Parästhesien (80 %), Schwäche (80 %), Verwirrung, Amnesie, Kopfschmerzen
- Sofort und länger anhaltend: hypoxische/ischämische Neuropathie, intrakranielle Blutung, zerebraler Infarkt
- Mögliche verzögerte neurologische Symptome: Erkrankungen der Motoneurone und Bewegungsstörungen
- Sturz oder Verletzung durch Druckwellen: subdurales und epidurales Hämatom, Subarachnoidalblutung

Cholelithiasis

Konkremente in der Gallenblase (Cholezystolithiasis) und/oder den Gallengängen (Choledocholithiasis); syn. Gallensteinerkrankung, Gallenkolik

Ursachen

- Mit kristallbildenden Substanzen übersättigte Gallenflüssigkeit, z. B. Cholesterin, Bilirubin
- Längeres Verweilen der Galle in Gallenblase bei geringer Gallenblasenbeweglichkeit

Risikofaktoren (6-F-Regel)

- **F**emale: weibl. Geschlecht
- **F**air: heller Hauttyp
- **F**at: Adipositas
- **F**orty: zunehmendes Alter (> 40. Lj.)
- **F**ertile: fruchtbar oder zurückliegende Schwangerschaften
- **F**amily: familiäre Disposition
- Diabetes mellitus
- Fettreiche, ballaststoffarme Ernährung

Symptome

- Meist asymptomatisch (ungefähr 75 %) und oft Zufallsbefund
- Völlegefühl (postprandiales Druckgefühl im Epigastrium), Blähungen, Druckschmerz im rechten Oberbauch, Fettunverträglichkeit
- Gallenkolik bei Steinaustreibung in den Ductus cysticus oder Ductus choledochus: heftige krampfartige Schmerzen mit Ausstrahlung in den Rücken und in die rechte Schulter (Head-Zone), Schweißausbruch, Übelkeit, Erbrechen
- Ggf. Temperatur ↑
- Kreislaufkollaps
- Ikterus

Diagnostik

- Primary Survey und Secondary Survey
- Anamnese:
  - Positive Risikofaktoren (6-F-Regel)?
  - Opulentes Mahl, exzessiver Alkoholgenuss?
  - Krampfartiger, kolikartiger Schmerz?
- Wichtige weitere anamnestische Angaben bei Verdacht auf Pathologie in den Gallenwegen:
  - Fieber oder Schüttelfrost?
  - Gelbfärbung der Haut/Skleren bemerkt?
  - Farbänderung von Stuhl und/oder Urin?
  - Vorherige Krankenhausaufenthalte?
  - Fremdkörper im Körper?
  - Schmerzloser oder schmerzhafter Ikterus?
- Fokussierte Untersuchung:

  - Abwehrspannung oder Druckdolenz im Oberbauch
  - Positives Murphy-Zeichen
- Blickdiagnostik: Ikterus
- Monitoring und Vitalparameter: ggf. Ableitung eines 12-Kanal-EKGs → Differenzialdiagnose Myokardinfarkt
- Differenzialdiagnosen: Nierenkoliken, Pankreatitis, Myokardinfarkt, Ileus

Therapie

Basics

- Angepasste Lagerung, ggf. Knierolle
- Supportive O_2-Gabe bis max. Flow
- Monitoring und Vitalparameter

Advanced

- Anlage PVZ
- Ggf. Applikation (balancierter) VEL
- Spasmolyse und adäquate Analgesie:
  - 20 mg Butylscopolamin (z. B. Buscopan®) langsam i. v.
  - 1 g Metamizol (z. B. Novalgin®) i. v. oder
  - 0,05–0,1 mg Fentanyl (z. B. Fentanyl-Janssen®) i. v., ggf. bis Wirkung wiederholen
- Antiemese:
  - 4 mg Ondansetron (z. B. Zofran®) i. v. oder
  - 62 mg Dimenhydrinat (z. B. Vomex A®) langsam i. v.

Hinweise zum Transport

- Transport unter supportiver Behandlung in Klinik mit möglichst viszeralchirurgischer Anbindung

Besondere Informationen

- Das **Murphy-Zeichen** (ausgelöster Schmerz bei Palpieren des rechten Oberbauchs unter dem Rippenbogen und gleichzeitiger tiefer Inspiration des Patienten) kann ebenfalls auftreten und ausgelöst werden und kann Hinweis auf Gallensteinleiden sein
- Behandlung konzentriert sich präklinisch auf Aufrechterhaltung hämodynamischer Qualität, Kontrolle der Schmerzen und Übelkeit, innerklinisch mit Antibiose und Dekomprimierung des Gallengangs (ERCP)
- Unterscheidung zwischen schmerzlosem und schmerzhaften Ikterus:
  - Akut-obstruktive Komponente im Gallengangsystem (Steine-Sludge) → schmerzhaft
  - Chronische Obstruktion (Tumore, Verschluss durch Fremdkörper) → eher schmerzlos
- Gallensteinformen:
  - Cholesterinstein
  - Pigmentstein
  - Mischformen
- Komplikationen mit Beeinflussung von Ausmaß und Verlauf: Cholezystitis, cholestatischer Ikterus, Cholangitis, Gallenblasenhydrops, Pankreatitis, Perforation, Peritonitis

Hinweise auf ein erhöhtes Risiko bei Cholangitis (Miura et al. 2018)

- Abnorme Vitalwerte
- Abnorme Untersuchungsbefunde

Cholezystitis

Entzündung der Gallenblase und akut, chronisch oder als Schub auftretend; syn. Gallenblasenentzündung

Ursachen

- Fast immer mit Cholelithiasis vergesellschaftet
- In 90 % aller Fälle durch Gallensteine verursacht und Begünstigung einer im Gallengang aufsteigenden Infektion durch *E. coli* und Abflussbehinderung der Gallenflüssigkeit
- Galleaufstau durch parenterale Ernährung
- Patienten mit Z. n. Papillotomie
- Vor allem morbide Patienten betroffen:
  - Sepsis nach großen OPs
  - Z. n. Polytrauma
  - Schwere Verbrennungen

Symptome

- Symptome ähneln stark einer Gallenkolik
- Persistierende Schmerzen im rechten oberen Abdominalquadranten, nicht scharf lokalisierbar
- Abwehrspannung, Druckdolenz
- Positives Murphy-Zeichen
- Ausstrahlende Schmerzen in rechte Schulter (Head-Zone)
- Übelkeit und Erbrechen
- Temperatur ↑
- Verdunklung des Urins, Aufhellung des Stuhlgangs

Diagnostik

- Primary Survey und Secondary Survey
- Anamnese:
  - Mehrere zurückliegende Entzündungsschübe oder Gallenkoliken?
  - Nahrungsgewohnheiten: fette Speisen, Gebratenes, kalte Getränke, Kohlgemüse?
  - Risikofaktoren?
- Monitoring und Vitalparameter: differenzialdiagnostisch ggf. Ableitung 12-Kanal-EKG
- Fokussierte Untersuchung:
  - Abwehrspannung Oberbauchmuskulatur, ggf. pralle tastbare Gallenblase
  - Akutes Abdomen
  - Zeichen einer Peritonitis
  - Positives Murphy-Zeichen
- Differenzialdiagnosen: Cholangitis, Cholelithiasis, Nierenkoliken, Pankreatitis, Myokardinfarkt, Ileus

Therapie

Basics

- Angepasste Lagerung
- Supportive O_2-Gabe bis max. Flow
- Monitoring und Vitalparameter

Advanced

- Anlage PVZ
- Applikation (balancierter) VEL
- Spasmolyse: 20 mg Butylscopolamin (z. B. Buscopan®) langsam i. v.
- Analgesie:
  - 1 g Metamizol (z. B. Novalgin®) i. v. oder
  - 0,05–0,1 mg Fentanyl (z. B. Fentanyl-Janssen®) i. v., ggf. bis Wirkung wiederholen
- Antiemese:
  - 4 mg Ondansetron (z. B. Zofran®) i. v. oder
  - 62 mg Dimenhydrinat (z. B. Vomex A®)

Hinweise zum Transport

- Transport unter supportiver Behandlung in eine Klinik mit möglichst viszeralchirurgischer Anbindung

Besondere Informationen

- Die Behandlung konzentriert sich präklinisch auf die Aufrechterhaltung hämodynamischer Qualität, Kontrolle der Schmerzen und Übelkeit, innerklinisch durch Antibiose
- Bei Vorliegen einer akuten Cholezystitis als häufigste Komplikation der Cholezystolithiasis besteht die Indikation zur frühelektiven Cholezystektomie innerhalb der ersten 72 h nach Diagnosestellung

> Gefahr der Perforation in Bauchraum und Ausbildung eines akuten Abdomens mit Entwicklung schwerer Peritonitis !

COPD, exazerbierte

Chronisch-obstruktive Lungenerkrankung mit Kombination aus chronischer Entzündungsreaktion mit nicht vollständig reversibler Obstruktion der Atemwege und Lungenschädigung durch Lungenemphysem, mit konsekutiver Einschränkung der Lungenfunktion und ggf. akut verschlechtert (exazerbiert); syn. chronic obstructive lung disease (COLD), CORD, COAD

Ursachen

- Langjähriger Zigarettenkonsum (häufigste Ursache)
- Umweltverschmutzung, z. B. Schwefeldioxid
- Inhalation anderer Schadstoffe, z. B. Feinstaub
- Selten erbliche Faktoren, z. B. α_1-Antitrypsin-Mangel
- Ernährung, z. B. Nitrit
- Chronisch-rezidivierende Atemwegsinfekte

Symptome

- Dyspnoe, produktiver Husten mit zähem Auswurf („Raucherhusten“)
- Belastungsdyspnoe, oft anfallsartig
- Giemen, spastische Atemgeräusche
- Thorakale Schmerzen oder Beschwerden
- Schwitzen
- Orthopnoe, erhöhte Atemfrequenz
- Einsatz Atemhilfsmuskulatur
- Periphere Ödeme
- **Lebensbedrohliche Symptome:** Erschöpfung, gestaute Halsvenen, paradoxer Puls, Vigilanzminderung, Arrhythmien, Hypotension, „Stille Lunge“ (*silent chest*)

Diagnostik

- Primary Survey und Secondary Survey
- Anamnese:
  - Bekannte COPD?
  - Bestehender Bronchialinfekt? Schleimig/eitriger Auswurf?
- Körperliche Untersuchung:
  - Auskultation: Rasselgeräusche, Giemen oder Brummen, *silent chest*
  - Hyperresonanz bei Perkussion
  - Einsatz Atemhilfsmuskulatur, Einziehungen, respiratorische Erschöpfung
  - Gestaute Halsvenen
  - Patiententyp: Pink Puffer oder Blue Bloater (s. u.)?
- Vitalparameter/Messwerte: Sauerstoffsättigung, Pulsfrequenz, Blutdruck, Temperatur
- Kritische Anfälle werden angezeigt durch:
  - $SpO_2 < 90\,\%$, Tachypnoe ($AF > 30$/min), periphere oder zentrale Zyanose, Bewusstseinsstörung durch Hyperkapnie
- Differenzialdiagnosen: Asthma, zystische Fibrose, Bronchiektasen, Sarkoidose, Bronchiolitis, Pneumonie

Therapie

Basics

- Lagerung nach Kreislauf und Patientenzustand
- Lippenbremse erläutern, zum Einsatz der Atemhilfsmuskulatur anleiten
- Angepasste O_2-Gabe:
  - Patient mit Hyperkapnierisiko Ziel-SpO_2 von 88–92 % → bei validen SpO_2-Werten von > 92 % keine O_2-Therapie
  - Bei Patienten ohne Hyperkapnierisiko Ziel-SpO_2 92–96 %
  - Nasenbrillen bei niedrigen Flussraten bevorzugen, bei Hypoxie oder Hypoxämie Highflow-O_2-Gabe via Nichtrückatemmaske! Ggf. assistierte Beatmung

Advanced

- Anlage PVZ. **Cave:** keine Therapieverzögerung durch PVZ-Anlage!
- Applikation (balancierter) VEL → Sekretmanagement
- Rasch wirksame inhalative β_2-Sympathomimetika (SABA):
  - Erwachsene 5 mg Salbutamol (z. B. Sultanol®)
  - Kinder 2,5 mg
- Anticholinergika: 0,5 mg Ipratropiumbromid (z. B. Atrovent®)
- Ggf. weitere Bronchodilatatoren:
  - 3–5 mg Adrenalin (z. B. Suprarenin®) inhalativ via Verneblermaske
  - 0,09 mg (1 µg/kg KG) Reproterol (z. B. Bronchospasmin®) langsam i. v.
  - 1 g Magnesium langsam i. v.
- Systemische Kortisontherapie: 50–100 mg Prednisolonäquivalent (z. B. SDH 250®) langsam i. v.
- Ggf. NIV/CPAP-Therapie
- Ggf. Intubationsnarkose mit Esketamin bei nicht erfolgreicher aggressiver Behandlung **und** Erschöpfung des Patienten, Bewusstseinsstörung, Hypoxie und Azidose

Hinweise zum Transport

- Regelmäßige Verlaufskontrollen durchführen, inkl. regelmäßiger Auskultation und ggf. Repetition (erneute Gabe) inhalativer Medikation
- Auf respiratorische Erschöpfung achten
- Möglichst Klinik mit angeschlossener Pulmologie anfahren

Besondere Informationen

- Weltweit eine der führenden Todesursachen:
  - Mortalitätsrate bei Hospitalisierung 2,5 %
  - Mortalitätsrate bei Intubations- und Beatmungspflichtigkeit 23 %
  - Mortalitätsrate bei Rehospitalisierung innerhalb eines Jahres 43 %
  - Weitere Verschlechterung der Prognose bei Exazerbation durch Herzinsuffizienz, Arrhythmien, ACS, Perikarderguss, Pneumothorax, Asthma, Pneumonie, Kachexie
- Aktiv nach LAE als Komplikation der COPD suchen bei $PaO_2 < 60$ mmHg und gleichzeitigem Kreislaufschock
- Häufig durch Bronchialinfekte akut exazerbiert (deutlich verschlimmert)
- Bei Patienten mit Hyperkapnierisiko Sauerstoff zur Verneblung nur kurzzeitig (< 10 min) einsetzen; wenn möglich, mit Druckluft vernebeln
- In der Leitlinie zur Sauerstoffgabe in der Akuttherapie beim Erwachsenen finden

sich konkrete Hinweise mit Zielbereichen unterschiedlicher Patientengruppen (mit/ohne Hyperkapnierisiko).

- Vorgehen nichtinvasive Ventilation (NIV):
  - Auswahl Maske und Aufklärung des Patienten: Kontraindikation für NIV beachten wie z. B. Bewusstlosigkeit, unkontrollierte Agitiertheit, bedrohter Atemweg, V. a. Pneumothorax, massive Sekretmengen etc.
  - Geräteeinstellungen (nach vorhandenem Gerät):
    - FiO_2 (1,0) = 100 % (no Air-Mix) und PEEP = 5 mbar
    - Maske zunächst von Hand dicht auf das Gesicht halten und bei Toleranz Gurte verwenden
    - Hinzunahme Druckunterstützung initial 5 mbar mit Steigerung bis maximal 15 mbar bei Toleranz V_t und Atemanstrengung
    - Ggf. Steigerung PEEP schrittweise auf bis zu 10 mbar
    - Kontinuierliche Beobachtung des Patienten
- Unterschiedliche Patiententypen mit schwerer COPD oder Lungenemphysem:
  - **Pink Puffer:**
    - Schlank bis kachektisch
    - Trockener bzw. wenig produktiver Husten
    - Deutliche Dyspnoe, Hypoxämie mit Normo- oder Hypokapnie, Barorezeptoren in Sensivität verändert
  - **Blue Bloater:**
    - Typischerweise übergewichtig, Fassthorax
    - Ausgeprägter, produktiver Husten
    - Deutliche Zyanose, Hypoxämie, Hyperkapnie, Barorezeptoren in Sensitivität nicht verändert
    - Geringe Dyspnoe, „Presslippenatmung“
- Zwingende Hospitalisierung bei Patienten mit Exazerbation einer COPD bei folgenden Befunden:
  - Schwere Symptome
  - Akute Verschlechterung ohne Ansprechen auf Therapie
  - Akut aufgetretene oder sich verschlechternde Hypoxie, Hyperkapnie
  - (Bein-)Ödeme
  - Vigilanzminderung
  - Schlaflosigkeit
  - Verminderte Flüssigkeits- oder Nahrungsaufnahme
- WHO-Definition: schleimig-eitriger, produktiver Husten innerhalb von 2 aufeinander folgenden Jahren über eine Zeitperiode von mindestens 3 Monaten, an den meisten Tagen auftretend
- Nationale Versorgungsleitlinie unter www.AWMF.org

Anwendung von Sauerstoff in der Akuttherapie (Hypoxämie versus Hyperoxämie)

Cave: Niemals einem hypoxischen Patienten Sauerstoff vorenthalten ! Obwohl erhöhte Sauerstoffspiegel den Atemantrieb geringfügig verringern können, ist die Hypoxämie mit der Gefahr einer Hypoxie eine schlechte Alternative und nicht zu tolerieren. Die Sorge einer unerkannten hyperkapnischen Ateminsuffizienz in der Notfallsituation relativiert sich aufgrund der intensiven Überwachung mit regelmäßigen Verlaufskontrollen. Bei Verschlechterung einer Hyperkapnie Ventilationsunterstützung via NIV!

Cor pulmonale

Chronische oder akut auftretende pulmonale Hypertonie (PAH) mit Rechtsherzbelastung und nachfolgender Hypertrophie (später auch Dilatation) der rechten Herzkammer, gekennzeichnet durch hohen Lungenarteriendruck; syn. akute Rechtsherzbelastung

Ursachen

- Idiopathisch oder chronisch infolge Struktur-, Funktions- oder Zirkulationsstörung:
  - Genetische Komponente
  - Chronische Lungenerkrankungen (COPD, Pickwick-Syndrom, Bronchitis, Sarkoidose, Lungenfibrose, Mukoviszidose, Tuberkolose, Pneumokoniosen, Schistosomiasis)
- Akut:
  - Asthma
  - Lungenembolie
  - Spannungspneumothorax → Rechtsherzüberlastung

Symptome

- Keine spezifischen Symptome, auf Zeichen pulmonaler Hypertonie und Rechtsherzinsuffizienz achten:
  - Dyspnoe (Leitsymptom)
  - Hämoptysen
  - Schwäche
  - Ermüdung
  - Tachykardie
  - Thoraxschmerzen
  - Rezidivierende Synkopen unter Belastung und bei Hustenattacken
  - Erhöhter zweiter Herzton (S2)
  - Trikuspidalgeräusch
  - Jugularvenenpulsationen
  - Eindrückbares, Dellen-bildendes Ödem → Rechtsherzinsuffizienz
  - Kardiogener Schock mit tödlichem Rechtsherzversagen möglich
- Bei Cor pulmonale meist keine Orthopnoe, sondern zunehmende Dyspnoe bei körperlicher Belastung

Diagnostik

- Primary Survey und Secondary Survey
- Anamnese:
  - Chronische oder akute ursächliche Erkrankung?
  - Belastungsdyspnoe, Ermüdung?

- Monitoring:
  - EKG: Zeichen Rechtsherzbelastung ($S_1Q_3T_3$-Typ), Rechtsschenkelblock, Herzrhythmusstörungen, supraventrikuläre Tachyarrhythmie, erhöhte und verbreiterte P-Welle in Ableitung III
  - Kardiogener Schock
- Körperliche Untersuchung:
  - Mögliches Thoraxtrauma
  - Gestaute Halsvenen
  - Trommelschlegelartige Verbreiterung der Finger und Zehen (Clubbing)
  - Knöchel- oder Beinödeme
  - Hepatomegalie mit Aszites
  - Auskulation: zweiter Herzton, abgeschwächtes oder aufgehobenes AG bei Spannungspneumothorax
  - Perkussion: hypersonorer Klopfschall bei Spannungspneumothorax
- Differenzialdiagnosen: kongenitale und erworbene Vitien mit Zyanose, Pericarditis constrictiva, Polyzythämie

Therapie

Basics

- Supportive O_2-Gabe bis max. Flow mit Ziel-SpO_2 92–96 %, ggf. assistierte Beatmung
- Angepasste Lagerung je nach Kreislaufsituation
- Monitoring und Vitalparameter

Advanced

- Anlage PVZ
- Applikation (balancierter) VEL
- Ggf. NIV oder Intubation und Beatmung bei respiratorischem Versagen oder Erschöpfung
- Katecholamine i. v. bei kardiogenem Schock
- Behandlung Ursache bei akutem Cor pulmonale: Entlastungspunktion etc.

Hinweise zum Transport

- Transport möglichst in kardiologische Fachabteilung

Besondere Informationen

- Notfalltherapie erfolgt symptomatisch
- Pulmonale Hypertonie: Erhöhung mittlerer Pulmonalarteriendruck auf ≥ 25 mmHg (Ruhe), > 30 mmHg (Belastung)
- Patienten sterben nie am „Cor", sondern immer am „pulmonale"

Bei Phosphodiesterase-Hemmern (Sildenafil, Vardenafil, Tadalafil) als Medikamentation (keine prähospitale Therapie) in der Vorgeschichte, Kontraindikation Nitratgabe beachten !

Crush Injury

Durch Muskelschaden/Muskelzerfall freigesetztes Myoglobin und Kalium und dadurch resultierende Freisetzung in Blutbahn mit Schädigung der Nieren bis hin zu Nierenversagen und Herzrhythmusstörungen; syn. traumatische Rhabdomyolyse, Crush-Syndrom, myorenales Syndrom, Bywaters-Krankheit, Quetschverletzung

Ursachen

- Einklemmung über längere Zeit durch Erdbeben, Verschüttung, Hauseinsturz etc.
- Traumatische Verletzung großer Muskelmassen
- Eingeschränkte Durchblutung (Ischämie) im verletzten Gebiet
- Kohlenmonoxidintoxikation

Symptome

- Durch Myoglobin dunkel gefärbter Urin
- Muskelschmerzen oder -schwellung
- Herzrhythmusstörungen durch Kaliumfreisetzung (Hyperkaliämie) → im EKG hohe T-Wellen
- Traumatische Asphyxie bei Thorax-Einklemmung (**Perthes-Syndrom**)

Diagnostik

- Primary Survey und Secondary Survey
- Unfallkinematik: Einklemmung, Verschüttung, Abklemmung von Extremitäten
- Anamnese:
  - Dunkler Urin?
  - Lange Ischämie von Körperregionen?
- Strukturierte Traumauntersuchung:
  - Verletzung großer Muskelmassen
  - Ausgedehnte Muskelquetschungen von Extremitäten
- Monitoring: EKG → Herzrhythmusstörungen, hohe T-Wellen
- Labor (nicht präklinisch): Anstieg von Kreatinkinase und Myoglobin im Serum

Therapie

Basics

- Highflow-O_2-Gabe mit 15 l/min via Maske und Reservoir, ggf. assistierte Beatmung
- Anlage Tourniquet bei Beteiligung von Extremitäten, um Toxinausschüttung zu verringern
- Ggf. Bewegungseinschränkung mit Vakuumatratze , Schaufeltrage/Combicarrier® oder Spineboard
- Monitoring und Vitalparameter
- Wärmeerhalt

Advanced

Großzügige und intensive Gabe (balancierter) VEL (1.500 ml/h) ohne Zusätze wie Kalium!

- Anlage von mindestens 2 großlumigen PVZ
- Ggf. frühzeitige Prophylaxe und Therapie Hyperkaliämie mit 50 mmol Natriumhydrogenkarbonat als Bolus i. v. oder per Infusion, evtl. schon während der Rettungsmaßnahmen
- Nach Befreiung ggf. Glukose-5 %-Infusion, angereichert mit 50 mmol Natriumbikarbonat i. v.
- Wenn verfügbar, bei lebensbedrohlichen Herzrhythmusstörungen Applikation Kalziumglukonat
- Ggf. Mannitol (osmotische Diurese), Diuretika
- Ggf. Intubationsnarkose und Beatmung mit FiO_2 1,0

Hinweise zum Transport

- Transport in regionales Traumazentrum mit Möglichkeit der Dialyse anstreben
- Frühzeitige Kontaktaufnahme mit Zielkrankenhaus

Besondere Informationen

- Versorgungsziele: Vermeidung von Hypotension, Niereninsuffizienz, Azidose, Hyperkaliämie und Hypokalziämie
- Etwa 3–20 % der verletzten Überlebenden bei Erdbeben und etwa 40 % der Überlebenden nach Hauseinsturz weisen ein Crush-Syndrom auf
- Wichtigste präklinische Maßnahme: intensive Gabe von Flüssigkeit zur Verdünnung angesammelter Toxine, noch vor der eventuellen Befreiung bei Einklemmung!
- Eine Verzögerung der Flüssigkeitsgabe führt in 50 % der Fälle zu Nierenversagen und bei Verzögerung um 12 h kommt es in 100 % der Fälle zu Nierenversagen (Crush-Niere)
- Wichtigste nierenprotektive Maßnahme: Aufrechterhaltung adäquater Urinausscheidung durch entsprechende intensivmedizinische Maßnahmen (0,5–1,0 ml/kg KG/h)

Dehydrierung

Unterwässerung durch vermindertes Flüssigkeitsangebot; syn. Dehydratation, Volumendefizit, Exsikkose

Ursachen

- Unzureichende oder fehlende Flüssigkeitsaufnahme und daraus resultierende Abnahme der Körperflüssigkeit
- Körperliche Anstrengung, starkes Schwitzen
- Defizit an Infusionslösungen
- Erbrechen, Diarrhö
- Diabetisches Koma
- Diabetes insipidus
- Sepsis
- Verbrennungen
- Morbus Addison
- Forcierte Diurese

Symptome

- Trockene Schleimhäute, trockene Zunge
- Stehende Hautfalten
- Agitiertheit
- Allgemeine Schwäche, Somnolenz
- Tachypnoe
- Hypotension und allgemeine Kreislaufsymptome
- Starkes Durstgefühl
- Verminderte Urinproduktion (Oligurie) mit dunkel gefärbtem Urin bis hin zur Anurie
- Bewusstseinsstörungen, neurologische Fehlfunktionen
- Evtl. Temperatur ↑

Diagnostik

- Primary Survey und Secondary Survey
- Anamnese:
  - Durstgefühl?
  - Körperliche Anstrengung, schwere Erkrankung?
  - Unzureichende Trinkzufuhr?
- Monitoring und Vitalparameter:
  - Hypotonie
  - Blutdruckanstieg und Abfall der Herzfrequenz bei Autotransfusionstest (*passive leg raise*, PLR; s. u.) → Bestätigung Flüssigkeitsdefizit
- Körperliche Untersuchung: Evaluation und Beurteilung der Schleimhäute (Austrocknung?) und der Haut in der Mitte der Stirn oder des Sternums auf Wölbungen oder stehende Hautfalten hin

Therapie

Basics

- Supportive O_2-Gabe bis max. Flow
- Lagerung nach Kreislaufsituation
- Evtl. orale Trinkzufuhr bei ausreichender Vigilanz und vorhandenen Schutzreflexen
- Monitoring und Vitalparameter

Advanced

- Anlage PVZ
- Applikation (balancierte) VEL i. v. zum Volumenausgleich und Rehydratation
- Ggf. 1 Amp. Cafedrin/Theodrenalin (z. B. Akrinor®), verdünnt auf 10 ml NaCl 0,9 %, milliliterweise i. v. bis Wirkung

Hinweise zum Transport

- Transport kann in Krankenhaus der Grund- und Regelversorgung erfolgen

Besondere Informationen

Eine unzureichend behandelte Dehydrierung kann zu Nierenversagen führen.

- Wasserverlust bedeutet auch Elektrolyt-(Mineralstoff-)Verlust. Ggf. Therapie anpassen.
- Bei Anstieg des RR unter Anheben der unteren Extremitäten in Rückenlage (sog. Passive-leg-raise-Test, Autotransfusion) besteht auf alle Fälle Bedarf an i. v.-Flüssigkeit
- Dehydrierung bei Säuglingen/Kleinkindern sehr schnell möglich
- Sichere Hinweise Dehydrierung bei Kindern: Rekapillarisierungszeit > 2 s, abnormaler Hautturgor, tiefe und forcierte Atmung
- Formen der Dehydratation:
  - Isotone Dehydratation
  - Hypotone Dehydratation
  - Hypertone Dehydratation
- Formen der Exsikkose:
  - Extrazelluläre Exsikkose
  - Intrazelluläre Exsikkose
  - Globale Exsikkose

Delir (Alkohol)

Organische Psychose mit Beeinträchtigung des Bewusstseins, mit Aufmerksamkeits- und Orientierungsstörungen, Halluzinationen und Wahnvorstellungen sowie vegetativen und affektiven Symptomen, meist reversibel; syn. Delirium, agitiertes Delirium, Entzug, Alkoholentzugsdelir, Delirium tremens (Alkoholisierter Patient)

Ursachen

- Akuter medizinischer Notfall, hervorgerufen durch:
  - **Hirnorganische Erkrankungen:** Demenz, Morbus Parkinson, intrakranielle Blutungen und Tumorerkrankungen, Abszesse, Hirnödem, Schädel-Hirn-Traumata, Schlaganfall, Krampfanfälle
  - **Kardiovaskuläre Störungen:** HRST, arterieller Hypertonus, Herzinsuffizienz
  - **Störungen des Wasser- und Elektrolythausalts:** Ketoazidose, Laktatazidose, hyperosmolare Zustände, Hypo- und Hypermagnesiämie, Hyponatriämie, Hypo- und Hyperkalziämie, Hypophosphatämie, Exsikkose
  - **Endokrine Störungen:** Diabetes mellitus, Morbus Cushing, Morbus Addison, Hypo- und Hyperparathyreoidismus, Thyreotoxikose, Myxödem, Hypopituitarismus
  - **Toxische Ursachen (Intoxikation oder Entzug):** Alkohol, Medikamente, Drogen, Hypnotika, Benzodiazepine, Psychostimulanzien, Kokain, Halluzinogene, Phencyclidin, Inhalanzien
  - **Infektionen:** Virusinfektionen, Infektionen des Urogenitalsystems
  - **Vitaminmangel:** Vitamin B_1, B_6, B_{12}
  - **Andere Ursachen:** Organversagen (Urämie, Leberversagen), dissoziative Störungen, Schock, zahlreiche Medikamente wie z. B. Anticholinergika, Antidepressiva, Antiparkinsonmittel, Antikonvulsiva, Betarezeptorenblocker, Kortikosteroide, Anästhetika, Virustatika, Immunsupressiva, Antibiotika, Interferone, Antihypertensiva, Analgetika etc.
- Formen bei Alkoholismus:
  - Alkoholentzugssyndrom ohne Delir
  - Alkoholentzugssyndrom mit Delir

Symptome

- Getrübtes Kurzzeitgedächtnis, Desorientiertheit, Störung der Aufmerksamkeit
- Vigilanzminderung, Verwirrtheit
- Gestörtes Urteilsvermögen
- Depressionen, Angst, Euphorie, Wahngedanken, Halluzinationen
- Artikulationsstörungen, Wortfindungsstörungen
- Sprachstörungen
- Psychomotorische Agitiertheit:
  - Nesteln
  - Beschäftigungsdrang, sinnlose Bewegungen
- Ängstliche Agitiertheit

- Nausea, Diarrhö
- Tremor
- Tachykardie, Hypo- oder Hypertonie, HRST
- Vegetative Entgleisungen:
  - Hyperhidrosis (vermehrte Schweißbildung)
  - Schlafstörungen
  - Mydriasis
  - Gesichtsrötung
- Neurologische Symptome: Krampfanfälle, erhöhte Muskeleigenreflexe, Myoklonien, Ataxie, Apraxie, Dysarthrie
- Agitiertes Delirium: ausgeprägte psychotische Symptome, häufig unerwartete und unverhältnismäßige Kraftentwicklung mit Hyperstimulation
- Begleitbefunde: Hyperthermie, erhöhte Adrenalinwerte, metabolische Azidose

Diagnostik

- Primary Survey und Secondary Survey
- Körperliche Untersuchung:
  - Verletzungen, Hinweise auf Infektion, Zeichen einer Abhängigkeit
  - Schwitzen, Gesichtsrötung
- Neurologische Untersuchung: psychomotorische Agitiertheit, Sprachstörungen, Verwirrtheit etc.
- Monitoring: Tachykardie, Hypertonus
- Anamnese und Umgebung:
  - Alkohol, Drogen, Tablettenblister, Schmerzmittel?
  - Nausea, Diarrhö?
- **Risikofaktoren:**
  - Hohes Alter (Polypharmazie, Multimorbidität, lange Medikamentenanamnese, motorische Behinderungen, soziale Isolation, Ortswechsel)
  - Demenz
  - Intoxikationen, Elektrolytentgleisungen, Anticholinergika, Alkohol, Narkose
  - Postoperative Zustände, Chronische Schmerzen
- Differenzialdiagnosen: traumatische ZNS-Verletzung, Wernicke-Enzephalopathie, Hypo- oder Hyperglykämie

Therapie

Basics

- Supportive O_2-Gabe bis max. Flow
- Angepasste Lagerung und Wärmeerhalt
- Monitoring und Vitalparameter
- Deeskalierende Verhaltensweise
- Ggf. Zwangsmaßnahmen wie Fixierung
- Ggf. Immobilisierung bei Begleitverletzungen

Advanced

- Anlage PVZ
- Volumentherapie mit (balancierter) VEL, wenn keine Kontraindikationen
- Entzugsbehandlung: 1–2 µg/kg KG Clonidin (z. B. Catapresan®) langsam i. v.
- Psychotische Symptomatik oder extreme Agitiertheit:
  - Benzodiazepine wie z. B. Lorazepam oder Midazolam i. v. → medikamentöse Zwangsmaßnahme
  - 0,05–0,1 mg/kg KG Haloperidol (z. B. Haldol®) langsam i. v. oder i. m.
- Ggf. Glukose i. v. zum Ausgleich der Hypoglykämie

Hinweise zum Transport

- Bei Bedarf und nach lokalem Protokoll Polizei zur Unterstützung nachfordern
- Ggf. nach Absprache und lokalem Protokoll Transport in psychiatrische Fachklinik

Besondere Informationen

- Beginn des Alkoholentzugssyndroms ohne Delir etwa 10 h nach Alkoholabstinenz mit Höhepunkt ca. 24–48 h nach letztem Alkoholkonsum
- Das Alkoholentzugssyndrom mit Delir (Delirium tremens) tritt 48–72 h nach dem letzten Alkoholkonsum auf, oft in Verbindung mit sog. Entzugskrämpfen bei ca. 5–15 % der Alkoholiker. Schwerste Form des Delirs mit vitaler Bedrohung!
- Prähospitale Therapie konzentriert sich auf Entzugssymptomatik
- Höchste Vorsicht bei gewaltsamer Maßregelung: Wechsel von Agitiertheit in gegenteiliges Bild mit Beeinträchtigung Vitalfunktionen bis hin zu Herz-Kreislauf-Stillstand (Fixierung in Bauchlage vermeiden!)
- Das hypoaktive Delir bei alten Patienten wird häufig nicht erkannt
- Multimorbide alte Patienten: bevorzugt Verwirrtheitszustände mit Umtriebigkeit und Bettflüchtigkeit → Familienangehörige drängen oft auf stationäre Einweisung
- Delirium Detection Score (DDS): objektive Erfassung und Diagnosestellung eines Delirs anhand von fünf unterschiedlichen physiologischen Kriterien im Rahmen der Diagnostik (ABCDE-Untersuchung) und Anamnese (SAMPLER/OPQRST):
  - Orientierung?
  - Halluzination?
  - Agitation?
  - Angst?
  - Schweißausbrüche?
- Differenzierung zwischen Delir und Demenz:
  - Bei Delir akuter Beginn, bei Demenz schleichender Beginn
  - Vigilanzminderung bei Delir, klarer Bewusstseinszustand bei Demenz
  - Bei Delir zunehmende und nachlassende Symptome, bei Demenz progressive Verschlechterung
  - Behebbare Ursachen bei Delir, bei Demenz normalerweise irreversibel
  - Unregelmäßiger Tag-Nacht-Rhythmus bei Delir, bei Demenz regelmäßiges Schlafmuster

Differenzialdiagnostik Delir: „I watch death"

- **I**nfektionen: Meningitis, Pneumonie, Sepsis
- **W**ithdrawal (Entzug): Ethanol, Sedativa
- **A**kutes metabolisches Problem: Azidose
- **T**rauma: Commotio cerebri
- **C**NS (ZNS)-Pathologie: Schlaganfall, Krampfanfall, ICB
- **H**ypoxie: Anämie, Lungen-/Herzversagen
- **D**efizite/Mangelerscheinungen: Vitamin B_1/B_{12}
- **E**ndokrinopathien: Hypo-/Hyperthyreose, Hypo-/Hyperglykämie
- **A**kutes vaskuläres Problem: Schockformen, hypertensive Enzephalopathie
- **T**oxine: Opiate, Drogen, Digitoxin, Anticholinergika, Methanol, Ethylenglykol
- **H**eavy Metals (Schwermetalle): Arsen, Blei, Quecksilber

Dentales Trauma

Verletzung der Zähne (Hartsubstanz) durch Gewalteinwirkung; syn. Frontzahntrauma, Frontzahnverletzung, Zahnunfall

Ursachen

- Spiel-, Sport-, Haushalts- und Verkehrsunfälle
- Roheitsdelikte, wie z. B. Faustschläge
- Misshandlungen
- Trinken aus enghalsigen Flaschen (z. B. Mineralwasser-, Fruchtsaft-, Colaflaschen)
- Stürze auf wasserglatten Böden, wie z. B. im Schwimmbad oder Rutschbahnen
- Stürze bei (prä-)mobilen Kindern

Symptome

- Blutungen intra- oder extraoral
- **Intraoral:**
  - Schwellungen, lokale Schmerzen
  - Frakturierte Zahnanteile (fehlend oder mobil)
  - Perforierende Verletzungen
  - Dislokation eines gelockerten Zahnfragments
  - Klopfempfindlichkeit, veränderte Sensibilität
  - Exponierte Zahnpulpa (Zahnfleisch)
  - Alveolarfortsatz: Knochenstufen tastbar, abnorme Knochenbeweglichkeit
- **Extraoral:**
  - Perforierende Verletzungen, Schwellungen, lokale Schmerzen
  - Riss-, Quetsch-, Platz-, Schürfwunden
  - Dislokationen/Deformationen
  - Tastbare Stufen, Krepitation
  - Eingeschränkte Mundöffnung/Unterkieferbeweglichkeit

Diagnostik

- **Klinische Untersuchung:**
  - Hartgewebe vor Weichgewebe
  - Von innen nach außen (Inspektion, Palpation und Funktionsprüfung)
  - Mit Finger oder Spatel Zähne auf Lockerung untersuchen → meist Frontzähne des Oberkiefers
- **Zahnluxation:**
  - Zahn beweglich, aber noch in Alveole
  - Zahn mit Wurzel außerhalb der Alveole, haftet aber noch am Zahnfleischrand
  - Zahn vollständig von Knochen und Weichteilen gelöst im Mund oder außerhalb des Mundes → leere Alveole
  - **Zahnfraktur:** Bruchkanten im Kronen- oder Zahnhalsbereich tastbar
- Begleitverletzungen wie z. B. Kieferfraktur oder Verletzungen im Gesichtsbereich beachten → an mögliches SHT denken!
- Mögliche begleitende Riss-/Quetsch-/Platzwunden (Weichteilverletzungen der Lippe, Wange, Zunge, Gingiva, Schleimhäute) beachten, i. d. R. begleitet von stärkerer Blutung, Einsprengung von Fremdkörpern (hier Zahnfragmente etc.) möglich

- **Cave:** an Verschlucken oder Aspiration denken, mögliche Displatzierung in der Nasenhöhle, Kieferhöhle, Zunge oder Lippen möglich
- Unterteilung Frontzahntrauma in:
  - Zahnstauchungen
  - Zahnluxationen
  - Zahnfrakturen
    - Kronenfraktur
    - Wurzelfraktur
- Anamnese:
  - Behandlungsrelevante Grunderkrankungen, wie z. B. medikamentöse Therapien, Disposition zu Blutungen, Allergien, Immunsuppression?
  - Abklärung traumarelevanter Aspekte, wie z. B. Sturzursache, Hinweise auf SHT (Übelkeit oder Erbrechen, Schwindel, Amnesie etc.), Immunitätsschutz (Tetanus), Unfallhergang, laufende kieferorthopädische Therapie?

Therapie

Basics

- Primary und Secondary Survey
- Zunächst mögliche Blutungen identifizieren und stoppen
- Supportive Maßnahmen:
  - Ggf. Sauerstoffgabe
  - Angepasste Lagerung, möglichst Oberkörperhochlagerung
  - Ggf. lokale Kühlung
- Wenn vorhanden, temporäre Sicherung des avulsierten Zahns oder der Fragmente vorzugsweise mithilfe einer Zahnrettungsbox (z. B. Dentosafe®) zur Verhinderung von Zellschäden innerhalb von 30 min, Zahnwurzel nicht berühren!
- Notfalls Sicherung des Zahns: in H-Milch, Kochsalzlösung oder im Mund (Speichel) aufbewahren

Advanced

- Ggf. Anlage PVZ und Applikation von (balancierter) VEL (z. B. Ringer-Acetat)
- Bei Bedarf adäquate Analgesie mit z. B. Dipidolor i. v.
- **Unvollständig luxierte Zähne:**
  - Wenn möglich, den Zahn, der noch an der Schleimhaut befestigt ist, unter Erhalt der Weichteilverbindung in die Alveole zurückstecken
  - Stabilisierung des Zahns: befeuchtete Kompresse auf betroffene Zahnreihe legen und Patienten bis zur Klinik darauf beißen lassen
  - Bei Unmöglichkeit der Zahnaufnahme in Alveole (Zerstörung einer oder mehrerer Alveolarwände) oder fehlender Weichteilverbindung Asservierung des Zahns
- **Vollständig luxierte Zähne:**
  - Zahn ohne Befestigung am Zahnfleisch und ohne Halt in Alveole suchen und zur Asservierung aus dem Mund nehmen (Aspirationsgefahr) → Zahn möglichst nur einmal und nicht an der Wurzel anfassen (Magill-Zange → Zahn kann nicht entgleiten) und auf befeuchtete sterile Kompresse legen, nicht reinigen

Hinweise zum Transport

- Vorstellung beim Zahnarzt ist obligat
- Luxation (partiell oder vollständig): Einweisung in MKG-Klinik, RTW-Transport nicht unbedingt erforderlich
- Fraktur (Knochen, Schmelzabsprengungen): Patienten zum Zahnarzt bzw. zahnärztlichen Notdienst schicken
- Wenn Transport mit RTW notwendig, möglichst Klinik mit Mund-Kiefer-Gesichts-Chirurgie anfahren

Besondere Information

- Prävention von Zahnverletzungen durch indirekten oder direkten Zahnschutz (Mouthgard), wie z. B. Multilayer-Zahnschutz (Auffangen und Verteilen von Energie)
- **Definition Frontzähne:** Schneide- und Eckzähne
- Verletzungen im Prämolaren- (vordere Backenzähne) und Molarenbereich (große Backenzähne) äußerst selten
- Keine „Replantierung" von Milchzähnen in das Zahnfleisch bei Kindern, um bleibenden Zahn nicht potenziell zu schädigen
- Bei Sicherung in spezieller Nährlösung bis zu 30 min nach Extraktion, Erhalt der Vitalität von Desmodontzellen für mind. 48 h bei Raumtemperatur
- Auch große Zahnkronenbruchstücke in Nährlösung geben
- Die Aufnahme isolierter Organe (hier: Zähne) in Speichel, Sterilmilch oder Kochsalzlösung ist nur eine alternative Notfallmaßnahme zur speziellen Nährlösung einer Zahnrettungsbox. Sinnvoll ist eher ein druckfreies Umhüllen in sog. Frischhaltefolie → Speicherung von Eigenfeuchtigkeit.
- Das Suchen unfallbedingter avulsierter Organe und Organteile sowie zellphysiologisches Aufbewahren und Transportieren wird durch geltendes Recht bestimmt
- Dentalfrakturen werden anhand der Ellis-Klassifikation I–IV unterteilt
- Ungefähr 30 % der 8- bis 12-jährigen Kinder haben ein Frontzahntrauma erlitten

Hintergrundinformationen zur Versorgung von Zahnverletzungen

- Luxierte Zähne nicht trocknen lassen
- Zahnwurzel nicht desinfizieren
- Kein Leitungswasser zur Befeuchtung des luxierten Zahns verwenden → durch osmotisches Gefälle zusätzliche Schädigung möglich
- Innerhalb von 30 min reimplantierte Zähne haben die beste Prognose für Heilung
- Zähne, die länger als 2 h außerhalb der Aveole sind, haben eine schlechte Prognose für Heilung

Depression, suizidgefährdeter Patient

Unspezifische Bezeichnung für Störung der Affektivität, bei dem das depressive Syndrom im Vordergrund steht, u. U. pathologisch mit Suizidneigung; syn. akute Depression, Suizidversuch, Suizidalität

Ursachen

- Pathophysiologie multifaktoriell
- Vermutlich Veränderungen in Neurotransmittern des limbischen Systems
- Mangel an Serotonin, Noradrenalin und Störungen im Dopaminhaushalt
- Positive Familienanamnese
- Alkohol- oder Drogenmissbrauch und andere Substanzen
- Emotionale Stressfaktoren: körperliche oder sexuelle Misshandlung
- Psychischer Druck, Arbeitsbelastung, Schulbelastung

Symptome

- **Kernsymptome:** depressive Stimmung, Verlust von Interesse/Freude, Ermüdbarkeit ↑, Antriebslosigkeit
- **Andere häufige Symptome (Zusatzsymptome):**
  - Bei Suizidalität häufig begleitend Depression oder psychotische Erkrankung
  - Depressionen können sich auf unterschiedliche Art und Weise manifestieren
  - Patienten ziehen sich zurück
  - Agitation (Unruhe)
  - Appetitlosigkeit
  - Tagesschwankungen (Morgentief)
  - Beeinflussung von Essgewohnheiten, Schlafmuster (Schlafstörungen), Konzentration
  - Konzentration, Aufmerksamkeit ↓
  - Erschöpfung, Traurigkeit, herabgesetzte eigene Wertschätzung, Abgeschlagenheit
  - Selbstmordgedanken, Selbstmordversuche

Diagnostik

- Primary Survey und Secondary Survey
- Anamnese:
  - Psychiatrische Vorerkrankungen?
  - Suizidgedanken?
  - Symptome einer Depression?
  - Zurückliegende Suizidversuche?
- Körperliche Untersuchung:
  - Selbst zugefügte Verletzungen, wie z. B. Schnittverletzungen an Extremitäten
  - Agitation
- Differenzialdiagnosen: systemische Erkrankung oder Elektrolytstörung

Therapie

Basics

- Angespannte Situationen deeskalieren
- Ruhiges, sachliches und sicheres Auftreten
- Bezug zum Patienten aufbauen, angenehmes Umfeld schaffen

Advanced

- Ggf. Anlage PVZ und Applikation (balancierter) VEL
- Psychotische Symptomatik oder extreme Agitiertheit:
  - Benzodiazepine wie z. B. Lorazepam oder Midazolam i. v. → medikamentöse Zwangsmaßnahme
  - Ggf. 0,05–0,1 mg/kg KG Haloperidol (z. B. Haldol®) langsam i. v. oder i. m.

Hinweise zum Transport

- Bei Ausschluss eines Traumas oder medizinischen Problems möglichst Transport in psychiatrische Klinik anstreben
- Lokale Protokolle zur Einweisung in psychiatrische Fachklinik beachten, Vorgehen bei Zwangseinweisung nach PsychKG beachten
- Ggf. Polizei zur Unterstützung anfordern

Besondere Informationen

BELLA-Konzept bei Krisenintervention

- **B**eziehung aufbauen
- **E**rfassen der Situation
- **L**indern von Symptomen
- **L**eute einbeziehen, die unterstützen
- **A**nsatz zur Problembewältigung erarbeiten

- Diagnosestellung Depression: ≥ 2 Kern-, ≥ 2 Zusatzsymptome, Symptomdauer > 2 Wochen
- **Hochrisiko-Depressionen** (depressive Patienten mit psychopathologischen Auffälligkeiten oder Verhaltensstörungen):
  - Suizidalität
  - Stupor/Mutismus
  - Wahnhafte Depression
  - Nahrungs- und/oder Flüssigkeitsverweigerung
  - Ablehnung notwendiger diagnostischer oder therapeutischer Maßnahmen
  - Selbstschädigende lebenswichtige Entscheidungen
- Differenzialdiagnosen: Intoxikation, Psychose, Neurose
- Systemische Erkrankungen wie Hypothyreose oder Elektrolytstörungen ausschließen
- ZNS-Erkrankungen wie Hirntumor, Hydrozephalus, Demenz, Morbus Parkinson, Trauma bedenken
- Indikationen für Suizidprävention und ggf. die Konsultation der Psychiatrie sind der psychotische Patient, bereits durchgeführte Suizidversuche, Äußerung nach Tod durch Suizid
- Merkhilfe und Score zur Entscheidungsfindung einer Hospitalisierung bei suizidgefährdeten Patienten: Patterson et al.: „Modified Sad Persons Scale"
- Suizid in den Industrienationen zehnthäufigste Todesursache

Diabetische Ketoazidose

Akuter endokriner Notfall, gekennzeichnet durch hyperglykämischen, azidotischen und volumenarmen Zustand; syn. ketoazidotisches Koma, hyperosmolares hyperglykämisches nichtketotisches Syndrom (HHNS)

Ursachen

- Die diabetische Ketoazidose kann Erstmanifestation bei Typ-1-Diabetes sein, HHNS bei Typ-2-Diabetes
- Auslöser: Infektion, Myokardinfarkt, Trauma, Schwangerschaft, Medikamente, Morbus-Cushing-Syndrom, Sepsis, Dialyse, Schlaganfall, intrazerebrale Blutung, Hämorrhagie
- Pathophysiologie:
  - Insulinmangel oder Fehlen von Insulin → Verhinderung Aufnahme von Glukose in Zellen → alternative Energiegewinnung, Steigerung Lipolyse (Fettabbau) → Glukoseüberschuss und Transport in Nierentubuli → Wasser, Natrium, Kalium, Magnesium und andere Ionen werden angezogen und vermehrt mit Glukose ausgeschieden (Polyurie)
  - Durch Anstieg der Ketonkörper während der Lipolyse erfolgt eine Erniedrigung des pH-Werts mit Azidose

Symptome

- Polydipsie (gesteigertes Durstempfinden)
- Obstähnlicher Azetongeruch bei diabetischer Ketoazidose
- Polyurie oder Oligurie → forcierte Diurese
- Übelkeit und Erbrechen
- Tachykardie
- Abdominalschmerz (Pseudoperitonitis), v. a. bei Kindern
- Tachypnoe
- Erschöpfung, Schwäche
- Deyhdratation
- Veränderter Bewusstseinszustand, evtl. aggressives Verhalten, Verwirrtheit
- Fokale neurologische Defizite
- Hypotonie mit Orthostase
- Herzrhythmusstörungen
- Krämpfe
- Veränderte Atemmuster: Kußmaul-Atmung
- In schweren Fällen hämodynamischer Schock

Diagnostik

- Primary Survey und Secondary Survey
- Anamnese: gesteigertes Durstempfinden
- Monitoring und Messwerte:
  - BZ ↑
  - Herzrhythmusstörungen
- Körperliche Untersuchung mit Suche nach Symptomen endokriner Notfall:
  - Azetongeruch
  - Kußmaul-Atmung
  - Abdominalschmerz
  - Dehydratation
  - Vermehrte Urinausscheidung
- Differenzialdiagnosen bewerten: andere Ursachen?

Therapie

Basics

- Supportive O_2-Gabe bis max. Flow
- Kontinuierliches Monitoring, regelmäßige BZ-Kontrollen
- Wärmeerhalt

Advanced

- Anlage PVZ
- Volumensubstitution mit (balancierter) VEL zum Ausgleich des Volumendefizits:
  - Erwachsene 1–2 l in erster Stunde
  - Kinder 20 ml/kg KG
- Glukose 5 % als Kurzinfusion i. v. bei langen Transportzeiten und sinkendem BZ-Wert < 300 mg/dl
- Schwere Verläufe: ggf. Intubationsnarkose mit Beatmung FiO_2 1,0 und moderater Hyperventilation, um Zunahme der Azidose zu verhindern

Hinweise zum Transport

- Transport in Klinik mit intensivmedizinischer Abteilung, möglichst mit Endokrinologie

Besondere Informationen

Diabetische Ketoazidose und HHNS

Diabetische Ketoazidose
- Entwicklung: schnell
- Ätiologie: Typ I
- Glukosekonzentration > 350 mg/dl (> 19,4 mmol/l)
- Labor (pH) < 7,3
- Azidose und Ketose
- Kußmaul-Atmung, Azetongeruch in Ausatemluft
- Mortalität 5 %

Hyperosmolares hyperglykämisches nichtketotisches Syndrom
- Entwicklung: langsam
- Ätiologie: Typ II
- Glukosekonzentration HHNS: häufig > 600 mg/dl (33,3 mmol/l)
- Labor (pH) > 7,3
- Fehlende Azidose und Ketose
- Normale Atmung, kein Azetongeruch
- Mentaler Zustand wesentlich eingeschränkter
- Mortalität ≈ 15 %

- **Mögliche Komplikationen bei Behandlung diabetischer Ketoazidose:**
  - Hypokaliämie (Kaliumshift)
  - Hypoglykämie
  - Hyperhydration
  - Alkalose
  - Hirnödem
  - Herzrhythmusstörungen
- Umrechnung mg/dl ↔ mmol/l:
  - mg/dl × 0,0555 = mmol/l
  - mmol/l × 18,0182 = mg/dl

Divertikulose, Divertikulitis

Erkrankung Dickdarm mit sackförmigen Ausstülpungen der Schleimhaut (Divertikeln), meist im Bereich der Dickdarmwand; Divertikulitis bezeichnet die Entzündung der Divertikel; syn. Sigmadivertikulitis, Linksappendizitis

Ursachen

- Zivilisationskrankheit, Förderung durch ballaststoffarme Ernährung (laut Studien auch Gegenteil möglich)
- Risikofaktoren:
  - Vermehrter Verzehr von rotem Fleisch
  - Bewegungsmangel
- Divertikulose:
  - Erhöhter Innendruck im Darmlumen, z. B. durch Kotstau bei ballaststoffarmer Kost und chronischer Verstopfung
  - Entstehung von Drucknekrosen der Schleimhaut im Divertikel
- Divertikulitis:
  - Stuhlaufstau und bakterielle Besiedlung in Divertikeln
  - Entzündung Divertikelschleimhaut

Symptome

- Divertikulose: i. d. R. symptomloser Verlauf
- Divertikulitis:
  - Schmerzen linker Unterbauch, Völlegefühl, Übelkeit, Blähungen, Stuhlunregelmäßigkeiten, Diarrhö
  - Subfebrile Temperatur, evtl. Blut im Stuhl
- Klassische Symptomtrias bei Divertikulitis:
  - Abdominalschmerz, meist im linken Unterbauch
  - Fieber
  - Leukozytose (weiße Blutkörperchen ↑)
- Verlauf:
  - Akut oder chronisch
  - Komplizierte oder unkomplizierte Divertikulitis
- Differenzialdiagnosen: Kolonkarzinom, ischämische Kolitis, Reizdarmsyndrom, Appendizitis

Diagnostik

- Primary Survey und Secondary Survey
- Anamnese:
  - Prädisponierende Faktoren?
  - Übelkeit, Diarrhö, Obstipation, Stuhlunregelmäßigkeiten, blutiger Stuhl?
  - Blähungen, Völlegefühl?
- Fokussierte Untersuchung Abdomen:
  - Hinweise für Peritonitis?
  - Plötzlich auftretender Abdominalschmerz im linken Unterbauch (Linksseiten-Appendizitis), Druckschmerz
  - Tastbare, walzenförmige Geschwulst
  - Lokale Darmatonie
- Monitoring und Vitalparameter: Temperatur ↑

Therapie

Basics

- Angepasste Lagerung
- Ggf. supportive O_2-Gabe bis max. Flow

Advanced

- Anlage PVZ
- Applikation (balancierte) VEL
- Symptomatische Behandlung:
  - Spasmolyse mit 20 mg Butylscopolamin (z. B. Buscopan®) langsam i. v.
  - Analgesie mit 1 g Metamizol (z. B. Novalgin®) langsam i. v.

Hinweise zum Transport

- Transport erfolgt in Klinik mit Anbindung zur Viszeralchirurgie

Besondere Informationen

Bei Patienten mit Vorhofflimmern und Abdominalschmerz bis zum Beweis des Gegenteils an möglichen Mesenterialinfarkt denken !

- Dickdarmdivertikel (zu 95 % im Colon sigmoideum): häufigste Divertikel des Verdauungstrakts → Sigmadivertikulitis
- Prädisponierende Faktoren:
  - Hohes Alter
  - Zunehmender Muskeltonus
  - Zunehmende Bindegewebsschwäche im Alter
  - Veränderungen der Muskelstruktur
  - Chronische Blutsstauung mit Gefäßektasien (Aussackung eines Blutgefäßes)
  - Obstipation (Verstopfung)
- Jenseits des 70. Lebensjahrs bestehen bei ca. 50 % der Menschen Dickdarmdivertikel
- Durch vegetarische Ernährung Senkung des Risikos einer Divertikulitis
- Komplikationen:
  - Perforation mit Abszessbildung oder diffuser Peritonitis
  - Fistelbildung zur Harnblase oder Vagina
  - Narbige Einengungen (Stenosierung)
  - Blutung

Klassifikation nach Hansen und Stock

- Stadium 0: Divertikulose: asymptomatisch
- Stadium I: akute unkomplizierte Divertikulitis: Schmerzen im Unterbauch, ggf. Fieber
- Stadium II: akute komplizierte Divertikulitis
  - Stadium IIa: Peridivertikulitis: Druckschmerz, lokale Abwehrspannung, tastbare Resistenz, Fieber
  - Stadium IIb: abszedierende Divertikulitis, gedeckte Perforation: lokaler Peritonismus, Fieber, Darmatonie
  - Stadium IIc: freie Divertikelperforation: akutes Abdomen, Peritonitis
- Stadium III: chronisch-rezidivierende Divertikulitis: rezidivierender Unterbauchschmerz, Obstipation, Subileus

Eklampsie, Präeklampsie

Auftreten von tonisch-klonischen Krampfanfällen während der Schwangerschaft; Präeklampsie als Vorstufe der Eklampsie mit Schwangerschaftshypertonus und Proteinurie (≥ 300 mg/24 h) nach abgeschlossener 20. SSW; syn. (Spät-)Gestose

Ursachen

- Genaue Ursachen noch unklar, bei Eklampsie wohl fehlende Interaktion zwischen kindlichem Trophoblasten und mütterlichem Immunsystem
- Risikofaktoren für Präeklampsie oder Eklampsie:
  - 1. Schwangerschaft, > 40 Lj. und BMI > 35 kg/m^2
  - Genetische Prädisposition oder vorausgegangene Präeklampsie
  - Diabetes mellitus oder Gestationsdiabetes, chronische Nierenerkrankungen, Autoimmunerkrankungen (z. B. Lupus), chronische Hypertonie
  - Mehrlingsschwangerschaften
  - Trisomien
  - Adipositas

Symptome

- Führende Hauptsymptome bei Präeklampsie sog. EPH-Gestose: art. **H**ypertonus (> 140/90 mmHg), Ödeme (**E**dema engl.), **P**roteinurie
- Allgemeine Symptome:
  - Oberbauchschmerzen, Übelkeit, Erbrechen
  - ZNS: Sehstörungen und Augenflimmern, Doppelbilder, Lichtempfindlichkeit, Kopfschmerzen, Hyperreflexie, Schwindel
- Schwere Präeklampsie:
  - Lungenödem
  - Hämodynamische Instabilität, ggf. vorzeitige Plazentalösung und intrauteriner Fruchttod
- Eklampsie: tonisch-klonische Krämpfe mit oder ohne Bewusstseinsverlust

Diagnostik

- Primary Survey und Secondary Survey
- Vorboten der Eklampsie:
  - Rascher Blutdruckanstieg mit Kopfschmerzen
  - Sehstörungen
  - Verwirrtheit, Koma, fokale neurologische Defizite
- Anamnese:
  - Vorgeschichte? Risikofaktoren?
  - Plötzlich auftretende schwere Erkrankung?
  - Sehstörung, Schwindel?
  - Übelkeit und Erbrechen?
  - Kopfschmerzen?
  - Proteinurie?
  - Ermitteln SSW (Mutterpass)?

- Monitoring und Vitalparameter:
  - Hypertonus
  - Hämodynamische Instabilität bei schwerer Eklampsie
- Fokussierte Untersuchung:
  - Rasselgeräusche bei Auskultation
  - Fundusstand?
  - Abdominalschmerz?
  - Ödeme

Therapie

Basics

- Supportive O_2-Gabe bis max. Flow, ggf. assistierte Beatmung
- Monitoring und Vitalparameter
- Reizabschirmung als Eklampsieprophylaxe und angepasste Lagerung, bei Fundusstand in Höhe Bauchnabel: ggf. Linksseitenlagerung (Vena-cava-Kompressionssyndrom)

Advanced

- Anlage PVZ und Applikation (balancierte) VEL i. v.
- Ggf. antihypertensive Therapie
- Krampfdurchbrechung:
  - 1. Wahl: 2 g Magnesium (z. B. Mg 10 % Inresa®) i. v. über 5 min, ggf. Erhaltungsdosis mit 1 g/h i. v.
  - 2. Wahl: 0,05–0,1 mg/kg KG Midazolam (z. B. Dormicum®) i. v.
- Ggf. Intubationsnarkose mit 3–7 mg/kg KG Thiopental (z. B. Trapanal®) und 1–1,5 mg/kg KG Suxamethoniumchlorid (z. B. Lystenon®) i. v. zur Narkoseeinleitung und Beatmung mit FiO_2 1,0
- Intensivmedizinische Überwachung notwendig

Hinweise zum Transport

Zügigen Transport in Klinik mit geburtshilflicher Abteilung anstreben → Kaiserschnitt!

Besondere Informationen

- Einzige ursächliche Therapie der Präeklampsie ist die Entbindung auf möglichst normalem Weg oder per Sectio caesarea (Kaiserschnitt)
- 80 % aller Eklampsie -Fälle betreffen Erstgebärende
- Komplikationen:
  - Nierenversagen
  - Hirnödem
  - Plazentaablösung
  - Thrombosen
  - Netzhautschäden
  - Blutungen, Plazentainsuffizienz mit Kindsgefährdung

Ektope Schwangerschaft

Einnistung befruchteter Eizelle außerhalb Uterus; syn. Extrauteringravidität (EUG), EU, ektope Gravidität

Ursachen

- Extrauterine Einnistung in Eileiter, Abdominalhöhle oder anderweitig, in ca. 97 % der Schwangerschaften Einnistung in Eileiter
- Risikofaktoren:
  - Z. n. Extrauteringravidität und operativer Behandlung
  - Vernarbungen
  - Entzündlich bedingte Erkrankungen im Beckenbereich (*pelvic inflammatory disease*)
  - Tubenmotilitätsstörungen
  - Frühere ektope Schwangerschaften
  - Infertilität, Sterilisation, liegende Spirale (IUP)
  - Eileiterentzündung (Salpingitis)
  - Rauchen

Symptome

- Innerhalb von 5–10 Wochen auftretend, oft asymptomatisch
- Subjektive Schwangerschaftsanzeichen wie Übelkeit und Brustspannen
- Schmierblutung
- Unterbauchschmerzen, meist einseitig mit Abwehrspannung
- Akutes Abdomen bei Tubarruptur mit ggf. Schockzeichen

Diagnostik

- Primary Survey und Secondary Survey
- Anamnese:
  - Evtl. vorangegangene Schwangerschaften?
  - Begünstigende Risikofaktoren?
  - Genitalinfektion?
- Schmierblutungen
- Fokussierte Untersuchung:
  - Einseitiger Unterbauchschmerz
  - Abwehrspannung, Zeichen einer Peritonitis
- Schlüsselbefunde:
  - Schwangerschaft
  - Abdominalschmerz
  - Vaginale Blutung

Therapie

Basics

- Ggf. supportive O_2-Gabe bis max. Flow
- Angepasste Lagerung
- Wärmeerhalt

Advanced

- Anlage PVZ
- Applikation (balancierte) VEL i. v.

- Analgesie:
  - 1 g Metamizol (z. B. Novalgin®) langsam via 100 ml Kurzinfusion i. v.
  - 0,05–0,1 mg Fentanyl (z. B. Fentanyl-Janssen®) i. v., ggf. wiederholen

Hinweise zum Transport

- Transport erfolgt in eine gynäkologische Fachabteilung

> Akutes Abdomen oder Schock: akuter Notfall, zügigen Transport durchführen!

Besondere Informationen

- Steigende Tendenz durch Zunahme der Genitalinfektionen, ca. 1–2 % aller Schwangerschaften betroffen
- Bei jeder Frau im gebärfähigen Alter mit Abdominalschmerz und vaginaler Blutung an mögliche ektope Schwangerschaft denken!
- Häufigste Komplikation: innere Blutung mit hypovolämischen Schock
- Klassifikation der Extrauteringraviditäten:
  - Tubargravidität
  - Ovargravidität
  - Zervixgravidität
  - Intramurale Gravidität (Gebärmuskulatur)
  - Bauchhöhlenschwangerschaft
  - Tubarabort
  - Heterotope Schwangerschaft (gleichzeitige intrauterine und ektope Schwangerschaft)
  - Persistierende Extrauteringravidität (nach Entfernung immer noch bestehende Trophoblastanteile)
  - Schwangerschaft nach Hysterektomie

Elektrolytstörungen

Störungen im Elektrolythaushalt und dadurch Störungen in Zellfunktion, bis hin zu lebensbedrohlichen Erscheinungsbildern

Ursachen

Hyponatriämie

- Serumkonzentration < 135 mmol/l
- Medikamente: Schleifendiuretika, Antidepressiva, Barbiturate, Carbamazepin, Chlorpropamid, Clofibrat, Cyclophosphamid, Morphin, NSAID, Nikotin, PCM, Tolbutamid, Vincristin
- Alkoholismus, salzarme Diät, Anorexie, starkes Erbrechen, Nierenerkrankungen, Mangel an Aldosteron (Hypoaldosteronismus)
- Überinfusion, Wasserüberschuss
- Extremsportarten, exzessive sportliche Anstrengung
- Syndrom der inadäquaten ADH-Sekretion (SIADH-Syndrom): Folge bestimmter Karzinome, Lungenerkrankungen oder ZNS-Erkrankungen

Hypernatriämie

- Serumnatriumkonzentration ≥ 150 mmol/l
- Hypotone Diarrhö durch zahlreiche Infektionen, Wasserverlust (Schwitzen) bei begleitendem Fieber, Unvermögen von Ausgleich des Flüssigkeitsverlusts durch beeinträchtigtes Sensorium (Durstgefühl)
- Vorkommen bei sehr jungen, sehr alten, sehr kranken Menschen
- Im Vergleich zur Hyponatriämie deutlich seltener

Hypokaliämie

- Kaliumspiegel < 3,5 mmol/l, Unterscheidung in 3 Schweregrade (leicht, mittel, schwer)
- Verminderte Aufnahme oder erhöhte Ausscheidung von Kalium durch z. B. Diuretikatherapie (Thiazide)

Hyperkaliämie

- Kaliumspiegel > 5,5 mmol/l
- Einnahme von Medikamenten
- Nierenversagen, Bluttransfusionen
- Sepsis, Addison-Krankheit, Azidose durch mineralische Säuren, Crush-Syndrom (Rhabdomyolyse), Hormonmangel (Insulin, Aldosteron), intravaskuläre Hämolyse, akutes Tumorlyse-Syndrom, Verbrennungen, Rhabdomyolyse, oral gesteigerte Kaliumzufuhr, parenterale Kaliumzufuhr, verminderte renale K-Ausscheidung

Hypokalziämie

- Gesamtkalzium < 2,1 mmol/l
- Mangelernährung, erhöhter Kalziumverbrauch (Pubertät, Schwangerschaft)
- Hormonmangel, -überschuss, Autoimmunerkrankungen, Verteilungsstörungen

- Niereninsuffizienz, akutes Nierenversagen, Sepsis, Verbrennungen, Rhabdomyolyse
- Schock, Toxisches Schocksyndrom
- Akute Pankreatitis
- Sepsis
- Tumorzerfallssyndrom
- Therapie mit Schleifendiuretika, Überdosierung mit Kalziumkanalblockern
- Alkoholismus, Alkalose (z. B. Hyperventilation)

Hyperkalzämie

- Gesamtkalzium > 2,6 mmol/l
- Hauptmechanismus ist intestinale Hyperabsorption von Kalzium und vermehrte Knochenresorption

- Primärer oder tertiärer Hyperparathyreoidismus (80–90 % aller Hyperkalziämien)
- Krebserkrankungen
- Sarkoidose
- Medikamente wie z. B. Thiazide
- Thyreotoxikose
- Sarkoidose
- Vitamin-D-Intoxikation
- Immobilisierung
- Milch-Alkali-Syndrom
- Benigne familiäre hypokalziurische Hyperkalziämie
- Tertiärer HPT

Hypomagnesiämie

- $Mg^{2+} < 0,6$ mmol/l
- Fast immer vergesellschaftet mit anderen biochemischen Störungen
- Mangelernährung, Alkoholismus
- Dehydratation, Diarrhö, Nierenerkrankungen, Diurese
- Häufig in Kombination mit anderen Krankheiten, die Hypokaliämie und Hypokalziämie verursachen

Hypermagnesiämie

- $Mg^{2+} > 1,1$ mmol/l
- Niereninsuffizienz, iatrogen
- Gelegentlich auch bei Nierengesunden nach Einnahme von magnesiumhaltigen Laxanzien oder Antazida

Symptome

Hyponatriämie

- Zeichen hypotoner Dehydratation
- Veränderter Bewusstseinszustand, Agitiertheit, Halluzinationen, Krampfanfälle
- Anorexie, Erbrechen, Schwindel, Übelkeit
- Schwäche, Lethargie, Abdominalschmerz, Kopfschmerz

Hypernatriämie

- Erste Symptome: Unruhe, vermehrte Irritabilität und Lethargie
- Muskelzuckungen, Zittern, Ataxie; Spastiken, gefolgt von Krampfanfällen

Hypokaliämie

- Schwäche, Übelkeit, Erbrechen
- Lethargie, Verwirrtheit, Parästhesien an den Extremitäten, Tetanie, Muskellähmungen, Krämpfe, Rhabdomyolyse
- Obstipation, Ileus, Harnverhalt
- Herzrhythmusstörungen: supraventrikuläre Tachykardie, ventrikuläre Extrasystolen, Kammerflimmern, Asystolie

Hyperkaliämie

- Muskeltonus ↓, Muskelkrämpfe, Parästhesien
- Herzrhythmusstörungen: Tachykardien, Arrhythmien, elektromechanische Entkopplung
- Grenzwerte Hyperkaliämie:
  - Mild (5,5–5,9 mmol/l)
  - Moderat (6,0–6,4 mmol/l)
  - Schwer (≥ 6,5 mmol/l)

Hypokalziämie

- Krampfanfälle, Hypotonie, Tetanie, Depressionen
- Parästhesien, Muskelkrämpfe und Faszikulationen
- Psychiatrische Syndrome
- Ophthalmologische Syndrome
- Herzrhythmusstörungen (AV-Blockierung), verlängerte QT-Zeit

Hyperkalzämie

- Unspezifische Symptome: Verwirrtheit, Schwäche, Apathie
- Abdominalschmerz
- Kardiovaskulär: Hypertonie, Arrhythmien, Kreislaufstillstand

- Renal: Polyurie, Nierensteine, Niereninsuffizienz
- Gastrointestinal: Anorexie, Übelkeit, Erbrechen, Obstipation, Ulkus, Pankreatitis
- Neurologisch: Kopfschmerzen, Konfusion, Halluzinationen, Depression, Koma
- Rheumatologisch: Arthralgie, Muskelschwäche, Myalgien
- Systemisch: metastatische Kalzifikationen

Hypomagnesiämie

- Zittern, Hyperreflexie, Unruhe, Tetanie, Ataxie, Nystagmus
- Übelkeit, Erbrechen
- Veränderter Bewusstseinszustand, Verwirrtheit, Krampfanfälle
- Herzrhythmusstörungen: Torsade-de-Pointes-Tachykardien, polymorphe ventrikuläre Tachykardien, Kreislaufstillstand

Hypermagnesiämie

- Verwirrtheit, Schwäche, abgeschwächte Sehnenreflexe, Somnolenz
- Fehlende Muskeleigenreflexe und Hypokalziämie
- Hypotonie
- Paralyse, Atemdepression → Curare-ähnlicher Effekt
- Effektiver Kalziumkanalblocker → Bradykardie, AV-Block, Kreislaufstillstand

Diagnostik

- Primary Survey und Secondary Survey
- Fokussierte Untersuchung inkl. präklinisches Setting
- Präklinische Hinweise und EKG-Diagnostik

Hyponatriämie

- Abdominalschmerz, Vigilanz ↓, Kopfschmerzen, Krampfanfälle, Muskelkrämpfe

Hypernatriämie

- Unruhe, vermehrte Irritabilität und Lethargie
- Muskelzuckungen, Zittern, Ataxie, Spastiken, Krampfanfälle

Hypokaliämie

- Abgeflachte T-Wellen
- U-Wellen und ST-Strecke ↓, QT-Verlängerungen
- Ventrikuläre und atriale Arrhythmien

Hyperkaliämie

- Sinusbradykardie, bradykardes VHF
- Hohe/spitze T-Wellen
- Fehlende P-Wellen
- Verlängerte PQ-Zeit
- Verbreiterter QRS-Komplex
- Arrhythmien
- Spätzeichen: Verschmelzung von QRS-Komplex und T-Welle zu sinusförmiger Welle
- Finale Stadien: VF, „Slow VT“, PEA, Asystolie

Hypokalziämie

- Siehe Symptome
- Herzrhythmusstörungen mit AV-Blockierung, verlängertes QT-Intervall, T-Wellen-Inversion, Kreislaufstillstand

Hyperkalzämie

- Verkürztes QT-Intervall, verlängertes QRS-Intervall
- Abgeflachte T-Wellen
- AV-Block
- Kreislaufstillstand

Hypomagnesiämie

- T-Wellen-Inversion
- Abgeflachte P-Wellen
- Verlängerter QRS-Komplex
- Torsades-de-Pointes-Tachykardien
- Ventrikuläre Tachykardien
- ST-Streckensenkung

Hypermagnesiämie

- Verlängerte PR- und QT-Intervalle
- Spitze T-Welle
- AV-Block
- Kreislaufstillstand

Therapie

Basics

- Supportive O_2-Gabe bis max. Flow, ggf. assistierte Beatmung
- Lagerung nach Kreislaufsituation
- Leichte Formen:
  - Hyponatriämie: Volumensubstitution isotoner Flüssigkeiten oral
  - Hypokaliämie: Zufuhr von kaliumreichen Nahrungsmitteln (Bananen, Obstsäfte)
  - Hypokalziämie: ggf. Beutelrückatmung

Advanced

- Anlage PVZ, (balancierte) VEL i. v. **Cave:** Elektrolytbestandteile beachten!
- Symptomatische Therapie von Herzrhythmusstörungen mit Antiarrythmika

Hyponatriämie

- Volumensubstitution mit isotoner NaCl 0,9 %-Lösung
- **Cave:** Hyponatriämie > 48 h (chronische Hyponatriämie) und zu schneller Natriumausgleich: Gefahr der zentralen pontinen Myelinolyse (*osmotic demyelination syndrome*)!

Hypernatriämie

- Dehydratationsbedingt: 0,45-prozentige NaCl-Lösung, ⅓-Elektrolyt- oder 5-prozentige Glukoselösungen
- Hypernatriämie aufgrund Volumenexpansion: Diuretika oder Dialyse

Hypokaliämie

- Ursache behandeln
- Ggf. Kaliumchlorid i. v. (eher klinische Maßnahme)

Hyperkaliämie

- Therapie orientiert sich an Klinik und EKG-Veränderungen
- Diurese mit Schleifendiuretika
- Ggf. Kalziumglukonat, klinisch ggf. passagere Hämodialyse, ggf. kombinierte Gabe von Insulin und Glukose, ggf. inhalativ

10–20 mg $Beta_2$-Sympathomimetika (Effekt innerhalb von 15–30 min), ggf. Natriumhydrogenkarbonat, ggf. Poly(styrol-co-Divinylbenzol)-sulfonsäure-Natriumsalz → siehe aktueller ERC-Algorithmus Hyperkaliämie 2021

Hypokalziämie

- Ggf. Kalziumchlorid 10 % 10–40 mg i. v. oder Kalziumkarbonat oral (eher klinische Maßnahme)

Hyperkalzämie

- i. v. Flüssigkeitsgabe, Furosemid 1 mg/kg KG i. v.
- Hydrokortison 200–300 mg i. v.

Hypomagnesiämie

- 2 g Magnesium i. v.

Hypermagnesiämie

- Forcierte Diurese mit NaCl 0,9 %
- Kalziumchlorid 10-prozentig 5–10 ml i. v.

Hinweise zum Transport

- Transport in Klinik mit intensivmedizinischer Abteilung
- Regelmäßige Verlaufskontrollen, inkl. kontinuierlichem Monitoring

Besondere Informationen

- Präklinisch ist die Diagnostik enorm erschwert und eingeschränkt
- In der Regel muss primär Ursache der Elektrolytstörung behoben werden
- Hypomagnesiämie: häufigste Elektrolytstörung im Rettungsdienst
- Symptomatische Hypokalziämie: Gefahr Laryngospasmus, Auftreten von Krampfanfällen
- Hyperkaliämie:
  - Unabhängiger prognostischer Mortalitätsfaktor
  - Lebensbedrohliche HRST meist erst ab 6,5 mmol/l
  - Besonderheit **BRASH**-Syndrom (**B**radykardie, „**R**enal Failure", **A**V-Knoten-Blockade, **S**chock, **H**yperkaliämie), Kombination von Hyperkaliämie und negativ dromotroper Medikation

> In den meisten akuten Fällen kann die Therapie nur klinisch unter intensivmedizinischer Behandlung und Laborkontrolle erfolgen.

Enzephalitis

Akute, chronische oder latente Entzündung von Hirngewebe mit fokaler oder diffuser Störung der Hirnfunktion; syn. Gehirnentzündung

Ursachen

- Unterscheidung nach betroffenem Hirngewebe:
  - Panenzephalitis (gesamtes Hirngewebe)
  - Polioenzephalitis (graue Substanz)
  - Leukenzephalitis (weiße Substanz)
- Meist Virusinfektion: Herpes-simplex-Virus (häufigster Erreger), Varizella-Zoster-, Zytomegalie-, Ebstein-Barr-, Tollwut-, Mumps-, Masern-, FSME-, HI-Viren
- Bakterien oder andere Krankheitserreger
- Allergisch oder autoimmuner Genese
- Embolische Herdenzephalitis als Folge kleiner septischer Embolien
- St.-Louis-Enzephalitis, Japanische Enzephalitis
- Differenzialdiagnosen: Tollwut, Lupus, zeckenbedingte Krankheiten, Krampfanfälle, Hirnblutung, Elektrolytstörungen, Intoxikationen, Schlaganfall, Syphilis, Hirnabszess

Symptome

- Symptome der Grunderkrankung, z. B. Mumps, Masern, Grippe
- Kopf- und Gliederschmerzen, Fieber, Übelkeit, Erbrechen
- Bewusstseinsstörung: Denkstörungen, Verwirrtheit, Halluzinationen, Koma
- Fokale Defizite, zerebrale Krampfanfälle, neurologische Ausfälle: Hemiparese, Hirnnervenausfälle, Aphasie
- Photophobie (Lichtempfindlichkeit)
- Bei Säuglingen: evtl. Mangelernährung, Haut-, Augen- oder Mundläsionen, Hautausschlag, verminderte Vigilanz, erhöhte Reizbarkeit, Krampfanfälle
- Häufig begleitend Meningitis

Diagnostik

- Primary Survey und Secondary Survey
- Anamnese:
  - Zeckenbiss? Herpes?
  - Begleitende Meningitis?
  - Plötzlich hohes Fieber?
  - Lichtempfindlichkeit?
  - Vegetative Störungen?
- Körperliche Untersuchung: Opisthotonus (Krampf der Streckmuskulatur von Hals und Rücken mit extremer dorsalkonkaver Körperhaltung)
- Neurologische Untersuchung: positives Babinski-, Brudzinski- oder Kernig-Zeichen bei meningealer Reizung, fokale Defizite?
- Schlüsselbefunde: Hirnfunktionsstörungen: Bewusstseinseintrübung, Verhaltensveränderung, motorische oder sensorische Defizite

Therapie

Basics

- Supportive O_2-Gabe bis max. Flow
- Monitoring und Vitalparameter
- Regelmäßige Verlaufskontrolle: rasche Dekompensation möglich
- Angepasste Lagerung
- Temperatursenkende Maßnahmen wie Wadenwickel etc.

Advanced

- Anlage PVZ und (balancierte) VEL i. v.
- Symptomatische Therapie bei z. B. Krampfanfällen mit Benzodiazepinen i. v.
- Ggf. Intubationsnarkose und Beatmung

Hinweise zum Transport

- Transport möglichst in Klinik mit intensivmedizinischer und fachneurologischer Abteilung

Besondere Informationen

- Enzephalitis weist ähnliche Zeichen und Symptome wie Meningitis auf und ist deshalb häufig schwer zu unterscheiden
- Wichtigstes Unterscheidungsmerkmal zur Meningitis: Enzephalitis verursacht Hirnfunktionsstörungen → Bewusstseinseintrübung, Verhaltensveränderung, motorische oder sensorische Defizite
- Herpes-simplex-Enzephalitis aufgrund Häufigkeit und Malignität bedrohlichste Enzephalitis, innerklinisch schon bei Verdacht Behandlung mit Aciclovir 3 × 10 mg/kg KG → weitere Diagnostik wird durch Therapiebeginn nicht beeinträchtigt!
- Liquoruntersuchung für Diagnose wichtigste diagnostische Maßnahme
- Mortalitätsrate bis zu 75 %
- Prophylaxe durch mögliche Impfungen, z. B. Masern, Mumps, Polio, FMSE

Spezielle Hygienemaßnahmen bei Enzephalitiden und Meldepflicht bestehen nicht und sind nicht notwendig, da Enzephalitiden nicht direkt übertragbar sind.

Endokarditis

Entzündung der Herzinnenhaut (Endokard) mit drohender Zerstörung der Herzklappen; syn. Herzinnenhautentzündung

Ursachen

- **Bakterielle Endokarditis** (infektiös): meist grampositive Erreger, v. a. Streptokokken (40–50 %), Staphylokokken (mehr als 80 %); meist *health-care*-assoziiert durch z. B. Katheter, Sonden etc., seltener gramnegative Bakterien und Pilze
- **Rheumatische Endokarditis** (nichtinfektiös): rheumatisches Fieber (eher selten)
- **Virale Endokarditis**
- **Mykotische Endokarditis** (durch Pilze hervorgerufen)
- Ablagerung von Immunkomplexen bei Systemischen Lupus erythematodes (SLS)
- Zelluläre Immunreaktionen: Löffler-Syndrom
- Risikofaktoren:
  - Angeborene oder erworbene Herzklappenfehler, z. B. bikuspide Aortenklappe
  - Künstliche Herzklappe → implantiertes Fremdmaterial
  - Schlechter Immunstatus
  - Hämatogene Streuung bei bekannter Bakteriämiequelle, z. B. i. v. Drogenabusus, Herzklappenprothesen, Schrittmachersonden
  - **Kinder:** Ventrikelseptumdefekt, offener Ductus arteriosus Botalli (Gefäßverbindung zwischen Aorta und Truncus pulmonalis beim fetalen Kreislauf)

Symptome

- Leitsymptome: Fieber und Schwäche, Nachtschweiß, Kollaps, bekanntes Klappenvitium
- Bei bakterieller Endokarditis je nach Erreger hochakuter oder schleichender Verlauf:
  - Fieber je nach Verlauf: ≤ 39 °C (subakut), ≥ 39 °C mit Schüttelfrost (akut) in ca. 80–90 % der Fälle
  - Gewichtsverlust, allgemeine Schwäche, Gelenk- und Muskelschmerzen, Nachtschweiß
  - Zeichen einer Herzinsuffizienz
  - Splenomegalie
  - Nierenbeteiligung mit Hämaturie und Proteinurie
  - Periphere Manifestationen: petechiale Blutungen, subunguale Hämorrhagie (Nagelhämatom), Osler-Knötchen (kleine schmerzhafte Knötchen an Finger- und Zehenspitzen → Zeichen einer Mikroembolie oder Immunkomplexvaskulitis), Janeway-Läsionen (kleine erythematöse oder hämorrhagische Flecken oder Knoten an den Handinnenflächen/Fußsohlen), Roth-Flecken (Retinablutung)
- Rheumatische Endokarditis:
  - Fieber, Gelenkschmerzen
  - Ringförmige Hautausschläge
  - Allgemeines Krankheitsgefühl (zunächst ohne Herzbeschwerden)

Diagnostik

- Primary Survey und Secondary Survey
- Anamnese:
  - Kardiale Vorgeschichte? Ggf. altes EKG vorhanden?
  - Allgemeines Krankheitsgefühl, Gewichtsverlust?
  - Hämaturie, Proteinurie?
  - Anämie in 80 % aller Fälle?
- Monitoring und Vitalparameter: Temperatur ↑, intermittierendes Fieber in ca. 90 % der Fälle
- Fokussierte Untersuchung:
  - Neu aufgetretenes Herzgeräusch
  - Zeichen Herzinsuffizienz (Ödeme etc.)
  - Ggf. präklinische Sonografie
- Blickdiagnostik:
  - Petechiale Einblutungen an Finger und Zehen, Osler-Knötchen, Janeway-Läsionen an Handflächen und Fußsohle
  - Augen: Roth's Spots = Roth-Flecken (Retinablutung)
- Weitere mögliche klinische Befunde:
  - Sepsis, Meningitis
  - Unerklärte Herzinsuffizienzzeichen, septische Lungenembolien
  - Schlaganfall, periphere arterielle Verschlüsse, Nierenversagen

Therapie

Basics

- Supportive O_2-Gabe bis max. Flow
- Angepasste Lagerung
- Monitoring und Vitalparameter

Advanced

- Anlage PVZ
- Applikation (balancierter) VEL i. v.
- Ggf. supportive medikamentöse kardiale Unterstützung (Katecholamine)
- Endgültige Therapie klinisch mit Antibiose oder Antimykotika

Hinweise zum Transport

- Möglichst Klinik mit Kardiologie und Kardiochirurgie anfahren

Besondere Informationen

- Komplikationen:
  - Septische Embolien meist in Niere, Milz, Gehirn, Retina, Koronarien und Lunge
  - Schwere Klappenschäden → OP
- Wesentliche Voraussetzung für die Entwicklung einer Endokarditis ist die Schädigung des Endokards
- In 15–20 % zerebrale Komplikationen (extrakardiale Komplikationen), besonderes Risiko bei Staphylokokken-Vegetationen in Mitralposition
- Fehlende Herzgeräusche schließen eine Endokarditis nicht aus
- Mod. DUKE-Kriterien: innerklinisches Diagnosetool (Score) zur Unterstützung der Diagnostik bei Infektiöser Endokarditis (IE) mit den Kriterien Klinik, Mikrobiologie als Erregernachweis und Echokardiografie
- Prognose: Letalität beträgt ca. 30 %; nach überstandener Endokarditis müssen sich ca. 40 % der Patienten einer Herzklappen-OP unterziehen

Bakterielle Endokarditis

Akuter Verlauf, meist schnell und fulminant mit Sepsis, möglichem Multiorganversagen und tödlichem Ausgang

Epiglottitis

Lebensbedrohliche bakterielle Infektion der Epiglottis (Kehldeckel)

Ursachen

- Infektion durch *Haemophilus influenzae* Typ b oder Streptokokken: fehlende vorbeugende Impfung (Hib-Impfung)
- Differenzialdiagnosen: bakterielle Tracheitis, Retropharyngeal- oder prävertebraler Abszess, Ludwig-Angina und Peritonealabszess

Symptome

- Halsschmerzen in 100 % der Fälle
- Allgemein kritisches Erscheinungsbild
- Jackson-Position: hervorstehendes Kinn
- Schluckbeschwerden (Dysphagie), gedämpfte Stimme oder Heiserkeit (kloßige Stimme)
- Atemnot, inspiratorischer Stridor, erhöhte Atemfrequenz, vermehrter Speichelfluss (Hypersalivation)
- Hohes Fieber (ca. 88 % aller Patienten)
- Anteriorer Nackenschmerz
- Schmerzhafter Larynx bei Palpation
- Tachykardie

Diagnostik

- Primary Survey und Secondary Survey
- Anamnese:
  - Fehlende Impfung?
  - Plötzlich beginnendes Fieber?
  - Heftige Schluckbeschwerden, Nahrungsverweigerung?
  - Kloßige Stimme, Hypersalivation?
- Monitoring und Vitalparameter:
  - Tachykardie
  - Tachypnoe
- Körperliche Untersuchung:
  - Pralle, hochrote Epiglottis
  - Jackson-Position, Einsetzen Atemhilfsmuskulatur
  - Schnarchende Atmung, inspiratorischer Stridor

Cave: keine Manipulation im Mund-Rachen Raum oder an der Epiglottis !

Therapie

Basics

- Zusätzliche Belastung minimieren und angepasste Lagerung
- Applikation von ggf. angefeuchtetem Sauerstoff (Verneblermaske mit NaCl 0,9 %) → ausreichende Oxygenierung gewährleisten
- Monitoring und Vitalparameter

Advanced

- Ggf. Adrenalin 3–5 mg via Verneblermaske bei akuter Atemnot und Atemwegsobstruktion
- Evtl. 100 mg Kortison (z. B. Rectodelt®) supp.
- Nur im absoluten Notfall endotracheale Intubation oder erweitertes Atemwegsmanagement, Beutel-Masken-Beatmung kann noch funktionieren!
- Klinisch erfolgt die rasche Antibiotikagabe

Hinweise zum Transport

- Sofortigen Transport in Kinderklinik mit intensivmedizinischer Anbindung durchführen

Besondere Informationen

- Epiglottitis auch bei Erwachsenen möglich
- Geschichte: George Washington soll an akuter Epiglottitis verstorben sein
- Nach Verfügbarkeit von Impfstoffen gegen *H. influenzae* Typ b sind Streptokokken die häufigste Ursache einer Epiglottitis
- Erkrankungen mit ähnlichem Verlauf: Diphtherie, Fremdkörperaspiration

Epistaxis

Nasenbluten, meist spontan oder sekundär durch trockene Schleimhäute, Infektion, Trauma oder anderer Ursachen; syn. anteriore oder posteriore Epistaxis, Nasenbluten

Ursachen

- Vielfältige Ursachen: trockene Luft, Schnupfen, Verkrümmung oder Perforation der Nasenscheidewand, chronischer Hypertonus, Alkoholabusus, Drogenmissbrauch (z. B. Kokain) etc.
- Unterschieden wird in lokal oder systemisch bedingte Epistaxis
- **Lokale Ursachen:**
  - Blutung aus dem Locus Kiesselbachi (vorderes Septum)
  - Anatomische Besonderheiten, Morbus Rendu-Osler-Weber (pathologische Erweiterung der Blutgefäße)
  - Entzündungen, akute Infektionen
  - Pseudoepistaxis
  - Pulmonale Hämoptysen
  - Ösophagusvarizenblutung
  - Trauma: Nasenbein-, Schädelbasisfraktur
  - Septumperforationen → durch Luftverwirbelung Austrocknung der Ränder und vulnerabler Schleimhaut
  - Chemische Schleimhautreizung
  - Intranasale Fremdkörper (speziell bei Kindern)
  - Tumore der Nase/Nasennebenhöhlen
- **Systemische Ursachen oder Symptom einer Allgemeinerkrankung:**
  - Infektionskrankheiten des oberen Luftwegs
  - Koagulopathien
  - Leukämien
  - Hämophilie
  - Thrombozytopenie
  - Gefäß- und Kreislauferkrankungen, z. B. anfällige Blutgefäße durch Arteriosklerose, art. Hypertonie
  - Medikamente, z. B. Antikoagulanzien
  - Toxine
  - Neoplasien
  - Mangel an Vitamin C (Skorbut)
  - Hormonelle Veränderungen (Diabetes mellitus, Phäochromozytom)

Symptome

- Sichtbare Blutung aus Nase
- Sichtbare Koagel (Blutpfropf)

Diagnostik

- Primary Survey und Secondary Survey
- Hauptfragen der Anamnese:
  - Bekanntes Nasenbluten?
  - Alkohol- oder Drogenabusus?
  - Trauma?
  - Auf welcher Seite hat Blutung angefangen?
  - Infektionen (Sinusitis), Operationen?
  - Gerinnungshemmer?

- Fokussierte Untersuchung und Blickdiagnostik:
  - Blutung aus Nase
  - Blutungsquelle?
  - Sichtbare Schwellung, Fraktur oder Fehlstellung
- Monitoring und Vitalparameter: Hypertonus

Therapie

Basics

- Lagerung mit vornüber gebeugten Kopf, in den Rachen ablaufendes Blut ausspucken lassen (Blut ist starkes Emetikum)
- Bilaterale Kompression des Septums (Nasenflügel) durch Patient oder RD für bis zu 20 min, ggf. improvisierte Kompression mit Nasenklammer aus z. B. zwei Holzmundspateln
- Applikation von Coolpacks im Nacken
- Ggf. vordere Nasentamponade, selbstquellend (Raucocel®)
- Angepasste Lagerung
- Monitoring und Vitalparameter

Advanced

- Ggf. Anlage PVZ und (balancierte) VEL i. v.
- Bei persistierendem oder starkem Nasenbluten:
  - Tamponade oder, wenn vorhanden, Vasokonstriktoren (z. B. Xylometazolin, Adrenalin)
  - Ggf. Gabe von 0,5 g Tranexamsäure in Nasenloch via Mucosal Atomzation Device (MAD Nasal™) oder Nasentamponade mit Tranexamsäure 0,5 g und Adrenalin (1:10.000) pro Nasenloch
  - Alternativ Einbringen von Blasenkathetern mit Blockung im Rachen und Zurückziehen
- Ggf. Atemwegssicherung
- Hypertensive Entgleisung: 5–12,5 mg Urapidil (z. B. Ebrantil®) i. v., evtl. wiederholen

Hinweise zum Transport

- Bei anhaltender Blutung Klinik mit HNO-Abteilung anfahren → posteriore Blutung

Besondere Informationen

- Blutungen in vorderen Abschnitten (anterior): häufig am Locus Kiesselbachi lokalisiert
- Blutungen im hinteren Abschnitt (posterior): häufig diffus, Blutungsquellen schlecht lokalisierbar

- Epistaxis meist nicht akut lebensbedrohlich
- Zu ca. 90 % ist Nasenbluten in den vorderen Abschnitten lokalisiert (extrem gut durchblutet)
- Einfache „Erste-Hilfe-Maßnahmen“ sehr effektiv, wenn kontinuierlich und konsequent eingesetzt
- Bei Sistieren (Stoppen) der Blutung nach einfachen Maßnahmen (Zusammendrücken der Nasenflügel) ist i. d. R. der vordere Nasenbereich betroffen
- „Coolpack“ eher beruhigende Maßnahme, weniger aktive Vasokonstriktion
- Tranexamsäure wohl ohne Vorteil gegenüber Phenylephrin/Adrenalin (NoPAC Trial Studie)
- Mögliche Therapie durch HNO-Arzt: selektive Angiografie und Embolisation, Kauterung (Verödung), Bellocq-Tamponade (hintere Nasentamponade)

Erfrierung

Örtlich bzw. begrenzter Kälteschaden von Gewebe nach Exposition gegenüber Temperaturen von 0 °C oder darunter ohne Absinken Körperkerntemperatur; syn. Kältetrauma

Ursachen

- Exposition gegenüber Kälte, häufig vorkommend durch ungenügenden Kälteschutz
- Unterschieden wird frostinduziert (Kälteexposition über Stunden und Tage) und nicht frostinduziert (dauerhafte Kälteexposition)
- Umgang mit z. B. flüssigem Stickstoff
- Arbeitsunfälle, Freizeitunfälle

Symptome

- Erfrierungen, vorwiegend in den Akren (Körperenden), z. B. Finger, Zehen, Nase, Ohren, Hände, Füße
- Erfrierungen unterschiedlicher Schwere und Ausdehnung
- Kältebedingter Gewebeschaden:
  - Herabgesetzte Hautdurchblutung, Ödeme, Mazeration (Aufweichung von Gewebe)
  - Sichtbarer Untergang von Gewebe (Nekrosen)
- **High Risk:** Hypothermie, schwere Begleitverletzungen oder Erkrankungen
- **Low Risk:** isolierte Erfrierungen ohne dauerhaften Gewebeschaden
- **Gradeinteilung Erfrierung mit Symptomen bei frostinduzierter Verletzung:**
  - 1. Grad: Hautschwellung, Vasodilatation, graue und weiße Haut, Sensibilitätsstörungen, brennender Schmerz
  - 2. Grad: Schädigung von Kutis und Subkutis mit Blasenbildung
  - 3. Grad: blasse, später bläuliche Haut, Einblutungen, Nekrosen (arterielle Thrombose)
  - 4. Grad: Gangrän (Gewebsnekrose) ganzer Extremitäten, irreversible Gewebszerstörung

Diagnostik

- Primary Survey und Secondary Survey
- Anamnese: Kälteexposition?
- Körperliche Untersuchung:
  - Erfrierungen
  - Nekrosen
  - DMS ↓
- Monitoring und Vitalparameter

Therapie

Basics

- Supportive O_2-Gabe bis max. Flow
- Kein „aktives“ Aufwärmen betroffener Extremitäten
- Schuhe, Kleidung entfernen
- Abdecken betroffener Stellen mit sterilen Verbänden, Finger und Zehen mit Kompressen separieren, vorhandene Blasen nicht eröffnen

- Schienen betroffener Extremitäten mit Hochlagerung zur Ödemprophylaxe
- Angepasste Lagerung, Belastung durch Patient vermeiden
- Wärmeerhalt ohne heiße Wärmequelle, Erwärmen betroffener Stellen erfolgt im Krankenhaus mit warmen Tauchbädern!
- Erneutes Einfrieren verhindern

Advanced

- Anlage PVZ
- Ausgleich evtl. Dehydratation mit 500 ml kristalloider vorgewärmter Infusion und zur Reduzierung der Blutviskosität
- Analgesie mit z. B. 0,05–0,1 mg Fentanyl (z. B. Fentanyl-Janssen®) i. v., evtl. wiederholen bis Wirkung

Hinweise zum Transport

- Zügigen Transport in geeignete Klinik (Chirurgie) anstreben
- Bei großflächigen Erfrierungen mit gleichzeitiger Hypothermie Transport in Klinik mit Dialysemöglichkeit oder Peritoneallavage
- Kontinuierliches Monitoring und regelmäßige Verlaufskontrollen durchführen

Besondere Informationen

Niemals Erfrierungen vor Ort erwärmen → massive Verstärkung des Schadens!

- Vorrang in der Behandlung hat immer die Unterkühlung
- Kältebedingter Gewebeschaden und Verletzung des Kapillarenendothels: Aktivierung der Gerinnungskaskade mit Thrombenbildung in kleinsten Gefäßen und konsekutiver Gewebeischämie
- Erfrierung ist eine klinische Diagnose; Angiografie kann klären, welches Areal betroffen ist
- Wiedererwärmung sehr schmerzhaft → Analgesie

Ertrinkungsunfall

Unfall mit Ertrinken im Wasser und evtl. Tod innerhalb von 24 h; syn. Submersionsunfall, Beinahe-Ertrinken

Ursachen

- **Ertrinken:** Tod innerhalb von 24 h nach Unfall mit Versinken im Wasser (Submersionsunfall)
- **Beinahe-Ertrinken:** Überleben nach Ertrinkungsunfall von mindestens 24 h
- Begünstigende Faktoren:
  - Fehlende Schwimmfähigkeit, fehlende Beaufsichtigung
  - Bewusstlosigkeit in flachem Wasser
  - Kardiovaskulärer Kollaps durch akzidentelle Kaltwasserimmersion
  - Alter: v. a. Kleinkinder und junge Menschen
  - Geschlecht: v. a. Männer
  - Ertrinkungsunfälle in Schwimmbecken, Wassereimern, Brunnen, Schächten
  - Alkohol- und Drogenkonsum
  - Vorbestehende Krankheiten: Hypoglykämie, Herzinfarkt, Herzrhythmusstörungen, Synkopen, Suizidgedanken, Epilepsie etc.
  - Traumata
  - Kindesmisshandlung
  - Hypothermie

Symptome

- Panikreaktion mit vermehrter körperlicher Aktivität (selten Winken, Ruf um Hilfe)
- Kraftlosigkeit, Untertauchen mit Hustenanfällen und Aspiration von Wasser
- Schmerzen an HWS oder WS
- Atemprobleme, Zyanose, erhöhte Atemfrequenz, Husten
- Ggf. durch Oxygenierungsstörungen Lungenödem oder ARDS
- Angst
- Bewusstlosigkeit
- Herz-Kreislauf-Stillstand

Diagnostik

- Primary Survey und Secondary Survey
- Anamnese: positiver Unfallhergang?
- Monitoring von Herzrhythmusstörungen
- Strukturierte Traumauntersuchung bzw. körperliche Untersuchung:
  - Verletzungen? Wirbelsäulenbeteiligung?
  - Hinweise auf Besonderheiten vor Ereignis: Krampfanfall? Verweildauer im Wasser?
  - Auskultation: Brodel- und Rasselgeräusche

Therapie

Basics

- Rettungsaktionen aus Wasser durchführen (Eigenschutz beachten)
- ABCDE-Management: ggf. Atemwegsmanagement bereits im Wasser
- Absaugen von Flüssigkeiten
- Highflow-O_2-Gabe 15 l/min via Nichtrückatemmaske
- HWS-Immobilisation, bei Indikation Immobilisierung der Wirbelsäule
- Herz-Kreislauf-Stillstand: BLS-Maßnahmen einleiten (➢ Reanimation Erwachsene, ➢ Reanimation Kinder)
- Wärmeerhalt, Erwärmung des Patienten: nasse Kleidung entfernen, Hypothermie verhindern
- Lagerung nach Patientenzustand

Advanced

- Anlage PVZ
- Applikation (balancierter) VEL i. v., i. d. R. zum Offenhalten
- Ggf. erweiterte Atemwegssicherung: endotracheale Intubation (ggf. frühzeitig)
- Ggf. ALS-Maßnahmen einleiten (Reanimation Erwachsene, Reanimation Kinder)

Hinweise zum Transport

- Patient nach Ertrinkungsunfall und ohne Symptome trotzdem zur weiteren Diagnostik transportieren

Besondere Informationen

- Definition „Ertrinken" American Heart Association (AHA): Todesfolge durch respiratorische Beeinträchtigung nach Eintauchen bzw. Untertauchen unmittelbar oder mittelbar in den folgenden 24 h
- **High Risk:** präklinische Beatmung oder Reanimation, initiale Vigilanzminderung, ausgeprägte Hypothermie, relevante Begleitverletzungen, schwere internistische oder neurologische Begleiterkrankungen, Intoxikation, Submersion in verseuchtem Wasser oder chemischen Agenzien
- Bei schweren Verläufen, meist innerklinisch: extrakoporale Unterstützungsverfahren (z. B. ECMO) erwägen
- Bei allen Ertrinkungsopfern (unbeobachtet) von Schädel-Hirn-Trauma oder Wirbelsäulenverletzung ausgehen
- Ungefähr 15 % der Ertrinkungsopfer erleiden „trockenes" Ertrinken (Laryngospasmus, dadurch Verhinderung Wassereintritt)
- Ungefähr 85 % der Ertrinkungsopfer erleiden „feuchtes/nasses" Ertrinken (Aspiration von Wasser)
- Unterteilung in Süß-, Salz- oder Brackwasserertrinken spielt präklinisch und klinisch keine Rolle mehr

- **Sonderfall Swimming Induced Pulmonary Edema (SIPE):**
  - Durch Schwimmen ausgelöstes (induziertes) Lungenödem
  - Ursache wohl zentralvenöses Pooling in Kombination mit starker körperlicher Anstrengung
  - Anamnese und körperliche Untersuchung:
    - Hypoxämie ($SpO_2 < 96\,\%$)?
    - Husten und Dyspnoe, ggf. Sputum und Hämoptysen?
    - Ggf. auskultatorisch ausgeprägtes Lungenödem?
  - Typisch für Diagnose:
    - Sonst gesunder Mensch
    - Schwimmen in kaltem Wasser
    - Lungenödem vor allem in den anterioren Bereichen der Lunge (Schwimmen in Bauchlage)
  - Behandlung (keine klaren Empfehlungen): O_2-Gabe bei milden Symptomen, ggf. NIV oder Intubation mit PEEP-Beatmung bei schweren Verläufen
  - Symptome bilden sich in der Regel innerhalb von 24–48 h zurück, Todesfälle möglich

Begünstigende Faktoren für ein im Verlauf besseres Outcome nach Ertrinkungsunfall

- Alter ≥ 3 Jahre
- Weibliches Geschlecht
- Wassertemperatur < 10 °C
- Dauer des Ertrinkens < 10 min
- Fehlende Aspiration
- BLS-Maßnahmen innerhalb von 10 min
- Zügige Normalisierung des Herzminutenvolumens
- Körperkerntemperatur < 35 °C
- GCS > 6 bei Ankunft in Notaufnahme, kein Koma
- Vorhandene Pupillenreaktion

Extremitätentrauma

Isolierte Verletzung einer Extremität (z. B. einfache Unterarmfraktur); syn. Extremitätenfraktur

Ursachen

- Fahrradsturz, Verkehrsunfall
- Stürze aus großen Höhen
- Glatteisunfälle
- Sportunfälle, Hausunfälle, Freizeitunfälle, Arbeitsunfälle
- Schläge, Tritte
- Überbelastung der Extremität
- Verletzung durch Geschosse
- Erkrankungen: Glasknochenkrankheit (Osteogenesis imperfecta), Osteoporose

Symptome

- Schmerzen, Schonhaltung, Kompressionsschmerz
- Schwellung, Hämatom
- Funktionsausfall, gestörte Funktion
- Durchblutungsstörungen
- Sichere Frakturzeichen:
  - Abnorme Beweglichkeit
  - Sichtbare Fehlstellungen wie z. B. Stufenbildung, nicht korrekte anatomische Lage, Dislokation
  - Sichtbare Knochenfragmente
- Unterscheidung Frakturen:
  - Komplette Fraktur: vollständige Durchtrennung des Knochens
  - Inkomplette Fraktur: unvollständige Durchtrennung des Knochens ohne Kontinuitätsunterbrechung
  - Dislozierte Fraktur: Fehlstellung der Knochenfragmente zueinander
  - Geschlossene Fraktur: keine nach außen hin sichtbare Verletzung
  - Offene Fraktur: Fraktur mit Verletzungswunde, die im direkten Zusammenhang zur Fraktur steht oder sichtbarer Knochen
  - Grünholzfraktur: bei Kindern, intaktes Periost bei Trennung der knöchernen Anteile

Diagnostik

- Primary Survey und Secondary Survey
- Anamnese:
  - Unfallkinematik, Verletzungsmechanismus?
  - Tetanusschutz vorhanden?
- Strukturierte Traumauntersuchung und fokussierte Untersuchung:
  - Blutungen oder Lebensbedrohlichkeit identifizieren
  - Hinweise für Fraktur oder Verletzung? Offene Verletzung? Gelenkbeteiligung?
  - DMS-Kontrolle
- Monitoring und Vitalparameter

Therapie

Basics

- Externe Blutungen stoppen → C-(X-) ABCDE-Prinzip via Stufentherapie
- Angepasste Lagerung
- Schienung betroffener Extremität mit z. B. Vakuumschiene, oder Sam™Splint → „Analgesie“ und Verhinderung von sekundären Weichteilschäden
- Ggf. Extension und Schienung mittels KTD®-System z. B. bei Oberschenkel- oder Unterschenkelfraktur
- Lokale Kühlung, **Cave:** Hautschädigung und Vasokonstriktion der Gefäße!
- Offene Frakturen steril abdecken
- Wärmeerhalt

Advanced

- Anlage PVZ
- Applikation (balancierter) VEL i. v. je nach Kreislaufsituation
- Analgesie:
  - 0,05–0,1 mg Fentanyl (z. B. Fentanyl-Janssen®) i. v., evtl. wiederholen
    oder
  - Esketamin 0,125 mg/kg KG (z. B. Ketanest S®) i. v. in Kombination mit Midazolam (z. B. Dormicum®) i. v., Repetition Esketamin mit 0,08 mg/kg KG i. v. nach 10–15 min
- Ggf. Reposition dislozierter Frakturen

Hinweise zum Transport

- Klinik mit unfallchirurgischer Abteilung anfahren
- In regelmäßigen Abständen Kontrolle DMS und Maßnahmen (Schienung etc.)
- An Entwicklung eines Kompartementsyndroms denken!

Besondere Informationen

- Extremitätenverletzungen sind selten lebensbedrohlich
- Unterschieden werden drei Kategorien:
  - Isolierte, nicht bedrohliche Verletzung einer Extremität
  - Nicht lebensbedrohliche Verletzung einer Extremität in Verbindung mit einem Polytrauma (lebensbedrohlich)
  - Lebensbedrohliche Verletzung des Bewegungsapparats (z. B. beidseitige Femurfraktur)
- Indikation für z. B. Extensionsschiene bei Femurfraktur (z. B. mediale Femurfraktur)

Gradeinteilung bei offenen Frakturen

- Grad I: Durchspießung eines spitzen Knochenfragments durch Haut (Wunde < 5 cm)
- Grad II: ausgedehnte Weichteilverletzung (> 5 cm) und Gewebekontusion
- Grad III: ausgedehnte Weichteilzerstörung mit tiefer Weichteilquetschung, Verletzung größerer Gefäße, Nerven, Gelenkanteile
- Grad IV: ausgedehnte Weichteilzerstörung mit totaler bzw. subtotaler Amputation, wobei Strukturen (Nerven, Gefäße) zerstört sind

Fieber

Zustand erhöhter Körperkerntemperatur durch Sollwertverstellung des Thermoregulationszentrums und Symptom einer Erkrankung; syn. Pyrexie

Ursachen

- Antwort des Organismus auf Krankheit
- Septisches Fieber, Urosepsis
- Abwehr gegen:
  - Eindringende Viren, Infektionskrankheiten wie z. B. Influenza (Virusgrippe), Coronavirus SARS-CoV-2 und Mutationen
  - Bakterien, Pilze
  - Lebende Mikroorganismen
  - Andere „fremde“ Stoffe
- Entzündliche, rheumatologische Erkrankungen
- Bakterielle Sekundärinfektion nach z. B. schwerer Virusgrippe
- Drogen und Medikamente (*drug induced fever*):
  - MDMA
  - Antibiotika
  - Psychopharmaka
- Metabolische und endokrine Störungen
- Physikalische Ursachen
- Entzugssyndrome
- Seltener:
  - Traumata
  - Tumore, Neoplasien, Leukosen
  - Autoimmunerkrankungen
  - Entzündungsvorgänge
  - Simulation (vorgetäuschtes Fieber)
- Familiäres Mittelmeerfieber (FMF): genetisch bedingte Erkrankung

Symptome

- Temperaturerhöhung:
  - Fieber: 38,0–41 °C
  - Subfebrile Temperatur ↑ auf 37,1–37,9 °C
- Symptome in Bezug auf Temperaturregulation:
  - Frieren, kalte Hände und Füße
  - Wärmeerzeugung durch Muskelzittern („Schüttelfrost“)
  - Marmorierte, minderdurchblutete Haut, Blässe
  - Schwitzen, Hitzegefühl, „roter“ Kopf
- Allgemeine Symptome:
  - Tachykardie
  - Tachypnoe
  - Kopfschmerzen, Halsschmerzen, Husten
  - Gliederschmerzen
  - Schwindel
  - Appetitlosigkeit
  - Schmerzempfindlichkeit
  - Licht- und Geräuschempfindlichkeit
  - Abgeschlagenheit, Müdigkeit
  - „Fieberdelirium“, „Fieberwahn“
  - Bei Kindern ggf. Fieberkrämpfe
  - Wahrnehmungsstörungen, Unruhe

Diagnostik

- Primary Survey und Secondary Survey
- Anamnese:
  - Auslandsaufenthalte? Prophylaxe (z. B. Malaria etc.)?
  - Berufliche Exposition (z. B. Metzger, Abdecker, Kellner: Leptospirose)?
  - Kontakt mit Tieren?
  - Resistenzmindernde Grunderkrankung: z. B. Diabetes mellitus, Urämie, Malignom, Leberzirrhose, Einnahme von immunsuppressiven Medikamenten?
  - Fieber, Schüttelfrost?
  - Beginn (abrupt/schleichend), plötzlicher Beginn und Ausbruch bei z. B. Virusgrippe, COVID-19?
  - Verlauf Fieber (fieberfreie Intervalle)?
  - Diarrhö? Erbrechen?
  - Gynäkologisch: Partus? Abort? Intrauterinpessar? Ausfluss? Unterbauchschmerz?
- Monitoring und Vitalparameter:
  - Temperatur ↑: Messung an Stirn, Ohr, axillar, rektal (genaueste Messung, Körperkerntemperatur)
  - Tachykardie, Hypotonie
- Körperliche Untersuchung:
  - Respirationstrakt: Husten? Auswurf? Geröteter Rachen?
  - Harnwege: Brennen? Blasendruckschmerz? Katheterisierung?
  - Abdomen: Abdominalschmerz? Ikterus?
  - Haut:
    - Marmorierung? Warme Haut? Rötung? Ausschlag? Erysipel nach Hautverletzungen?
    - Hauteinblutungen durch disseminierte intravasale Gerinnung und Verbrauchskoagulopathie → V. a. Meningokokkensepsis (Waterhouse-Friedrichsen-Syndrom)
  - Geschwollene, schmerzhafte Gelenke?
  - Meningen: Kopfschmerzen, Lichtscheu, Hyperästhesie, Nackensteife? Otitis media (Mittelohrentzündung)?
  - Operationen? Fremdkörper?
- **Cave:** präklinisch Sepsis und Therapie beachten!

Therapie

Basics

- Supportive O_2-Gabe bis max. Flow
- Symptomatische Therapie: Wadenwickel
- Lagerung nach Kreislaufsituation
- Monitoring und Vitalparameter

Advanced

- Ggf. Anlage PVZ und (balancierte) VEL i. v. zum Flüssigkeitsausgleich
- Analgesie:
  - NSAR (z. B. Ibuprofen, Diclofenac): antipyretisch wirkend
  - Bei starken Schüben und Schmerzen (Mittelmeerfieber) ggf. Opioide
- Antipyrese:
  - z. B. 1 g Metamizol (z. B. Novalgin®) langsam i. v.
    oder
  - Paracetamol i. v., oral, supp.
- Bei Sepsisverdacht ggf. schon präklinisch Antibiose nach lokalem Protokoll

Hinweise zum Transport

- Oft nur ambulante Versorgung und Übergabe an ggf. ärztlichen Notdienst
- Bei schweren Verläufen oder unklarer Grunderkrankung bzw. Fieberentwicklung Transport in Klinik anstreben

Besondere Informationen

- Fieber ist keine Erkrankung, sondern ein Symptom
- Fieber ungeklärter Ursache: Temperatur > 38 °C über mehr als 3 Wochen
- Fieberanstieg meist abends oder nachts durch herabgesetzte Kortisolproduktion (zirkadianer Rhythmus)
- Therapie umfasst primär die Behandlung der Ursache bzw. Grunderkrankung
- Verglichen mit jüngeren Patienten, haben ältere häufig eine begleitende virale oder bakterielle Erkrankung
- Häufigkeit Fieber ungeklärter Ursache: Infektionen ca. 35 %, Tumore ca. 23 %, Kollagenosen/Vaskulitiden ca. 10 %, Verschiedenes ca. 18 %, ohne Diagnose ca. 14 %
- Unterschied zur Hyperthermie:
  - Überwärmung des Körpers gegen Tendenz des Wärmeregulationszentrums
  - Im Gegensatz zum Fieber nicht durch Pyrogene ausgelöst
  - Sonderfall: medikamentös nach Narkose/Anästhesie oder durch Drogen ausgelöste maligne Hyperthermie
- Mittelmeerfieber, sog. mediterranes Fieber:
  - Genetische Mutation im MEFV-Gen, mehr als 40 Mutationen
  - Vorkommen häufig im östlichen Mittelmeerraum
  - Erstmanifestation vor Erreichen des 20. Lj.
  - Meist akut auftretende, 1–3 Tage andauernde Fieberattacken mit stärksten Schmerzen
  - Häufig begleitender Abdominalschmerz
- Zirkadianer Rhythmus: niedrige Werte in der Nacht (tiefster Wert 6 Uhr), höchster Wert am Nachmittag (16–18 Uhr)

Einteilung Fieber

- 37,1–37,9 °C: subfebrile Temperatur
- 38–38,4 °C: mäßiges Fieber
- 38,5–40,4 °C: hohes Fieber
- ab 40,5 °C (41 °C): extremes Fieber

Fieberkrampf

Tonisch-klonische Krampfanfälle (Konvulsionen) im Rahmen fieberhafter Infekte oder Allgemeinerkrankungen

Ursachen

- Unbekannt
- Vorkommen:
  - Unkomplizierte Fieberkrämpfe: im Alter zwischen 6 Monaten und 6 Jahren
  - Komplizierte Fieberkrämpfe: im Alter < 6 Monaten und > 6 Jahren
- Voraussetzungen:
  - Fieberhafter Infekt mit schnell ansteigender Temperatur, meist ab > 38 °C
  - Kinder mit anlagebedingt niedriger Krampfschwelle, Fieber führt zum weiteren Absinken der Krampfschwelle

Symptome

- **Einfacher unkomplizierter Fieberkrampf:**
  - Generalisierter Krampfanfall < 15 min mit Fieber
  - Innerhalb von 24 h nur 1-malig auftretend
  - Rezidivierend höchstens 3-mal
  - Bewusstlosigkeit, verminderte Ventilation, Zyanose, Tachykardie, verzögerte Rekapillarisierung, träge Pupillenreaktion, Lethargie
  - Nach Sistieren selten postiktale Phase (Nachschlafphase)
  - Erschöpftes Kind, Müdigkeit
- **Komplexer komplizierter Fieberkrampf:**
  - Fokaler Krampfanfall
  - Prolongierter Krampfanfall > 15 min
  - Multiple Krampfanfälle innerhalb eines Tages
  - Postiktal neurologische Ausfälle, z. B. isolierte Lähmungen, HHE-Syndrom
  - Anfall außerhalb des Dispositionsalters (6. Lebensmonat – 6. Lebensjahr)
  - Entstehung auf dem Boden zerebraler Vorschädigung
  - Ggf. positive Familienanamnese (Epilepsie)

Diagnostik

- Primary Survey und Secondary Survey
- Anamnese:
  - Plötzliche Bewusstlosigkeit mit tonisch-klonischen Zuckungen?
  - Vor Fieber kein Krampfgeschehen?
  - Fieberndes Kind und schnell ansteigende Körperkerntemperatur?
- Monitoring und Vitalparameter:
  - HF ↑
  - Temperatur ↑
- Neurologische Untersuchung:
  - Bewusstseinsstörungen, träge Pupillenreaktion
  - Postiktale Phase, erschöpftes Kind
  - Evtl. isolierte Lähmungen
  - BZ-Kontrolle, **Cave:** Hypoglykämie!
- Körperliche Untersuchung:
  - Tonisch-klonische Krämpfe
  - Einnässen
  - Warme Haut

- Suche nach Differenzialdiagnosen: Reflexsynkope, Schüttelfrost, Meningitis, Enzephalitis, Hypoglykämie, Hypokalziämie

Therapie

Basics

- Ersteinschätzung: Aussehen, Atemarbeit, Durchblutung
- Supportive O_2-Gabe bis max. Flow
- Schutz vor Verletzungen und Lagerung nach Bewusstseinslage, ggf. stabile Seitenlage
- Bei Fieber Wadenwickel oder Wickel in Leistenbeugen

Advanced

- Ggf. Anlage PVZ und 20 ml/kg KG (balancierte) VEL als Bolusgabe
- Bei Anfällen > 10 min: als Status epilepticus behandeln
- Andauernder Krampf: Durchbrechung und Entscheidung über Applikationsweg je nach Situation und Möglichkeiten mit z. B.:
  - Midazolam (15 mg/3 ml) über MAD Nasal™ intranasal:
    - < 10 kg KG (< 1 Jahr): 2,5 mg (0,5 ml)
    - 10–20 kg KG: 5 mg (1,0 ml)
    - > 20 kg KG: 10 mg (2,0 ml)
  - Diazepam rektal:
    - Bis 3 Jahre (< 15 kg KG): 5 mg
    - Ab 3 Jahre (> 15 kg KG): 10 mg
- Körperkerntemperatur > 38,5 °C:
  - Paracetamol-Supp.:
    - 3–6 kg KG: 75 mg Supp.
    - 7–12 kg KG: 125 mg Supp.
    - 13–25 kg KG: 250 mg Supp.
    - > 25 kg KG: 500 mg Supp.

    oder
  - Iboprofen-Supp.:
    - 3 Monate bis 2 Jahre: 60 mg Supp.
    - Ab 2 Jahre: 125 mg Supp.
- Bei Hypoglykämie Ausgleich mit Glukose i. v./i. o.:
  - Neonatal – 2 Jahre: 0,2 g/kg KG G10 %
  - > 2 Jahre: 0,5 g/kg KG G20 %

Hinweise zum Transport

- Der Transport sollte immer in die Kinderklinik zur weiteren Diagnostik und Versorgung erfolgen

Besondere Informationen

- Betroffene Kinder entwickeln sich normal, Fieberkrämpfe sind meist harmlos
- Vorkommen häufig während des ersten Tages mit Fieber
- Fieberkrämpfe mit Anteil von 50 % häufigste Gelegenheitskrämpfe
- Das Epilepsierisiko liegt bei ca. 1–2 %.
- Kinder reagieren drastisch auf verminderte Ventilation und dadurch resultierende Hypoxie: Atemwegsmanagement, Oxygenierung sicherstellen
- Adäquate Perfusion ist entscheidend für Bewusstseinszustand
- Kinder mit neurologischem Defizit, verändertem Bewusstseinszustand oder stark verminderter Vigilanz sind als **kritisch** einzustufen

- Auf „Kindernotfall“ vorbereiten, Hilfsmittel wie z. B. Kindersicher™ oder Notfalllineal™ nutzen, Normwerte und Berechnungshilfen verinnerlichen
- Hypoglykämie wird bei pädiatrischen Notfällen häufig übersehen → wenige Energiereserven
- V. a. Meningitis bei: Nackensteifigkeit, extreme Lethargie bei > 4 h nach Fieberkrampf, starkem Erbrechen oder Alter < 12 Monate

Volumen pro Nasenloch bei Verwendung von MAD Nasal™

- Möglichst unverdünnt
- Hohe Wirkstoffkonzentration:
  - 0,25–0,3 ml: Idealvolumen
  - Bis 0,5 ml: Optimalvolumen
  - Bis 1 ml: Maximalvolumen

Frühsommer-Meningoenzephalitis (FSME)

Durch Zeckenbiss übertragene virale Infektion des ZNS, engl. tick-borne encephalitis

Ursachen

- Erreger: FSME-Virus
- Übertragung durch Stich einer infizierten Zecke (*Ixodes ricinus*, syn. Gemeiner Holzbock)
- Virusinfizierte Milchprodukte von Ziegen, Schafen oder Kühen (äußerst selten)

Symptome

- 5–30 % anfangs grippeähnlicher Verlauf:
  - Gliederschmerzen
  - Fieber
  - Kopfschmerzen
- Beim Großteil Entwicklung einer Meningitis bzw. Meningoenzephalitis nach symptomfreien Intervall
- 70–95 % asymptomatischer Verlauf

Diagnostik

- Primary Survey und Secondary Survey
- Körperliche Untersuchung:
  - Bekannter Zeckenstich in Anamnese, Aufenthalt im Zeckengebiet
  - Einstichstelle bei körperlicher Untersuchung
- Monitoring und Vitalparameter

Therapie

Basics

- Zecke mit Pinzette rasch entfernen
- Lagerung nach Wunsch des Patienten
- Evtl. supportive O_2-Gabe
- Basismonitoring

Advanced

- Ggf. Anlage PVZ
- Ggf. Applikation (balancierter) VEL
- Ggf. Antibiotikatherapie
- Ggf. Analgesie

Hinweise zum Transport

- Transportindikation je nach Erkrankungsschwere
- Bei stabilen Vitalparametern ggf. Übermittlung an kassenärztlichen Notdienst

Besondere Informationen

- Inkubationszeit gewöhnlich 7–14 Tage
- Besondere Gefährdung in Waldgebieten, v. a. im Sommer
- Keine kausale (antivirale) Therapie möglich
- Bei ca. 60 % der über 15-Jährigen zeigen sich nach schwerem Verlauf dauerhafte neurologische Störungen
- Erkrankte sind nicht ansteckend
- Impfung für Personenkreis aus Risikogebieten empfohlen (STIKO)
- Für kompletten Impfschutz 3 Impfungen erforderlich
- Auffrischimpfungen nach 3–5 Jahren
- Meldepflicht beim örtlichen Gesundheitsamt nach IfSG
- Letalität bei Meningoenzephalitis 1–2 %

Präventive Maßnahmen

- Während eines Aufenthalts in Risikogebieten Tragen von langer Kleidung und festem Schuhwerk
- Insektenschutzmittel verwenden
- Nicht ins hohe Gras setzen
- Nach Aufenthalt gezieltes Absuchen des Körpers nach Zecken
- Bei Befall die Zecke umgehend mit Pinzette oder Zeckenzange entfernen, anschließend Wunde ausgiebig desinfizieren
- Kein Öl oder Klebstoff verwenden, dies fördert die Entleerung des infektiösen Darminhalts der Zecke
- Informationen zu Hauptendemie-Gebieten unter www.rki.de

Gangrän, akute

Sonderform ischämischer Nekrose (Koagulationsnekrose) mit Selbstauflösung des Gewebes und Verfärbung durch Hämoglobinabbau; syn. fressendes Geschwür, diabetische Gangrän

Ursachen

- Formen:
  - Trockene Gangrän mit Nekrose und Eintrocknung des Gewebes
  - Feuchte Gangrän mit Nekrose und Verflüssigung Gewebe infolge bakterieller Infektion und livider Verfärbung
  - Putrid-gangräneszierende Wundinfektion mit *Clostridium perfringens* (Gasbrand) oder anaerob lebenden Bakterien
- Vorkommen:
  - An Extremitäten infolge arterieller Verschlusskrankheiten
  - Diabetische Mikro- und Makroangiopathie
  - Bei Diabetikern oder pAVK-Patienten nach kleinen Verletzungen oder Druckstellen
  - Erfrierungen
  - Lungengangrän
  - Gasgangrän
  - Im Bereich Mundschleimhaut bei Noma-Erkrankung (gangränöse Stomatitis)
  - Darmgangrän, Uterusgangrän, gangränöse Entzündung von Geschlechtsteilen
  - Hospitalbrand

Symptome

- Durchblutungsstörungen
- Nekrosen, schwärzliche oder livide Verfärbung betroffener Extremität
- Gefühlslosigkeit
- Nässen

Diagnostik

- Primary Survey und Secondary Survey
- Anamnese:
  - Positive Risikofaktoren bzw. Vorerkrankungen?
  - Schmerzbeginn und Art?
  - Infekt?
- Monitoring und Vitalparameter:
  - Temperatur?
  - **Cave:** Sepsisgefahr bei generalisierter Entzündung beachten!
- Fokussierte Untersuchung:
  - Hautzustand: trocken, rote Flecken, Schwellung?
  - Knisternde Geräusche (Gasbrand) bei Druckausübung an betroffenen Hautstellen
  - Nekrosen, livide Verfärbung Haut, nässende Wunde, Erfrierungen
  - DMS eingeschränkt

Therapie

Basics

- Schienung oder Ruhigstellung betroffener Extremitäten
- Sterile und trockene Wundabdeckung
- Angepasste Lagerung mit Druckentlastung betroffener Stellen

Advanced

- Ggf. Anlage PVZ und Applikation (balancierter) VEL i. v.
- Evtl. Analgesie

Hinweise zum Transport

- Transport erfolgt in Klinik mit Chirurgie → Wundversorgung, ggf. Amputation, systemische Antibiose

Besondere Informationen

- Häufiges Vorkommen an Extremitäten
- Feuchte Gangrän ist lebensbedrohlich: Gefahr einer Sepsis oder Gasbrandinfektion

Gefäßanamnese und Hinweise auf Erkrankungsursache

- Schmerz:
  - Beginn (akut, allmählich)?
  - Art (intermittierend, Ruheschmerz)?
- Kältegefühl:
  - In Ruhe?
  - Nach Belastung?
- Risikofaktoren:
  - Nikotin?
  - Hypertonie?
  - Adipositas?
  - Diabetes mellitus?
  - Hyperlipidämie?
  - Gicht?

Gastrointestinale Blutung

Arterielle oder venöse Blutung aus Magen- und Darmtrakt mit Unterteilung in obere und untere GI-Blutung; syn. GI-Blutung, Magenbluten

Ursachen

- Mögliche Ursachen obere GI-Blutung (zu 90 %):
  - Gastroduodenale Ulkuskrankheit:
    - Magengeschwür (Ulcus ventriculi)
    - Duodenalulkus (Ulcus duodeni)
  - Magenschleimhauterosion, Ösophagitis, Refluxösophagitis
  - Ösophagus- und Magenvarizen
  - Mallory-Weiss-Syndrom (Längsrisse der Schleimhaut am gastroösophagealen Übergang durch heftiges Erbrechen): Bulimie und häufiges Erbrechen
  - Boerhaave-Syndrom (spontane Ruptur des Ösophagus)
  - Karzinome
  - Angiodysplasie (Gefäßüberschussbildung)
- Mögliche Ursachen untere GI-Blutung:
  - Morbus Crohn
  - Infektiöse Enteritis
  - Colitis ulcerosa
  - Polypen, Kolondivertikel, Meckel-Divertikel
  - Divertikulose
  - Darmrupturen
  - Analfissur
  - Kolon- und Rektumkarzinome
  - Hämorrhoiden: häufigste Ursache für rektale Blutungen

Symptome

- Blässe, Anämie, Schwäche
- Bluterbrechen, kaffeesatzartiges Erbrechen (Hämatemesis)
- Oberbauchschmerzen
- Übelkeit und Erbrechen
- Tachykardie, Synkopen, Hypotonie, Schwäche, Verwirrtheit, Agitation, Zeichen eines hämorrhagischen Schocks
- Dunkler, schwarzer (Teerstuhl) oder blutiger Stuhlgang (Hämatochezie)

Diagnostik

- Primary Survey und Secondary Survey
- Anamnese:
  - Zielführende Vorerkrankungen wie z. B. Ulkusleiden?
  - Akut oder chronisch auftretend? → Symptomdauer und Frequenz
  - Chronischer Alkoholabusus? Nikotinabusus?
  - Stuhlverhalten, Verfärbung?
  - Blutiges Erbrechen?
  - Einnahme von z. B. NSAR ohne Magenschutz, Antikoagulanzien, Thrombozytenaggregationshemmer?
  - Begleiterkrankungen: Leberzirrhose, Herzinsuffizienz, Niereninsuffizienz, Diabetes, Tumorerkrankungen, KHK?
- Körperliche Untersuchung:
  - Blässe, Anämie, Schwäche
  - Oberbauchschmerzen
  - Mangelernährung, zwanghaftes Erbrechen?

- Monitoring und Vitalparameter: Hinweise für Volumenmangelschock? HF ↑, RR ↓
- Blickdiagnose:
  - Blutiges Erbrechen, kaffeesatzartiges Erbrechen?
  - Schwarzer oder blutiger Stuhlgang?
  - Hämatochezie (Frischblut an Toilettenpapier oder im WC), Blutauflagerungen oder dunkelbraune Koagel?
  - **High Risk:** Alter > 65 Jahre, Schock, Multimorbidität, Meläna, Sepsis, Frischblut (rektal und im Erbrochenen)
  - **Low Risk:** Alter < 65 Jahre, keine Komorbidität, normale Vitalparameter, Compliance in Bezug auf Symptome und Einschätzung einer erneuten Blutung

Therapie

Basics

- Supportive O_2-Gabe bis max. Flow
- Massive obere GI-Blutung: aggressives Absaugen mit möglichst großlumigen Kathetern
- Lagerung nach Kreislaufsituation
- Wärmeerhalt

Advanced

- Anlage von mindestens 2 großlumigen PVZ
- Applikation (balancierter) VEL i. v., Ziel-$RR_{syst.}$ von 80–90 mmHg beachten: permissive Hypotension bei unkontrollierter Blutung
- Ggf. 1 g Tranexamsäure (z. B. Cyklocapron®) über 10 min als Kurzinfusion i. v.

Hinweise zum Transport

- Möglichst zügigen Transport in Klinik mit endoskopischer Abteilung (Magen- oder Darm-Spiegelung) anstreben

Besondere Informationen

- In ca. 85 % der Fälle: obere GI-Blutung
- In ca. 15 % der Fälle: untere GI Blutung
- Als wichtige Grenze zur Unterteilung in obere und untere GI-Blutung wird die Flexura duodenojejunalis (Zwölffingerdarm-Leerdarm-Biegung) oder sog. Treitz-Flexur genannt
- Risikostratifizierung mithilfe des Blatchford-Score anhand klinischer und laborchemischer Parameter

Häufige Auslöser und Risikofaktoren für Magengeschwür

- *Helicobacter pylori* in 60–70 % aller Fälle
- Nichtsteroidale Antirheumatika (NSAR)
- Rauchen, übermäßiger Alkoholkonsum
- Stress

Geburt

Vorgang der Ausstoßung des Fötus aus Mutterleib unter Wehen als Prozess am Ende der Schwangerschaft; syn. Entbindung, Niederkunft, Partus

Ursachen

- Beendigung der Schwangerschaft mit Einsetzen der Wehen:
  - Termingeburt: Geburt nach vollendeter 37. SSW
  - Frühgeburt: Geburt vor Vollendung der 37. SSW
  - Übertragung: Geburt nach der vollendeten 42. SSW
- Geburtsbeginn durch Hormonbildung des Fetus und Übertragung durch den Urin in Fruchtwasser → mütterliche Bildung von Prostaglandin und Auslösung der Geburt

Symptome

- Geburtsphasen:
  - Eröffnungsphase
  - Austreibungsphase
  - Nachgeburtsphase
- Einsetzende Wehentätigkeit (Eröffnungswehen)
- Vorangehender Kindskopf in der Vulva sichtbar
- Blutiger Ausfluss (Zeichnungsblutung)
- Blasensprung mit Fruchtwasserabgang
- Ggf. Durchfall und Erbrechen

Diagnostik

- Primary Survey und Secondary Survey
- Anamnese:
  - Blasensprung? Evtl. vorzeitig vor Beginn der Eröffnungsphase?
  - Leichter blutiger Ausfluss?
  - Mutterpass, Schwangerschaftskomplikationen? Zeitgerechte und normale Kindsentwicklung? Anzahl der Schwangerschaften und Geburten (Gravida und Para)? Geburtsmodus vorangegangener Schwangerschaften (Spontangeburt, Kaiserschnitt etc.), geburtshilfliche/gynäkologische Voroperationen?
  - Geburtstermin?
  - Wehentätigkeit:
    - Einsetzen der Eröffnungswehen? (ca. 5 Wehen in 10 min)
    - Presswehen?
- Körperliche Untersuchung (angepasst und situationsabhängig):
  - Fundusstand: auf Höhe des Bauchnabels ca. 20. SSW, auf Höhe des unteren Rippenbogens ca. 36. SSW
  - Fruchtwasserabgang
  - Inspektion des Perineums nur bei Äußerungen wie z. B. „Gefühl des Pressens“, „das Baby kommt“, „Gefühl, dass etwas von innen nach außen rutscht“

Therapie

Basics

- Ggf. supportive O_2-Gabe bis max. Flow (in der Regel bei unkompliziertem Verlauf nicht notwendig)
- Wärmeerhalt
- Geburtsset bereitlegen → auf Notfallgeburt vorbereitet sein
- Angepasste Lagerung, möglichst Linksseitenlage (ab 20. SSW)
- Vorzeitiger Blasensprung (Gefahr Nabelschnurvorfall):
  - Nicht mehr laufen lassen
  - Hochlagerung des Beckens
- Notfallgeburt → „Lass der Natur seinen Lauf“. Fast immer nur supportive Maßnahmen nötig. Nicht mehr als nötig unterstützen:
  - Sterile Handschuhe anziehen, Notfallgeburtsset bereitstellen
  - Lagerung: Kopf und Schultern leicht erhöht, Beine angewinkelt mit Abduktion, um Perineum sichtbar zu machen
  - Dammschutz
  - Kopfrotation unter Geburt erlauben, Kopf mit einer Hand supportiv halten, Geburt der Schultern mit leichtem Druck an Kopf, erst nach unten (anteriore Schulter) dann nach oben (posteriore Schulter) erlauben, keinen Zug an Kopf und Hals ausüben!
  - Abnabelung:
    - Nach erfolgreicher Geburt 2 Nabelklemmen setzen und Nabelschnur nach Beendigung Pulsation durchtrennen, ca. 15 cm vom kindlichen Abdomen entfernt und 5–7 cm von erster Klemme entfernt (Abnabeln bei unbeeinträchtigten Früh- und Neugeborenen frühestens nach 1 min)
    - Uhrzeit notieren (Geburtszeitpunkt = Zeit, zu der das Kind vollständig und lebend aus dem Mutterleib ausgetreten ist)
  - Supportive Versorgung Neugeborenes (Abtrocknen und Wärmeerhalt), APGAR bestimmen (APGAR-Schema)
  - Mutter zum Stillen anleiten → Ausschüttung von Oxytocin und Förderung der Uteruskontraktion
  - Neonatale Komplikationen: BLS-Maßnahmen einleiten (Reanimation Neugeborenes)
  - Ggf. Versorgung von Weichteilverletzungen unter Geburt (steriles Abdecken)
  - Nachgeburt:
    - Nachgeburt nicht abwarten
    - Bei Ausstoßen der Plazenta noch vor Krankenhausaufnahme die Nachgeburt vollständig zur Begutachtung mit in das Krankenhaus nehmen
  - Während der Entwicklung der Nachgeburt ist ein Blutverlust von bis zu 500 ml normal

Advanced

- Anlage PVZ und (balancierte) VEL i. v.
- Geburtskomplikationen, wie z. B. Schulterdystokie: McRoberts-Manöver
- Neonatale Komplikationen: PALS/EPLS-Maßnahmen einleiten (Reanimation Neugeborenes)
- Ggf. Oxytocin bei starker postpartaler Blutung i. v.

Hinweise zum Transport

- Möglichst Wunschklinik Schwangerer anfahren und rechtzeitig Klinik via Voranmeldung informieren
- „Laufen lassen“ zur Trage oder RTW bei Blasensprung durchaus möglich (Fallabwägung); liegender Transfer **zum** RTW, wenn bekannt ist (forensisch sicher!), dass der kindliche Kopf nicht im Becken sitzt → Gefahr eines Nabelschnurvorfalls!

Besondere Informationen

- Dauer Schwangerschaft p. m. (post menstruationem) im Schnitt 280 Tage = 40 Wochen
- Unterteilung in 3 Abschnitte: 1.–3. Trimenon:
  - 1. Trimenon: Frühschwangerschaft bis zur vollendeten 12. Woche
  - 2. Trimenon: Mitte der Schwangerschaft von 13. bis zur vollendeten 24. Woche
  - 3. Triminon: Spätschwangerschaft von 25. Woche bis zur vollendeten 40. Woche bzw. bis Geburtstermin
- Ab Fundusstand bis Bauchnabel (ca. 20. SSW) wegen Vena-cava-Kompressionssyndrom an Linksseitenlage denken
- Errechnung ungefährer Geburtstermin mithilfe der Naegele-Regel:
  - Erster Tag letzter Regelblutung (ELR) + 7 Tage – 3 Monate + 1 Jahr
  - Abweichung meist um ± 10 Tage
- Typische physiologische Veränderungen während der Schwangerschaft: AZV ↑, FRC ↓, pCO_2 ↓, Hämatokrit ↓, Blutvolumen ↑, Hb ↓, HF ca. 10–15 Schläge/min ↑, RR um 10–15 mmHg ↓, vermehrte Durchblutung oberer Atemwege (Ödembildung/Schwellung), verzögerte Magenentleerung und Refluxneigung
- Wichtige Informationen aus dem Mutterpass:
  - Placenta praevia?
  - Kindslage?
    - BEL = Beckenendlage (keine Geburt vor Ort möglich)
    - QL = Querlage (keine Geburt vor Ort möglich)
- Phasen der Geburt: Eröffnungsperiode, Austreibungsperiode, Nachgeburtsperiode
- Mögliche Geburtskomplikationen:
  - Schulterdystokie (*shoulder distocia*): McRobert-Manöver, Manöver nach Rubin
  - Geburtsstillstand durch Lageanomalien, Nabelschnurvorfall, pathologische Beckenform, verzögerte oder unzureichende Zervixdilatation
  - Lageanomalie wie z. B. Beckenendlage oder Querlage
  - Nabelschnurvorfall: Nabelschur liegt vor Kopf mit evtl. „Abklemmung“ der kindlichen Blutversorgung
- Begrifflichkeit „Entbindung“: Durchführung Geburt durch Arzt oder Hebamme
- Merkhilfe **MUTTER** nach D. Davis bei präklinischer Geburt:
  - Supportive Versorgung der **M**utter, ABCDE
  - **U**ntersuchung der Mutter, Anamnese bezüglich Schwangerschaft
  - **T**eam-Management, Aufteilung der Maßnahmen etc.

- **T**emperaturmanagement Neugeborenes und Mutter
- Passendes **E**quipment für Geburt und Versorgung Neugeborenes/Mutter bereithalten
- **R**ea-Platz für Neugeborenes vorbereiten/bereithalten für z. B. Geburtskomplikationen

Wichtige Inhalte Mutterpass – Schwangerschaftsverlauf

- Errechneter Geburtstermin
- Schwangerschaftswoche
- Fundusstand
- Kindslagen: SL (Schädellage), BEL (Beckenendlage), QL (Querlage)
- Herztöne, CTG Befunde
- Ödeme, Varikose und Gewicht, ggf. Präerkrankungen der Mutter, Risikofaktoren

Geriatrischer Notfall

Notfallsituationen bei Patienten mit höherem Lebensalter (meist > 70 Jahre) und geriatrietypischer Multimorbidität oder alterstypischer erhöhter Anfälligkeit für Erkrankungen oder Komplikationen

Ursachen

- Gebrechlichkeit (Frailty-Syndrom): verminderte Belastbarkeit gegenüber externen Stressoren mit erhöhtem Risiko für Verlust von Selbstständigkeit, Hospitalisierung und Mortalität
- Gedeihstörung (Failure-to-thrive-Syndrom):
  - Situationskonstellation mit Trigger, z. B. Verlust Lebenspartner
  - Depressive Episode und zunehmende Immobilität
- Stürze, auch multifaktoriell bedingt:
  - Degenerative Veränderungen: Sehfähigkeit ↓, Gleichgewicht ↓, Hörminderung, Muskelmasse ↓, eingeschränkte propriozeptive Wahrnehmung (Tiefensensibilität)
  - Externe Faktoren: „Stolpern" über z. B. Teppichkanten, Gehen und simultanes Erledigen von kognitiven Aufgaben
- Dekompensation von Grunderkrankungen
- Regulationsstörung des Blutdrucks (Orthostase-Syndrom)
- Generalisierte Entzündungssyndrome, Intoxikationen
- Akute Erkrankungen: Delir, Schlaganfall, Krampfanfall, Myokardinfarkt, Synkopen, Herzrhythmusstörungen, Hypoglykämien, Lungenarterienembolie, Exsikkose, abdominelle Erkrankungen, Sepsis etc.
- Multi- bzw. Polypharmazie:
  - Intoxikationen, Fehldosierungen, reduzierte Einnahme
  - Überhang, Neben- und Wechselwirkungen! → besonders Benzodiazepine, Sedativa, Psychopharmaka
  - Synkopen, Schwäche, Vigilanzminderung, Schwindel
  - Blutungen
  - Elektrolytveränderungen, Exsikkose

Symptome

- Physiologische Veränderungen:
  - Kardiovaskuläres System: $RR_{syst.}$ ↑, HF ↑, Kompensationsreserven ↓
  - Respiratorisches System: Vitalkapazität ↓, Totalkapazität ↓, Residualvolumen ↑, Lungencompliance ↓, Diffusionsfähigkeit ↓
  - Interaktion und Wahrnehmung: Sehkraft ↓, Hörkraft ↓, Reflexe ↓, Gleichgewicht ↓
  - Sonstiges: Nierenfunktion ↓, Leberfunktion ↓, Infektionsanfälligkeit ↑
- Geriatrische „i": **I**mmobilität, **I**nstabilität, **I**nkontinenz, **i**ntellektueller Abbau, **I**nappetenz (Malnutrition), **i**atrogene Schäden, **I**solation
- Bei lebensbedrohlichen Situationen fehlen oft klassische Symptome:
  - Atypische oder unspezifische Symptomatik: Lethargie, Schwäche, Appetit ↓, Agitation, Desorientierung, Schwindel, Stürze, Depression, Gewichtsverlust, Aggression

Diagnostik

- Primary Survey und Secondary Survey
- Identifikation von kritischen Patienten: schlechter Gesamteindruck, Bewusstlosigkeit, Anweisungen werden nicht befolgt, Atemnot, Schock, Brustschmerzen mit $RR_{syst.}$ < 100 mmHg, unkontrollierbare Blutung, stärkste Schmerzen
- Anamnese:
  - Vorerkrankungen etc.?
  - Schmerzanamnese, ggf. mit modifizierter PAINAD-Skala (s. u.)?
  - Sturzanamnese: Gehilfen? Bestehende Gangunsicherheit? Rezidivierende Stürze? Muskelschwäche? Selbstständiges Aufstehen möglich? Beeinträchtigung des Sehvermögens? Wohnungsumgebung?
  - Häufige Substanzgruppen in Dauermedikation: Betablocker, ACE-Hemmer, Kalziumkanalblocker, Angiotensin-Rezeptor-Antagonisten, Antikoagulanzien, Thrombozytenaggregationshemmer, Sedativa/Benzodiazepine, Neuroleptika/Antidepressiva, Opioide, Schleifendiuretika, Thyroxin, NSAR, Antidiabetika?
- Strukturierte Traumauntersuchung oder körperliche Untersuchung:
  - Allgemeinzustand: Unterteilung in gut, leicht reduziert, reduziert, stark reduziert
  - Verletzungen? OP-Narben?
  - Ernährungszustand? Malnutrition? Dehydrierung?
  - Spuren von Misshandlung?
  - Infektionsquellen: PEG, Port, Dekubitus, Ulzera, chronische Wunden, Bettlägerigkeit, kürzliche Hospitalisierung, Tracheostoma
  - Thermoregulation:
    - Wärmeregulation oft gestört
    - Ggf. kein Fieber als Reaktion auf Infekt
    - Bei Verletzungen oft Hypothermie auch bei normaler Raumtemperatur

Therapie

Basics

- Supportive O_2-Gabe bis max. Flow
- Wärmeerhalt, angepasste Lagerung: bei bestehender Kyphose Kopf und Halspartie unterpolstern!
- Monitoring und Vitalparameter

Advanced

- Ggf. Anlage PVZ und (balancierte) VEL i. v.
- Symptomatische krankheits- oder verletzungsbezogene Therapie

Hinweise zum Transport

- Wenn möglich, Klinik mit angebundener geriatrischer Abteilung anfahren
- Möglichst „komfortablen“ Transport durchführen
- Schwere Verletzungen auch bei trivialen Stürzen möglich: Jeder Sturz auch ohne Fraktur sollte abgeklärt werden

Besondere Informationen

- Große Herausforderung für Rettungsdienst. Die Diagnosefindung ist oft schwierig, folgende Kenntnisse sind wichtig:
  - Physiologische Alterungsprozesse und Vorerkrankungen
  - Psychologische und psychopathologische Veränderungen
- Anstieg der Gefahr von Wechsel- und Nebenwirkungen bei > 5 Medikamenten in der Dauermedikation
- Nicht selten bzw. häufig: Alkoholabusus bei geriatrischen Patienten
- Typische Meldebilder: Sturz und schlechter Allgemeinzustand
- Stürze:
  - Häufigster geriatrischer Notfall
  - Stürze können Folge akuter Erkrankung sein
  - Häufig nach Sturz längere Liegezeiten und schlechte Prognose (Postfall-Syndrom)
  - **SPLATT** – Sturzanamnese bei geriatrischen Patienten:
    - **S**ymptoms → Welche Symptome wurden durch den Sturz ausgelöst?
    - **P**revious falls → Gibt es vorangegangene Stürze? Gibt es eine Häufung in der letzten Zeit?
    - **L**ocation of fall → Wo ist der Patient gestürzt? Die gleiche Stelle wie beim letzten Mal?
    - **A**ctivity at time of fall → Was hat der Patient gemacht, als es zum Sturz kam?
    - **T**ime of fall → Wann kam es zum Sturz? Gab es eine längere Liegezeit?
    - **T**rauma, both physical and psychological → Welche Verletzungen sind durch den Sturz entstanden? Psychisches, seelisches oder mentales Trauma?

- Merksatz: „Alt ist nicht gleich krank."
- Einteilungsmöglichkeiten des Alterns: optimales Altern, normales Altern, pathologisches Altern
- **PAINAD** (**P**ain **A**ssessment **in A**dvanced **D**ementia) – modifizierte Schmerzanamnese mit Punkte-Skala nach Warden et al.:
  - Atemtätigkeit
  - Negative Stimmgebung
  - Gesichtsausdruck
  - Körpersprache
  - Tröstlichkeit
- Wichtige Parameter zur Überwachung von **vermeidbaren Ursachen arzneimittelassoziierter Probleme** primär durch den Hausarzt:
  - Arzneimittelinteraktion (unterschiedliche Arzneimittel, Lebensmittel, Nahrungsergänzungsmittel)
  - Monitoring (adäquate Überwachung Wirksamkeit und Komplikationen verordneter Medikamente)
  - Arzneimittelauswahl (optimale Medikation, medizinische Indikation)
  - Adhärenz (ordnungsgemäße Einnahme verordneter Medikamente)
  - Dosierung (Therapie mit richtigem Medikament in korrekter Dosierung)
  - Therapieplanung (Verordnung erforderlicher medikamentöser Therapie)
  - Überprüfung und Optimierung verordneter Medikation (Reduzierung Risiko von Neben- und Wechselwirkungen) → PRISCUS-Liste

Kommunikation mit schwerhörigen Patienten

- Nach Hörhilfen fragen, z. B. Hörgeräte
- Hintergrundgeräusche minimieren, helle Umgebung schaffen
- In Augenhöhe mit Patient begeben, langsam und deutlich sprechen
- Kurze, verständliche Sätze benutzen, ggf. wiederholen
- Nur leicht lauter sprechen, nicht schreien, ggf. direkt in das Ohr sprechen
- Patient immer anschauen und Mimik einsetzen, um zu reflektieren
- Tipp: Stethoskop für bessere Verständigung „umgekehrt" benutzen

Glaukomanfall

Akute Verlaufsform Glaukom mit plötzlich einsetzenden erhöhtem Augeninnendruck und Sehnervschädigung; syn. Grüner Star

Ursachen

- Missverhältnis zwischen (erhöhten) Augeninnendruck und Perfusionsdruck der Papille (arterieller Druck)
- Bestehende Funktionsstörung Kammerwasser-Abflusssystem mit Erhöhung des Augeninnendrucks oder Steigerung der Kammerwasserproduktion (Glaukom)
- Glaukomanfall als akute Form: Glaukom mit plötzlich einsetzendem und drastisch erhöhtem Augeninnendruck

Symptome

- Veränderung der Pupille mit Trübung
- Lichtstarre, weite und leichte Entrundung der Pupille
- Vermindertes Sehvermögen (Nebelsehen und Regenbogenfarbensehen)
- Starke Schmerzen, oft nicht dem Auge zugeordnet
- Kopfschmerzen, Übelkeit, Erbrechen
- Vagusreizung: Herzrhythmusstörungen möglich
- **Cave:** Glaukomanfälle werden häufig nicht erkannt und als Migräne, Zahnschmerzen, akutes Abdomen, Hirndruckzeichen etc. fehlinterpretiert!

Diagnostik

- Primary und Secondary Survey
- Anamnese:
  - Bekannte Augenerkrankung? Sehverschlechterung?
  - Plötzlicher Sehverlust?
  - Augendruck, starke Schmerzen und oft nicht dem Auge zugeordnet?
  - Vermindertes Sehvermögen, Sehen von Farbringen?
  - Medikamente?
- Monitoring: Herzrhythmusstörungen
- Fokussierte Untersuchung der Augen:
  - Pupillendiagnostik mit Pupillenleuchte:
    - Beurteilung der Hornhauttransparenz (Trübung)
    - Pupillenreaktion direkt/indirekt
    - Weite, entrundete und lichtstarre Pupille bei Glaukomanfall
  - Bei Palpieren steinharter Augapfel
  - Sehvermögen:
    - Handbewegung, Fingerzählen
    - Konfrontationsperimetrie (Sehfelduntersuchung)
    - Text in ca. 30–50 cm Entfernung lesen lassen

Therapie

Basics

- Angepasste Lagerung
- Ggf. supportive O_2-Gabe

Advanced

- Ggf. Anlage PVZ
- Ggf. Antiemese: 4 mg Ondansetron (z. B. Zofran®) i. v.
- Parasympathomimetika:
  - Wenn vorhanden, Miotika wie Pilocarbin-Augentropfen (z. B. Salagen®)
  - Ggf. Betablocker als Augentropfen
- Bei starken Schmerzen adäquate Analgesie: z. B. Esketamin oder Dipidolor i. v.
- Ggf. Carboanhydrase-Hemmer wie Acetazolamid i. v. → eher klinische Maßnahme

Hinweise zum Transport

- Transport erfolgt notfallmäßig in Augenklinik: akute Gefährdung des Augenlichts!
- Erhalt des Sehvermögens abhängig von rechtzeitiger Behandlung

Besondere Informationen

- Der akute Glaukomanfall ist ein Notfall, der einer sofortigen Behandlung bedarf!
- Erhöhter Augeninnendruck ohne Schäden, da Blutdruck in Gefäßen ausreichend (okulare Hypertension)
- Alle Glaukome führen zu Gesichtsfeldausfällen bis hin zu Erblindung
- Für Versorgung der Netzhaut entscheidend ist das Verhältnis von Augeninnendruck und Blutdruck in den retinalen Gefäßen: Normaldruckglaukom ↔ okulare Hypertension
- Die Mehrzahl der Glaukomanfälle sind Offenwinkelglaukome
- Behandlung in der Augenklinik: Pupillenengstellung mit Pilocarpin-Augentropfen, medikamentöse Hemmung Augeninnendruck mit Betablocker-Augentropfen und Carboanhydrase-Hemmern, ggf. Infusion mit hyperosmolaren Substanzen, um dem Auge Wasser zu entziehen, dann Laser-Iridotomie oder OP
- Ohne Behandlung kommt es innerhalb von 1–2 Wochen über Glaucoma chronicum congestivum zu Erblindung
- Kongenitales Glaukom: angeborenes Glaukom, auffallend „schöne große Augen“ bei Kleinkindern
- Kortikosteroide, v. a. als Augentropfen, können Glaukom verursachen

Ophthalmologische Anamnese

- Allmähliche Verschlechterung des Sehens?
- Plötzliche Verschlechterung des Sehens?
- Doppelbilder?
- Schmerzen?

Hämatothorax

Blutansammlung in Pleuraspalt sekundär einer stumpfen oder penetrierenden Thoraxverletzung oder in Verbindung mit Pneumothorax; syn. Thoraxtrauma

Ursachen

- Stumpfe oder penetrierende Thoraxverletzung mit Blutung aus Brustmuskeln, Interkostalgefäßen, Lungenparenchym oder großen intrathorakalen Gefäßen
  - Stichverletzung, Schussverletzung etc.
  - Sturz, Verkehrsunfall, Sportverletzung, Arbeitsunfall, Freizeitunfall etc.
  - Rippenfrakturen
  - Stark dislozierte thorakale Wirbelsäulenfrakturen
  - Beckenfraktur mit schwerer retroperitonealer Blutung (offener Kamin ohne Selbsttamponade)
  - Tiertritte
- Iatrogen: z. B. Pleurapunktion, Lungenbiopsie oder Pleurabiopsie
- Tumormetastasen
- Lungenembolie, Aortenruptur

Symptome

- Schocksymptomatik: Blässe, Verwirrtheit, Tachykardie, Tachypnoe, Hypotension
- Kurzatmigkeit, Luftnot, Zyanose, respiratorische Erschöpfung
- Evtl. paradoxe Atmung oder sichtbares loses Thoraxwandfragment
- Brustschmerz, atemabhängige Schmerzen
- Dumpfer Klopfschall bei Perkussion, abgeschwächte Atemgeräusche

Diagnostik

- Primary und Secondary Survey
- Unfallmechanismus und Unfallkinematik?
- Anamnese: Tumorpatient? Vorerkrankungen?
- Strukturierte Traumauntersuchung, fokussierte Untersuchung:
  - Zustand nach invasivem Eingriff? Sichtbare Verletzungen, offene oder luftsaugende Wunde?
  - Prellmarken am Thorax, Frakturzeichen, paradoxe Atmung
  - Dumpfe Perkussionsgeräusche, abgeschwächtes AG
  - Begleitverletzungen?
- Monitoring und Vitalparameter: Volumenmangelschock?

Therapie

Basics

- Supportive O_2-Gabe bis max. Flow , ggf. assistierte/kontrollierte Beatmung
- Ggf. offene Thoraxverletzungen abdichten mit Chest Seal (luftsaugende Wunde)
- Ggf. Stabilisierung oder Schienung des losen Thoraxwandfragments mit z. B. Sam®Splint zur Verminderung der Schmerzen → Keine Evidenz!
- Lagerung je nach Verletzungsmuster und Kreislaufsituation
- Wärmeerhalt

Advanced

- Anlage von mindestens 2 großlumigen PVZ
- Applikation (balancierter) VEL i. v. unter Beachtung der permissiven Hypotension
- Analgesie:
  - 0,05–0,1 mg Fentanyl (z. B. Fentanyl®-Janssen) i. v., titrieren bis Effekt. **Cave:** Kreislaufdepression!

  oder
  - Esketamin 0,125 mg/kg KG (z. B. Ketanest S®) i. v. in Kombination mit Midazolam (z. B. Dormicum®) i. v., Repetition Esketamin mit 0,08 mg/kg KG i. v. nach 10–15 min
- Ggf. Anlage einer Thoraxdrainage
- Ggf. CPAP oder Intubationsnarkose: innere Schienung bei Rippenserienfraktur (loses Thoraxwandfragment)

Hinweise zum Transport

- Zügigen Transport in Traumazentrum anstreben
- Frühzeitige Anmeldung für Schockraum

Besondere Informationen

- Deutliche Gefahr kardiopulmonaler Dekompensation in Verbindung mit Pneumothorax oder Spannungspneumothorax
- **Cave:** häufig Begleitverletzungen (Thorax/Abdomen/untere Extremitäten)!
- Bei verletzter Interkostalarterie kann Blutverlust von ca. 50 ml/min auftreten
- Ungefähr die Hälfte aller Traumapatienten erleidet ein Thoraxtrauma

Massiver Hämatothorax beim Erwachsenen

- Blutverlust von 1.500 ml oder mehr
- Jede Thoraxhälfte kann bis zu 3.000 ml Blut aufnehmen!

Harnverhalt, akuter

Aufstauung von Urin in Blase und Störung willentlicher Blasenentleerung (Miktion); syn. Harnretention, Ischurie

Ursachen

- Mechanisch bedingt:
  - Prostatahyperplasie (Prostatavergrößerung)
  - Harnröhrenstenose (Striktur)
  - Blasensteine (Konkremente)
  - Narbenbildung nach OP oder Verletzungen
  - Verstopfter Katheter
  - Tumore der Blase
  - Medikamente (z. B. Anticholinergika)
  - Entzündungen des Harntrakts
  - Gebärmuttersenkung
  - Scham oder Angst
- Nerval bedingt:
  - Bandscheibenprolaps
  - Querschnittslähmung
- Komplikationen:
  - Harnrückstau in Niere
  - Infektionen
- Sonderform: Überlaufblase (Entleerung nur kleiner Urinmengen, schmerzhaft)

Symptome

- Unangenehmes Druckgefühl im Unterbauch
- Anurie, Oligurie mit schmerzhaftem Harndrang
- Evtl. Überlaufinkontinenz (Harnträufeln)
- Starke Schmerzen, Unterbauchschmerzen
- Tastbarer und fühlbarer Blasenhochstand
- Blasse, kühle und schweißige Haut
- Tachykardie, Hypertonie
- Unruhe

Diagnostik

- Primary und Secondary Survey
- Anamnese:
  - Urogenitale Entzündung?
  - Schmerzhaftes Wasserlassen?
  - Anurie, Oligurie?
  - Bauchschmerzen?
  - Vorerkrankungen? Bekannte Prostatahyperplasie als klassische Ursache?
- Fokussierte Untersuchung:
  - Tastbarer Blasenhochstand
  - Überlaufinkontinenz
  - Suprapubische Blasenfistel bzw. Dauerkatheter verstopft oder disloziert?
- Monitoring und Vitalparameter: Tachykardie, Hypertonie

Therapie

Basics

- Angepasste Lagerung
- Bei Kindern ggf. Miktion auslösen durch Setzen in warme Badewanne

Advanced

- Ggf. transurethrale Einmalkatheterisierung (wenn Material vorhanden)
- Dislozierter oder funktionsgestörter transurethraler Blasenkatheter:
  - Ggf. steriles Anspülen/Aspirieren des Katheters mit NaCl bei V. a. Okklusion
  - Einlage Blasenkatheter (wenn Material vorhanden) → korrekte Auswahl des Katheters, möglichst Silikonkatheter benutzen (längere Liegedauer)
    - Bei Frauen i. d. R. Nélaton-Spitze (12–14 Ch)
    - Bei Männern i. d. R. Tiemann-Spitze (14–18 Ch)
- Material DK-Anlage (transurethral):
  - Schutzhandschuhe (unsteril)
  - Patientenunterlage
  - Sterile Handschuhe
  - Blasenkatheter-Set (inkl. Blockung 10 ml Aqua dest.)
  - Gleitgel/Lokalanästhetikum (z. B. Instillagel®)
  - Blasenkatheter (z. B. Nelaton, Tiemann)
  - Desinfektionsmittel (z. B. Octenisept®)
  - Urinbeutel
- Vorgehen transurethrale Katheterisierung:
  - Wenn möglich, gebrauchsfertige sterile DK-Sets benutzen
  - Horizontale (entspannte) Lagerung des Patienten, bei Frauen leicht abgespreizte Beine
  - Entkleiden des Intimbereichs
  - Positionierung der Patientenunterlage unter Gesäß-/Intimregion
  - Blickinspektion des Intimbereichs (Besonderheiten? Intimhygiene, Blutung, Infektion etc.)
  - Öffnen des Katheter-Sets und Einrichtung eines Arbeitsplatzes
  - Vorbereiten aller notwendigen Materialien unter Einhaltung der Sterilität auf sterilem Tuch des Katheter-Sets (Blasenkatheter, Gleitgel etc.)
  - Reinigung des Intimbereichs (Mann: Zurückschieben der Vorhaut → sternförmige Desinfektion der Eichel; Frau: Spreizen der Labien → Reinigung der kleinen und großen Schamlippen, inkl. Harnröhreneingang)
  - Verwendung von ausreichend anästhetischem Gleitmittel
  - Vorschieben des Katheters in die Harnröhre ohne Gewalt, bis spontan Urin fließt; anschließend weiterer Vorschub von wenigen Zentimetern, Anatomie beim Mann beachten
  - Blocken des Blasenkatheters mit 8–10 ml Glycerol-Wasser-Lösung oder sterilem Aqua für Injektionszwecke
  - Auffangen des Urins in Urinbeutel; wenn Material vorhanden, Urinstix zur Dokumentation, ob chronischer Harnwegsinfekt (HWI) vorliegt
  - Bei Männern: Reponieren der Vorhaut nach Katheteranlage → Verhindern einer Paraphimose!
  - Kontrolle der erfolgreichen Anlage zur Entscheidung, ob der Transport in eine urologische Abteilung nötig ist:

- Abfließen von klarem Urin?
- Fehlende Makrohämaturie (sichtbares Blut im Urin)?
- Fehlen einer Pyurie (Eiterableitung über den Blasenkatheter)?
- Nierenlager nicht klopfschmerzhaft?
- Fehlende Hinweise auf akuten HWI?
- Fehlende Hinweise auf Sepsis?

Hinweise zum Transport

- Wenn vor Ort keine Maßnahmen durchführbar, möglichst zügiger Transport in urologische Klinik

Besondere Informationen

> Bei Katheterisierung und Urinmenge > 600 ml, Urin portionsweise ablassen zur Vermeidung von Blutungen der Blasenschleimhaut!

- Als Akuttherapie reicht i. d. R. eine Katheterisierung aus
- Häufigster urologischer Notfall bei Männern > 60 Jahre (Prostatahyperplasie)
- Innerklinisch: nach Spinalanästhesie und postoperativem Harnverhalt ggf. Gabe eines Cholinergikums
- Komplikationen:
  - Harnblasenruptur
  - Harnwegsinfekte
  - Pyelonephritis, chronische Niereninsuffizienz
  - Urosepsis, Urämie
- Oligurie und Anurie sind Leitsymptome des akuten Nierenversagens

Harnwegsinfekt

Symptomatische Entzündung der Harnwege, Unterteilung in Urethritis, Zystitis und Pyelonephritis; syn. Harnblasenentzündung, HWI

Ursachen

- Vaginale bakterielle Fehlbesiedlung (Kolpitis), üblicherweise aufsteigend aus der Urethra durch z. B. *Enterobacteriaceae*
- Hämatogene oder lymphogene Genese
- Unterscheidung in:
  - Unkomplizierter Harnwegsinfekt (HWI):
    - Keine relevanten funktionellen oder anatomischen Anomalien
    - Keine relevanten Nierenfunktionsstörungen
    - Keine relevanten Vor- bzw. Begleiterkrankungen
  - Komplizierter Harnwegsinfekt:
    - Aufstau oder anatomische Harntraktanomalien
    - Funktionelle Harntraktanomalien
    - Fremdkörper
    - Sonstige: Niereninsuffizienz, Nierentransplantation, Immunsuppression, relevante Vor- bzw. Begleiterkrankungen
  - Unkomplizierte Pyelonephritis (PN) vs. komplizierte Pyelonephritis
  - Asymptomatische Bakteriurie (ABU)
  - Rezidivierende Harnwegsinfekte (> 3 Infektionen/Jahr oder ≥ 2 Infektionen in den letzten 6 Monaten)
- **Komplizierende Faktoren und Risikofaktoren für komplizierten Verlauf einer Pyelonephritis:**
  - Alle HWI bei Kindern, Männern, Schwangeren
  - Funktionelle oder anatomische Besonderheiten, Z. n. OP
  - Immunsupprimierte
  - Fieber, Flankenschmerz
  - Urologische/renale Erkrankungen, Nierensteine
  - Innerhalb der letzten 2 Wochen:
    - Anlage eines Dauerkatheters
    - Entlassung aus Krankenhaus oder Pflegeheim
    - Antibiose in den letzten 2 Wochen
- **Risikofaktoren für einen Harnwegsinfekt:**
  - Sexuelle Aktivität
  - Verhütungsmethode mit Scheidendiaphragma oder Spermaziden
  - Verhütung mit DMPA (Depot-Medroxyprogresteronacetat)
  - Antibiose vor 2–4 Wochen
  - Zurückliegende HWI
  - Anatomische Besonderheiten oder Funktionseinschränkungen (z. B. neuropathische Blase)
  - Diabetes mellitus
  - Stuhlinkontinenz/Fisteln
- Traditionelle Faktoren oder Auslöser HWI bei Frauen:
  - Geschlechtsverkehr
  - Kälte, Stress, falsche Hygiene, Regelblutung
  - Flüssigkeitsmangel

- **Risikofaktoren und Auslöser für eine Pyelonephritis:**
  - Häufige Sexualkontakte
  - Gebrauch von Spermiziden
  - Vorausgegangene HWI
  - Diabetes mellitus, Urininkontinenz
  - Antibiose in den letzten 6 Monaten
- Je nach Lokalisation Unterscheidung der akuten Infektion in:
  - Untere Harnwegsinfektion (Urethritis, Zystitis)
  - Obere Harnwegsinfektion (Pyelonephritis)

Symptome

- Akute Schmerzen bei Miktion (Dysurie)
- Häufiger und/oder imperativer Harndrang (Pollakisurie), Dranginkontinenz und Nykturie
- Neu aufgetretene Schmerzen im Unterbauch, suprapubischer Schmerz
- Bei Kindern und geriatrischen Patienten oft unspezifische Symptome:
  - Neu aufgetretener reduzierter AZ
  - Unklares Fieber
  - Bauchschmerzen
  - Kontinenzprobleme oder Nykturie
- Bei oberer HWI (Pyelonephritis) zusätzliche Symptome:
  - Flankenschmerz
  - Klopfschmerzhaftes Nierenlager
  - Fieber (> 38 °C)

Diagnostik

- Anamnese:
  - Schmerzen beim Wasserlassen, Pollakisurie, Nykturie?
  - Kontinenzprobleme, Nykturie?
  - Frühere HWI?
  - Typische Risikofaktoren?
  - Ggf. Ausschluss einer Kolpitis?
  - Makrohämaturie?
  - Trübung des Urins, eitrige Beimengungen im Urin (Pyurie), blutiger Urin?
  - Vorhandene oder verstärkte Inkontinenz/imperativer Harndrang?
  - Auffälliger Fluor vaginalis oder vaginale Irritation?
  - Fieber/Schüttelfrost, allgemeines Krankheitsgefühl?
  - Risikofaktoren für einen komplizierten Verlauf?
  - Urininkontinenz (bei postmenopausalen Frauen)?
  - Chronisch-rezidivierende Infektionen?
  - Vermutet die Frau eine Harnwegsinfektion als Ursache?
- Fokussierte Untersuchung:
  - Flankenschmerz, klopfschmerzhaftes Nierenlager?
  - Suprapubischer Schmerz?
  - Abdominalschmerz?
- Monitoring und Vitalparameter:
  - HF, RR
  - Ggf. Temperatur ↑, Fieber?
- Bei nicht eindeutiger Diagnose, wie z. B. nur Pollakisurie ohne Dysurie:
  - Nachweis von Leukozyten und Nitrit im Urinsediment oder durch einfache Urinteststreifen
    oder
  - Nachweis von nur Nitrit
    oder
  - Positiver Nachweis von Leukozyten und Hämoglobin

- Bei komplizierten HWI: Urinkultur zur Keimisolierung (innerklinisch oder durch HA bzw. Urologen/Gynäkologen) → Goldstandard
- Differenzialdiagnosen: Prostatitis, Pyelonephritis, Kolpitis, unspezifische Reizblase, interstitielle Zystitis, spezifische Urethritis und Zystitis (z. B. Gonorrhö, Trichomoniasis, Tbc), unspezifische Urethritis (z. B. Morbus Reiter)

Therapie

Basics

- Primary und Secondary Survey
- Monitoring und Vitalparameter
- Wärmeapplikation bei Schmerzen
- Ggf. Analgesie mit NSAR oral wie z. B. Ibuprofen und ggf. Spasmoanalgetika
- Reichlich Flüssigkeitszufuhr (mind. 2 l/d) → „ausschwemmende" Diurese

Advanced

- Ggf. Anlage PVZ und Applikation von (balancierter) VEL (z. B. Ringer-Acetat)
- Bei Bedarf adäquate Analgesie:
  - 1 g Paracetamol (z. B. Perfalgan®) i. v. oder
  - 1 g Metamizol (z. B. Novalgin®) langsam i. v. oder via Kurzinfusion
- Einmaltherapie (Antibiose): Trimethoprim (z. B. Infectotrimet®) 100–200 mg 2 ×/d für 3 d oder Fosfomycin-Trometamol 1 × 3.000 mg oder Nitrofurantoin 2 × 100 mg/d für 3 (–5) d → DEGAM-Leitlinie „Brennen beim Wasserlassen" (www.degam.de)

Hinweise zum Transport

- In der Regel bei unkomplizierten HWI kein Transport notwendig → ambulante Versorgung über den Hausarzt oder durch Facharztpraxen (z. B. Urologie, Gynäkologie)

Besondere Informationen

- Häufigste Ursache des „Brennens beim Wasserlassen" sind unkomplizierte HWI
- Häufig selbstlimitierender Verlauf bei unkomplizierten HWI
- Bei Einsatz von Teststreifen bis zu einem Drittel falsch negative Ergebnisse
- Bei allen Patienten mit Vorstellung aufgrund von Problemen bei Miktion gelten folgende Aspekte:
  - Miktion ↑: erhöht die Wahrscheinlichkeit einer HWI
  - Miktion ↓: senkt die Wahrscheinlichkeit einer HWI
- Bei Kindern ist die Diagnose häufig erschwert, da Symptome je nach Altersgruppe unterschiedlich sind
- Bei SSW sind regelmäßige Kontrollen des Urins auf Leukozyten und Nitrit vorgeschrieben!
- Erweiterte Therapie:
  - Unkomplizierte Zystitis:
    - Ambulant: empirische Dreitagestherapie: Cotrimoxazol 2 × 160/800 mg oder
    - Ciprofloxacin 2 × 250 mg
  - Unkomplizierte Pyelonephritis:
    - Ambulant: 7–10 Tage orale Therapie mit Ciprofloxacin 2 × 500 mg

  - Stationär: 14 Tage initial parenterale Therapie mit Cephalosporin 3. Generation oder Chinolone
- Komplizierter Harnwegsinfekt:
  - 14 Tage meist stationäre parenterale Therapie mit Cephalosporin 3. Generation oder Ampicillin/Gentamycin, Chinolone

Häufigkeit HWI

- Bei 50–70 % aller Frauen mind. 1 × im Leben HWI
- ~30 % rezidivierende HWI bei allen Frauen: mind. 3 HWI/Jahr oder 2 HWI/Halbjahr → entweder erneut oder wiederaufflammend, wenn nicht vollständig ausgeheilt
- Insbesondere bei Pflegeheimbewohnerinnen und Katheterträgerinnen asymptomatische Bakterurie bei rezidivierenden HWI

HELLP-Syndrom

Lebensgefährliche Komplikation der hypertensiven Schwangerschaftserkrankung (Präeklampsie) – Akronym HELLP steht für Hemolysis, Elevated Liver Enzymes, Low Platelets; syn. Präeklampsie

Ursachen

- **Vorkommen:**
  - Meist vor der Geburt
  - Entwicklung auch in postpartaler Phase möglich, ca. ⅓ der Fälle
- **H**emolysis (Hämolyse)
- **E**levated **L**iver Enzymes (erhöhte Leberwerte = Transaminasen, GOT, GPT)
- **L**ow **P**latelets (erniedrigte Thrombozyten Anzahl < 10.000 µl → Thrombozytopenie)
- Genaue Ursache ist noch nicht bekannt
- Auslöser ist eine thrombotische Mikroangiopathie (TMA), v. a. der (Oberbauch-) Organe und Verlegung eines Gefäßes durch Mikrothromben

Symptome

- Ähnliche Symptome wie bei Präeklampsie:
  - Allgemeines Krankheitsgefühl
  - Rechtsseitiger Oberbauchschmerz (80–90 %)
  - Epigastrischer Schmerz
  - Übelkeit und Erbrechen
  - Kopfschmerzen
- Hypertonus, Ödeme, Proteinurie
- Typische Laborveränderungen

Diagnostik

- Primary und Secondary Survey
- Anamnese:
  - Schwangerschaftskomplikationen?
  - Hypertonus?
  - Hinweise im Mutterpass (Labor etc.)?
  - Passende Symptome?
- Monitoring und Vitalparameter: Hypertonus
- Körperliche Untersuchung:
  - Generalisierte Ödeme (Gesicht, Hände, Unterschenkel, Knöchel)
  - Schmerzhaftes Abdomen, epigastraler Schmerz → erstes Anzeichen durch Stauung in der Leber mit folgender Dehnung

Therapie

Basics

- Supportive O_2-Gabe bis max. Flow
- Angepasste Lagerung, ggf. Linksseitenlage

Advanced

- Anlage PVZ
- Applikation (balancierter) VEL i. v.
- Antiemese: z. B. 4 mg Ondansetron (z. B. Zofran®) i. v.
- Blutdruckkontrolle: 5–12,5 mg Urapidil (z. B. Ebrantil®) i. v., evtl. wiederholen

Hinweise zum Transport

- Stets sofortigen und zügigen Transport in Frauenklinik durchführen → Schutz von Mutter und Kind (Kaiserschnitt)

Besondere Informationen

- Symptome sind ähnlich der Präeklampsie
- Eine Erhöhung der D-Dimere (Spaltprodukt des Fibrins) als Nachweis einer Thrombose kann die Diagnose HELLP erhärten
- Die endgültige kausale Therapie besteht nur in Beendigung der Schwangerschaft durch unmittelbare Sectio caesarea (Kaiserschnitt)
- Konservative Therapieversuche (z. B. Kortikosteroide) aufgrund hoher Morbiditätsraten und geringer Erfolgsaussichten haben sich bisher nicht durchgesetzt

Herz-Kreislauf-Stillstand

Plötzlicher Stillstand von Herz- und Kreislauffunktionen mit Reanimationspflichtigkeit

Ursachen

- Hyperdyname Form (80 %):
  - Kammerflimmern oder -flattern (VF)
  - Pulslose ventrikuläre Tachykardie (VT)
- Hypodyname Form (20 %):
  - Asystolie oder schwere Bradykardie
  - Pulslose elektrische Aktivität (PEA)
- Meist kardial (> 90 % der Fälle):
  - KHK/Myokardinfarkt (70 %)
  - Kardiomyopathien wie z. B. das Taku-Tsubo-Syndrom (10 %)
  - Hypertensive Herzerkrankung
  - Myokarditis, angeborene Herzerkrankungen (Klappenfehler, Aortenstenose etc.)
  - Präexzitationssyndrome, sog. AV-Reentry-Tachykardien (z. B. Wolff-Parkinson-White-Syndrom)
  - QT-Verlängerung
  - Brugada-Syndrom
- Schock unterschiedlicher Ursache (z. B. rupturiertes Aortenaneurysma, penetrierende und stumpfe Traumata)
- Hypoxie durch z. B. Aspiration, Atemwegsobstruktion
- Intoxikation
- Pathologisch veränderte Elektrolytkonzentrationen
- Hypothermie
- Azidose
- Stromschlag oder Blitzunfall
- Lungenembolie, Herzbeuteltamponade, Spannungspneumothorax
- Commotio cordis (Herzrhythmusstörung mit Kammerflimmern infolge stumpfer Gewalteinwirkung auf Thorax oder Sternum während vulnerabler Phase durch z. B. Baseball, Eishockeypuck, Faustschlag)

Symptome

- Person ohne Lebenszeichen:
  - Keine Spontanbewegungen
  - Keine Atemtätigkeit, evtl. agonale Atmung (Schnappatmung)
  - Kein peripherer und zentraler Puls
  - Zyanose
  - Marmorierte, blasse Haut
  - Ggf. Krampfanfall

Diagnostik

- Suche nach Lebenszeichen
- Person ansprechen, anfassen, rütteln
- **A**temwege öffnen
- **B**elüftung überprüfen („Sehen – hören – fühlen“, ≤ 10 s)
- **C**irculation überprüfen (zentraler Puls tastbar?)

Therapie

Basics

- Basismaßnahmen der Reanimation (Basic Life Support) → CPR

Advanced

- Erweiterte Maßnahmen der Reanimation (Advanced Life Support) (➤ ERC-Algorithmus, vordere Umschlaginnenseite)
- Reversible Ursachen beheben
- Besondere Umstände:
  - Kreislaufstillstand nach Trauma: Vorgehen nach ERC-Algorithmus „Traumatisch bedingter Kreislaufstillstand“
  - Vermutete oder bestätigte COVID-19-Erkrankung: Vorgehen nach ERC-COVID-19-Leitlinien
  - Zahlreiche spezielle Empfehlungen u. a. für Herzkatheterlabor, Dialyseeinheit, zahnärztliche Praxis, Ertrinken, Großschadensfall, während Flugreise, Hubschrauberrettung und Verlegungsflüge (HEMS = *helicopter emergency medical services*), Kreuzfahrtschiffe, Sport, Adipositas, Schwangerschaft
  - Lawinenrettung

Hinweise zum Transport

- Bei ROSC (**R**eturn **O**f **S**pontaneous **C**irculation) und V. a. kardiales Ereignis (auch ohne Ischämiezeichen im EKG) zügigen Transport immer in Klinik mit Kardiologie und Anbindung zu Herzkatheterlabor anstreben

Besondere Informationen

- BLS- und ALS-Algorithmus der aktuellen ERC Guidelines oder AHA beachten
- Schnappatmung (agonale Atmung) wird häufig, v. a. von Laienhelfern, als vorhandene Atmung verwechselt und Beginn der CPR wird oft verzögert → auf Thoraxexkursionen achten
- **ALS 2021 Kernaussagen ERC:**
  1. Priorität haben qualitativ hochwertige Thoraxkompressionen mit minimalen Unterbrechungen, frühzeitige Defibrillation und Therapie der reversiblen Ursachen
  2. Kreislaufstillstand bei vielen Patienten vermeidbar, oft Frühwarnsymptome vor dem innerklinischen sowie präklinischen Kreislaufstillstand
  3. Sichern der Atmung durch Basis- und erweitertes Atemwegsmanagement; nur Anwender mit hoher Erfolgsrate sollen endotracheal intubieren
  4. Bei nichtschockbaren Rhythmen frühzeitig Adrenalin verabreichen
  5. Wenn konventioneller ALS erfolglos bleibt, bei ausgewählten Patienten – sofern möglich – extrakorporale CPR (eCPR) als Rescue-Therapie erwägen
- Zahlen DGU: ca. 16 % Traumatote versterben an potenziell vermeidbaren Todesursachen
- Reanimationsregister zur Datenauswertung (Planungsgrundlage für die Entwicklung des Rettungsdienstes): www.reanimationsregister.de
- Präventive Maßnahmen in Klinik (*in-hospital cardiac arrest*, IHCA):

Frühwarn-Scores (Track-Trigger-Frühwarnsystem) zur Vermeidung Kreislaufstillstand und Etablierung von Medizinischen Notfallteams, Schulung Personal, Festlegen klarer Regeln für das Vorgehen bei abnormalen Vitalfunktionen und kritischen Krankheitszuständen

- Langzeitergebnisse (ERC):
  - In Ländern mit routinemäßiger Beendigung lebenserhaltender Maßnahmen (*withdrawal of life sustaining therapy,* WLST) gutes neurologisches Outcome bei > 90 % der Patienten
- In Ländern ohne routinemäßiger WLST schlechte neurologische Ergebnisse häufiger (50 %; 33 % im Wachkoma)

Reversible Ursachen eines Herz-Kreislauf-Stillstands

4 H's
- **H**ypoxie
- **H**ypovolämie
- **H**ypo-/**H**yperkaliämie/metabolisch
- **H**ypo-/**H**yperthermie

HITS
- **H**erzbeuteltamponade
- **I**ntoxikation
- **T**hrombose (kardial oder pulmonal)
- **S**pannungspneumothorax

Herzbeuteltamponade

Flüssigkeitsansammlung zwischen Herzbeutel (Perikard) und Herz, schwerwiegende Komplikation eines Perikardergusses; syn. Perikardtamponade, Herztamponade, Herzbeutelerguss, Perikarderguss

Ursachen

- Penetrierende oder stumpfe Traumen
- Perikarditis (Herzbeutelentzündung) mit Perikarderguss: bakteriell, viral, autoimmun, parasitär, urämisch
- Maligner Perikarderguss
- Aortenaneurysma
- Postoperative Tamponade nach Herz-OP
- Herzwandruptur nach ausgedehntem Herzinfarkt
- Tumoren, Strahlentherapie
- Iatrogen:
  - Nach Schrittmacher-Implantation
  - Perforation bei Koronardilatation
- Extraperikardiale Ursachen: Spannungspneumothorax, Mediastinalemphysem

Symptome

- Klassische Symptome werden als **Beck-Trias** zusammengefasst:
  - Abgeschwächte Herztöne
  - Gestaute Halsvenen
  - Hypotension
- Paradoxer Puls (Pulsus paradoxus): leichter Rückgang des RR bei Inspiration
- Kardiogener Schock

Diagnostik

- Primary und Secondary Survey
- Anamnese und Unfallkinematik?
- Strukturierte Traumauntersuchung: Begleitverletzungen nicht übersehen
- Fokussierte Untersuchung: Beck-Trias
- Monitoring und Vitalparameter:
  - Swinging Heart: elektrische Alternans (Amplitudenveränderung QRS-Komplex)
  - Hypotension, Pulsus paradoxus
  - Kardiogener Schock
- Ggf. präklinische Sonografie (POCUS)

Therapie

Basics

- Supportive O_2-Gabe bis max. Flow
- Lagerung nach Kreislaufsituation

Advanced

- Anlage PVZ
- Applikation (balancierter) VEL i. v.
- Ggf. Vorlasterhöhung mit Bolusgabe Infusion
- Bei kardiogenem Schock Katecholamine i. v.

Hinweise zum Transport

- Zügiger Transport in Zentrum mit Kardiologie und Thoraxchirurgie

Besondere Informationen

Die präklinische Diagnose der Perikardtamponade ist sehr schwierig.

- Kleinere Perikardergüsse werden oft konservativ behandelt
- Venöser Rückfluss und Pumpfunktion bereits ab ca. 50 ml eingeschränkt
- Klinisch erfolgen Perikardpunktion, Drainage von Flüssigkeit und Behandlung der Ursache

Herzrhythmusstörungen

Veränderung der Herzfrequenz oder Regelmäßigkeit des Herzschlags (Arrhythmie) aufgrund einer Störung der Erregungsbildung und/oder -leitung

Ursachen

- Kardiale Ursachen:
  - KHK, Myokardinfarkt, Herzinsuffizienz, Hypertonie, Herzklappenfehler, Myokarditis, Kardiomyopathien
  - Sonderform „Holiday-Heart-Syndrom“: Vorhofflimmern nach exzessivem Alkoholgenuss, Rauchen und Feiern bei jungen Männern
- Extrakardiale Ursachen: Elektrolytstörungen, hormonelle Störungen (z. B. Hyperthyreose), körperliche und seelische Belastungen, Medikamente, Fieber, Drogenkonsum, Intoxikationen
- Formen der Herzrhythmusstörungen:
  - Störung der **Erregungsbildung,** z. B.:
    - **Bradykardie:** QRS-Frequenz < 60/min
    - **Tachykardie:** QRS-Frequenz > 100/min
    - **Extrasystolen:** supraventrikuläre Extrasystolen (vorzeitig einfallende Erregungen aus dem Sinusknoten, der Vorhöfe, dem AV-Knoten oder dem HIS-Bündel); ventrikuläre Extrasystolen (vorzeitig einfallende breite deformierte QRS-Komplexe, gleiches Aussehen und gleicher Ursprungsort = monotope VES, verschiedenes Aussehen und verschiedener Ursprung = polytope VES)
    - **Sinusarrhythmie:** normale P-Wellen und schmale QRS-Komplexe, nicht regelmäßiger Rhythmus
    - **Vorhofflimmern (VHF):** gegenseitige Muskelzellerregung in chaotischer und ungeordneter Weise mit grundsätzlicher arrhythmischer Überleitung in die Kammern (QRS < 120 ms), Unterteilung in Abhängigkeit der Frequenz: Bradiarrhythmia absoluta, Arrhythmia absoluta (AA), Tachyarrhythmia absoluta (TAA); weitere Form von VHF: VHF mit Schenkelblock (unregelmäßige Breitkomplextachykardie)
    - **Vorhofflattern:** regelmäßige, negative sägezahnartige P-Wellen mit Frequenzen der Flatterwellen von 250–350/min → Schutzblock durch AV-Knoten (Frequenzfilter) und beispielsweise Überleitung im Verhältnis 4:1 (jede 4. P-Welle wird übergeleitet) mit daraus resultierender langsamerer Kammerfrequenz
    - **Ventrikuläre Tachykardie (VT):** ektopes Erregungszentrum mit kreisender Erregung (Re-Entry-Kreis) innerhalb der Ventrikel, breite und regelmäßige Komplexe (QRS > 120 ms) mit moderaten Frequenzen (160–180/min) oder hohen Frequenzen (> 200/min);

Unterscheidung in: „nicht anhaltende VT" (< 30 s) und „anhaltende VT" (> 30 s); Sonderformen: polymorphe VT, Torsades-de-Pointes-Tachykardie
  - **Kammerflimmern (VF):** unregelmäßiger Rhythmus mit unkoordinierten Zacken und Wellen, Frequenz i. d. R. > 250/min
- Störung der **Erregungsleitung,** z. B.:
  - **SA-Block:** Blockierung atrialer Reizleitung vom Sinusknoten zum Vorhof, bei längeren Blockaden Einsetzen von AV-Ersatzrhythmus
  - **AV-Block:** Störung der Reizüberleitung zwischen Atrien (Vorhöfen) und Ventrikeln (Kammern) → AV-Block 1.–3. Grades
  - **Schenkelblock** (Linksschenkelblock, Rechtsschenkelblock): Erregungsleitungsstörung mit Blockade eines Tawara-Schenkels und unphysiologischem Vektorverlauf während Repolarisation, M-förmiger (RR´) QRS-Komplex > 100 ms
  - **AV-Knoten-Reentry-Tachykardie (AVNRT):** unterschiedliche Leitungsgeschwindigkeiten in den Zellen des AV-Knotens mit Ausbildung von zwei Zellsträngen bzw. „Leitungsbahnen" → *slow pathway, fast pathway*
  - **AV-Reentry-Tachykardie (AVRT): Wolff-Parkinson-White-Syndrom (WPW-Syndrom):** angeborene pathologische Leitungsbahnen mit sichtbarer Delta-Welle aufsteigend nach dem P, Entwicklung einer Reentry-Tachykardie über Kent-Bündel mit schmalen QRS-Komplexen und Frequenzen bis zu 230/min; weitere Formen der AVRT: Mahaim-Präexzitation, Permanente junktionale Reentry-Tachykardie (PJRT), Sonderform FBI-Tachykardie (Fast-Broad-Irregular)
  - **QT-Verlängerung** (Long-QT-Syndrom): Verlängerung der QT-Zeit im EKG von > 440 ms
  - **QT-Verkürzung** (Short-QT-Syndrom): Verkürzung der QT-Zeit im EKG

Symptome

- Leichte und kurze Formen häufig ohne Symptome
- Vigilanzminderung, Synkopen, Bewusstlosigkeit
- Leistungsdefizite, Sehstörungen
- Herzklopfen und Herzrasen (Palpitationen), Herzstolpern
- Blässe, Schwindel, Unruhe
- Übelkeit und Erbrechen
- Zeichen kardialer Belastung: thorakale Schmerzen, Angina-pectoris-Symptomatik
- Luftnot, Kurzatmigkeit, Zyanose
- Kalte, kühle, feuchte Haut
- Klassische Dekompensation (Instabilitätszeichen): Brustschmerz, Dyspnoe, Vigilanzminderung, Hypoperfusion → Schock

Diagnostik

- Primary Survey und Secondary Survey
- Anamnese:
  - Akuter Krankheitsbeginn? Vorerkrankungen?
  - Alkoholgenuss, Nikotinabusus etc.?
- Monitoring:
  - Frühzeitige 12-Kanal-EKG-Ableitung → ACS als Ursache? Medikamentenintoxikation?
  - Herzrhythmusstörungen

Bedrohliche Zeichen tachykarder- oder bradykarder Rhythmusstörung: Schock, Synkope, Thoraxschmerz, Herzinsuffizienz

Notfallinterpretation von EKG-Rhythmen

1. Ist elektrische Aktivität vorhanden?
2. Rhythmus, QRS-Frequenz: schnell oder langsam?
3. QRS-Komplexe: breit oder schmal?
4. QRS-Komplexe: regelmäßig oder unregelmäßig?
5. Ist Vorhofaktivität erkennbar?
6. Zusammenhang: Verhältnis von Vorhofaktivität und QRS-Komplexen?
7. Gibt es Anzeichen für eine Ischämie?

Therapie

Basics

- Angepasste Lagerung
- Supportive O_2-Gabe bis max. Flow
- Monitorüberwachung und Reanimationsbereitschaft herstellen
- Stabile **regelmäßige** Schmalkomplextachykardie (QRS-Komplex < 0,12 s):
  - Valsalva-Pressversuch mit 10-ml-Spritze („Kolben herauspressen“); modifiziertes Valsava-Manöver (hohe Erfolgsrate) → 15 s Pressversuch mit Spritze, dann Flachlagerung mit gestreckten Beinen in 45°-Lagerung
  - „New Reverse“ Valsalva-Manöver (hohe Erfolgsrate) → normales „Ausatmen“ in sitzender Position, dann gegen „Widerstand“ (geschlossener Mund, zusammengedrückte Nasenflügel) für 10 s „einatmen“
  - Karotissinusmassage, **Cave:** nur unter dem 50. Lj., weitere Kontraindikationen bei Vagusmanöver beachten!
  - Pädiatrische Patienten: Coolpack auf Stirn legen → Vagusmanöver
- Bei Instabilität Defi-Patches kleben! (Merksatz: Je schlimmer, desto Strom!)
  - Kardioversion: Sternum-Apex
  - Transkutane Stimulation: anterior – posterior

Advanced

- Anlage PVZ und (balancierte) VEL i. v.
- **Bradykarde Rhythmusstörungen (ERC Guidelines 2021):**
  - Instabile Bradykardie:
    - Überbrückungsmaßnahme: 0,5 mg Atropin (z. B. Atropinsulfat®) i. v.
    - Bei Gefahr von Asystolie oder unzureichender Reaktion erneut 0,5 mg Atropin bis maximal 3 mg repetieren
    - Überbrückungsmaßnahme: 2–10 µg/min Adrenalin (z. B. Suprarenin®) i. v. bis Effekt oder Isoprenalin 5 µg/min i. v.
    - Wenn medikamentöse Therapie nicht erfolgreich → externe Schrittmacherstimulation unter adäquater Analgosedierung

  - Alternativen für Experten: Aminophyllin, Dopamin, Glukagon (bei Intoxikation mit Betablockern oder Kalziumkanalblockern), Glycopyrrolat anstatt von Atropin
- **Tachykarde Rhythmusstörungen (ERC Guidelines 2021):**
  - Instabile Tachykardie:
    - Elektrische Notfallkardioversion (EKV), bis zu 3 Versuche
    - Ggf. 300 mg Amiodaron (z. B. Cordarex®) i. v. in Glukose 5 % über 10–20 min als Kurzinfusion, erneute Kardioversion
  - Stabile **regelmäßige** Schmalkomplextachykardie (QRS-Komplex < 0,12 s):
    - 6 mg Adenosin (z. B. Adrekar®) als schneller Bolus i. v.; falls erfolglos, weitere 12 mg als Bolus; wenn weiterhin erfolglos, 18 mg als Bolus
    - Wenn inneffektiv, Verapamil oder Betablocker
  - Stabile **unregelmäßige** Schmalkomplextachykardie bei vermutetem Vorhofflimmern (QRS-Komplex < 0,12 s):
    - Betablocker oder Diltiazem
    - Bei Herzinsuffizienz Digoxin oder Amiodaron erwägen
    - Antikoagulation, wenn Dauer > 48 h
  - **Stabile regelmäßige** Breitkomplextachykardie (breiter QRS-Komplex) oder unklarer Rhythmus:
    - Ventrikuläre Tachykardie: 300 mg Amiodaron (z. B. Cordarex®) i. v. in Glukose 5 % über 10–60 min als Kurzinfusion oder Procainamid 10–15 mg kg/KG über 20 min
    - Bei bestätigter supraventrikulärer Tachykardie mit Schenkelblock/abberanter Leitung: Vorgehen wie bei Schmalkomplextachykardie
  - Stabile **unregelmäßige** Breitkomplextachykardie (breiter QRS-Komplex):
    - Vorhofflimmern mit Schenkelblock: wie bei schmalem Komplex behandeln
    - Tachykardie (z. B. Torsades-de-Pointes): 2 g Magnesium über 10 min. i. v.

Hinweise zum Transport

- Möglichst Transport in kardiologische Fachklinik anstreben
- Immer unter Reanimationsbereitschaft transportieren
- Ggf. EKG via Telemetrie übermitteln
- Bei Unsicherheit immer Expertenrat einholen, bei hämodynamisch stabilen Herzrhythmusstörungen reicht i. d. R. Transport unter supportiven Maßnahmen in Kardiologie aus!

Besondere Informationen

- Aktuelle ERC Guidelines beachten: Behandlung tachykarde und bradykarde Herzrhythmusstörungen
- Bedrohliche Instabilitätszeichen (gemäß ERC Guidelines 2021):
  - Schock (Blässe, Schwitzen, kalte und klamme Extremitäten, Bewusstseinseinschränkungen, Hypotonie $RR_{syst.}$ < 90 mmHg)
  - Synkope
  - Ausgeprägte Herzinsuffizienz (in Akutphase: Lungenödem [Linksherzversagen]

und/oder als erhöhter jugularvenöser Druck und Leberstauung [Rechtsherzversagen])
  - Myokardiale Ischämie (Thoraxschmerz)
- Ablauf Notfallelektrokardioversion (EKV):
  - Klebeelektroden (Patches) rechtspektoral-apikal aufkleben
  - Reanimationsbereitschaft herstellen!
  - Defibrilliationsmodus auswählen und geräteabhängig auf R-Zacken-**Synchronisation** schalten
  - Energie wählen und Abgabe von bis zu 3 Elektrokardioversionen hintereinander, falls noch keine Konversion des Herzrhythmus eingetreten (Energien sind vom Hersteller abhängig! Ab dem 2. Versuch schrittweise Eskalation bis Maximaldosis!)
    - 1. Versuch: 120 J (Päd. 1 J/kg KG) synchronisiert (biphasisch)
    - 2. Versuch: xxx J (Päd. 2 J/kg KG) synchronisiert (biphasisch)
    - 3. Versuch: xxx J (Päd. 4 J/kg KG) synchronisiert (biphasisch)
  - Bei Konversion Herzrhythmus sofort erneute ABCDE-Neubeurteilung
  - Kontrolle peripherer und zentraler Pulse
- Ablauf transthorakale Schrittmachertherapie (SM):
  - Klebeelektroden (Patches) rechtspektoral-apikal **oder** alternativ anterior-posterior aufkleben
  - 4-Kanal-EKG ableiten
  - Schrittmacher anwählen und Demand-Modus (bei Bedarf) einstellen, bei zahlreichen Bewegungsartefakten auf Modus Fixed-Rate-Pacing (starrfrequente Stimulation) umschalten
  - Stimulationsfrequenz: 70/min
  - Intensität: Steigern in 5-mA-Schritten bis eine 1-zu-1-Ankopplung (jedem SM-Spike folgt-QRS Komplex) erreicht ist!
  - Bei Erfolg weitere Steigerung von 15 mA als Sicherheitsüberschuss
  - Kontrolle peripherer rund zentraler Pulse
- Bei Vigilanzbesserung unter SM-Therapie adäquate Analgesie durchführen
- Vaughan-Williams-Einteilung Antiarrhythmika:
  - Klasse I: Natriumkanalblocker
  - Klasse II: Betablocker
  - Klasse III: Kaliumkanalblocker
  - Klasse IV: Kalziumantagonisten
- Morgagni-Adam-Stokes-Anfall: Sonderfall kardialer Synkope (kurze, plötzliche Bewusstlosigkeit ohne Vorwarnung) durch bradykarde Herzrhythmusstörung

Cave Sinustachykardie: keine medikamentöse Therapie einleiten, Ursache beheben (Bedarfstachykardie?)! Auch bei Vorhofflimmern nach einer Bedarfstachykardie suchen!

Hitzeerschöpfung

Gestörte Wärmeregulation und Folge (Dehydratation des Extrazellularraums) von starkem Wasser- und Salzverlust im Rahmen starker körperlicher Anstrengung; syn. Dehydrierung, Dehydratation

Ursachen

- Wasser- und Salzverlust im Rahmen körperlicher Anstrengung
- Volumenverlust durch übermäßiges Schwitzen
- Übergewicht
- Erkrankungen und Fieber
- Medikamente: Anticholinergika, Antiepileptika, Antihistaminika etc.
- Alkohol, Amphetamine, Kokain (erhöhte Wärmeproduktion)
- Starke Sonneneinstrahlung
- Zu warme Kleidung
- Lebensraum, fehlende Klimaanlage
- Arbeiten in heißer Umgebung
- Lange Märsche oder exzessiver Sport
- Aufenthalt an besonderen Orten (Tropen, hohe Luftfeuchtigkeit etc.)
- Risikogruppen:
  - Kinder
  - Junge Menschen, die Sport treiben
  - Ältere Menschen während Hitzeperiode

Symptome

- Schwäche, Unwohlsein, Wärmegefühl, Lethargie, grippeähnliche Symptome
- Kopfschmerzen, Röte
- Schwindel, Sehstörungen
- Durst
- Übelkeit und Erbrechen
- Temperatur häufig normal oder < 40 °C
- Tachykardie
- Schwitzen
- Abdominalschmerzen
- Muskelkrämpfe

Diagnostik

- Primary und Secondary Survey
- Leitsymptome:
  - Fieber und Tachykardie, grippeähnliche Symptome
- Passende Anamnese
- Körperliche Untersuchung:
  - Hautturgor: stehende Hautfalten
  - Trockene Zunge
- Monitoring und Vitalparameter:
  - Tachykardie, Hypotonie
  - Volumenmangelschock

Therapie

Basics

- Flachlagerung
- Schutz vor weiterer Wärmeexposition und Lagerung in kühler Umgebung oder Schatten
- Supportive O_2-Gabe bis max. Flow
- Bei ausreichender Vigilanz und vorhandenen Schluckreflexen ggf. Gabe von ausreichend isotonischen Flüssigkeiten oral (z. B. bei Sportveranstaltungen etc.)

Advanced

- Anlage PVZ
- Ausgleich von Volumendefizit mit 20 ml/kg KG (balancierter) VEL
- Ggf. Antiemese mit 4 mg Ondansetron (z. B. Zofran®) i. v.

Hinweise zum Transport

- Transport kann in Krankenhaus der Grund- und Regelversorgung erfolgen

Besondere Informationen

Unbehandelt kann Hitzeerschöpfung zu Hitzschlag führen.

- Besonders bei Hitzeperioden oder Massenveranstaltungen (Marathonläufe etc.) ist entsprechende Prävention wichtig, um Hitzeerschöpfungen zu vermeiden
- Milde Fälle können auch mit einfachen Elektrolytgetränken behandelt werden
- Zusätzlich zur Hydrierung Fokus auch auf möglichen Übergang zu Hitzschlag legen
- Hitzeerschöpfung nicht mit Hitzschlag verwechseln
- Bei Hitzeerschöpfung immer Gefahr von Volumenmangelschock

Hitzschlag

Hyperthermiesyndrom mit Störung körpereigener Wärmeregulation und Körperkerntemperatur von > 40 °C

Ursachen

- Unterschieden werden zwei Formen ohne Auswirkung auf prähospitale Behandlungsstrategie:
  - Klassischer Hitzschlag
  - Anstrengungsbedingter Hitzschlag
- Gesundheitseinschränkungen:
  - Herzinsuffizienz
  - Kardiovaskuläre, neurologische oder psychiatrische Erkrankungen
- Aktiver Alkohol- oder Drogenabusus
- Einnahme von Anticholinergika oder Diuretika
- Verlängerte Exposition gegenüber moderaten oder hohen Temperaturen
- Exzessiver Sport bei hohen Temperaturen
- Körperliche Anstrengung oder Arbeiten bei heißen Temperaturen
- Zu warme Kleidung

Hitzschlag ist eine lebensbedrohliche Erkrankung und definiert durch Hyperthermie mit verminderter Vigilanz.

Symptome

- Charakteristisch ist eine erhöhte Körperkerntemperatur von > 40 °C
- Schwitzen oder auch fehlende Schweißsekretion
- Kopfschmerzen
- Übelkeit
- Bewusstseinsstörungen, Entwicklung eines Hirnödems
- Krämpfe
- Tachypnoe, Hyperventilation
- Tachykardie, Hypotonie
- Gastrointestinale Blutungen
- Lungenödem
- Störungen des Elektrolythaushalts
- Renale Dysfunktion
- Hepatische Dysfunktion
- High-Output-Herzversagen
- Schwerste Komplikationen:
  - Kardiozirkulatorische Dekompensation mit hypovolämischem Schock
  - Hirnödem

Diagnostik

- Primary und Secondary Survey
- **Leitsymptome:**
  - Hohes Fieber und Anhidrosis, Tachypnoe, rosige oder graue Haut
- Passende Anamnese
- Neurologische Untersuchung:
  - Bewusstseinsstörungen
  - Krämpfe
- Monitoring und Vitalparameter:
  - Temperatur ↑
  - Tachykardie, Hypotonie
  - Kardiozirkulatorische Dekompensation
- Fokussierte Untersuchung:
  - Hautzustand?
  - Auskultation der Lunge: Rasselgeräusche?

Therapie

Basics

- Supportive O_2-Gabe bis max. Flow
- Angepasste Lagerung in kühler Umgebung und je nach Kreislaufsituation, möglichst Oberkörper hochlagern (Hirndruckerhöhung vermeiden)
- Zügige Abkühlung des Patienten beispielsweise durch Besprühen mit lauwarmem Wasser innerhalb von 30 min mit Ziel Körperkerntemperatur von $< 38{,}9\,°C$, dann Kühlung einstellen und Kältezittern vermeiden

Advanced

- Anlage PVZ
- Hypovolämie: 500–1.000 ml (balancierte) VEL i. v. – Hyperhydratation vermeiden
- Ggf. Krampfdurchbrechung mit z. B. Midazolam i. n./i. v.
- Ggf. Intubationsnarkose und Beatmung

Hinweise zum Transport

- Intensivmedizinische Überwachung notwendig
- Zügigen Transport einleiten

Besondere Informationen

- Den Patienten nicht zu schnell abkühlen, da sonst die Gefahr des Kältezitterns mit Anstieg der Körperkerntemperatur besteht
- Die Kühlung durch Entfernen der Kleidung und Verdunstung durch Wärme ist schnell, effektiv und sicher
- Kinder vor der Pubertät aufgrund von nicht voll entwickelter Thermoregulation, ungünstigem Oberflächen-/Masse-Verhältnis und geringem Blutvolumen besonders gefährdet
- Maßgebend für Prognose sind:
  - Neurologische Funktionsstörungen, wie z. B. Verwirrtheit, Delir, Koma oder Krämpfe
  - Blutdruckabfall infolge von Hypovolämie
  - Rhabdomyolyse
  - Akutes Leber- oder Nierenversagen
  - Disseminierte intravasale Koagulopathie (DIC)
- Hohe Mortalität bei Hospitalisierung: zwischen 21 % und 63 %
- Maligne Hyperthermie: Fieber nach Narkose/Anästhesie

Hodentorsion

Hoch akuter, zeitkritischer urologischer Notfall mit akuter partieller oder totaler Verdrehung (Stieldrehung) von Hoden und Samenstrang um die Längsachse mit Abschnürung venöser und arterieller Blutgefäße; syn. akutes Skrotum, Samenstrangtorsion

Ursachen

- Abnorme Beweglichkeit durch Entwicklungsanomalie (Fehlen des Gubernaculums) und Verdrehung des Hodens durch ruckartige Körperbewegungen (z. B. Sport)
- Ohne äußeren Einfluss auch im Schlaf auftretend
- Lokales Trauma

Symptome

- Akute, plötzlich auftretende heftig ziehende Schmerzen im betroffenen Skrotalbereich
- Geschwollenes Skrotum, äußerst druckschmerzhaft und Hodenhochstand
- Ggf. Reizung des Bauchfells mit ausstrahlenden Schmerzen in Leistengegend
- Übelkeit, Erbrechen, Schweißausbruch
- Fehlender Kremaster-Reflex (Hebung des Hodens bei Bestreichen der Oberschenkelinnenseite)
- Negatives Prehn-Zeichen (**keine** Schmerzreduktion bei Anheben des Hodens)
- Brunzel-Zeichen (fixierter, schmerzhafter und horizontaler Hochstand des Hodens)
- Ger-Zeichen (Einziehungen der Skrotalhaut am Boden des Skrotums)

Diagnostik

- Primary und Secondary Survey
- Anamnese: klinisches Bild?
- Temperatur: kein Fieber
- Fokussierte Untersuchung mit Inspektion und Palpation des Hodens:
  - Druckdolenter Hoden
  - Negatives Prehn-Zeichen, positives Brunzel-Zeichen oder Ger-Zeichen
  - Positiver Kremaster-Reflex
  - Skrotalödem, schmerzhaftes Skrotum
  - Keine Entzündungshinweise

Therapie

Basics

- Lagerung des Hodensacks auf Oberschenkelniveau
- Lokale Kühlung mit Coolpack

Advanced

- Ggf. Anlage PVZ
- Ggf. Analgesie: Fentanyl 0,05–0,1 mg (z. B. Fentanyl-Janssen®) i. v. oder andere adäquate Analgetika/Opioide

Hinweise zum Transport

- Hochakuter, zeitkritischer urologischer Notfall! Behandlungszeitfenster und organerhaltende Operation nur innerhalb von 6 h möglich
- Sofortigen und zügigen Transport in Urologie durchführen

Besondere Informationen

- Je nach Lokalisation Unterscheidung in extravaginal oder intravaginal
- Hodentorsion kann ein- oder beidseitig auftreten
- Drehung Hoden bei kaudokranieller Blickrichtung:
  - Linker Hoden gegen den Uhrzeigersinn
  - Rechter Hoden im Uhrzeigersinn
- Vor allem Säuglinge, Jugendliche und junge Männer betroffen
- Ohne sofortige Behandlung mögliche Schädigung der Spermatogenese und Gefahr der Hodennekrose
- Im Krankenhaus operative Detorsion und Fixierung beider Hoden im Hodensack (Orchidopexie)
- Für Zeugungsfähigkeit und Produktion männlicher Hormone ist ein Hoden ausreichend
- Im Gegensatz zur Epididymitis (Nebenhodenentzündung) kein Fieber, keine Entzündungszeichen

Sechs Differenzialdiagnosen akutes Skrotum

- Hodentorsion
- Torsion der Hoden- oder Nebenhodenanhänge
- Epididymitis (Nebenhodenentzündung), Orchitis (Hodenentzündung)
- Skrotalhernie
- Hodentumor
- Fournier-Gangrän (nekrotisierende Entzündung des Leisten- und Genitalbereichs)

Hypertensive Entgleisung

Entgleister Blutdruck mit/ohne Endorganschädigung; syn. hypertensive Krise/hypertensiver Notfall, hypertensive Enzephalopathie, maligne Hypertonie

Ursachen

- Primäre Hypertonie (ca. 90 % aller Fälle), Ursache oft unbekannt:
  - Genetische Disposition
  - Adipositas, Bewegungsmangel
  - Stress, Panikattacken
  - Hoher Kochsalz- oder Alkoholkonsum
- Sekundäre Hypertonie (ca. 10 % aller Fälle) als Folge einer Grunderkrankung:
  - Renale Hypertonie: durch Nierenarterienverschluss, Nierentumor
  - Hyperthyreose
  - Hyperaldosteronismus (Morbus Conn)
  - Orale Kontrazeption
  - Schwangerschaft: Eklampsie, Gestose, HELLP-Syndrom
  - Akromegalie (Vergrößerung der Körperendglieder)
  - Cushing-Syndrom (krankhaft erhöhter Cortisolspiegel)
  - Tumore im Nebennierenmark (Phäochromozytom)
  - Aortenisthmusstenose
  - Vaskulitis (allergisch-entzündliche Erkrankung der Arterien)
  - Bindegewebserkrankungen
  - Nierenarterienstenose
  - Nierentumore, Hirntumore mit Reninproduktion
  - Nikotin- und Drogenabusus (Amphetamine)

Symptome

- Allgemeine Symptome:
  - Kopfdruck, Kopfschmerzen
  - Lethargie
  - Visuelle Störungen wie Augenflimmern, Doppelbilder
  - Ohrensausen
  - Schwindel
  - Nasenbluten
  - Übelkeit, Erbrechen
- Symptome **mit** Organfunktionsstörung (Endorganschädigung):
  - Vigilanzminderung oder Störung des Bewusstseins, Sprachstörungen
  - Fokale neurologische Defizite
  - Parästhesien
  - Dyspnoe
  - Posteriores reversibles Enzephalopathiesyndrom (PRES)
  - Brustschmerzen, Angina-pectoris-Symptomatik
  - Herzinsuffizienz, Lungenödem → akute Linksherzdekompensation
  - Akute Aortendissektion
  - Rückenschmerzen
  - Nierenfunktionsstörungen, akutes Nierenversagen

Diagnostik

- Primary Survey und Secondary Survey
- Anamnese und Klinik:
  - Frühere Blutdruckkrisen?
  - Begleiterkrankungen?
  - Schwindel, Kopfschmerz?
  - Antihypertensive Medikation? Andere Medikation, Selbstmedikation? Kürzliche Therapieänderung?
  - Orale Kontrazeption?
  - MAO-Hemmer (Monoaminoxidase-Hemmer) → Antidepressiva?
  - Sympathomimetika, Amphetamine?
  - Abrupter Entzug: Betablocker, Clonidin?
  - Drogen, Kokain?
  - Alkoholexzess, -entzug?
  - Psychische Probleme?
- Monitoring mit Ableitung 12-Kanal-EKG und Blutdruckmessung an beiden oberen Extremitäten
- BEFAST-Test: Differenzialdiagnose Schlaganfall!
- Körperliche Untersuchung:
  - Flush
  - Epistaxis
  - Auskultation der Lunge: Rasselgeräusche? Lungenödem?
  - Visuelle Störungen

Therapie

Basics

- Supportive O_2-Gabe bis max. Flow
- Oberkörper möglichst 30° hochlagern. Bei $RR_{syst.}$-Werten < 130 mmHg Flachlagerung.
- Supportive und symptomatische Versorgung bei z. B. Epistaxis etc.
- Basistherapie bei alleiniger Blutdruckspitze:
  - Beruhigung und Aufklärung
  - Ggf. Entspannungsübungen
  - Kontrollmessungen in größerem zeitlichen Abstand

Advanced

- Anlage PVZ und (balancierte) VEL zum Offenhalten
- Organdysfunktion (Kopfschmerz, Augenflimmern, Übelkeit, Schwindel, Druck im Kopf, Flush):
  - Blutdrucksenkung:
    - 5 mg Nitrendipin p. o.
      oder
    - 5–12,5 mg Urapidil (z. B. Ebrantil®) i. v. und ggf. wiederholen, initial nicht mehr als 25 % vom syst. Ausgangswert senken
    - Bei Therapieresistenz 1–2 µg/kg KG Clonidin (z. B. Catapresan®) langsam i. v. über 10 min

Hinweise zum Transport

- Regelmäßige Verlaufskontrollen und ggf. Repetition Antihypertensiva
- Der Transport kann in ein Krankenhaus der Grund- und Regelversorgung erfolgen

Besondere Informationen

Definitionen

Hypertensive Krise/Entgleisung
Starker RR-Anstieg ohne Hinweis auf Endorganschädigung mit schwerer Funktionseinschränkung ohne unmittelbare Lebensbedrohung (Kopfschmerz, Augenflimmern, Übelkeit, Schwindel, Druck im Kopf, Flush)

Hypertensiver Notfall
Starker RR-Anstieg (> 180/110 mmHg) unter **zwingender** Anwesenheit von hypertensiv-getriggerten Endorganschäden

- Achtung: RR-Senkung nicht mehr als 25 % des Ausgangwerts
- Differenzialdiagnosen: ischämischer oder hämorrhagischer Schlaganfall
- Zerebrale Versorgung abhängig von ausreichendem mittleren arteriellen Druck (CPP = MAD – ICP)
- **Endorganschäden (Organfunktionsstörung):**
  - Diffuser mikrovaskulärer Schaden (Retinopathie mit Nierenschädigung oder mikroangiopathischer hämolytischer Anämie oder Thrombozytopenie)
  - Akutes Nierenversagen
  - Akute Aortendissektion
  - ACS
  - Akute Linksherzdekompensation
  - Schlaganfall, intrazerebrale Blutung (ICB)
  - Posteriores reversibles Enzephalopathiesyndrom (PRES): Kopfschmerz mit Sehstörungen, generalisierter Krampfanfall und Verwirrtheit
  - Sehstörungen (durch Papillenödem oder Einblutungen in Retina)
- Klassische Trias bei hypertensiver Enzephalopathie: neurologische Symptome, Hypertonus, Papillenödem
- Männer doppelt so häufig betroffen wie Frauen
- **Blutdrucksenkung:**
  - Bei symptomfreien Patienten Anpassung oraler Dauermedikation mit Empfehlung Kontrolluntersuchung beim Hausarzt nach 1–7 Tagen ausreichend
  - Bei unspezifischen Symptomen (z. B. atypischer Brustschmerz, isolierte Kopfschmerzen, Müdigkeit): ggf. Verabreichung schnell wirksames Antihypertensivum (z. B. Nitrendipin) mit ambulanter Behandlung ausreichend und Verweis an Hausarzt
- **Maligne Hypertonie:** Verlaufsvariante mit sehr stark erhöhten RR-Werten über längeren Zeitraum mit ausgeprägter Retinopathie, rasch progredienter Niereninsuffizienz und Enzephalopathie
- Leitlinien und weitere Informationen:
  - Deutsche Hochdruckliga: www.hochdruckliga.de
  - European Society of Hypertension: www.eshonline.org

Organspezifische Komplikationen bei hypertensiven Notfällen

- Schlaganfall: 24 %
- Akutes Lungenödem: 23 %
- Hypertensive Enzephalopathie: 16 %
- Akute Herzinsuffizienz: 14 %
- Akutes Koronarsyndrom: 12 %
- Zerebrale oder subarachnoidale Blutung: 5 %
- Eklampsie: 4 %
- Aortendissektion: 2 %
- Akutes Nierenversagen (selten)

Hyperthyreose

Hyperaktivität der Schilddrüse mit Überproduktion von Schilddrüsenhormonen; syn. Schilddrüsenüberfunktion

Ursachen

- Morbus Basedow oder auch Graves' Disease in 85 % aller Fälle als häufigste Form
- Autonomes Adenom (gutartiger Schilddrüsentumor) des Schilddrüsengewebes
- Selten: Thyreoiditis, Schilddrüsenkarzinom

Symptome

- Im Alter oft symptomarmer Verlauf
- **Körperlich:** Gewichtsabnahme bei reichlicher Nahrungsaufnahme durch gesteigerten Energiebedarf, Schwäche, Muskelschwäche, Struma, Wärmeintoleranz, vermehrtes Schwitzen
- **Neuropsychiatrisch:** Angst, erhöhte Reizbarkeit, labil, depressiv, Apathie, innere Unruhe, feinschlägiger Tremor, selten Psychosen
- **Ophthalmologisch:** hervortretende Augäpfel, zurückgefallene Augenlider, selten Doppelbilder, verminderte Sehschärfe, „thyreotoxischer Blick"
- **Gastrointestinal:** erhöhte Stuhlfrequenz und Diarrhö, Übelkeit
- **Kardiovaskulär:** Tachykardie, Herzrhythmusstörungen, Palpitationen, Brustschmerzen, „High-Output-Failure" als Sonderform der Herzinsuffizienz, hohe RR-Amplitude
- **Dermatologisch:** Haarverlust, Onycholyse (Nagelablösung)
- **Gynäkologisch:** Unfruchtbarkeit bei Frauen, Amenorrhö, selten Gynäkomastie (vergrößerte Brustdrüsen) bei Männern
- **Symptome bei thyreotoxischer Krise** als seltene und schwerste Komplikation spontan oder nach Gabe jodhaltiger Medikamente oder Kontrastmittel:
  - Lebensbedrohliche Tachykardie
  - Vorhofflimmern
  - Fieber bis 41 °C
  - Erbrechen, Erregungszustände, später Somnolenz, Koma
  - Kreislaufversagen

Diagnostik

- Primary Survey und Secondary Survey
- Anamnese und Klinik:
  - **High Risk:** thyreotoxische Krise, kardiovaskuläre Begleiterkrankungen
  - **Low Risk:** klinisch stabiler Patient, milde Symptome, bekannte Ursachen
- Körperliche Untersuchung: diffus vergrößerte Schilddrüse
- Monitoring und Vitalparameter: HF ↑, Vorhofflimmern, Temperatur ↑
- Blickdiagnostik: Morbus Basedow mit hervortretenden Augen (Exophthalmus)

Therapie

Basics

- Supportive O_2-Gabe bis max. Flow
- Angepasste Lagerung je nach Kreislaufsituation
- Monitoring und Vitalparameter

Advanced

- Anlage PVZ und ggf. (balancierte) VEL i. v. zum Ausgleich Volumendefizit
- Metamizol oder Paracetamol i. v. bei Hyperpyrexie
- Frequenzkontrolle: 0,05–0,1 mg/kg KG Metoprolol (z. B. Beloc®) langsam i. v.
- Ggf. 100 mg Hydrokortison oder 10 mg Dexamethason langsam i. v.

Hinweise zum Transport

- Das Augenmerk liegt auf Komplikationen der thyreotoxischen Krise
- Wenn möglich, Klinik mit Endokrinologie anfahren

Besondere Informationen

- Im Rettungsdienst eher Erstmanifestation Hyperthyreose mit Tachykardie, Unwohlsein, Unruhe und anderen genannten Symptomen anzutreffen
- Unterteilung Hyperthyreose in 3 Formen der hypermetabolischen Zustände: subakute (chronische) Hyperthyreose, akute schwere Hyperthyreose, thyreotoxische Krise
- Medikamentöse Therapie: Propranolol als nichtkardioselektiver Betablocker bei Tachykardie und vegetativer Symptomatik besonders gut geeignet
- Auf Zeichen **thyreotoxischer Krise** achten! (Letalität 30–50 %)
- Begünstigende oder auslösende Faktoren der thyreotoxischen Krise:
  - Infektionen, schwerwiegende Erkrankungen
  - Operative Eingriffe
  - Trauma, schwere Verbrennungen
  - Geburt
  - Myokardinfarkt
  - Unzureichend behandelte Hyperthyreose, Entzug von Schilddrüsenmedikamenten
  - Einnahme von Amiodaron, Verabreichung von Kontrastmitteln
  - Thermoablation von Schilddrüsenknoten

Kein Aspirin als Medikation verwenden!

Symptome werden verschlimmert, da Aspirin mit verminderter Proteinbindung der Schilddrüsenhormone und erhöhten Spiegeln von ungebundenem T_3 und T_4 assoziiert wird.

Hypothyreose

Endokrine Dysfunktion mit Mangel oder Fehlen an Schilddrüsenhormonen; syn. Schilddrüsenunterfunktion, Hashimoto-Thyreoiditis

Ursachen

- Häufigkeit beträgt ca. 5 %, extrem mit Autoimmunerkrankungen assoziiert
- **Primäre Hypothyreose:**
  - Autoimmunhypothyreose
  - Erbliche Hypothyreose
  - Strahlentherapie
  - Jodmangel
  - Anwendung von Lithium
  - Anwendung von Thyreostatika
  - Idiopathisch
- **Sekundäre Hypothyreose:**
  - Hypophysenvorderlappeninsuffizienz (Hypopituitarismus)
  - Postpartaler Hypophyseninfarkt (Sheehan-Syndrom)
  - Hypophysäre Raumforderung (Meningeom, Kraniopharyngeom)
  - Thyreoiditis
  - Schilddrüsen-OP, Thyreodektomie
  - Sarkoidinfiltration
  - Hirnanhangsdrüsentumor
- Angeboren, sog. Kretinismus
- Auslösende oder begünstigende Faktoren: hypothyreotisches Koma (Myxödemkoma) als schwerste Form der Hyperthyreose:
  - Infektion
  - Kälteexposition
  - Herzversagen
  - Schlaganfall
  - GI-Blutung
  - Trauma
  - Stress
  - Hypoxie
  - Elektrolytstörungen
  - Hypoglykämie

Symptome

- **Körperlich:** Abgeschlagenheit (Fatigue), Lethargie, Müdigkeit, Kälteempfindlichkeit, raue und heisere Stimme, verlangsamte Sprache, Gewichtszunahme, Appetitlosigkeit, Obstipation
- **Neuropsychiatrisch:** Depressionen, selten Demenz oder Psychose, verzögerte Entspannungsphase bei Sehnenreflex-Test (*hung up reflex*)
- **Kardiovaskulär:** Bradykardie, Herzinsuffizienz, selten Perikarderguss
- **Respiratorisch:** gelegentlich Luftnot, Hypoventilation, selten Pleuraerguss
- **Muskuloskelettal:** geschwollene Gelenke, Muskelkrämpfe
- **Dermatologisch:** kühle, trockene, blasse Haut und ggf. teigig infiltriert, brüchige Haare oder Haarverlust
- **Gynäkologisch:** Zyklusstörungen, Infertilität
- Charakteristische Leitsymptome bei **Myxödemkoma:** Hypoventilation, Hypothermie, Hypotonie, Bradykardie, Hypoglykämie, Hyponatriämie, Krampfanfälle

Diagnostik

- Primary Survey und Secondary Survey
- Anamnese und Klinik:
  - Vorerkrankungen?
  - Passende Klinik?
  - Hypoglykämie, Krampfanfälle?
  - **High Risk:** ältere Patienten, kardiovaskuläres Risikoprofil, schwere Begleiterkrankungen, Koma
  - **Low Risk:** Patienten ohne Begleiterkrankungen, milde Symptome
- Körperliche Untersuchung:
  - Teigige, raue, kühle, blasse, trockene und geschwollene Haut
  - Brüchige Haare
- Monitoring und Vitalparameter: Hypotonie, Bradykardie
- Blickdiagnostik: myxödematöse, „aufgeschwemmte“ Erscheinung an Extremitäten und Gesicht, keine zurückbleibenden „Dellen“ bei Druck

Therapie

Basics

- Angepasste Lagerung und supportive Versorgung (z. B. Wärmeerhalt, Erwärmung)
- Supportive O_2-Gabe bis max. Flow
- Monitoring und Vitalparameter
- Auslösende oder begünstigende Faktoren stoppen

Advanced

- Anlage PVZ, bei Hypotension (balancierte) VEL i. v.
- Ausgleich Hypoglykämie mit Glukose 20 % i. v.
- Symptomorientierte medikamentöse Therapie
- Verdachtsdiagnose Myxödemkoma: L-Thyroxin i. v.

Hinweise zum Transport

- Kontinuierliches Monitoring und Verlaufskontrollen → Myxödemkoma

Besondere Informationen

- Mögliche Komplikationen bei Myxödemkoma:
  - Hypoxie
  - Hypothermie
  - Hypoglykämie
  - Sepsis
  - Narkose
  - Kreislaufstillstand

Hypothyreose wird oft als Altersdepression verkannt.

Hyperglykämie

Erhöhung Blutglukosespiegels über physiologische Werte hinaus; syn. Diabetes mellitus, Überzuckerung, Zuckerkrankheit

Ursachen

- Vorkommen:
  - Diabetes mellitus
  - Basedow-Krankheit
  - Akromegalie
  - Frischer Herzinfarkt
  - NNR-Überfunktion
  - Phäochromozytom (seltener Nebennierenrindentumor)
  - Inhalationsnarkose
  - Schock
  - Kohlenmonoxidvergiftung
  - Zentralnervöse Störungen (Meningitis, Schädel-Hirn-Trauma, Hirntumore)
- Typ-1-Diabetes (absoluter Insulinmangel): Autoimmunerkrankung mit Zerstörung der Beta-Zellen des Pankreas durch Virusinfekte
- Typ-2-Diabetes (relativer Insulinmangel)
- Sonderformen Diabetes mellitus:
  - Gestationsdiabetes
  - Genetische Defekte (z. B. MODY = **M**aturity-**O**nset-**D**iabetes Of The **Y**oung)
  - Pankreaserkrankungen
  - Endokrinologische Erkrankungen
  - Medikamentös/toxisch bedingt

Symptome

- Frühwarnzeichen ansteigenden Blutzuckers:
  - Durst, vermehrte Harnausscheidung
  - Schwäche mit Kollapsneigung
  - Übelkeit und Erbrechen
  - Dehydrierung
- Später einsetzende Kußmaul-Atmung mit Azetongeruch (Foetor ex ore)

Diagnostik

- Primary Survey und Secondary Survey
- Anamnese:
  - Gesteigertes Durstempfinden?
  - Polyurie?
- Monitoring und Messwerte:
  - BZ ↑
  - Herzrhythmusstörungen?
- Fokussierte Untersuchung mit Suche nach Symptomen eines endokrinen Notfalls: diabetische Ketoazidose (DKA) **oder** hyperosmolares hyperglykämisches nichtketotisches Syndrom (HHNS): ➢ Diabetische Ketoazidose
  - Azetongeruch
  - Kußmaul-Atmung
  - Abdominalschmerz
  - Dehydratation
- **Differenzialdiagnosen bewerten:** häufig schwere Infekte oder myokardiale bzw. zerebrale Infarkte als Auslöser für eine Hyperglykämie
- BZ-Kontrolle aus Kapillarblut:
  - Nüchternglukosegehalt BZ > 100 mg/dl
  - 2 h postprandial BZ > 140 mg/dl

Therapie

Basics

- Supportive O_2-Gabe bis max. Flow
- Angepasste Lagerung je nach Kreislaufsituation
- Monitoring und Vitalparameter
- Wärmeerhalt

Advanced

- Anlage PVZ
- Bei Symptomatik: 20 ml/kg KG (balancierte) VEL i. v. zum Ausgleich des Volumendefizits und „Verdünnen“ des Glukosespiegels im Blut (➤ Diabetische Ketoazidose)

Hinweise zum Transport

- Transport in Klinik mit IMC oder Intensivstation

Besondere Informationen

- Die Nierenschwelle von Glukose liegt bei etwa 200 mg/dl, danach erfolgt die Ausscheidung über den Urin (Glukosurie mit verbundener Polyurie)
- High-Risk-Kriterien bei hyperglykämischen Stoffwechselentgleisungen:
  - Neurologische Symptome
  - Sepsis
  - Infarkt
  - Thrombose
  - Kardiovaskuläre Begleiterkrankungen
  - Herzinsuffizienz
- Physiologische Komplikationen/Folgeerkrankungen der Hyperglykämie und bei Diabetes mellitus:
  - Osmotische Diurese (Polyurie)
  - Dehydratation
  - Elektrolytveränderungen
  - Koronare Herzkrankheit, zerebrale vaskuläre Veränderungen
  - Periphere arterielle Verschlusskrankheit (pAVK)
  - Periphere Polyneuropathie
  - Diabetische Retinopathie
  - Diabetische Nephropathie
  - Infektionen durch beeinträchtigte Leukozytenfunktion
  - Ketoazidose
- Blutzuckerkontrollen immer aus Kapillarblut durchführen (höherer Zuckergehalt als venöses Blut)
- Alkohol zur Desinfektion: bis zu 30 % höhere BZ-Werte möglich, wenn nicht vollständig verdunstet
- Umrechnung mmol in mg/dl und umgekehrt:
  - mmol/l × 18,0182 = mg/dl
  - mg/dl × 0,0555 = mmol/l

Diagnostische Kriterien für Diabetes mellitus

- HbA_{1c} ≥ 6,5 % (≥ 48 mmol/mol)
- Gelegenheits-Plasmaglukosewert von ≥ 200 mg/dl (≥ 11,1 mmol/l)
- Nüchtern-Plasmaglukose von ≥ 126 mg/dl (≥ 7,0 mmol/l)
- OGTT-2-h-Wert im venösen Plasma ≥ 200 mg/dl (≥ 11,1 mmol/l)

Hyperventilationssyndrom

Über metabolischen Bedarf hinaus erhöhte Atmung, bei der das Maß der Ventilation die CO_2-Produktion überschreitet und eine respiratorische Alkalose auslöst; syn. Hyperventilation, Hyperventilationstetanie, Panikattacke

Ursachen

- Psychogen:
  - Persönlichkeitsstörungen, Schizophrenie, Agoraphobie
  - Prüfungsstress, Panik, Beziehungskonflikte
- Sekundäres Hyperventilationssyndrom ausgelöst durch:
  - Fieber
  - Schmerzen
  - Erkrankungen des ZNS (Läsion des Atemzentrums, Schlaganfall, Meningitis, Enzephalitis, Schädel-Hirn-Trauma etc.)
  - Kompensatorisch infolge von z. B. Hypoxie, Hypovolämie, metabolischer Azidose, hormonell oder medikamentös bedingt (Progesteron, Adrenalin, Salicylsäure)
  - Urämie, Sepsis
  - Atemwegserkrankungen, wie z. B. Asthma
  - Thyreotoxische Krise
  - Phäochromozytom
  - Hypoglykämie
  - Drogenmissbrauch, v. a. Amphetamine, Kokain, PCP, Ecstasy, LSD
  - Vergiftungen mit z. B. Aspirin, Methanol, CO, Zyaniden, Ethylenglykol

Symptome

- Systemische Effekte des Hyperventilationssyndroms sind multifaktoriell und können unterschiedliche Körperteile beeinflussen
- Typische Symptome infolge übertriebener Atemtätigkeit mit respiratorischer Alkalose (vermehrtes Abatmen von CO_2):
  - Kribbeln in den Händen oder um den Mund
  - Pfötchenstellung, sog. Karpopedalspasmus (selten)
  - Missempfindungen und Muskelkrämpfe
  - Panik
- Panikattacken: plötzliches Auftreten von Angst oder Unruhe, Palpitationen, Luftnot bei meist guter Sättigung, Zittern, Erstickungsgefühl, Thoraxschmerzen, Schwindel, Benommenheit, Schüttelfrost, Hitzewallungen, starke Todesangst, Synkopen
- Verstärkung der Symptome durch Stimulanzien, Koffein oder Produkte zur Gewichtsabnahme möglich

Diagnostik

- Primary Survey und Secondary Survey
- Anamnese:
  - Ursache in psychiatrischer Erkrankung zu finden?

- Plötzlich aufgetreten?
  - Typische Symptome?
- Monitoring und Vitalparameter (HF, RR, SpO_2, EKG)
- Körperliche Untersuchung: Auskultation der Lunge → pathologische Atemgeräusche?
- Blickdiagnostik: Karpopedalspasmus mit Pfötchenstellung und Spitzfußstellung
- Wichtigste Differenzialdiagnosen: Pneumothorax, Pneumonie, thromboembolisches Geschehen, Sepsis, Urämie, diabetische Ketoazidose, Myokardinfarkt, Salicylatintoxikation

Therapie

Basics

- Symptomatische Therapie
- „Talk down"
- Simples Atemmanöver zur Selbstregulation der Atmung durchführen, z. B. durch Nase einatmen und bis 8 zählen, durch Mund ausatmen und bis 8 zählen, nach 4 s wieder einatmen und wiederholen. Ggf. zur Beruhigung Kapnografie einsetzen (Effekt des Biofeedbacks).

Advanced

- Ggf. Anlage PVZ und (balancierte) VEL i. v.
- Ggf. Sedierung mit Benzodiazepinen i. v. → keine Evidenz

Hinweise zum Transport

- Ein Transport ist bei ambulanter Behandlung i. d. R. nicht notwendig

Besondere Informationen

- Muskelkrämpfe oder Pfötchenstellung (Karpopedalspasmus) werden bei Hyperventilation durch Alkalose und Absinken des Kalziumspiegels im Blut ausgelöst
- Häufigste Ursache einer Hyperventilation ist Panik.
- Hyperventilation ist i. d. R. durch Beruhigung des Patienten gut zu behandeln
- Beutelrückatmung: seit Ende der 1980er-Jahre obsolet!
- Wichtigste Therapiesäulen sind:
  - Empathie
  - Respekt
  - Verständnis
- Die Autoregulation zerebraler Gefäße und auch koronarer Gefäße wird durch Hypokapnie beeinflusst. Es kommt zur Hypoxie durch verminderte Perfusion und in Folge zu einem erhöhten Risiko für Angina-pectoris-Beschwerden sowie Herzinfarkt.

Cave

- Hyperventilation **nicht** mit Tachypnoe in Folge schwerwiegender Erkrankung oder Verletzung verwechseln!
- Zunächst eine Hypoxie/Hypoxämie ausschließen, bevor eine klassische Hyperventilation in Betracht gezogen wird

Hypoglykämie

Serumglukosespiegel unterhalb physiologischer Werte; syn. Unterzuckerung, Zuckerschock

Ursachen

- Auslöser:
  - Verminderte Nahrungsaufnahme
  - Postprandial, z. B. bei Tachyalimentationssyndrom, Diabetes mellitus (spätpostprandial)
  - Fruktoseintoleranz
  - Exzessiver Sport
  - Exogene Insulinabgabe
  - Medikamente: orale Antidiabetika, Betablocker, Antimalariamedikamente
  - Alkohol- oder Drogenabusus
  - Aggressive Behandlung einer Hyperglykämie: diabetische Ketoazidose, nichtketotischer hyperosmolarer Zustand, unkontrollierter BZ, Verabreichung überhöhter Dosen an Insulin
  - Unterernährung
  - Medikamentenanpassung
  - Versagen der Insulinpumpe
  - Sepsis
  - Volumenverlust
  - Nierenerkrankung, Lebererkrankung, Pankreastumore
  - Endokrinopathie: Schilddrüsenerkrankungen (Hypothyreose, Hyperthyreose), Nebennierenerkrankung (Addison-Krankheit)
  - Gesteigerte Glukoseverwertung bei z. B. Insulinomen, insulinproduzierenden Karzinomen
  - Bei Neugeborenen diabetische Mütter

Symptome

- Typische Symptome per Definition ab Blutzuckerspiegel von < 50 mg/dl (2,8 mmol/l)
- Reaktionen auf niedrigen Blutzuckerspiegel variieren individuell und können schon ab Werten < 70 mg/dl (3,9 mmol/l) auftreten
- Alter, Geschlecht und allgemeiner Gesundheitszustand tragen zur klinischen Präsentation bei
- Klassische vegetative Symptome als Ausdruck adrenerger Gegenreaktion: Hungergefühl, kalter Schweiß, Blässe, Zittern, Nervosität, Schwindel, Übelkeit und Erbrechen, Palpitationen, Tachykardie
- Neurologische Ausfälle:
  - Koordinationsstörungen, Doppelbilder, Ataxie
  - Veränderter Wesenszustand, teilweise bis hin zur Aggressivität, Erregtheit, Wutausbrüche oder psychotische Zustände
  - Sprachstörungen
  - Reduzierter Bewusstseinszustand oder Bewusstlosigkeit
  - Fokale neurologische Defizite, Krampfanfälle

Diagnostik

- Primary Survey und Secondary Survey
- Anamnese und Klinik
- Körperliche Untersuchung:
  - Symptome und Hinweise für Unterzuckerung?
  - Begleitendes Trauma nach z. B. Sturz?
- Monitoring und Vitalparameter (HF, RR, SpO_2, EKG)
- BZ ↓

Therapie

Basics

- Supportive O_2-Gabe bis max. Flow, ggf. assistierte Beatmung und Einlage von Naso-, oder Oropharyngealtuben
- Lagerung:
  - Bewusstseinsgetrübt → stabile Seitenlage
  - Nicht bewusstseinsgetrübt → Lagerung nach Kreislaufsituation
- Ausreichender Wachheitszustand und Schutzreflexe vorhanden → Glukose oral in Form von Snacks oder zuckerhaltigen Getränken oder 40 g Glukosegel (z. B. Jubin Gel®) oral/bukkal
- Kontrollmessung BZ aus kapillarem Mischblut alle 5 min
- Monitoring und Vitalparameter
- Regelmäßige Neubeurteilung nach ABCDE-Schema

Advanced

- Anlage PVZ und (balancierte) VEL i. v.
- Bei Vigilanzminderung oder nicht ausreichenden Schutzreflexen 4–16 g Glukose i. v. als G20 %, evtl. wiederholen
  - Neonatal – 2 Jahre: 0,2 g/kg KG G10 %
  - > 2 Jahre: 0,5 g/kg KG G20 %
- Wenn vorhanden, alternativ 1–2 mg Glukagon i. m., Wiederholung nach 20 min möglich

Hinweise zum Transport

- Folgende Patienten sollten mit Hyperglykämie transportiert und hospitalisiert werden:
  - Alle Patienten, bei denen nach Besserung durch Glukosegabe keine weitere Aufsicht gewährleistet ist oder hausärztlicher Kontakt nicht hergestellt werden kann
  - Patienten mit persistierendem veränderten Bewusstseinszustand oder Hypoglykämie nach Glukoseverabreichung
  - Patienten, die große Mengen an oralen Antidiabetika oder Insulin zu sich genommen haben
  - Unmöglichkeit der oralen Nahrungsaufnahme
- Lokale Protokolle beachten !

Besondere Informationen

Bei Patienten, die agitiert, aggressiv, schweißig oder komatös sind, immer den Blutzuckerspiegel bestimmen, um eine Hypoglykämie auszuschließen.

- Orale Antidiabetika wie z. B. Metformin verursachen i. d. R. keine Hypoglykämie, nach anderen zugrunde liegenden Erkrankungen suchen
- Oft Begleitverletzungen nach z. B. Stürzen infolge einer Hypoglykämie möglich

Hypothermie

Erniedrigung der Körperkerntemperatur unter 35 °C; syn. Unterkühlung, akzidentielle Hypothermie

Ursachen

- Beeinflussende äußere Faktoren:
  - Niedrige Außentemperatur
  - Hohe Windgeschwindigkeit
  - Niedrige Luftfeuchtigkeit
  - Dauer der Kälteeinwirkung
- Individuelle Faktoren (Beeinflussung durch unterkühlte Person):
  - Frostschäden
  - Ernährungszustand
  - Training und Disziplin, Erfahrung, psychische Widerstandskraft
  - Geografischer Ursprung (Rasse), Alter, bestehende Vorerkrankungen
- Sonstige Faktoren:
  - Nicht geeignete Kleidung
  - Drogen- oder Alkoholabusus
  - Demenz
  - Verwahrlosung
- **Unterteilung:**
  - Primäre Hypothermie: unvorbereitete Kälteeinwirkung bei sonst gesunden Personen
  - Sekundäre Hypothermie:
    - Normale Konsequenz einer systemischen Erkrankung wie Hypothyreose, Trauma, Krebs und Sepsis
    - Operative Eingriffe
  - Unfallbedingte Hypothermie:
    - Trauma
    - Verschüttung durch Lawine
    - Ein- oder Untertauchen in kaltes Wasser
  - Immersionshypothermie: unvorbereitetes Eintauchen bis zum Hals in kaltes Wasser

Symptome

- Milde Hypothermie (Körperkerntemperatur > 34–36 °C): Muskelzittern, Tachykardie, Tachypnoe, Vasokonstriktion, Beeinträchtigung Urteilsvermögen, Apathie, Ataxie
- Moderate Hypothermie (Körperkerntemperatur 30–34 °C): Bewusstseinseintrübung, Verwirrtheit, Bradykardie, Mydriasis, Muskelzittern sistiert, Hyporeflexie, Hypotonie
- Schwere Hypothermie (Körperkerntemperatur < 30 °C): Bewusstlosigkeit, Herzrhythmusstörungen, Atemstillstand, Kreislaufstillstand

Diagnostik

- Beurteilung Einsatzstelle: Umgebung? Jahreszeit und Wetter? Umgebungstemperatur? Unfall?
- Primary Survey und Secondary Survey
- Anamnese und Klinik: Alter? Vorerkrankungen? etc.
- Ermitteln der Körperkerntemperatur
- Monitoring und Vitalparameter:
  - Mögliche Herzrhythmusstörungen (ventrikuläre Arrhythmien)
  - Artefakte durch Kältezittern
  - Vorhofflimmern, Bradykardie, AVB I°–III°, verlängerter QRS Komplex, Osborne- oder J-Wellen
- Körperliche Untersuchung:
  - Frostschäden
  - Kalte, kühle und evtl. livide verfärbte Haut
- „Kältediurese“ (erhöhtes Ausscheiden von Flüssigkeit bei niedriger Temperatur)?

Therapie

Basics

- Behandlung basiert u. a. auf Schweregrad der Hypothermie
- Ggf. supportive O_2-Gabe bis max. Flow
- Vermeidung weiterer Wärmeverlust → RTW warm halten!
- Entfernen nasser Kleidung oder Einsatz von wasserdichter Dampfbarriere
- Passive, nichtinvasive Wiedererwärmung bei sonst gesunden Patienten
- Aktive Erwärmung bei folgenden Indikationen:
  - Hämodynamische Instabilität
  - Körperkerntemperatur < 32,2 °C
  - Hohes Alter
  - Neurologische oder endokrinologische Beeinträchtigung
  - Zügige Erwärmung v. a. bei Traumapatienten → Kälte hat negativen Einfluss auf Blutgerinnung
- Bei Herz-Kreislauf-Stillstand Beginn CPR nach aktuellen ERC/AHA Guidelines (Reanimation Erwachsene, Reanimation Kinder)

Advanced

- Anlage PVZ und warme (balancierte) VEL i. v.
- Ausgleich Hypoglykämie mit 4–16 g G20 % i. v., evtl. wiederholen
- Bei hypothermem Kreislaufstillstand möglicherweise kein Ansprechen auf Defibrillation, Pacing und medikamentöse Therapie (Metabolismus ↓)
- Medikamentengabe erst ab Körperkerntemperatur von > 30 °C
- Ggf. Intubation und Beatmung mit FiO_2 1,0, **Cave:** Gefahr von Herzrhythmusstörungen!

Hinweise zum Transport

- Zügigen Transport in Klinik anstreben → weitere kontrollierte Erwärmung

Besondere Informationen

- Merkvers: „*No one is dead, until he is warm and dead.*“
- After Drop: Nach Beendigung der Kälteexposition Abgabe von zentraler Körperwärme in Peripherie, sog. „Bergetod“
- Letale Trias bei Traumapatienten: Hypothermie, Azidose und Koagulopathie
- Bei nicht behandelter, sekundärer schwerer Hypothermie Mortalitätsrate ca. 50 %
- Diagnostik:
  - Tympanische Messung mit Infrarot oft falsch niedrig → Thermistor verlässlicher
  - **Cave:** Schnee/Wasser im Gehörgang → fehlerhafte Messwerte → ösophageale Messung am verlässlichsten
- Raynaud-Syndrom: anfallsartige, kälteinduzierte Vasospasmen der akralen Arterien und Arteriolen, auch Stress als Auslöser beschrieben, meist junge Frauen betroffen
- Blutgerinnung abhängig von Körperkerntemperatur
- Die Kombination Polytrauma und Hypothermie hat signifikanten Einfluss auf die Überlebensrate
- Übliche Mechanismen des Wärmeverlusts: Strahlung, Atmung, Konvektion, Ableitung, Verdunstung
- **Reaktionsphasen des Körpers bei Immersion in kaltes Wasser:**
  - 1. Phase:
    - Kardiovaskulärer Schock innerhalb von 2–4 min und rasches Auskühlen
    - Periphere Vasokonstriktion, „Keuchreflex“, Hyperventilation, Tachykardie
    - Evtl. schon Aspiration und Ertrinken oder Synkope, Krampfanfall, Erlöschen des Vagotonus, Kammerflimmern
  - 2. Phase **bei Überleben der 1. Phase:**
    - Starkes Abkühlen von peripherem Gewebe innerhalb von 30 min
    - Störung der Grob- und Feinmotorik der Extremitäten, schlechte Koordination, Kraftverlust
  - 3. Phase **bei Überleben der 1. und 2. Phase:** bei Müdigkeit oder Kraftverlust Submersion (Kopf unter Wasser) mit Aspiration und Ertrinken

Schweizer Stadien zur Einteilung Hypothermie

- Hypothermie Grad I (KKT etwa 35–32 °C): wacher Patient, Kältezittern
- Hypothermie Grad II (KKT etwa 32–28 °C): schläfriger Patient, kein Kältezittern
- Hypothermie Grad III (KKT 28–24 °C): bewusstloser Patient
- Hypothermie Grad IV (KKT 24–13 °C): Patient mit Atemstillstand
- Hypothermie Grad V (KKT < 13 °C): Patient tot bei irreversibler Hypothermie

Intrazerebrale Blutung (ICB)

Meist akut verlaufene Hirnblutung aus Hirnarterie infolge Gefäßruptur; syn. Hirnblutung, Subarachnoidalblutung (SAB)

Ursachen

- Primäre (spontane) ICB meist durch arteriellen Hypertonus
- Sekundäre ICB:
  - Aneurysmen
  - AV-Fistel
  - Zerebrale Amyloidangiopathie
  - Blutungsleiden
  - Gerinnungsstörungen
  - Therapie mit Antikoagulanzien
  - Tumoreinblutungen
  - Gewalteinwirkung (Trauma)
- Risikofaktoren:
  - Hypertonus
  - Gerinnungshemmer
  - Rauchen (2,5-fach erhöhtes Risiko)
  - Alkoholabusus
  - Kokain- oder Amphetamineinnahme
  - Übergewicht

Symptome

- Das klinische Bild differiert nach Ort und Schwere der Blutung
- „Vernichtungskopfschmerz" oder rasende Kopfschmerzen
- Übelkeit und Erbrechen
- Bewusstseinseintrübung, Bewusstlosigkeit
- Pupillendifferenz
- Neurologische Ausfälle
- Zeichen Raumforderung oder Einklemmung mit ICP ↑ (Hirndruck), sog. **Cushing-Phänomen:**
  - Abnormales Atemmuster, flache, langsame, tiefe Atemzüge (Biot-Atmung, Cheyne-Stokes-Atmung)
  - Deutlich gesteigerter arterieller Blutdruck
  - Bradykardie

Diagnostik

- Primary Survey und Secondary Survey
- Anamnese und Klinik:
  - Plötzlicher Beginn?
  - Risikofaktoren: arterieller Hypertonus! Gerinnungshemmer?
  - Blutdruckanstieg bei z. B. Heben schwerer Gegenstände, Stuhlgang („Pressen"), sexuelle Aktivität etc.?
  - SAB:
    - Vernichtungskopfschmerz, Kopfschmerz wie noch nie zuvor empfunden
    - Plötzliche Bewusstseinseintrübung, sich progredient verschlechternder Zustand
- Fokussierte Untersuchung: Verletzungen?
- Neurologische Untersuchung:
  - GCS-Bestimmung
  - BEFAST
  - Ggf. fokaler/generalisierter Krampf

- Klinische Zeichen der Einklemmung (Herniation) → Cushing-Phänomen
- Monitoring und Vitalparameter (HF, RR, SpO_2, EKG)

Therapie

Basics

- Supportive O_2-Gabe bis max. Flow, ggf. assistierte Beatmung
- Oberkörperhochlagerung 15° bei $RR_{syst.}$ > 120 mmHg (ICP Senkung): nicht standardisiert anwenden, individuell und im Verlauf prüfen; Flachlagerung bei $RR_{syst.}$ < 110 mmHg
- Lagerung Kopf in Neutralposition → venöser Rückfluss. Bei V. a. begleitendes HWS- oder WS-Trauma auf HWS-Orthese verzichten, „HeadBlocks“ reichen aus.
- Temperaturmanagement: Normothermie anstreben, Temperatursenkung ab 37,5 °C

Advanced

- Anlage PVZ und (balancierte) VEL i. v. mit Beachtung Ziel-$RR_{syst.}$ > 110 mmHg!
- Blutdrucksenkung: 10–25 mg Urapidil (z. B. Ebrantil®) vorsichtig in 5 mg-Schritten:
  - Systole auf ≤ 140 mmHg, nicht < 110 mmHg
  - Max. systolische Blutdrucksenkung sollte 90 mmHg nicht überschreiten
- Ggf. 1 g Tranexamsäure via Kurzinfusion oder als Bolus i. v. bei akuter Blutung
- Ggf. Krampfdurchbrechung mit z. B. Midazolam
- Normoglykämie herstellen, Zielwerte 110–160 mg/dl, ggf. Ausgleich mit Glukose
- Bei GCS < 9 ggf. Intubationsnarkose und Beatmung mit FiO_2 1,0 → $EtCO_2$ ≥ 35 mmHg ≤ 45 mmHg halten
- Bei Hirndruckzeichen ggf. als Ultima Ratio vorrübergehende milde Hyperventilation zur Senkung ICP, $EtCO_2$ nicht < 30 mmHg fallen lassen

Hinweise zum Transport

- Neurochirurgie unter frühzeitiger Anmeldung anfahren
- Ggf. frühzeitiger RTH-Transport zugunsten kürzerer Prähospitalzeit
- Regelmäßige Verlaufskontrollen durchführen, engmaschige RR-Kontrollen

Besondere Informationen

- Hauptbehandlungssäulen: Oxygenierung und Sicherstellen ausreichender Perfusion
- Formel zerebrale Durchblutung:

$$CPP = MAP - ICP$$

$$MAP - \text{Berechnung}:$$

$$2 \times \text{Diastole} + 1 \times \text{Systole} \div 3$$

- Häufigster Auslöser: Rhexisblutung (Zerreißung) der Aa. centrales anterolaterales

Hirndruckzeichen

- Beuge- oder Strecksynergismen
- Abfall der GCS um ≥ 2 Punkte
- Biot-Atmung
- Cushing-Reflex
- Lichtstarre weite Pupille, Anisokorie

Ileus

Lebensbedrohliche Unterbrechung der Darmpassage durch mechanischen Verschluss des Darms oder infolge einer Darmlähmung; syn. Darmverschluss

Ursachen

- Mechanischer Ileus (mechanische Verengung Darmlumen):
  - Tumore (v. a. Kolonkarzinom), Fremdkörper (z. B. Gallen- oder Kotsteine)
  - Eingeklemmter Bruch (Hernie)
  - Narbenverwachsungen (Bridenileus, Adhäsionsileus)
  - Darmpolypen, Morbus Crohn, Colitis ulcerosa (v. a. bei älteren Kindern und jungen Erwachsenen)
  - Volvulus (Verdrehung Darm; v. a. bei Kindern)
  - Invagination (Einstülpung Darmabschnitt in anderen; syn. Intussuszeption; v. a. bei Kindern)
  - Mekonium, Atresien bei Neugeborenen
- Paralytischer Ileus (Lähmung Darmmuskulatur):
  - Entzündlich-toxisch, z. B. Peritonitis, Morphin, Clonidin, Urämie
  - Reflektorisch, z. B. nach Bauch-OP (Darmatonie), bei Koliken
  - Metabolisch, z. B. Hypokaliämie, diabetische Ketoazidose
  - Vaskulär, z. B. Mesenterialinfarkt
- Gemischter Ileus:
  - Ileus in graviditate
  - Gallensteinileus
  - Stumpfes Bauchtrauma mit Darmmesenterialhämatom
- Differenzialdiagnosen: toxisches Megakolon, Ogilvie-Syndrom (akute intestinale Pseudoobstruktion), Colon spasticum

Symptome

- Leitsymptome: Stuhl- und Windverhalt, Übelkeit und Erbrechen (kann galle- oder kothaltig sein), Meteorismus, Abdominalschmerz
- Mechanischer Ileus:
  - Kolikartige Bauchschmerzen mit Abwehrspannung
  - Anfangs meist Hyperperistaltik
  - Metallisch klingende Darmgeräusche
  - Bei Invagination im Säuglingsalter: schrilles Schreien, galliges Erbrechen, Spätsymptome: Blutauflage (himbeergeleeartig) auf Stuhl oder bei rektaler Untersuchung, palpable Spitze des Invaginatkopfes
- Paralytischer Ileus:
  - Langsam beginnender, mäßiger Dauerschmerz
  - Druckempfindlichkeit, aufgetriebenes Abdomen, Abwehrspannung
  - Fehlende Peristaltik
  - Keine Darmgeräusche („Totenstille“)
- Hypovolämie und Elektrolytentgleisungen
- Gefahr: rasche Entwicklung eines Schocksyndroms, Durchwanderungsperitonitis

Diagnostik

- Primary Survey und Secondary Survey
- Anamnese und Klinik
- Körperliche Untersuchung:
  - Fehlende Darmgeräusche („Totenstille“)
  - Abdominalschmerz, druckdolentes Abdomen
- Monitoring und Vitalparameter

Therapie

Basics

- Supportive O_2-Gabe bis max. Flow
- Nahrungskarenz!
- Angepasste und bequeme Lagerung, ggf. Beine angewinkelt
- Wärmeerhalt

Advanced

- Anlage PVZ, Applikation (balancierte) VEL i. v.
- Ggf. Anlage einer Magensonde
- Spasmolyse: 20 mg Butylscopolamin (z. B. Buscopan®) langsam i. v. **Cave:** kontraindiziert bei Megacolon und paralytischem Ileus!
- Analgesie: 1 g Metamizol (z. B. Novalgin®) langsam i. v. oder bei starken Schmerzen Opiate wie z. B. Fentanyl
- Antiemese:
  - z. B. 4 mg Ondansetron (z. B. Zofran®) i. v. oder
  - 1,25 mg Droperidol (z. B. Xomolix®) langsam i. v.
- Ggf. Intubationsnarkose bei Schocksyndrom. **Cave:** hohes Aspirationsrisiko wegen erhöhten intraabdominellen Drucks!

Hinweise zum Transport

- Achtung Notfall! Zügigen Transport einleiten zur ggf. zeitnahen operativen Versorgung
- Als „akutes Abdomen“ anmelden

Besondere Informationen

- Komplikationen: Perforation, Peritonitis, Darmgangrän, Schock, Sepsis, ARDS, Nierenversagen, Leberinsuffizienz
- Prognose abhängig von Ursache und Zeitpunkt Diagnosestellung, Letalität 10–25 %
- Subileus: inkompletter Verschluss der Darmpassage
- Mekoniumileus (Unterbrechung Darmpassage durch zähes Kindspech):
  - Späte Symptome: stark geblähter Bauch, galliges Erbrechen, Ikterus
  - Therapie ist die OP
- Invagination Magen mit 180° -Drehung und Blockierung von Blutfluss sowie Blockierung Durchfluss von Flüssigkeit und Nahrung als seltenes Notfallbild möglich

Invagination

- Häufigste Ursache für Darmverschluss im Kindesalter
- Häufigkeit 1:1 000
- Meist Kinder im 4.–12. Lebensmonat betroffen, selten nach 3. Lj.
- Spontanheilungen selten, ohne Behandlung ist Invagination lebensbedrohlich

Inhalationstrauma (IHT)

Thermische, chemische oder systemische Schädigung der Atemwege bzw. Lunge durch heiße Gase, Dämpfe oder Rauchgasnoxen; syn. Inhalationsverbrennung, Rauchgasintoxikation

Ursachen

- Chemische Schädigung (*smoke poisoning*) des Tracheobronchialbaums durch:
  - Rauchgasnoxen
  - Rußpartikel
- Systemische Schädigung (*systemic poisoning*):
  - Störung Sauerstofftransport
  - Störung Zellatmung durch z. B. Kohlenmonoxid
- Direkte Hitzeschädigung (*respiratory burn*) an Schleimhäuten der Atemwege

Symptome

- Unfall in geschlossenen Räumen
- Anwesenheit von giftigen Gasen oder Rauch
- Verwirrtheit, Agitiertheit
- Verbrennungen von Gesicht und Brustkorb
- Verbrennungen im Mund oder rußige Mundhöhle
- Angesengte Augenbrauen oder Nasenhaare
- Ruß im Sputum, rußige Nasenostien
- Dyspnoe, Tachypnoe
- Heiserkeit, Verlust der Stimme, inspiratorischer Stridor
- Bei Rauchgasexposition:
  - Kopfschmerzen
  - Dyspnoe, Tachypnoe
  - Bewusstseinseintrübung bis hin zu Koma
  - (Kirschrote) Gesichtsfarbe als spätes Zeichen CO-Vergiftung
- **Risikopatienten:** jeder Patient mit Anamnese einer Rauchgasinhalation in geschlossenen Räumen
- **Patienten mit potenzieller Rauchgasinhalation:**
  - Verbrennungen im Gesicht, rußiges Sputum
  - Bewusstlosigkeit im Rauch oder Feuer
  - Kurzatmigkeit nach Exposition
  - Thoraxschmerzen nach Exposition

Diagnostik

- Unfallmechanismus: Brand, Rettung aus geschlossenen Räumen, Gase, Dauer der Exposition?
- Primary Survey und Secondary Survey
- Anamnese und Klinik
- **Cave:**
  - Eingeschränkte Hypoxietoleranz? (z. B. COPD, KHK)
  - Kleinkind?
  - Schwangerschaft?
- Fokussierte Untersuchung:
  - Stridor, Rasselgeräusche, Spastik
  - Rußiges Sputum, Schwellung
  - Rußige Nasenostien
  - Heiserkeit
  - Schwellung der Atemwege

- Untersuchung:
  - Strukturierte Traumauntersuchung: Begleitverletzungen? Verbrennungen?
  - Einschätzen der Verbrennungsschwere bei Verbrennungen
- Monitoring und Vitalparameter: ggf. Messung des COHb mit z. B. Masimo™

Therapie

Basics

- Highflow-O_2-Gabe via Maske und max. Flow
- Lagerung je nach Kreislaufsituation und Begleitverletzungen (z. B. Vakuummatratze etc.)
- Monitoring und Vitalparameter
- Steriles Abdecken von Brandverletzungen und Beurteilung der Verbrennungsschwere mit Ausmaß der Verbrennung (➤ Verbrennung)
- Wärmeerhalt: Normothermie, Vermeidung einer Hypothermie!

Advanced

- Anlage PVZ und (balancierte) VEL i. v.: bei Verbrennung keine Überinfundierung!
- Inhalative β_2-Sympathomimetika bei Dyspnoe und Bronchospasmus: 2,5–5 mg Salbutamol (z. B. Sultanol®)
- Basisanalgesie:
  - 0,05–0,1 mg Fentanyl (z. B. Fentanyl-Janssen®) i. v., evtl. wiederholen bis Wirkung

  oder
  - 2 mg Morphin (z. B. MSI®) i. v., evtl. wiederholen bis Wirkung
- Analgosedierung: 0,125 mg/kg KG Esketamin (z. B. Ketanest S®) i. v. in Kombination mit Midazolam (z. B. Dormicum®) i. v., Repetition Esketamin mit 0,08 mg/kg KG i. v. nach 10–15 min
- Zyanidvergiftung: Hydroxocobalamin (z. B. Cyanokit®) i. v. (Form des Vitamins B_{12})
- Allgemeine Kriterien zur rechtzeitigen Intubationsnarkose mit FiO_2 1,0 und PEEP von 5–10 mbar bei IHT oder Verbrennungen:
  - Gesichtsverbrennungen, Grad III
  - Schwellung der Atemwege
  - Verbrennungen > 20 % verbrannte Körperoberfläche
  - Zirkuläre Rumpfverbrennungen, Grad IIb–III
  - Bewusstlosigkeit (GCS < 9)
  - Relevantes Inhalationstrauma (Dyspnoe und Hypoxie)

Hinweise zum Transport

- Frühzeitige Anmeldung für passende Klinik nach Rücksprache mit Leitstelle, evtl. mit Möglichkeit hyperbarer Sauerstofftherapie (HBO)
- Transport mit RTH in Erwägung ziehen

Besondere Informationen

- Inhalationstrauma als häufigste Begleitverletzung bei ca. 30 % der Verbrennungspatienten
- Unterscheidung Inhalationstrauma:
  - **Chemische Schädigung** des Tracheobronchialbaums durch Rauchgasnoxen oder Rußpartikel

- **Systemische Schädigung** mit Störung des Sauerstofftransports und der Zellatmung durch z. B. Kohlenmonoxid
  - **Direkte Hitzeschädigung** an den Schleimhäuten der Atemwege
- Oft Mischintoxikation möglich: z. B. Zyanid bei unvollständiger Verbrennung oder Kunststoffen
- Wichtige Elemente bei Rauchgasinhalation:
  - Verletzung (Inhalationstrauma)
  - Erstickung (Asphyxie)
  - Verspätete toxininduzierte Lungenschädigung (toxisches Lungenödem)
  - Erstickungsgifte mit großer Bedeutung: Kohlenmonoxid (CO) und Zyanid (CN, Blausäure)
- Dampf hat 4.000-mal höhere Wärmebindungskapazität als trockene Luft und kann zu Verletzungen der unteren Atemwege bis zu Bronchiolen führen
- Kohlenmonoxid (CO) hat 200- bis 300-fach höhere Bindungsaffinität zum Hämoglobinmolekül als Sauerstoff
- Eliminierung CO-Menge:
  - Unter Raumluft (21 % Sauerstoff): Hälfte der CO-Menge innerhalb von 250 min
  - Bei Verabreichung von 100 % Sauerstoff: Verringerung der Halbwertszeit des CO-Hämoglobins auf 40–60 min!

COHb-Konzentration und Auswirkung

- Ab COHb von 20 %: Sehschwäche, Kopfschmerzen, Schwindel
- COHb > 30 %: Bewusstseinsstörungen, neurologische Ausfälle, Übelkeit, rosige Hautfarbe
- COHb > 60 %: Kreislaufversagen, Tod

Intoxikation

Schädliche Wirkung von Giften, Drogen oder anderen toxischen Substanzen, die in Ausmaß v. a. durch die Art der chemischen Substanz, ihrer Toxizität und Dosis, durch die Einwirkungshäufigkeit und -dauer sowie von Merkmalen des Patienten bestimmt wird; syn. Intox, Vergiftung, Toxikose

Ursachen

- Akute Vergiftung:
  - **Akzidentell** durch z. B. Überdosierung von Arzneimitteln, Haushalts- und Arbeitsstoffen, Nahrungs- und Genussmitteln (Lebensmittelvergiftung), Pflanzen, kindliche Neugier, tierische Gifte, iatrogene Ursachen, Bodypacker oder Buddystuffer etc.
  - **Absichtlich** durch z. B. Suizid, kriminelle Handlungen (z. B. Giftmord, terroristische Anschläge, unerlaubte Sterbehilfe), K. O.-Mittel/-Tropfen, Münchhausen-Syndrom
- Chronische Vergiftung:
  - Langandauernde Exposition gegenüber Umweltchemikalien oder Nahrungsgiften
  - Chronische Überdosierung von Medikamenten
- Auswahl häufiger Intoxikationen:
  - Opiate, Benzodiazepine, Drogen und Rauschmittel, Betablocker, Antidepressiva, Paracetamol, Alkohol, Kohlenmonoxid, Rauchgase/Cyanide, Organophosphate
  - Gase und inhalative Drogen, z. B. Butangas, Lacke, Lösungsmittel, Poppers

Symptome

- Intoxikationen präsentieren sich oft als neurologisches Defizit!
- Schweregrad Vergiftung abhängig von:
  - Giftmenge
  - Geschwindigkeit der Giftaufnahme
  - Dauer der Giftexposition
  - Giftwirkung im Körper
  - Möglichkeit der Giftelimination aus dem Körper
- Symptome bei verbreiteten Drogen und Rauschmitteln:
  - **Amphetamine** → Unruhe, Hyperreflexie, Tremor, Verwirrung, Psychosen, HRST, Hypertonie bis hin zur hypertensiven Krise, Hyperthermie, Delir, Krampfanfälle, Schock, Koma etc.
  - **Cannabis** → Panikattacken, Delirium, paranoide und manische Zustände
  - **GHB** (dosisabhängige Wirkung) → Euphorie, Somnolenz, Narkose, Koma
  - **Kokain** → typische Trias mit Mydriasis, kardiovaskulären Sensationen (Hypertonie, Koronarspasmen, Kammerflimmern) und neurologischen Störungen (Kopfschmerzen, epileptische Anfälle, Bewusstseinseinschränkungen, Bewusstlosigkeit)

Aufteilung in klinische Symptomgruppen (toxische Syndrome)

- Toxidrome
- Sympathomimetisch (Sympathikus verstärkend):
  - Tachykardie, Hypertonie
  - Mydriasis
  - Schwitzen, Agitiertheit, Tremor
  - Delirium
- Anticholinerg (gegen Wirkung von Acetylcholin):
  - Tachykardie
  - Mydriasis
  - Agitiertheit, verwaschene Sprache, Delirium, Bewusstseinseintrübung
  - Harnverhalt
  - Trockene Haut und Schleimhäute, Hyperthermie, fehlendes Schwitzen
- Cholinerg (auf Acetylcholin reagierend): **DUMBELS: D**iarrhö, **U**rin (Harndrang), **M**iosis, **B**ronchialsekret, **E**mesis, **L**akrimation (Tränenfluss), **S**alivation (Speichelfluss)/Krampfanfälle
- Opioide:
  - **CPR: C**oma, **P**inpoint pupils (stecknadelkopfgroße Pupillen), **R**espiratory depression (Atemdepression)
- Sedativ-hypnotisch:
  - Verminderte Vigilanz
  - Normale Vitalparameter

Weitere ausgewählte Substanzen

- Serotonin
- Alkohol: ➤ Alkoholisierter Patient, Delir (Alkohol)
- Neue psychoaktive Substanzen (NPS):
  - Amphetaminähnliche Substanzen:
    - Früher sog. „Panzerschokolade", Derivat Methylphenidat, Ritalin, normales Ecstasy (MDMA)
  - Synthetische Cathinone:
    - Mephedron, Metylendioxypyrovaleron (MDPV)
    - Gehandelt als: Badesalze, Bonsai-Dünger, Pflanzennahrung, White Dove, Flex, Ecstasy
  - Synthetische Cannabinoide
    - Spice, Kräutermischung als Beiwerk und Träger für beigemischte synthetische Cannabinoide
    - Weitere Namen: Monkey goes banana, Bonzai Summer Boost, TNT
    - Verbreitung als: Badesalze, Dünger, Kräutermischungen
    - **Cave:** beigemischtes Blei !

Diagnostik

- Umgebung: Drogenbestecke? Leere Flaschen, Medikamentenblister?
- Primary Survey und Secondary Survey
- Anamnese und Klinik:
  - Arbeitsumgebung? Suizidale Absichten?
  - Aufnahmeweg?
  - Giftstoff bekannt?
  - Foetor ex ore?
- Zuordnung zu Toxidrom möglich?
- Neurologische Untersuchung
- Monitoring:
  - EKG-Veränderungen?
  - Wenn vorhanden: CO-Konzentrationsmessung

- Körperliche Untersuchung: Schleimhäute? Zungenbiss oder Hinweise auf Krampfanfall? Einnässen/Einkoten? Muskeltonus? Einstichstellen? Hautzustand? Farbe der Haut? Hauttemperatur? Hautturgor?

Therapie

Basics

- Supportive O_2-Gabe bis max. Flow, ggf. assistierte Beatmung und Einlage, naso- oder oropharyngeale Atemwegshilfen
- Antidotbehandlung: Kohlenmonoxidvergiftung, Schwefelwasserstoff (H_2S): 100 % Sauerstoff
- Giftentfernung und Asservierung
- Lagerung je nach Kreislaufsituation, bewusstlose Patienten in stabiler Seitenlage
- Wärmeerhalt

Advanced

- Anlage PVZ und (balancierte) VEL i. v.
- Antidotbehandlung ausgewählter Intoxikationen:
  - Alkylphosphatintoxikation, Nervenkampfstoffe: 5 mg Atropinsulfat i. v. ca. alle 10 min oder nach Klinik, dann Toxogonin®
  - Benzodiazepinintoxikation: 0,2 mg Flumazenil (z. B. Anexate®) in 15 s i. v. bis maximal 2 mg
  - Cyanidintoxikation: 70 mg/kg KG (5 g bei Erwachsenen) Hydroxocobalamin (Cyanokit®) i. v., weitere Dosis von 5 g über 2–4 h via Perfusor oder 250 mg 4-DMAP, gefolgt von 300 mg Natriumthiosulfat i. v. (Erwachsene)
  - Intoxikation mit Histaminika, trizyklische Antidepressiva: initial 2–3 mg Physiostigmin (z. B. Anticholium®) i. v.
  - Intoxikation mit Methhämoglobinbildner: 140–280 mg Toluidin-Blau i. v.
  - Intoxikation mit Neuroleptika: 2,5–5 mg Biperiden (z. B. Akineton®) langsam i. v.
  - Orale Vergiftungen mit Medikamenten: medizinische Kohle 0,5–1 g/kg KG (z. B. Ultracarbon®) oral, ggf. Kombination mit Laxans Natriumsulfat (= Glaubersalz) 20–30 g in 100 ml Wasser aufgelöst
  - Opiatintoxikation: initial 0,4–2 mg Naloxon (z. B. Narcanti®) titriert
  - Schaumbildner: mindestens 5 ml Dimeticon (z. B. Sab simplex®) oral
- Ggf. Intubationsnarkose und Beatmung mit FiO_2 1,0

Hinweise zum Transport

- Klinik mit intensivmedizinischer Abteilung und ggf. Möglichkeit der Dialyse anfahren

Besondere Informationen

- 5-Finger-Regel und Vorgehen bei Intoxikationen:
  - Basismaßnahmen (ABCDE)
  - Giftentfernung
  - Antidottherapie
  - Asservierung
  - Transport
- **6-W-Regel:**
  - **Wer** hat sich vergiftet?
  - **Was** hat sie/er aufgenommen?
  - **Wann** wurde es aufgenommen?
  - **Wie** wurde es aufgenommen?
  - **Wie** viel wurde aufgenommen?
  - **Warum** wurde es aufgenommen?

- Es gibt Antidote für verschiedenste Intoxikationen, die meisten Patienten aber benötigen i. d. R. nur supportive Behandlung
- **Sekundäre Giftelimination** innerklinisch nur bei entsprechender Indikationsstellung durch Hämodialyse, -perfusion, -filtration, Leberersatzverfahren, repetitive Kohlegabe
- **Botulismus:**
  - Intoxikation mit *Botulinumtoxin* durch verdorbene Lebensmittel (Konserven)
  - Klinik: Paresen, Dysphagie, Ptosis, Doppelbilder, Ateminsuffizienz, Mundtrockenheit und Darmatonie
  - Diagnose wird klinisch gestellt durch Toxinnachweis
  - Therapie: Gabe von Antitoxin
- Bei Kokain und MDMA in den letzten Jahren steigende Reinheit → Anstieg an schweren und tödlichen Intoxikationen
- **„Legale“ Droge Kratom** (Blätter des Baums *Mitragyna speciosa Korth*):
  - In Südostasien heimisch, mittlerweile in Deutschland als „Nahrungsergänzung“ (Kratom-Pulver) weit verbreitet
  - Kratom enthält Indolalkaloide (Mytragynin und Analoge)
  - In der traditionellen Medizin als Opiumersatz gebräuchlich, in niedrigen Dosen stimulierend, in hohen Dosen dämpfend, sedierend, narkotisierend und psychoaktiv wie Opioide
  - NW: zentrale Störungen, Abhängigkeit
  - In einigen Ländern kontrollierte Substanz, in anderen Ländern fällt Kratom unter das Betäubungsmittelgesetz oder gilt als „bedenkliche Droge“ (z. B. USA)
- Besonderheit **Cannabinoid-Hyperemesis-Syndrom (CHS):**
  - Durch regelmäßigen Cannabiskonsum verursachtes Krankheitsbild, Beginn teils erst Jahre nach Beginn des Cannabiskonsums; mindestens wöchentlicher Cannabiskonsum, exakte Pathophysiologie noch unklar
  - Gekennzeichnet durch zyklische Episoden starken Erbrechens, Besserung durch heißes Baden/Duschen
  - Klassische Antiemetika oft wirkungslos → therapierefraktäres Erbrechen
  - Therapie im Akutfall:
    - Ausreichende Rehydration sowie Elektrolytsubstitution
    - 1. Wahl: topisch appliziertes Capsaicin → Interaktion und Aktivierung TRVP-1-Rezeptor
    - Auch Benzodiazepine oder Neuroleptika als Alternativen möglich
  - Letale Verläufe beschrieben
- Übersicht Giftnotrufzentralen: www.bvl.bund.de oder Vermittlung über Leitstelle
- Fachgesellschaften:
  - Gesellschaft für Klinische Toxikologie
  - European Association of Poisons Centres and Clinical Toxicologists (EAPCCT)
  - Weitere nützliche Infos: www.toxdocs.de

Giftinformationszentren mit 24-stündiger Erreichbarkeit

- Berlin: (030) 450 553 555 oder (030) 192 40
- Bonn: (0228) 192 40
- Erfurt: (0361) 730 730
- Freiburg: (0761) 192 40
- Göttingen: (0551) 192 40
- Homburg/Saar: (06841) 192 40
- Mainz: (06131) 192 40
- München: (089) 192 40
- Wien (Österreich): + 43-1-406 43 43
- Zürich (Schweiz): + 41-44-251 51 51

Kardiomyopathie

Erkrankung des Myokards mit mechanischer oder elektrophysiologischer Funktionsstörung des Herzens; syn. Myokardiopathie, Herzhypertrophie

Ursachen

Primäre Kardiomyopathien

- Erworben:
  - Myokarditis: entzündliche Kardiomyopathie
  - Tako-Tsubo-Kardiomyopathie (stressprovoziert)
  - Schwangerschaftskardiomyopathie
  - Tachykardiomyopathie
  - Neugeborene diabetischer Mütter mit schlechter Stoffwechsellage
- Angeboren/genetisch bedingt:
  - Familiäre hypertrophe Kardiomyopathie nichtobstruktiv/obstruktiv
  - Arrythmogene rechtsventrikuläre Kardiomyopathie
  - Linksventrikuläre Hypertrabekulation
  - Glykogenspeichererkrankungen
  - Anomalien des Reizleitungssystems (Lenègre-Krankheit, Sick-Sinus-Syndrom, WPW-Syndrom)
  - Ionenkanaldefekte (Long-/Short QT-Syndrom, Brugada-Syndrom, Asian SUNDS, CPVT = *Catecholaminergic Polymorphic Ventricular Tachycardia*)
- Gemischt genetisch-erworben:
  - Dilatative Kardiomyopathie
  - Restriktive Kardiomyopathie, hypertrophe Kardiomyopathie
  - Linksventrikuläre Non-Compaction-Kardiomyopathie
  - Arrhythmogene rechtsventrikuläre Kardiomyopathie (ARVC)
  - Muskeldystrophie

Sekundäre Kardiomyopathien

- Infiltrativ: Amyloidosen, Morbus Gaucher, Hurler-Syndrom, Hunter-Syndrom
- Speichererkrankungen: Hämochromatose, Morbus Fabry, Morbus Pompe, Morbus Niemann-Pick
- Toxisch bedingt: Drogen (z. B. Kokain), Schwermetalle oder andere chemische Noxen
- Entzündlich/infektiös bedingt:
  - Löffler-Endokarditis, endomyokardiale Fibrose, Sarkoidose
  - Viren, Bakterien, Rickettsien (z. B. Fleckfieber), Pilze, Parasiten, Whipple-Erkrankung
- Endokrinologisch bedingt: Diabetes mellitus, Hyper-/Hypothyreose, Hyperparathyreoidismus, Phäochromozytom, Akromegalie
- Neurologisch bedingt: tuberöse Sklerose, Muskeldystrophie, Neurofibromatose, Friedrich-Ataxie
- Autoimmunkrankheiten: Systemischer Lupus erythematodes, Dermatomyositis,

Arthritis, Sklerodermie, Polyarteritis nodosa
- Alimentär (durch Nahrung) bedingt: Mangel an Thiamin, Selen, Eisen, Kalzium, Phosphat, Carnitin; Hypovitaminosen, Kwashiorkor, Anorexie, Adipositas
- Andere: Noonan-Syndrom, Z. n. Chemotherapie oder Symptome

Symptome

- Leitsymptom Herzinsuffizienz: Leistungsminderung, Belastungs-/Ruhe Dyspnoe, Ödeme (Beine/Lunge)
- Allgemeine Symptome:
  - Angina-pectoris-Beschwerden
  - Palpitationen, Arrythmien
  - Synkopen
  - Embolien
  - Schwäche

Diagnostik

- Primary Survey und Secondary Survey
- Anamnese und Klinik:
  - Positive Vorerkrankungen, verminderte Ejektionsfraktion (EF)?
  - Schwäche?
  - Dyspnoe in Ruhe oder bei Belastung, Zyanose?
  - Synkopen?
- Monitoring und Vitalparameter:
  - EKG:
    - Allgemein: Vorhofflimmern, unspezifische ST-Senkungen, Linksschenkelblock, Bradykardien, Kammerflimmern/ventrikuläre Tachykardien
    - Long-QT-Syndrom: verlängertes QT-Intervall
    - Short-QT-Syndrom: verkürztes QT-Intervall < 330 ms
    - Brugada-Syndrom: Torsades-de-Pointes-Tachykardien, Rechtsschenkelblock ähnliche Veränderungen
  - Zeichen der Herzinsuffizienz: Hypotonie, Tachykardie
  - Kardiogener Schock
- Körperliche Untersuchung:
  - Kühle, blasse und feuchte Haut
  - Auskultation der Lunge: Rasselgeräusche
  - Knöchel-/Unterschenkelödeme
- Blickdiagnostik: lagerungsabhängiges Ödem bei bettlägerigen Patienten, sog. Anasarka („Hosengummiabdruck“) bei dekompensierter Herzinsuffizienz

Therapie

Basics

- Supportive O_2-Gabe bis max. Flow
- Angepasste Lagerung
- Kreislaufstillstand: Einleiten von BLS-Maßnahmen (➤ Reanimation Erwachsene > Herz-Kreislauf-Stillstand)

Advanced

- Anlage PVZ und ggf. Applikation (balancierter) VEL i. v.
- Kreislaufstillstand: Einleiten von ALS-Maßnahmen (➤ Reanimation Erwachsene)
- Kardiogener Schock: Katecholamine wie z. B. Dobutamin i. v.
- Symptomatische medikamentöse Therapie bei Herzrhythmusstörungen mit Instabilitätszeichen
- Ggf. Expertenrat einholen

Hinweise zum Transport

- Kardiomyopathien sind i. d. R. bei Krankentransporten anzutreffen und in Vorgeschichte bekannt/vorbehandelt
- Bei akuten Notfällen Klinik mit Kardiologie und Anbindung zum Herzkatheterlabor anfahren

Besondere Informationen

- Ionenkanaldefekte (z. B. Brugada-Syndrom) können ein Grund für plötzlichen Herztod sein
- Lancisi-Zeichen bei Tako-Tsubo-Kardiomyopathie: tremoloartiger Herzspitzenstoß
- Ejektionsfraktion/Pumpfunktion: Anteil des Schlagvolumens (SV) am enddiastolischen Volumen (EDV)

Referenzwerte Ejektionsfraktion (EF)

- ≥ 55 %: normal
- 45–54 %: leichtgradig eingeschränkt
- 30–44 %: mittelgradig eingeschränkt
- < 30 %: hochgradig eingeschränkt

Kindesmisshandlung

Besonders schwere Verletzung des Kindeswohls und Zusammenfassung von physischer/psychischer Gewalt, sexuellem Missbrauch sowie Vernachlässigung; syn. battered child syndrome

Ursachen

- Missbrauchsformen:
  - Körperlicher Missbrauch: schlagen, treten, schütteln, verbrennen, verätzen, Intoxikation
  - Sexueller Missbrauch
  - Emotionaler Missbrauch und Vernachlässigung
- Sonderform der Misshandlung: Münchhausen-Syndrom
- Vorkommen: kein spezifisches Profil:
  - Alle Bevölkerungsgruppen
  - Alle Ethnien
  - Alle Religionen
  - Alle gesellschaftlichen Schichten
- Risikofaktoren:
  - Beim Kind:
    - Junges Kind, erstgeboren, frühgeboren
    - Untergewichtiges Kind
    - Sog. Schreibaby, Pflege- oder Stiefkind
    - Chronische Erkrankung, angeborene Fehlbildung
    - Kind mit „falschem" Geschlecht
  - Bei den Eltern:
    - Familienstruktur und -größe
    - Komplexe Schwangerschaftshistorie
    - Zerrüttete Verhältnisse, schwierige Kindheit
    - Übertriebene, unrealistische Erwartungen dem Kind gegenüber
    - Sozialer Stress
    - Armut, Arbeitslosigkeit
    - Drogenmissbrauch, psychiatrische Störungen
    - Häusliche Gewalt

Symptome

- Schwangerschaft: bei sehr jungen Mädchen an möglichen Missbrauch denken
- Verhaltensbezogen (psychologisch):
  - Ungewöhnliche Ängste
  - Aggressives/destruktives Verhalten
  - Einnässen
  - Ungewöhnliche Kenntnisse über Sex
  - Ungewöhnlich anhänglich gegenüber Dritten, Distanzlosigkeit
- Ungewöhnliche und zielführende Verletzungsmuster:
  - Spuren von Peitschenhieben oder Schlingen
  - Geformte Hautunterblutungen, z. B. Handabdrücke
  - Mehrzeitige Hämatome
  - Kneifspuren, Bisswunden
  - Stechwunden
  - Gürtelschnallenverletzungen
  - Schürfwunden durch Seile
  - Brandwunden, z. B. durch Zigaretten, Herdplatten

Diagnostik

- Umgebung: unsicher, unhygienisch, Drogen/Alkohol, Waffen, verwahrloste Wohnung etc.
- Primary Survey und Secondary Survey
- Anamnese und Klinik:
  - Unfallhergang plausibel?
  - Verletzungen passend zum Unfallhergang? Unstimmigkeiten?
  - Entspricht Situation dem Entwicklungsgrad des Kindes?
  - Verzögerter Notruf („vor 4 h gefallen")? Ablehnung von Transport?
  - Desinteresse der Eltern, angemessene Besorgnis?
  - Häufiger Ärztewechsel
  - Zu dünn? Richtig angezogen? Passt Bekleidung zum Alter? Hygiene?
- Gezielte Anamnese:
  - Müdigkeit?
  - Routinemäßige Vorsorgeuntersuchungen?
  - Gewicht, Größe und Intellekt des Kindes?
  - Altersangemessene Sprache?
  - Emotionale und mentale Bedürfnisse des Kindes?
- Körperliche Untersuchung:
  - Blutergüsse
    - Strukturierte Spuren z. B. einer Hand, Griffmarken, Striemen
    - Ovalförmige Blutergüsse an den Oberarmen
    - Multiple Hämatome unterschiedlichen Alters
  - Würgemale, Bissspuren
  - Verbrennungen, Socken- oder Eintauchverletzungen durch heißes Wasser
  - Frakturen, Anzeichen für ältere Verletzungen, seltsam unbewegliche Gelenke
  - Hinweise für Abdominaltrauma
  - Mangelernährung, eingesunkene Fontanelle
  - Genitalien: Rötungen, Einrisse, Blutungen etc.
  - Shaken-Baby-Syndrom:
    - Typisches Alter: 1. Lj., meistens < 6 Monate
    - Blutungen zwischen harter und weicher Hirnhaut, subdurales Hämatom, diffuse Nervenzellschädigungen, Hirndruck ↑, GCS ↓, Rippenfrakturen, retinale Blutungen, Oberarmhämatome
    - In meisten Fällen keine sichtbaren Verletzungen, evtl. nur minimal

Therapie

Basics

- Neutrale, objektive, unterstützende und professionelle Vorgehensweise!
- Keine Äußerung des Verdachts!
- Supportive Versorgung
- Monitoring und Vitalparameter
- Angepasste Lagerung und Sicherung z. B. mit Kinderrückhaltesystemen beim Transport

Advanced

- Ggf. Anlage PVZ und Applikation (balancierter) VEL i. v.
- Ggf. erweiterte supportive/symptomatische Versorgung (Analgesie etc.)

Hinweise zum Transport

- Bei Verdacht auf Kindesmisshandlung/Vernachlässigung Transport durchführen
- Kinderschutz oberstes Ziel
- Alle Feststellungen/Beobachtungen ordentlich und objektiv dokumentieren, ggf. Skizzen oder Fotos von Verletzungen anfertigen
- Jeden Verdacht dem aufnehmenden Arzt vertraulich melden

Besondere Informationen

- 3–4 Kinder sterben pro Woche in Deutschland an Misshandlung und/oder Vernachlässigung
- Kinder < 1 Jahr sind am häufigsten betroffen
- Münchhausen-Syndrom:
  - Misshandlung durch Vortäuschung falscher Krankheitssymptome
  - Zum Teil massive iatrogene Schädigung durch zahllose diagnostische und therapeutische Maßnahmen
- Unfall oder Misshandlung: Lokalisation? Formung? Mehrzeitigkeit? Gruppierung?
- Adams-Schema: Überblick über Vielzahl möglicher Befunde und Differenzialdiagnosen → Deutsche Kurzfassung: www.kindesmisshandlung.de/med-fachartikel.html
- Hintergrundwissen (Kinderschutzleitlinie, Uniklinik Bonn):
  - Hämatome bei gesunden Kindern unter 6 Jahren:
    - Nur 1 von 10 Säuglingen hat ein Hämatom (prämobile Kinder)
    - 8 von 10 Kindern < 18 Monaten haben ein Hämatom (frühmobile Kinder)
    - Jedes Kind, das laufen kann, hat 1–3 Hämatome, **davon 80 % an den Schienbeinen** (mobile Kinder)
  - Hotspots für körperliche Misshandlung (aus Kinderschutzleitlinie, Uni Bonn):
    - Jedes **geformte Hämatom** ist bis zum Beweis des Gegenteils eine körperliche Misshandlung!
    - Bei **einem Säugling,** der sich nicht bewegt, ist jedes Hämatom auffällig
    - Bei **jedem Kind** ist ein Hämatom im Bereich der Genitalien zu viel
    - Bei **jedem Kind** ist ein Hämatom im Bereich der Ohren, des Halses, des Nackens, der Waden und des gesamten vorderen Thorax und Abdomen zu viel und verdächtig, wenn nicht eine passende Anamnese erhoben werden kann
    - Bei **jedem** Kind ist ein Hämatom im Bereich des Pos selten
    - Misshandelte Kinder haben im Durchschnitt 3 und mehr Hämatome an mehr als einer Region
- Merkhilfen für Informationsgewinn bzw. das Erkennen von Kindesmisshandlungen/Vernachlässigung:
  - **VERSUS-Schema: V**erdacht einer Misshandlung, unerwartetes **E**rwarten; **R**espektieren vor Kind und Familie, ohne zu urteilen; **S**chutz von Kind und Team ,

Untersuchen des Kindes auf Verletzungen, **S**ammeln von Anhaltspunkten und Informationen
- **EVI: E**ntwicklungsgrad (passend zum Alter?), **V**erhalten (auffälliges Verhalten?), **I**nteraktion (auffälliges Verhalten?)
- **FOLGSAM: F**ormung (Hämatome/Verbrennungen/Verbrühungen? Hinweise auf Tatwaffe? Verletzungsmuster wie z. B. Bissspuren?), **o**hne passende Anamnese (Unglaubwürdigkeit Bezugsperson), **L**okalisation (misshandlungsbedingte Verletzung?), **G**ruppierung (Mehrere Verletzungen an ähnlicher Stelle? Untypisch für Verletzungen oder Unfälle?), **S**äugling (Säuglinge haben i. d. R. keine Hämatome und Verletzungen), **a**ltersentsprechend (psychomotorisch in der Lage zu verunfallen?), **M**ehrzeitigkeit (verschiedene und fortgeschrittene Verletzungen?)

- Vermeintliche „Verletzungsmuster“ oder fehlgedeutete Misshandlung: Gua Sha, Schröpfen, Mongolenflecken, Hämangiome, Lachsflecken sog. „Storchenbiss“, Erdbeerflecken
- Kinderschutzleitline: www.kinderschutzleitlinie.de, www.awmf.org

Gegenüberstellung von Verletzungen und Fundstellen

- Versehentlich: Schienbeine, Unterarme, unter dem Kinn, Stirn, Hüfte, Ellbogen, Fußgelenke, Knochenvorsprünge
- Unter Umständen missbräuchlich: Oberarme, Vorderseite des Oberschenkels, Rumpf, Genitalien, Gesäß, Gesicht, Ohren, Nacken

Kopfschmerz

Idiopathischer Kopfschmerz oder symptomatischer Kopfschmerz; syn. Cephalgia, Cephalgie

Ursachen

- Primärer Kopfschmerz (idiopathisch):
  - Migräne: häufigste Kopfschmerzform (➤ Migräne)
  - Cluster-Kopfschmerz (trigeminoautonomer Kopfschmerz)
  - Spannungskopfschmerz; **Cave:** Wenn neu aufgetreten, immer an symptomatischen Kopfschmerz denken (z. B. Infektionen im HNO-Bereich, Meningitiden, Blutungen oder Arteriitis temporalis)!
- Sekundärer Kopfschmerz (symptomatisch)
  - Augenerkrankungen:
    - Glaukom
    - Tolosa-Hunt-Syndrom
    - Optikusneuritis, Uveitis, Iritis
  - Erkrankungen des Kiefergelenks (Arthrose/Arthritis) und der Halswirbelsäule (z. B. „Schleudertrauma")
  - Trigeminusneuralgie
  - Subarachnoidalblutung (SAB)
  - Schlaganfall und intrazerebrale Blutung (ICB)
  - Sinusvenenthrombose
  - Hirntumor
  - Pseudotumor cerebri (PTC)
  - Spontane intrakranielle Hypotension
  - Dissektion einer Carotide oder Vertebralarterie
  - Riesenzellarteritis
  - Primäre ZNS-Angiitis
  - Infektiöse Ursachen
    - Meningitis
    - Abszess
    - Enzephalitis
  - Toxische und medikamentöse Ursachen
  - Trauma
  - Postpunktionelles/spontanes Liquorunterdruck-Syndrom
- Medikamenteninduzierter Kopfschmerz (mind. 3 Monate bestehender täglicher Gebrauch von peripheren Analgetika: Dauerschmerz, kaum Ansprechen auf Medikation)
- Kopfschmerzen bei Kindern, häufigste Ursachen: Spannungskopfschmerz, Migräne, Virusinfektionen, Sinusitiden

Symptome

- **Primärer Kopfschmerz:**
  - Migräne, Unterscheidung in Migräne **mit** oder **ohne** Aura (Aura = Prodromalstadium vor Einsetzen des Kopfschmerzes)
    - Einseitig pochender Kopfschmerz, VAS > 5
    - Photophobie
    - Phonophobie
    - Abneigung gegen Nahrungsmittel
    - Sozialer Rückzug
    - Erbrechen
  - **Spannungskopfschmerz:**
    - Drückende, holozephale Kopfschmerzen niedriger bis hoher Intensität

    - Fehlende vegetative Begleitsymptomatik, keine Phono- oder Photophobie
    - Besserung unter körperlicher Aktivität
  - **Clusterkopfschmerz:**
    - Attackenartiges Auftreten, in der Regel streng einseitig, VAS 9–10
    - Während Attacke vegetative Erscheinungen im Bereich der trigeminal innervierten Schleimhäute → „dichte" Nase, gerötete Konjunktiven, tränendes Auge („nasale Kongestion")
    - Rastloses Herumlaufen
- **Sekundärer Kopfschmerz:**
  - Glaukom:
    - Schmerzen hoher Intensität, gerötetes Auge
    - Steinharter Bulbus und Visuseinschränkung
  - Tolosa-Hunt-Syndrom:
    - Orbitaler Schmerz
    - Paresen der äußeren Augenmuskeln
  - „Wahrgenommener" Kopfschmerz bei Kiefergelenkserkrankungen:
    - Schmerzen beim Kauen harter Speisen
    - Krepitationen oder „Geräusche"
  - Trigeminusneuralgie:
    - Einschießender Schmerz hoher Intensität (VAS 8–10) meist im Bereich des zweiten oder dritten Trigeminusastes
    - Symptome in der Regel einseitig, häufig durch Stimuli auslösbar (Rasur, Kauen, Wärme, Kälte)
  - Subarachnoidalblutung:
    - Schlagartig einsetzender Kopfschmerz hoher Intensität
    - In seltenen Fällen kein Kopfschmerz, aber plötzlich einsetzende Paresen, Verwirrtheitszustände oder vegetative Symptome
  - ICB
    - Ggf. leicht- bis mittelgradige Kopfschmerzen
    - Schmerzcharakter wechselnd, als Symptom nicht wegweisend
  - Sinusvenenthrombose:
    - Kopfschmerzen, ggf. epileptische Anfälle, Mentalveränderungen
    - Visusstörungen, Paresen, konjunktivale Einblutungen
  - Riesenzellarteritis:
    - Allmählich beginnende starke Kopfschmerzen
    - Erschwertes Kauen, teilweise unmöglich
    - Starkes allgemeines Krankheitsgefühl mit Inappetenz und Gewichtsverlust
  - Meningitis:
    - Kopfschmerz nicht immer vorhanden
    - **Red Flags:** Kopfschmerz, Meningismus, Fieber, mentale Veränderung
  - Enzephalitis:
    - Kopfschmerzen
    - Wesensveränderung, erstmalige epileptische Anfälle, i. d. R. Fieber

Diagnostik

- Anamnese – Vorgeschichte der Kopfschmerzen → SAMPLER + OPQRST:
  - Seit wann? Schon einmal in letzter Zeit?
  - Erstmals? **Cave:** Erstmalige Kopfschmerzen sind immer verdächtig auf gefährliche Ursache (SAB, Infektion, Sinusvenenthrombose)!
  - Kopfschmerz bekannt? Perioden des Auftretens bekannt (z. B. bei Clusterkopfschmerz, *bouts*)?

- Auslöser bekannt? → z. B. Migräne oft durch Trigger ausgelöst (Entlastung, Nahrungsmittel)
- Lokalisation?
- Intensität (VAS)?
- Qualität (pochend, drückend, lageabhängig)?
- Begleiterscheinungen (Augen tränen, Übelkeit, Sensibilitätsstörungen, Flimmerskotome)?
- Positive Familienanamnese?

- Fokussierte Untersuchung:
  - Kalottenkopfschmerz
  - Hirnnervenfunktion
  - Meningismus
  - Paresen, Sensibilität
  - Haut: Petechien, Verletzungen
  - Wenn Otoskop vorhanden: Trommelfelle
- Monitoring und Vitalparameter:
  - Körpertemperatur → Fieber immer gefährlich (Meningitis/Enzephalits)
  - RR und HF
- Differenzialdiagnosen: Sinusitis, Borreliose, Hypoglykämie, art. Hyper-/Hypotonie, zerebrale Ischämie, Dissektion A. vertebralis/A. carotis, Blutung, Sinusthrombose, posttraumatisch nach SHT oder HWS-Distorsion, langsam wachsende Tumore, Liquorabflussstörungen, kraniomandibuläre Dysfunktionen, kraniozervikale Übergangsanomalien

Therapie

Basics

- Primary und Secondary Survey
- Supportive Maßnahmen:
  - Sauerstoffgabe bis max. Flow
  - Angepasste Lagerung
- Clusterkopfschmerz: Sauerstoffinhalation via Maske mit 10 l/min über 20 min, Kopf nach unten gesenkt! (Kopfhaltung wichtig, Wirkmechanismus nicht bekannt)

Advanced

- Erweiterte Therapie richtet sich nach Diagnose der Kopfschmerzen: prinzipiell bei Bedarf periphere Analgetika, z. B. NSAR, Metamizol
- Ggf. flankierend Antiemetika
- Migräne:
  - Acetylsalicylsäure 1.000 mg p. o. in Kombination mit Metoclopramid 10–20 mg (Erstlinientherapie)
  - Wenn vorhanden: Triptane wie z. B. Sumatriptan 6 mg s. c.; alternativ Rizatriptan 5–10 mg p. o. oder Zolmitriptan 5 mg nasal oder oral
  - Schwere Attacken: ASS 1.000 mg i. v. in Kombination mit 10 mg Metoclopramid i. v.
  - Ggf. Keterolac 15–30 mg i. v.
  - Ggf. Opiate wie z. B. Morphin (möglichst als letzte Option)
  - Ggf. Prednisolon 250 mg i. v.
- Spannungskopfschmerz: NSAR oder Metamizol
- Clusterkopfschmerz:
  - Wenn vorhanden als Akuttherapie: Triptane wie z. B. Zolmitriptan 5–10 mg oder Sumatriptan 20 mg nasal, alternativ 6 mg s. c.

Hinweise zum Transport

- In der Regel bei primären Kopfschmerzen kein Transport notwendig, oft ambulante Versorgung nach lokalen Protokollen ausreichend (z. B. Gemeinde-Notfallsanitäter), ggf. Verweis an Hausarzt/Facharzt oder Ärztlichen Notdienst
- Bei sekundären Kopfschmerzen je nach (Verdachts-)Diagnose, Verlauf und klinischem Zustand Transport in geeignete Klinik

Besondere Information

- **Charakteristisch für primären Kopfschmerz sind:**
  - Typische Anamnese, unauffälliger neurologischer Befund
  - Kopfschmerz als eigenständige Erkrankung
  - Keine vitale Bedrohung
- **Charakteristisch für sekundären Kopfschmerz sind:**
  - Kopfschmerz als Symptom
  - Vitale Bedrohung und/oder Dauerschäden wahrscheinlich
- Bei Migräne ggf. nach Kopfschmerzkalender fragen → www.dmkg.de
- Clusterkopfschmerz: Sauerstoffinhalation als Akuttherapie bei ca. 75 % der Patienten wirksames Verfahren
- Frühere Traumen oder Erkrankungen („Schleudertrauma“) häufiges Erklärungsmuster für Kopfschmerzen → i. d. R. kein Zusammenhang, differenzialdiagnostisch an Medikamentenübergebrauchskopfschmerz denken

„Red Flags“ bei Kopfschmerzen

- Kopfschmerzbeginn ab Lebensalter > 50 Jahre
- Plötzlicher Beginn
- Kopfschmerz nimmt an Stärke und Häufigkeit zu
- Neu aufgetretener Kopfschmerz bei Patienten mit Risiko für HIV oder Tumorleiden
- Kopfschmerz verbunden mit Fieber, mentalen Veränderungen, Hautausschlag/Petechien
- Fokale neurologische Defizite oder andere neurologische Auffälligkeiten
- Papillenödem
- Kopfschmerz mit Zunahme an Intensität im Stehen
- Kopfschmerz mit Beeinträchtigung der Augen bzw. Visuseinschränkung
- Kopfschmerz nach Schädel-Hirn-Trauma

Krampfanfall

Plötzliche exzessive Entladungen von Nervenzellen mit vorübergehender Funktionsstörung des Gehirns; syn. Krampfleiden, Epilepsie, Fallsucht

Ursachen

- Pathologische Veränderung von Ionenkanälen – verminderte Wirkung von GABA-Rezeptoren
- **Anatomisch, strukturelle Veränderungen:** Blutung, Ischämie, Fehlbildungen (Hämangiome, Aneurysmen etc.), ZNS-Tumor und Metastasen, SHT, Mikroangiopathie
- **Infektiologisch:** Bakterien, Viren, Pilze, Parasiten, Prionen: Enzephalitis, Meningitis, Hirnabszess, Sepsis
- **Immunologisch:** systemische Autoimmunerkrankungen (z. B. Lupus, Vaskulitiden, Sarkoidose etc.), Thrombotische Mikroangiopathie (TMA), Hämolytisch-urämisches Syndrom (HUS), Thrombotisch-thrombozytopenische Purpura (TTP), Morbus Crohn, Zöliakie, Multiple Sklerose, paraneoplastische Enzephalitis
- **Metabolisch/endokrinologisch:** Elektrolytentgleisungen, Hypo- und Hyperglykämie, Hypophophatämie, Ketoazidose, Alkalose, Hypoxie, Hyper- und Hypothyreose, Hypoparathyreoidismus, Tumorlysesyndrom, Leber- und Nierenversagen, Dialyse, Mangelernährung (Vitamin B_1, Vitamin B_6, Vitamin B_{12}), katameniale Epilepsie (Anfälle , deren Schweregrad sich während bestimmter Phasen des Menstruationszyklus ändert)
- **Genetisch/idiopathisch:** Angelman-Syndrom, Down-Syndrom, Fragiles X-Syndrom, benigne familiäre neonatale und infantile Krampfanfälle (Rolando-Epilepsie, juvenile myoklonische Epilepsie, Nordisches Epilepsiesyndrom)
- **Endogen:** Fieber (Fieberkrämpfe bei Kindern)
- **Exogen:** Schlafentenzug, physischer und psychischer Stress, Photosensibilität, Stromunfall, CO-Vergiftung
- **Multifaktoriell:** Eklampsie, Posteriores reversibles Enzephalopathie-Syndrom (PRES)
- **Alkohol/Medikamente/Intoxikationen:** Alkoholentzug, Drogen, Chemotherapie, Immunsuppressiva, impfstoffbedingt, subtherapeutische Dosierung von Antiepileptika, Patientencompliance (z. B. vergessene Einnahme oder plötzliches Absetzen der Antiepileptika), NW zahlreicher Medikamente
- **Kryptogen:** epileptische Anfälle unklarer Genese
- **Nichtepileptische Anfälle:** psychogene Krampfanfälle (dissoziative Anfälle), Synkopen, respiratorische Ursachen, Sturzanfälle ohne Bewusstseinsverlust (*drop attacks*), schlafbezogene Anfälle (Narkolepsie, Hypersomnie, Parasomnie, REM-Schlaf-Verhaltensstörung)

- Beeinflussung der Krampfschwelle:
  - Medikamente, Drogen, Alkohol
  - Metabolische Störungen wie z. B. Fieber
  - Elektrolytstörungen
  - Blutzuckerentgleisungen

Symptome

- Allgemeine Symptome:
  - Anfallsbeginn: evtl. Aura (z. B. vegetativ, akustisch, optisch), Hinstürzen
  - Bewusstseinsstörungen
  - Verwirrtheit, Agitiertheit
  - Tonisch, klonische oder myoklonische Konvulsionen
  - Lateraler Zungen- oder Wangenbiss
  - Konjunktivale Einblutungen
  - Tachykardie, Blutdruckanstieg – später Hypotension
  - Hyperthermie
  - Einnässen, Einkoten
- **Postiktaler Zustand (Nachschlafphase) 5–30 min, bei vorbestehender Hirnerkrankung länger:**
  - Dämmerzustand: Bewusstseinsstörung, Desorientiertheit, psychomotorische Unruhe und Agitiertheit
  - Ggf. Terminalschlaf, nur durch Schmerzreiz erweckbar
  - Fokale Anfälle: Todd-Parese (vorübergehende unvollständige Lähmung) oder Aphasie
- **Fokale Anfallsarten und Symptome:**
  - Einfach fokal: Bewusstseinsstörungen, Sinnesstörungen, Zuckungen
  - Komplex fokal:
    - Bewusstseinsstörungen, Amnesien, Wesensveränderung
    - Automatismen (Schmatzen, Umhertasten, Murmeln)
- **Anfallsarten generalisiert:**
  - Petit-Mal-Anfall: Absence ohne motorische Sensationen
  - Generalisiert tonisch-klonischer Anfall (ca. 1–2 min):
  - Tonische Anfälle: Initialschrei, Beine gestreckt, Arme gebeugt oder gestreckt, fehlende Pupillen-Lichtreaktion
    - Klonische Anfälle: rhythmische, motorische Zuckungen der Extremitäten
  - **Grand-Mal-Anfall:** Bewusstseinsverlust, tonische-klonische Krämpfe, Nachschlafphase (postiktale Phase)

Diagnostik

- Primary Survey und Secondary Survey
- Anamnese und Klinik: Bekannte Epilepsie? Vorerkrankungen (Tumore etc.)? Medikamente (Neuroleptika, Sedativa etc.)?
- Neurologische Untersuchung:
  - BZ, Pupillenstatus, GCS, Hirndruckzeichen?
  - Tonisch-klonische Krämpfe
  - BEFAST-Test oder erweiterte neurologische Untersuchung
- Körperliche Untersuchung: Zungenbiss, Einnässen/Einkoten
- Monitoring und Vitalparameter
- **Merkhilfe SNOT:**
  - **S**ugar (Blutzucker), **S**chlaganfall, Krampf (**S**eizure)?
  - **N**arkose (CO_2, Opiate, Drogen)
  - **O**xygenierung (Hypoxie)
  - **T**rauma, **T**oxine, **T**emperatur

- Differenzialdiagnosen: Synkope, Hyperventilationssyndrom, Migräne, psychiatrische Erkrankungen, dissoziativer Krampfanfall (syn. psychogener Krampfanfall), paroxysmale Ereignisse im Kindesalter

Therapie

Basics

- Atemwegsmanagement: Absaugen, Atemwege freihalten, Wendl- oder Guedel-Tubus einlegen
- Supportive O_2-Gabe bis max. Flow, ggf. assistierte Beatmung
- Lagerung in stabiler Seitenlage und Schutz vor Verletzungen

Advanced

- Anlage PVZ und (balancierte) VEL i. v.
- Andauernder Krampf: Durchbrechung und Entscheidung über Applikationsweg je nach Situation und Möglichkeiten
  - Midazolam (15 mg/3 ml) über MAD Nasal™ intranasal:
    - < 10 kg KG (< 1 Jahr): 2,5 mg (0,5 ml)
    - 10–20 kg KG: 5 mg (1,0 ml)
    - > 20 kg KG: 10 mg (2,0 ml)
  - 0,15–0,2 mg/kg KG Midazolam (z. B. Dormicum®) i. v.
  - 0,1 mg/kg KG Lorazepam (z. B. Tavor®) i. v. oder bukkal/i. n., initialer i. v. -Bolus 2–4 mg bei Erwachsenen
  - 0,015 mg/kg KG Clonazepam (z. B. Rivotril®) i. v.
  - 0,15 mg/kg KG Diazepam i. v.
  - Wenn vorhanden (eher innerklinisch): Valproat 20–30 mg/kg KG oder Levitiracetam 30–60 mg/kg KG
  - Ggf. Diazepam (z. B. Diazepam Desitin®) rektal bei pädiatrischen Patienten:
    - Bis 3 Jahre (< 15 kg KG): 5 mg
    - Ab 3 Jahre (> 15 kg KG): 10 mg
  - Anhaltender, therapierefraktärer Krampf (Stufe 2: 30–60 min, Stufe 3: > 60 min) und ggf. Intubationsnarkose:
    - 5 mg/kg KG Thiopental (z. B. Trapanal®) als Bolus i. v. + (ES)Ketamin + Relaxanz
      oder
    - 2 mg/kg KG Propofol 1 % (z. B. Disoprivan®) als Bolus i. v. + (ES)Ketamin + Relaxanz
- Begleitende Hypoglykämie: 4–16 g Glukose 20 % langsam i. v., evtl. wiederholen

Hinweise zum Transport

- Transport möglichst in neurologische oder neurochirurgische (Trauma, Hirnblutung) Fachabteilung, zwingend bei neu aufgetretenen Krampfanfällen
- Bei Status epilepticus immer Transport in Klinik mit Intensivstation und neurologischer Abteilung

Besondere Informationen

- Weitere Merkhilfe für Ursache Krampfanfälle: **TINE: T**rauma/**T**oxin (Schädel-Hirn-Trauma, Alkohol, -entzug, Intoxikationen), **I**nfektion (v. a. Meningitis, Sepsis, generell bei Infekten), **N**eurologie (Epilepsie, akuter/Z. n. Schlaganfall/Blutung, Raumforderung), **E**lektrolyte (v. a. Hyponatriämie)
- Definition Status epilepticus (Status generalisierter tonisch-klonischer Anfall, SGTKA):
  - Anhaltender Krampf über 5 min bei generalisiert tonisch-klonischen Anfällen und 20–30 min bei fokalen Anfällen oder Absencen
  - ≥ 2 Anfälle mit insgesamter Dauer > 5 min (ohne zwischenzeitlich „normalen" Bewusstseinszustand)
- Klassifikation Epileptische Anfälle (Fisher et al. 2017):
  - Generalisierte Anfälle:
    - Motorisch
    - Nichtmotorisch (Absencen)
  - Fokale Anfälle:
    - Mit erhaltenem Bewusstsein
    - Mit eingeschränktem Bewusstsein
    - Beginn mit motorischen Symptomen
    - Beginn mit nichtmotorischen Symptomen
    - Von fokal zu bilateral tonisch-klonisch
    - Mit unklarem Beginn: motorisch/nichtmotorisch
    - Unklassifizierbar
- Definition Epilepsie:
  - Mindestens zwei nicht provozierte Anfälle oder Reflexanfälle (im Abstand von > 24 h)
  - Ein nicht provozierter Anfall oder Reflexanfall, verbunden mit der Wahrscheinlichkeit von weiteren Anfällen in den nächsten 10 Jahren (vergleichbar mit allgemeinem Rückfallrisiko von mindestens 60 % nach zwei nicht provozierten Anfällen)
  - Diagnose eines Epilepsie-Syndroms

- Wichtigste Ziele bei Krampfanfällen:
  - So schnell wie möglich Krampfdurchbrechung, um Folgeschäden zu vermeiden
  - Adäquate Oxygenierung sicherstellen → Hypoxie
- Paroxysmale Ereignisse im Kindesalter (epileptischen Anfällen ähnelnd):
  - Synkopen und Affektkrämpfe (blasse oder zyanotische Affektkrämpfe, kardiogene oder vasovagale Synkopen)
  - Myoklonien und myoklonische Phänomene (z. B. Schlafmyoklonien, Einschlafmyoklonien, Hyperekplexie etc.)
  - Paroxysmale Bewegungsstörungen (z. B. benigner paroxsymaler Vertigo, Gratifikationsphänomene [kindliche Masturbation], episodische Ataxien etc.)
  - Migräne und verwandte Krankheitsbilder (z. B. konfusionelle Migräne, Alice-im-Wunderland-Syndrom, Basilarismigräne etc.)
  - Schlafgebundene Störungen (Pavor nocturnus, Schlafwandeln etc.)
  - Psychogene oder partiell psychogen bedingte Störungen (dissoziative Anfälle, Hyperventilationssyndrom)
- Differenzialdiagnose paroxsymaler Ereignisse im Kindesalter besonders umfangreich
- **Unterscheidung „echter“ Krampfanfall oder dissoziativer Krampfanfall: WESTCOPS-Score**
- Leitlinie: www.awmf.org → Deutsche Gesellschaft für Neurologie (DGN)

Red Flags Krampfanfall

- Atemwegsverlegung (schnarchende Atmung, abnorme Atmung etc.)
- Status epilepticus
- Andauernde Bewusstlosigkeit
- Hirndruckzeichen (Pupillendifferenz, Cushing-Reflex)
- Sekundärverletzungen (Blutungen etc.)

Laryngotracheobronchitis

Entzündung des Kehlkopfes mit subglottischer Schleimhautschwellung und nachfolgender Obstruktion der Luftwege; syn. Pseudokrupp

Ursachen

- Virusinfektion:
  - Parainfluenza-Virus
  - Influenza-Virus
  - Adenoviren
  - Masern-Viren
  - Windpocken-Viren
  - Herpes-zoster-Viren etc.

Symptome

- Bellender Husten (Schafhusten)
- Heiserkeit
- Inspiratorischer Stridor
- Atemnot
- Fieber (i. d. R. < 38,5 °C)
- Interkostale, sternale Einziehungen
- Tachypnoe
- Unruhe, Angst
- Tachykardie
- Blässe, Zyanose
- Abgeschlagenheit
- Ggf. Bewusstseinsstörungen, Lethargie, Apathie

Diagnostik

- Primary Survey und Secondary Survey
- Sorgfältige Anamnese:
  - Vorausgehender Infekt (Schnupfen, Husten)?
  - Impfstatus gegen *Haemophilus influenzae* b? (Impfausweis, Untersuchungsheft)
  - Beschwerdebeginn schleichend?
  - Fieber > 38,5 °C? → Differenzialdiagnosen: Epiglottitis, bakterielle Tracheitis?
- Körperliche Untersuchung (➤ Tab. 2.1):
  - Belüftung: Atemfrequenz erhöht
  - Auskultation: stridoröse Atemgeräusche
  - Circulation: ggf. verzögerte Rekapillarisierungszeit
- Monitoring und Vitalparameter: SpO_2 ↓, HF ↑

Therapie

Basics

- Kind auf Arm der Eltern lagern und beruhigen lassen
- Kühle, befeuchtete Luft zuführen (Fenster öffnen, Dusche im Bad anstellen)
- Bei Zyanose supportive O_2-Gabe über Nasenbrille (2–4 l/min), ggf. Sauerstoffmaske mit höheren Flussraten (**Cave:** nur, wenn vom Kind toleriert, Erhöhung des O_2-Verbrauchs durch Stresserhöhung!)
- Basismonitoring (z. B. nur SpO_2, Manipulationen am Kind vermeiden)

Advanced

- Bei mildem Krupp-Anfall evtl. Kortisongabe:
  - < 10 kg KG: 30 mg Rectodelt® Supp.
  - > 10 kg KG: 100 mg Rectodelt® Supp.

Tab. 2.1 Krupp-Score (nach Johnson D. Croup. BMJ Clin Evid. 2009 Mar 10;2009:0321. PMID: 19445760; PMCID: PMC2907784.)

Klinischer Befund		Punktzahl
Hautfarbe	Normal	0
	Grau	1
	Zyanose unter Raumluft	2
	Zyanose mit 40 % O_2, Blässe	3 +
Luftaustausch in der Lunge	Normal	0
	Leicht vermindert	1
	Mittelmäßig vermindert	2
	Deutlich vermindert	3 +
Stridor	Keiner	0
	Leicht	1
	Mittelmäßig	2
	Deutlich	3 +
Interkostale oder suprasternale Einziehungen	Keine	0
	Leicht	1
	Mittelmäßig	2
	Deutlich	3 +
Bewusstsein	Normal	0
	Unruhig	1
	Lethargie/Apathie	2 +

Diagnose: milder Krupp 0–3 Punkte, mittelschwerer Krupp 4–8 Punkte, schwerer Krupp 9–14 Punkte

- Ggf. Sedierung mit Diazepam-Rectiole:
  - < 15 kg KG: 5 mg rektal
  - > 15 kg KG: 10 mg rektal
- Bei schwerem Krupp-Anfall:
  - Keine Sedierung (Verstärkung der Atemnot)
  - Keine Anlage PVZ (Stressvermeidung)
  - Keine Inspektion des Mund-Rachen-Raums mit Spatel o. Ä.
  - Kortisongabe:
    - 1. Wahl Dexamethason oral 0,15 mg/KG als ED
    - 2. Wahl 30 oder 100 mg Rectodelt® Supp.
  - Adrenalin-Vernebelung: 1–2 ml Adrenalin (z. B. Suprarenin®) 1:1.000 per inhalationem über 1–2 min unter Kontrolle von SpO_2 und HF bis zur klinischen Verbesserung (**Cave:** Nebenwirkung Tachykardie !)

Hinweise zum Transport

- Transportindikation in Abhängigkeit der Erkrankungsschwere treffen: In sehr leichten Fällen kann das Kind zu Hause belassen werden, falls kontinuierliche Betreuung gewährleistet ist
- Bei Transport ein Elternteil im RTW begleiten lassen (Beruhigung des Kindes)
- Klinik mit pädiatrischer Abteilung anfahren
- Regelmäßige Verlaufskontrollen durchführen
- Basismonitoring (ggf. nur SpO_2)
- Kind weiterhin beruhigen

Besondere Informationen

- „Echter Krupp" (akute obstruktive Laryngitis/Tracheitis) aufgrund DTP-Impfung hierzulande sehr selten
- Am meisten betroffen Kinder zwischen 6. Lebensmonat und 6. Lebensjahr, Häufigkeitsmaximum im 4. Lebensjahr
- Vorwiegend im Herbst und Winter, meist in den Abendstunden und nachts
- Geschätzt verlaufen weniger als 1 % der Fälle sehr schwer
- In extremen Ausnahmefällen kann sich die Laryngotracheobronchitis zu einem lebensbedrohlichen Zustand entwickeln, die ein invasives Atemwegsmanagement erfordern kann

Leberversagen, akutes (ALV)

Ausfall der Leberfunktion mit hepatischer Enzephalopathie ohne vorausgegangene chronische Lebererkrankung über zeitlichen Verlauf < 6 Monate

Ursachen

- Virushepatitiden und Intoxikationen:
  - Drogen (z. B. Ecstasy)
  - Knollenblätterpilz
  - Paracetamol etc. (> 50 %)
- Metabolische oder immunologische Störungen (z. B. Morbus Wilson, Reye-Syndrom)
- Budd-Chiari-Syndrom (BCS)
- Tumorinfiltrationen
- Schockleber
- Selten:
  - Schwangerschaftsfettleber
  - HELLP-Syndrom
  - Morbus Wilson

Symptome

- In der Frühphase eher unspezifisch:
  - Müdigkeit, Abgeschlagenheit
  - Übelkeit, Erbrechen
  - Inappetenz
  - Völlegefühl
  - Diarrhö
  - Dunkler Urin
  - Fieber
  - Tremor (*flapping tremor*)
- Im weiteren klinischen Verlauf:
  - Ikterus
  - Hepatische Enzephalopathie (HE) bis hin zum Leberzerfallskoma
  - Gerinnungsstörungen (z. B. Hauteinblutungen ohne Ursache oder bei Bagatellen)
  - Foetor hepaticus (Geruch nach roher Leber)
  - Bewusstseinsstörungen
  - Aszites
  - Ggf. Schocksymptomatik

Diagnostik

- Primary Survey und Secondary Survey
- Sorgfältige Anamnese, ggf. Fremdanamnese:
  - Zeitlicher Verlauf der Symptome?
  - Vorerkrankungen z. B. Alkoholabusus, Leberzellkarzinom, Hepatitis etc.?
  - Auslandsaufenthalte?
  - Ansteckungsquellen für Virusinfektion?
  - Medikamentenplan?
- Körperliche Untersuchung, Blickdiagnose:
  - Gelbliche Hautverfärbung (Ikterus)
  - Gefäßspinnen (Spider naevi)
  - Glatte rote Lackzunge
  - Venenzeichnung auf Bauchdecke („Medusenhaupt“)
  - Vorgewölbtes Abdomen bei abgemagerten Extremitäten
- Monitoring und Vitalparameter:
  - Tachykardie
  - Evtl. Hypotonie
  - Evtl. BZ ↓

- Differenzialdiagnosen: akute Dekompensationen chronische Lebererkrankungen durch Grunderkrankung selbst, akute Hepatitis-A-Infektion bei bestehender Leberzirrhose (*Acute-on-chronic*)

Therapie

Basics

- Supportive O_2-Gabe bis max. Flow
- Bei Bewusstseinsstörungen vor Stürzen, Stößen und Verletzungen schützen (**Cave:** Gerinnungsstörungen!)
- Therapie der Ursache (Antidotgabe)
- Weitere Zufuhr von lebertoxischen Substanzen unterbrechen (z. B. Kortison, Lösungsmittel)
- Lagerung nach Patientenwunsch, bei Bewusstlosigkeit stabile Seitenlage
- Monitoring und Vitalparameter

Advanced

- Anlage PVZ
- Applikation von 500–1.000 ml (balancierter) VEL i. v.
- Bei schwerer Schocksymptomatik 500-ml-Bolusgaben balancierter VEL i. v. bis RR > 100 mmHg
- **Cave:** keine hochdosierten Glukoseinfusionen (Belastung der Leber)!
- **Cave:** keine Medikamente, die in Leber verstoffwechselt werden!
- Medikamentöse Therapie:
  - Ggf. Sedierung: 0,05–0,1 mg/kg KG Midazolam (z. B. Dormicum®)
  - Ggf. Analgesie: 0,05–0,1 mg Fentanyl (z. B. Fentanyl-Janssen®) i. v.

Hinweise zum Transport

- Klinik mit internistischer Intensivstation anfahren
- Engmaschige Verlaufskontrollen und kontinuierliches Monitoring durchführen

Besondere Informationen

- Definition akutes Leberversagen (➢ Tab. 2.2):
  - Protrahiert verlaufende Lebersynthesestörung
  - Begleitende Gerinnungsstörung (INR > 1,5)
  - Begleitende hepatische Enzephalopathie ohne Vorhandensein einer (chronischen) Lebererkrankung über einen zeitlichen Verlauf von weniger als 6 Monaten
- Mögliche Komplikationen des ALV:
  - Hirnödem (häufig)
  - Respiratorische Insuffizienz
  - Magen-Darm-Blutungen
  - Nierenversagen
- Einteilung des ALV anhand des zeitlichen Abstands zwischen Beginn der Lebererkrankung und Auftreten einer hepatischen Enzephalopathie (HE)
  - Hyperakutes Leberversagen (< 7 Tage)
  - Akutes Leberversagen (7–28 Tage)
  - Subakutes Leberversagen (> 28 Tage)
- Ohne Lebertransplantation liegt die Mortalität bei 65–90 %

Tab. 2.2 Verlaufsformen des akuten Leberversagens nach Bernal W et al. 2010 [F210-033]

	Hyperakut	**Akut**	**Subakut**
Zeit vom Auftreten des Ikterus bis zur Enzephalopathie	0–7 Tage	1–4 Wochen	4–12 Wochen
Schwere der Koagulationsstörung	+++	++	+
Ausprägung des Ikterus	+	++	+++
Hirnödem	++	++	+/–
Überleben ohne Lebertransplantation	+	+/–	–
Auftreten bei (Beispiele)	Hepatitis A, E, PCM Intoxikation	Hepatitis B	Nicht-Paracetamol-induzierte Medikamenten- bzw. Fremdstoffschädigung

Luftembolie

Eindringen von Luft in die Blutbahn mit resultierender Verlegung venöser bzw. arterieller Kapillargebiete und Funktionsstörung betroffener Endorgane

Ursachen

- Venöse Luftembolie:
  - Operationen oberhalb des rechten Herzvorhofs
  - Neurochirurgische Eingriffe in sitzender Position (Inzidenz 15–35 %)
  - Verletzungen im Kopf-/Halsbereich
  - Stumpfes Bauchtrauma
  - Kanülierung großer Venen
  - Arthroskopie, Laparoskopie etc.
- Arterielle Luftembolie:
  - Bypass-Operationen
  - Direkter Lufteintritt durch z. B. Thoraxdrainage
  - Venöse Luftembolie bei bestehendem Rechts-Links-Shunt

Symptome

- Venöse Luftembolie:
  - Zeichen der akuten Rechtsherzbelastung
  - Blutdruckabfall
  - Hypoxie
  - Tachykardie
  - EKG-Veränderungen, Arrhythmien (häufig)
  - Herz-Kreislauf-Stillstand
- Arterielle Luftembolie:
  - Infarktsymptomatik bei koronarer Embolie:
    - Stechender Thoraxschmerz
    - Maligne Herzrhythmusstörungen
  - Neurologische Symptomatik bei Lufteinschlüssen in zerebralem Gefäßsystem:
    - Schwindel, Sehstörungen
    - Kopfschmerzen
    - Asymmetrische Multiplegie

Diagnostik

- Primary Survey und Secondary Survey
- Anamnese:
  - Untersuchung (z. B. Kontrastmittelinjektion bei Angiografie)
  - Operation (z. B. kardiochirurgische Eingriffe)
- Körperliche Untersuchung:
  - Verletzung (z. B. Schädel-Hirn-Trauma, offenes Thoraxtrauma)
  - Gestaute Halsvenen (Rechtsherzbelastung)
  - Zentralvenöser Zugang
  - Auskultation: kardiales „Mühlradgeräusch“
- Monitoring und Vitalparameter:
  - Tachykardie
  - Hypotonie
  - SpO_2 ↓
  - Beatmung: $EtCO_2$ ↓

Therapie

Basics

- Beseitigung der Ursache, weiteres Einströmen von Luft verhindern
- Lufteintrittspforte verschließen (wenn möglich)
- Supportive O_2-Gabe bis max. Flow, ggf. assistierte/kontrollierte Beatmung
- Patient in Kopftieflage bringen (Durant-Manöver)
- Ggf. Reanimation

Advanced

- Anlage PVZ
- Applikation (balancierter) VEL zum Offenhalten
- Ggf. Gabe von Katecholaminen
- Therapiemaßnahmen (➤ Lungenembolie [LAE])
- Ggf. Reanimation
- Symptomatische Therapie

Hinweise zum Transport

- Bei kardiopulmonaler Instabilität Klinik mit intensivmedizinischer Abteilung anfahren
- Engmaschige Verlaufskontrollen und kontinuierliches Monitoring durchführen
- Reanimationsbereitschaft

Besondere Informationen

- Symptomatik, Verlauf und Prognose abhängig von eingetretener Luftmenge, Schweregrad der Embolie, Alter und Gesundheitszustand des Patienten

> Laut Literaturangabe Gefahrenschwelle bei 0,2 ml Luft/kg KG pro Minute, Validität jedoch unklar

Lungenembolie (LAE)

Komplette oder partielle Verlegung der arteriellen Lungenstrombahn durch Thromben aus Bein-oder Beckenvenen; syn. LAE (Lungenarterienembolie)

Ursachen

- Tiefe Bein- oder Beckenvenenthrombose (90 %)
- Fett-, Luft- oder Fruchtwasserembolus (selten)
- Luftembolie

Symptome

- Akuter Thoraxschmerz v. a. bei Inspiration, Beklemmungsgefühl
- Atemnot, Tachypnoe
- Zyanose
- Blässe, Kaltschweißigkeit
- Halsvenenstauung
- Husten, Hämoptoe
- Tachykardie
- Hypotonie
- Bewusstlosigkeit bis Herz-Kreislauf-Stillstand

Diagnostik

- Primary Survey und Secondary Survey
- Anamnese der Risikofaktoren (➤ Tab. 2.3):
  - Immobilität (z. B. bettlägeriger Pflegepatient, Adipositas, postoperative Ruhigstellung, Economy-Class-Syndrom)?
  - Orale Kontrazeptiva („Pille") und gleichzeitiger Nikotinabusus?
  - Gerinnungsstörungen?
  - Herzrhythmusstörungen (z. B. Vorhofflimmern)?
  - Maligne Tumoren etc.?
- Monitoring und Vitalparameter:
  - Hypotonie, Tachykardie
  - SpO_2 ↓
  - EKG: S_1-Q_3-T_3-Typ („McGinn-White-Syndrom", **Cave:** unspezifisch und nicht sensitiv!) oder neu aufgetretener Rechtsschenkelblock (< 15 % der Fälle), T-Negativierungen in Vorderwandableitung

Therapie

Basics

- Supportive O_2-Gabe bis max. Flow bei SpO_2 < 90 %
- Oberkörper hoch- und Beine tieflagern, bei Schock Flachlagerung (Herzentlastung)
- Patient immobilisieren
- Monitoring und Vitalparameter (inkl. 12-Kanal-EKG, Differenzialdiagnose: ACS)
- Intubations- und Reanimationsbereitschaft

Advanced

- Anlage PVZ
- Vorsichtige Applikation (balancierter) VEL ≤ 500 ml über 15–30 min
- Medikamentöse Therapie:
  - Senkung PAP: bei RR > 100 mmHg 1–2 Hübe Nitrolingual® s. l.

Tab. 2.3 Vereinfachte Wells-Kriterien (Wells-Score) zur Lungenembolie-Diagnose [F993-001]

Kriterium	Punktwert
Klinische Zeichen einer tiefen Beinvenenthrombose (TVT)	1
Andere Diagnosen unwahrscheinlich	1
Immobilisation > 3 Tage oder operativer Eingriff in den letzten 4 Wochen	1
Herzfrequenz > 100/min	1
Lungenembolie oder Venenthrombose in der Vorgeschichte	1
Hämoptyse	1
Malignom/Neoplasie	1

Beurteilung:
0-1 Punkt: Lungenembolie unwahrscheinlich
≥ 2 Punkte: Lungenembolie wahrscheinlich

- Antikoagulation: 5.000–10.000 IE Heparin (z. B. Liquemin®) i. v.
- Analgesie: 5–10 mg Morphin (z. B. MSI®) i. v. (PAP ↓)
- Sedierung: 0,05–0,1 mg/kg KG Midazolam (z. B. Dormicum®) i. v.
- Kreislaufunterstützung bei ausgeprägter Hypotonie mittels Katecholaminen:
  - z. B. 2–20 µg/kg KG/min Dobutamin
  - z. B. 0,2–1 µg/kg KG/min Noradrenalin (z. B. Arterenol®)
- Evtl. präklinische Lysetherapie: 10 mg Actilyse® als Bolus i. v. über 1–2 min, gefolgt von 90 mg mit konstanter Infusionsrate über 2 h (auch unter Reanimationsbedingungen)

Praxistipp Perfusoreinstellung

100 mg Actilyse® auf 50 ml Trägerlösung: 22,5 ml/h für Folgegabe von 90 mg über 2 h

Hinweise zum Transport

- Klinik mit internistischer bzw. kardiochirurgischer Abteilung (Embolektomie) anfahren
- Engmaschige Verlaufskontrollen und kontinuierliches Monitoring durchführen
- Intubations-/und Reanimationsbereitschaft

Besondere Informationen

- Bei Vorliegen eines kardiogenen Schocks Letalitätsrate bei ca. 50 %
- Bei nahezu 50 % der Patienten mit tiefer Beinvenenthrombose begleitend Lungenembolie
- Häufige Symptomatik bei bis zu 97 % der Patienten:
  - Kurzatmigkeit, Tachypnoe
  - Thoraxschmerz
  - Tachykardie
  - Rezidivierende Synkopen
- Weitere Differenzialdiagnosen miteinbeziehen:
  - ACS (12-Kanal-EKG-Ableitung), Cor pulmonale, Aortendissektion
  - (Spannungs-)Pneumothorax, Pneumonie, Pleuritis
  - Asthma bronchiale

Lungenemphysem

Irreversible Überblähung der Lungenbläschen mit teilweiser Zerstörung des Lungengewebes

Ursachen

- Folge chronischer Lungenerkrankungen wie:
  - COPD
  - Asthma bronchiale
- Exogene Noxen:
  - Nikotinabusus
  - Gase, Stäube (z. B. Schwefeldioxid)
- Angeborener Enzymdefekt (α_1-Antitrypsin-Mangel)
- Altersbedingter Elastizitätsverlust des Lungengewebes (Altersemphysem)

Symptome

- Belastungsdyspnoe, später auch Ruhedyspnoe
- Zyanose, Akrenzyanose
- Fassthorax
- Trommelschlegelfinger (Anzeichen chronischer Hypoxämie)
- Husten, Auswurf von zähem Schleim
- Giemen, Brummen
- Tremor, Unruhe

Diagnostik

- Primary Survey und Secondary Survey
- Anamnese:
  - Chronische Lungenerkrankung?
  - Nikotinabusus, Berufserkrankungen etc.?
- Körperliche Untersuchung, Blickdiagnose:
  - Trommelschlegelfinger
  - Fassthorax
  - Adipositas, Kachexie etc.
- Körperliche Untersuchung: Auskultation: Giemen, Brummen
- Monitoring: evtl. $SpO_2 \downarrow$

Therapie

Basics

- Supportive O_2-Gabe bis max. Flow
- Patient immobilisieren
- Oberkörperhochlagerung
- Monitoring und Vitalparameter

Advanced

- Anlage PVZ
- Applikation (balancierter) VEL
- Medikamentöse Therapie:
  - β_2-Sympathomimetika per inhalationem: 5 mg Salbutamol (z. B. Salbutamol®) oder Aerosol 2–3 Hübe Berotec®, Sultanol®
  - Systemische Bronchodilatation: 0,09 mg Reproterol (z. B. Bronchospasmin®) langsam i. v. unter Monitoring
  - Sedierung: 25–50 mg Promethazin (z. B. Atosil®) oder Midazolam (z. B. Dormicum®) i. v.

  - Ggf. Bronchospasmolyse: 2 g Magnesium über 20 min via Kurzinfusion (z. B. Magnesiumsulfat®)
  - Ggf. Kortisontherapie bei schwerer Exazerbation
- Atemtherapie: ggf. NIV durchführen → CPAP/BIPAP

Hinweise zum Transport

- Bei leichten und mittelschweren Fällen Klinik mit internistischer Abteilung anfahren
- Schwere Fälle: Voranmeldung auf internistischer Intensivstation
- Engmaschige Verlaufskontrollen und kontinuierliches Monitoring durchführen

Besondere Informationen

- Bei Lungenemphysem Unterscheidung zweier Symptomenkonstellationen:
  - **Blue Bloater:** u. a. geringe Dyspnoe, übergewichtig, produktiver Husten, Fassthorax, bessere Prognose
  - **Pink Puffer:** u. a. schlank bis kachektisch, wenig produktiver (trockener) Reizhusten
- Differenzialdiagnosen bei Patienten mit Giemen:
  - Asthma bronchiale, Pneumonie
  - Kardiales Lungenödem
  - Fremdkörperaspiration
  - Anaphylaxie
  - Bronchitis, Epiglottitis
- Differenzialdiagnosen bei Patienten mit Atemnot:
  - ACS, Herzbeuteltamponade
  - Perikard-, Pleuraerguss
  - Pneumothorax
  - Asthma bronchiale, ARDS
  - Lungenembolie, Lungenfibrose
  - Tuberkulose
  - Metabolische Störungen
  - Schock

Lungenödem

Austreten von seröser Flüssigkeit aus den Kapillargefäßen in das Interstitium und/oder die Lungenalveolen

Ursachen

- Kardiales Lungenödem: Erkrankungen des Herzens:
  - Myokardinfarkt (akute Linksherzinsuffizienz)
  - Myokarditis, Kardiomyopathie
  - Hypertensive Herzerkrankung
  - Chronische Herzinsuffizienz (v. a. Linksherzinsuffizienz)
  - Herzrhythmusstörungen etc.
- Nichtkardiales Lungenödem: entzündliche, kolloidosmotische, toxische Prozesse
  - Lungenembolie
  - Überhöhte Volumenzufuhr
  - Alkylphosphate (E605)
  - Gift- oder Reizgase → toxisches Lungenödem (➤ ARDS)
  - Heroinintoxikation, Barbiturate
  - Magensaftaspiration (Mendelson-Syndrom)

Symptome

- Unruhe
- Erstickungsangst
- Schwerste Atemnot, Zyanose
- Blässe, Kaltschweißigkeit
- Evtl. gestaute Halsvenen
- Tachykardie
- Ggf. schaumig-blutiger Auswurf
- Aufrechte Körperhaltung (Preload ↓), Einsatz der Atemhilfsmuskulatur
- Hustenreiz, ggf. spastische Atemgeräusche
- Brodel-/Rasselgeräusche z. T. ohne Stethoskop (Distanzrasseln)

Diagnostik

- Primary Survey und Secondary Survey
- Anamnese:
  - (Kardiale) Vorerkrankungen?
  - Situativ, z. B. Brand, Arbeitsunfall, Suizidversuch etc.?
- Stimmfremitus:
  - Auflegen beider Handflächen über basale Lungenabschnitte
  - Patienten bitten, mit möglichst tiefer Stimme „99“ zu sagen
  - Normalbefund: seitengleiche Vibrationen
  - Pathologischer Befund: einseitig oder beidseitig fehlende, abgeschwächte oder verstärkte Thoraxvibration
- Auskultation:
  - Fein- bis grobblasige Rasselgeräusche (alveoläres Lungenödem)
  - Spastik, Giemen, exspiratorischer Stridor (interstitielles Lungenödem)
- Ggf. Thoraxultraschall:
  - Sonografische B-Linien?
  - Mehr als zwei B-Linien in einem Schallfenster (anterior und anterolateral) sind pathologisch (interstitielles und alveoläres Lungenödem)

- Monitoring und Vitalparameter:
  - SpO_2 ↓
  - Ggf. HF ↑, RR ↓

Therapie

Basics

- Patienten beruhigen, immobilisieren
- Beengende Kleidung lockern
- Supportive O_2-Gabe bis max. Flow, ggf. assistierte Beatmung
- Oberkörperhochlagerung, Beine tief (Herzbettlagerung)
- Monitoring und Vitalparameter (inkl. 12-Kanal-EKG-Ableitung)

Advanced

- Anlage PVZ
- Applikation (balancierter) VEL zum offen Halten i. v.
- Falls $RR_{syst.}$ > 100 mmHg 2 Hübe Nitrolingual®-Spray s. l., alle 5 min repetitiv, vor jeder Gabe RR-Kontrolle → $RR_{syst.}$ > 100 mmHg
- Medikamentöse Therapie bei kardialer Genese:
  - Bei Hypertension 2–3 Hübe Nitrolingual®-Spray s. l., alle 3–5 min repetitiv; wenn weiter hypertensiv, kontinuierliche i. v.-Applikation via Nitroglycerin-Perfusor 100 µg/min, Steigerung bis 400 µg/min nach RR (**Cave:** Hypotonie!)
  - **Nur bei Hypervolämie** (v. a. pulmonale Stauungszeichen) und adäquater peripherer Perfusion („warm-feucht-Typ“) Diurese und Vorlastsenkung: 20–40 mg Furosemid (z. B. Lasix®) i. v.
  - Evtl. Sedierung: 0,05–0,1 mg/kg KG Midazolam (z. B. Dormicum®) i. v., **Cave:** Atemdepression!
  - Optional bei Unruhe, Angst Analgesie und Vorlastsenkung: 5–10 mg Morphin (z. B. MSI®) i. v., niedrig dosiert; **Cave:** Atemdepression → zunehmend umstritten!
  - Bei Hypertonie: 0,1–0,5 mg/kg KG Urapidil (z. B. Ebrantil®) i. v. langsam (Nachlastsenkung) oder bei RR ≥ 100 mmHg 10 µg/min Glyceroltrinitrat, evtl. Steigerung alle 5 min bei engmaschiger RR-Kontrolle bzw. 0,5–2 µg/kg KG/min
  - Bei HZV ↓, systemischer Hypotonie, Hypoperfusion ($RR_{syst.}$ < 100 mmHg): ggf. Einsatz von Inotropika (Dobutamin 2–20 µg/kg/min) und Vasopressoren (Noradrenalin, Start mit 5 µg/min, titrieren bis 1 µg/kg/min)
- Bei respiratorischer Insuffizienz: Atemtherapie: NIV mit initial 100 % FiO_2 durchführen → CPAP: PEEP initial 5 cmH_2O, eskalierend bis 15 cmH_2O
- Ggf. Intubationsnarkose und kontrollierte Beatmung bei respiratorischer Erschöpfung
  - **Cave:** Rapid Sequence Induction (RSI) zur Einleitung führt bei Patienten mit akuter oder chronischer kardiopulmonaler Erkrankung immer wieder zu Kreislaufstillständen!
  - Langsame Einleitung über 10–15 min!

Hinweise zum Transport

- Bei schweren Fällen Voranmeldung auf internistischer Intensivstation
- Engmaschige Verlaufskontrollen und kontinuierliches Monitoring durchführen

Besondere Informationen

- Kardinalsymptome dekompensierter Herzinsuffizienz (kongestive Herzinsuffizienz):
  - Belastungsdyspnoe
  - Abgeschlagenheit/Schwäche
  - Paroxysmal auftretende nächtliche Dyspnoe
  - Periphere Ödeme
  - Gewichts-/Bauchumfangzunahme (Aszites)
  - Husten
  - Orthopnoe
- Frank-Starling-Mechanismus: Abhängigkeit der Auswurfleistung vom ventrikulären Füllungsdruck und Dehnung der Ventrikelmuskulaturfasern
- Akutes Lungenödem nicht immer klar abgrenzbar vom Acute-Respiratory-Distress Syndrome (ARDS)
- Wichtigste reversible Ursachen der akuten Herzinsuffizienz (Akronym **CHAMP**)
  - **(C)K**oronarsyndrom (ACS – akut)
  - **H**ypertensiver Notfall
  - **A**rrhythmie
  - **M**echanische Ursache (akut, z. B. Klappenvitium)
  - **P**ulmonalarterienembolie
- Klinische Klassifizierung der akuten Herzinsuffizienz in vier Phänotypen:
  - „Warm-feucht“, normo-/hypertensiv + Stauungszeichen (z. B. Luftnot, Rasselgeräusche, periphere Ödeme), hypertensives Lungenödem, häufigste Form!
  - „Warm-trocken“, normo-/hypertensiv, keine Stauungszeichen, selten akut medizinisch relevant
  - „Kalt-feucht“, Hypoperfusion (z. B. Blässe, Kaltschweißigkeit, GCS ↓) + Stauungszeichen (z. B. Jugularvenenstauung), kardiogener Schock
  - „Kalt-trocken“, Hypoperfusion + Hypovolämie, Volumenmangel

NYHA-Klassifikation bei Herzinsuffizienz

- NYHA I: keine Einschränkung der Belastbarkeit
- NYHA II: leichte Einschränkung der Belastbarkeit
- NYHA III: starke Einschränkung der Belastbarkeit
- NYHA IV: dauerhafte Symptomatik, auch in Ruhe

Mechanische Obstruktion

Teilweise oder komplette Verlegung der oberen Atemwege durch Aspiration von Fremdkörpern jeglicher Art

Ursachen

- Zumeist akzidentelle Aspiration von kleinen Lebensmitteln (vorrangig Kinder):
  - Trauben mit Kernen
  - Nüsse
  - Mandeln etc.
- Mangelndes Kauen
- Schlucken zu großer Speisestücke
- Alkohol (mangelnde Koordination und Schutzreflexe)

Symptome

- Plötzlicher Beginn von:
  - Husten
  - Atemnot, Zyanose
- Sprechen unmöglich
- Erstickungssymptome

Diagnostik

- Primary Survey und Secondary Survey
- Anamnese:
  - Typisch: „… gerade gegessen!“, „… getrunken!“ oder „… gespielt!“
  - Akutes Ereignis?
  - Hinweise zum Hergang (z. B. Kinderzimmer, umherliegende Gegenstände etc.)?
- Fokussierte Untersuchung:
  - Zyanose
  - Husten
  - Speichelfluss
  - Würgen
- Ggf. Monitoring und Vitalparameter

Therapie

Basics

- Ansprechbarer Patient (hustet, antwortet, spricht)
  - Patienten fragen: „ Haben Sie einen Erstickungsanfall?“
  - Auffordern zum Husten
  - Patienten nicht alleine lassen
- Vorgehen bei akutem Erstickungsanfall:
  - Ansprechbarer Patient (kann nicht sprechen, nur schwach husten, ringt nach Luft) → Verabreichung von 5 Rückenschlägen (zwischen Schulterblätter)
    - Beim Säugling (< 1 Jahr): In kniender oder sitzender Position Säugling sicher auf dem Schoß in Bauchlage mit Kopf nach unten halten (Schwerkraft nutzen!). Dabei Kopf mit Daumen und Zeigefinger einer Hand am Unterkieferknochen stützen (**Cave:** Nicht auf Halsweichteile drücken → Verschlimmerung der Atemwegsobstruktion!)
    - Beim Kind (> 1 Jahr): Kind in Kopftieflage verbringen. Dazu kleine Kinder wie Säuglinge auf dem Schoß

    lagern. Größere Kinder in vornübergebeugte Position bringen (ggf. über Oberschenkel des knienden Helfers legen)
- Rückenschläge erfolgreich? → Falls nein: Verabreichung von 5 Oberbauchstößen **(Heimlich-Manöver), Cave:** nur bei Alter ≥ 1 Jahr!
  - Beim Säugling (< 1 Jahr): Säugling sicher in Rückenlage mit Kopf nach unten drehen. Druckpunkt für Thoraxstöße aufsuchen (untere Sternumhälfte, ca. eine Fingerbreite oberhalb Xiphoid). Verabreichung von 5 Thoraxstößen.
- Oberbauchstöße erfolgreich? → Falls nein: abwechselnd 5 Rückenschläge und 5 Oberbauchstöße
  - Beim Säugling (< 1 Jahr): abwechselnd 5 Rückenschläge und 5 Thoraxstöße
- Maßnahmen erfolgreich? → Falls nein: BLS-Maßnahmen einleiten (➤ Reanimation Erwachsene, ➤ Reanimation Kinder)

Advanced

- Ggf. ALS-Maßnahmen einleiten
- Erweiterte Maßnahmen:
  - Laryngoskopie, ggf. Fremdkörperentfernung mittels Magill-Zange
  - Ggf. endotracheale Intubation mit Versuch, Bolus in rechten Hauptbronchus zu schieben (Erwachsene)
  - Evtl. Notkoniotomie

Hinweise zum Transport

- Regelmäßige Verlaufskontrollen während des Transports durchführen (engmaschig)
- Kontinuierliches Monitoring
- Transport auch nach erfolgreicher Therapie in jedem Fall empfohlen (Komplikationen durch verbliebene Fremdkörper)
- Klinik mit internistischer Abteilung anfahren (Bronchoskopie)

Besondere Informationen

- Atemwegsverlegungen entstehen zumeist beim Essen oder Spielen und werden von daher üblicherweise beobachtet
- Patienten, bei denen Oberbauchkompressionen oder Herzdruckmassagen durchgeführt wurden, stets ärztlicher Untersuchung unterziehen (Sekundärschäden)

Bei Säuglingen mit Atemwegsverlegung keine Oberbauchkompressionen durchführen!

Meningitis

Entzündung der Hirnhäute (Meningen); syn. Hirnhautentzündung

Ursachen

- Bakterien:
  - *Haemophilus influenzae* Typ b (Hib)
  - *Neisseria meningitidis*
  - *Streptococcus pneumoniae*
- Viren:
  - Mumps-, Masern-, Rötelnvirus
  - Herpes-Virus
  - **H**umanes-**I**mmundefizienz-**V**irus etc.

Symptome

- Kopfschmerzen
- Fieber (hoch, 39–40 °C)
- Nackensteifigkeit (Meningismus)
- Vigilanzminderung bis Bewusstlosigkeit
- Lichtscheu
- Abgeschlagenheit, Schwächegefühl
- Übelkeit, Erbrechen
- Petechien (klassisch bei Meningokokken-Meningitis)
- Epileptische Anfälle
- Delirante Syndrome

Diagnostik

- Primary Survey und Secondary Survey
- Anamnese: allgemeines Krankheitsgefühl?
- Monitoring und Vitalparameter: Körpertemperatur überwachen
- Körperliche Untersuchung:
  - Petechiale Hauteinblutungen
  - Untersuchen auf Meningismus
  - Positives Brudzinski-, Kernig-, Lasègue-Zeichen
- Blickdiagnose: Patient liegt oft mit angezogenen Beinen im Bett
- Red Flags: Kopfschmerz, Meningismus, Fieber, mentale Veränderung
- Differenzialdiagnostisch **S**ub**a**rachnoidal**b**lutung miteinbeziehen

Therapie

Basics

- Supportive O_2-Gabe bis max. Flow
- Monitoring und Vitalparameter
- Oberkörperhochlagerung (**Cave:** RR < 130 mmHg!) oder Wunsch des Patienten
- Infektionsschutz beachten:
  - Schutzmaßnahmen für Rettungsdienstpersonal beachten
  - Ggf. Mundschutz für den Patienten

Advanced

- Anlage PVZ
- Applikation von (balancierter) VEL abhängig von Kreislaufsituation
- Medikamentöse Therapie:
  - Analgesie bei Kopfschmerz mit 1 g Metamizol (z. B. Novalgin®) langsam i. v.
  - Antiemese mit z. B. 4 mg Ondansetron (z. B. Zofran®) i. v.
  - Ggf. Steroide mit z. B. 10 mg Dexamethason i. v.
- So früh wie möglich i. v.-Antibiose; wenn möglich, Abnahme von Blutkulturen zur Diagnosesicherung!

Hinweise zum Transport

- Klinik mit neurologischer und internistischer Abteilung anfahren
- Regelmäßige Verlaufskontrollen durchführen (engmaschig)

Besondere Informationen

- Keine medikamentöse Gabe von Aspirin (Aspisol®) → **Cave:** Differenzialdiagnose Subarachnoidalblutung!
- Bei V. a. Meningitis besteht Meldepflicht an das örtliche Gesundheitsamt
- Anamnestisch häufig obere Atemwegserkrankungen in Vorgeschichte
- Die klassische Trias (Fieber, Nackensteifigkeit, Vigilanzminderung) ist bei weniger als ⅔ aller Patienten vorhanden
- Klinische Antibiose erfolgt mit 2 g Ceftriaxon (wirkt gegen Pneumokokken, Meningokokken und *Haemophilus influenzae*) und 5 g Ampicillin (zusätzlich erforderlich zur Erfassung Listerieninfektionen)

Untersuchungstechniken auf Meningismus

Brudzinski-Zeichen
Der Patient befindet sich flach in Rückenlage. Vom Untersucher wird der Kopf des Patienten passiv langsam in Richtung Brustbein gebeugt. Das reflektorische Anziehen der Beine bedeutet ein positives Brudzinski-Zeichen.

Kernig-Zeichen
Der Patient befindet sich flach in Rückenlage. Das Knie- und Hüftgelenk des Patienten werden langsam passiv um 90° gebeugt. Schmerzen sowie reflektorischer Widerstand beim vorsichtigen Streckversuch des Kniegelenks nach oben bedeuten ein positives Kernig-Zeichen.

Lasègue-Zeichen
Der Patient befindet sich flach in Rückenlage. Das im Kniegelenk gestreckte Bein des Patienten wird passiv vom Untersucher langsam angehoben. Auftretende Schmerzen oder ein Widerstand im Rahmen dieses Manövers bedeuten ein positives Lasègue-Zeichen.

Mesenterialinfarkt

Embolischer oder thrombotischer Verschluss eines oder mehrerer Mesenterialgefäße

Ursachen

- Arteriosklerotische Veränderungen der Darmgefäße
- Vorhofflimmern
- KHK, Herzinsuffizienz
- Schock
- Sepsis
- ACS
- Herzklappenerkrankungen

Symptome

- Initial heftigste Bauchschmerzen (für ca. 6–8 h)
- Übelkeit, Erbrechen
- Später symptomfreies Intervall („fauler Frieden"):
  - Unauffälliger Bauchdeckenbefund
  - Mäßige Schmerzen, relative Beschwerdefreiheit
  - Schlechter Allgemeinzustand
- Spätphase (nach 12 h):
  - Blutige Diarrhö
  - Brettharte Bauchdecke
  - Aufgetriebener Bauch
  - Schocksymptomatik
  - Kaltschweißigkeit

Diagnostik

- Primary Survey und Secondary Survey
- Anamnese:
  - Bekannte KHK?
  - Arteriosklerose?
  - Herzrhythmusstörungen in Anamnese?
- Körperliche Untersuchung:
  - Abwehrgespanntes, aufgetriebenes Abdomen
  - Verstummte Darmgeräusche bei Auskultation („Totenstille")
- Monitoring und Vitalparameter

Therapie

Basics

- Supportive O_2-Gabe bis max. Flow
- Oberkörperhochlagerung mit Knierolle
- Monitoring und Vitalparameter

Advanced

- Anlage PVZ
- Applikation von 500–1.000 ml (balancierter) VEL i. v.
- Ggf. 500–1.000 ml Volumenersatzmittel bei $RR_{syst.}$ < 80 mmHg (z. B. Haes® 6 %) i. v.
- Analgesie:
  - 2–5 mg Morphin (z. B. MSI®) i. v., ggf. Wiederholung bis Schmerzfreiheit
    oder
  - 1–2 mg/kg Kg Pethidin (z. B. Dolantin®) i. v.

- Spasmolyse: 20 mg Butylscopolamin (Buscopan®) i. v.
- Ggf. Sedierung mit 5–10 mg Diazepam-Lipuro® i. v. oder alternativ Midazolam

Hinweise zum Transport

Rasche Transporteinleitung aufgrund begrenzter Ischämietoleranz des Darms

- Keine unnötige Diagnostik oder Therapie am Einsatzort
- Klinik mit chirurgischer Abteilung anfahren
- Voranmeldung so früh wie möglich

Besondere Informationen

- Zeitfaktor steht bei der präklinischen Versorgung im Vordergrund
- Aufgrund meist zu später Diagnosestellung Letalitätsrate von 50–90 %

Migräne

Periodisch wiederkehrender anfallsartig auftretender Kopfschmerz mit einseitiger Lokalisation und pulsierendem Charakter

Ursachen

- Nicht abschließend geklärt
- Häufige Triggerfaktoren:
  - Stress
  - Lebensmittel (Alkohol, Schokolade, Käse etc.)
  - Schlafmangel
  - Menstruationszyklus (bei Frauen häufig genannt)
- Arzneimittel (Vasodilatatoren, z. B. Glyceroltrinitrat)
- Trigeminovaskulärer Reflex
- Genetische Disposition
- Unkontrollierte Ausschüttung von Botenstoffen:
  - Kaliumionen
  - Glutamat
  - **K**alzitonin-**G**ene-**R**elated-**P**eptide

Symptome

- Migräne ohne Aura (häufigste Form, ca. 80 %):
  - Geräuschempfindlichkeit (Phonophobie)
  - Lichtempfindlichkeit (Photophobie)
  - Kopfschmerz halbseitig, pulsierend hoher Intensität (VAS > 5)
  - Kopfschmerz verstärkt bei körperlicher Aktivität
  - Abneigung gegen Nahrungsmittel
  - Übelkeit, Erbrechen
  - Sozialer Rückzug
- Migräne mit Aura(-Symptomen):
  - Sehstörungen
  - Gesichtsfeldausfälle (Skotome)
  - Gefühlsstörungen
  - Kribbelgefühle (Parästhesien)
  - Sprachstörungen
  - Lähmungen (Plegien)

Diagnostik

- Primary Survey und Secondary Survey
- Anamnese:
  - Genaueste Ermittlung des klinischen Beschwerdebilds
  - Körperliche Untersuchung zum Ausschluss anderer Ursachen (➤ Kopfschmerz)
- Monitoring und Vitalparameter
- Laboruntersuchungen und apparative Untersuchungsmethoden eher zweitrangig

Therapie

Basics

- Reizabschirmung
- Möglichst geräuscharme und abgedunkelte Verhältnisse schaffen
- Lagerung nach Wunsch des Patienten

Advanced

- Anlage PVZ
- Applikation (balancierter) VEL
- Medikamentöse analgetische Therapie:
  - Acetylsalicylsäure (z. B. Aspirin®), (**Cave:** ICB !) → Erstlinientherapie
  - 1 g Metamizol (z. B. Novalgin®) als Kurzinfusion langsam i. v.
  - Paracetamol
  - Ibuprofen
  - Triptane
- Antiemetische Therapie:
  - 0,1–0,2 mg/kg Kg Metoclopramid (MCP®) langsam i. v. → Erstlinientherapie oder
  - 62 mg Dimenhydrinat (Vomex A®) i. v.

Hinweise zum Transport

- Klinik mit neurologischer und internistischer Abteilung anfahren
- Nach Möglichkeit Wunsch des Patienten nach geschlossenen Augen akzeptieren

Besondere Informationen

- Bei Migränepatienten Gefahr einer Fehldeutung der Symptomatik gegeben (**Cave:** SAB, Schlaganfall etc. !)
- Bei Kindern:
  - Dauer des Beschwerdebilds häufig verkürzt
  - Kopfschmerz oft beidseitig lokalisiert
- Deutsche Migräne und Kopfschmerzgesellschaft: www.dmkg.de

Differenzierung Migräne und Spannungskopfschmerz

Migräne
- Uni- oder bilateral, Bereich der Stirn
- Pulsierender oder pochender Charakter
- Mittlere bis starke Intensität
- Verstärkung durch körperliche Anstrengung
- Übelkeit, Erbrechen, Licht- oder Geräuschempfindlichkeit
- „Aura" möglich

Spannungskopfschmerz (> Kopfschmerz)
- Bilateral, Stirn bis Nacken
- Dumpf-drückender bis ziehender Charakter
- Leichte bis mittlere Intensität
- Keine Verstärkung durch körperliche Anstrengung
- Keine Übelkeit, Erbrechen, Licht- oder Geräuschempfindlichkeit

Myokarditis

Entzündung des Herzmuskels (Myokard) zumeist auf dem Boden einer Virusinfektion

Ursachen

- Viren:
  - Coxsackie-B-Entero-Virus
  - Mumps-Virus
  - Influenza-Virus etc.
- Bakterien:
  - Pneumokokken
  - Salmonellen
  - Staphylokokken etc.
- Pilze
- Medikamente
- Autoimmunerkrankungen

Symptome

- Anfangs grippeähnliche Symptome:
  - Schwächegefühl, Abgeschlagenheit
  - Myalgie (Muskel-, Gliederschmerzen)
  - Fieber
  - Übelkeit, Erbrechen
  - Diarrhö
- Im weiteren Verlauf:
  - Tachykardie
  - Tachypnoe
  - Thorakale Beschwerden
  - ST-Strecken-Veränderungen im EKG
  - Zeichen einer Herzinsuffizienz
  - Kaltschweißigkeit, Blässe, Zyanose

Diagnostik

- Primary Survey und Secondary Survey
- Anamnese: Bestehende oder durchlebte Virusinfektion bekannt?
- Körperliche Untersuchung: Auskultationsbefund → Rasselgeräusche? (Herzinsuffizienz)
- Monitoring und Vitalparameter (12-Kanal-Ableitung obligat):
  - 12-Kanal-EKG: ST-Streckenveränderungen?
  - Tachykardie

Therapie

Basics

- Immobilisation (Patient nicht aufstehen und laufen lassen)
- Oberkörperhochlagerung
- Supportive O_2-Gabe bis max. Flow
- Wärmeerhalt
- Regelmäßige Verlaufskontrollen (engmaschig, alle 5 min)
- Monitoring und Vitalparameter

Advanced

- Anlage PVZ
- Applikation (balancierter) VEL
- Medikamentöse Therapie der Grunderkrankung:
  - Antibiose
  - Virostatika

- Symptomatische medikamentöse Behandlung, z. B. ACS
- Bei kardiogener Schocksymptomatik: Katecholamine i. v., z. B. Dobutamin

Hinweise zum Transport

- Lückenloses Monitoring gewährleisten und Reanimationsbereitschaft herstellen

Besondere Informationen

- Die Diagnose beruht auf EKG-Befund, Labor, Herzultraschall sowie Biopsie bei chronischen oder schweren Verlaufsformen
- In der Akutphase sind derartige Patienten überwachungspflichtig (IMC, ITS)
- Myokarditis in Betracht ziehen bei Tachykardie, die sich nicht anders erklären lässt
- Gehäuftes Auftreten bei Patienten mit AIDS

Im Vordergrund steht die Vermeidung körperlicher Anstrengung, Sportkarenz sowie Rhythmusüberwachung (**Cave:** „Verschleppter Infekt"!).

Morbus Addison

Unterfunktion der Nebennierenrinde und folgendem Mangel an NNR-Hormonen (Glukokortikoide, Mineralokortikoide sowie Androgene)

Ursachen

- Primäre Form:
  - Autoimmunologische Zerstörung der NNR (ca. 70 %)
  - Kanzerogene Funktionsminderung
  - Infektionskrankheiten (z. B. HIV, Tuberkulose, Meningokokkensepsis etc.)
- Sekundäre Form (Hypophyseninsuffizienz):
  - Tumoren
  - Autoimmunerkrankungen
  - Trauma etc.
- Tertiäre Form (Unterfunktion Hypothalamus): Pharmakotherapie mit synthetischen Glukokortikoiden

Symptome

- Allgemeine Schwäche, Kraftlosigkeit
- Synkope
- Bräunliche Verfärbung der Haut (vorwiegend primäre Form)
- Gewichtsverlust
- Übelkeit, Erbrechen
- Hypotonie
- Pigmentierung der Schleimhäute (vorwiegend primäre Form)
- Exsikkose
- Diarrhö

Diagnostik

- Primary Survey und Secondary Survey
- Anamnese:
  - Falls vorhanden, Laborberichte zeigen lassen (pathologische Elektrolytbefunde):
    - Metabolische Azidose
    - Hyponatriämie
    - Hypoglykämie
    - Hyperkaliämie
- Körperliche Untersuchung:
  - Verfärbung von Haut und Schleimhäuten
  - Hinweise auf Anämie
  - Hinweise auf Hyponatriämie:
    - Zeichen hypotoner Dehydratation
    - Veränderter Bewusstseinszustand, Agitiertheit, Halluzinationen, Krampfanfälle
    - Schwäche, Lethargie, Abdominalschmerz, Kopfschmerz
- EKG-Diagnostik: Anzeichen auf Hyperkaliämie
- Monitoring und Vitalparameter: BZ-Messung zum Ausschluss einer Hypoglykämie

Therapie

Basics

- Ggf. supportive O_2-Gabe bis max. Flow
- Monitoring und Vitalparameter
- Lagerung nach Wunsch des Patienten

Advanced

- Anlage PVZ
- Applikation von 500 ml (balancierter) VEL i. v.
- Bei Tachykardie und Hypotonie Volumenbolus 20 ml/kg/KG
- Ggf. Gabe von 100–300 mg Hydrocortison i. v.
- Ggf. 4–16 g Glukosegabe 20 % i. v.
- Bei Bedarf antiemetische Therapie mit z. B. Zofran® oder Vomex A®

Hinweise zum Transport

- Verkürzte präklinische Behandlungszeit zugunsten einer schnell eingeleiteten Intensivtherapie

Besondere Informationen

- Addison-Krise durch besondere Belastungssituationen (z. B. Sepsis, Fieber, Infekt, Trauma, Myokardinfarkt) bei bestehender NNR-Insuffizienz auslösbar (> Tab. 2.4)
- Bei therapieresistenter Hypoglykämie differenzialdiagnostisch an einen Morbus Addison denken!
- High-Risk-Kriterien **Addison-Krise:**
  - Prolongierte Hypotonie
  - Kardiovaskuläre Begleiterkrankungen
  - Gleichzeitig vorliegende Erkrankungen mit schwerer Infektion bzw. schwerem Trauma

Addison-Krise

Sie erfordert intensivmedizinische Intervention:
- Volumensubstitution
- Gabe von Kortison

Tab. 2.4 Häufigkeitsverteilung der Symptome der Addison-Krise

Symptome	Häufigkeit (%)
Schwere Hypotonie, Schock	90
Akutes Abdomen mit Schmerzen in Abdomen, Flanke, Rücken	86
Fieber	66
Übelkeit, Erbrechen	47
Neuropsychiatrische Symptome wie Verwirrtheit	42
Abdominale Abwehrspannung	22

Morbus Menière

Anfallsartige Erkrankung des Gleichgewichtsorgans; syn. Menière-Krankheit

Ursachen

- Nicht abschließend geklärt
- Überdruck in der Gehörschnecke
- Elektrolytverschiebung in den Innenohrflüssigkeiten („endolymphatischer Hydrops“)

Symptome

- Klassische Symptomentrias:
  - Schwerster Drehschwindel (Vertigo) mit Übelkeit/Erbrechen
  - Tinnitus (Ohrgeräusch), Druckgefühl im Ohr
  - Schwerhörigkeit bis zu Hörverlust
- Übelkeit, Erbrechen
- Evtl. Spontannystagmus

Diagnostik

- Primary Survey und Secondary Survey
- Fokus auf Anamnese: Krankheitsbild bekannt?
- Körperliche Untersuchung:
  - Nystagmus
  - Vegetative Symptome, z. B. Schweißausbruch
- Monitoring und Vitalparameter: Tachykardie
- Differenzialdiagnosen: Mittelohrentzündung, Neuritis vestibularis, Schlaganfall, Migräne, benigner paroxysmaler Lagerungsschwindel

Therapie

Basics

- Beruhigender Zuspruch
- Patientensicherheit gewährleisten (erhöhte Sturzgefahr!)
- Ggf. supportive O_2-Gabe bis max. Flow
- Lagerung nach Wunsch des Patienten, Immobilisierung
- Monitoring und Vitalparameter

Advanced

- Anlage PVZ
- Applikation von (balancierter) VEL
- Antiemese:
  - 62 mg Dimenhydrinat (z. B. Vomex A®) i. v. oder
  - 4 mg Ondansetron (z. B. Zofran®) i. v.

Hinweise zum Transport

- Bei bekanntem Morbus Menière oder Verdachtsdiagnose den Patienten stets in HNO-Abteilung transportieren
- Kontinuierliches Monitoring

Besondere Informationen

> Starker Drehschwindel kann zu Stürzen und Verletzungsgefahr führen!

- Häufig betroffene Personengruppe zeichnet sich durch Perfektionismus und gesteigerten Ehrgeiz aus:
  - Triggerfaktoren: psychische Belastungen
  - Stress
  - Alkohol-/Nikotinabusus etc.
- Morbus Menière wird bei ca. 5–10 % der Patienten mit Drehschwindel diagnostiziert, von daher eher selten
- Am häufigsten bei Patienten zwischen 30. und 50. Lebensjahr
- Frauen etwas häufiger betroffen als Männer
- Verwechslungsgefahr mit folgenden ähnlichen Erkrankungen:
  - **Vestibuläre Migräne** (höchste Verwechslungsgefahr!):
    - Verwechslungsmöglichkeit: attackenweiser Schwindel
    - Unterschiede: keine fortschreitenden Hörverluste, neurologische Symptome, keine krankhaften Befunde der Gleichgewichtsfunktionen
  - **Benigner paroxysmaler Lagerungsschwindel:**
    - Verwechslungsmöglichkeit: Attackenschwindel, Tinnitus
    - Unterschiede: nur nach Bewegung auslösbar
  - **Neuritis vestibularis** (chronische Funktionsstörung des Gleichgewichtsorgans):
    - Verwechslungsmöglichkeit: Drehschwindel, Übelkeit, Erbrechen, Nystagmus
    - Unterschiede: keine Höreinschränkungen
  - **Psychogener Schwindel:**
    - Verwechslungsmöglichkeit: Schwindel jeglicher Art
    - Unterschiede: kein „Augenzittern“ (Nystagmus), Fixieren möglich, Gehen und Stehen möglich, keine Höreinschränkungen
  - **Einmaliger Gleichgewichtsausfall mit Haltungsstörung:**
    - Verwechslungsmöglichkeit: Schwindelgefühl, Schwankschwindel
    - Unterschiede: kein Attackenschwindel, kein fortschreitender Hörverlust
  - **Unterdruck im Mittelohr:**
    - Verwechslungsmöglichkeit: Schwindelgefühl, Höreinschränkungen
    - Unterschiede: Besserung nach Druckentlastung

Nierensteine

Kristalline Ablagerungen in den ableitenden Harnwegen; syn. Nephrolithiasis

Ursachen

- Nicht abschließend geklärt
- Störungen der Urinzusammensetzung
- Exsikkose
- Hyperparathyreoidismus
- Bakterielle Infektionen
- Eiweißreiche Kost

Symptome

- Schlagartig einsetzende, stärkste, krampfartig rezidivierende Schmerzzustände
- Schmerzausstrahlung in:
  - Rücken
  - Flanke
  - Unterbauch bis Oberschenkel
  - Hoden bzw. Schamlippen
- Übelkeit und Erbrechen
- Schonhaltung (angezogene Beine)
- Hämaturie
- Agitiertheit
- Evtl. Fieber
- Kaltschweißigkeit

Diagnostik

- Primary Survey und Secondary Survey
- Anamnese:
  - Steinleiden bekannt, Rezidiv?
  - Hämaturie?
- Körperliche Untersuchung:
  - Flankenschmerz
  - Evtl. Klopfschmerz in Nierenlager
- Monitoring und Vitalparameter

Therapie

Basics

- Lagerung: Oberkörperhoch mit Knierolle
- Ggf. supportive O_2-Gabe bis max. Flow
- Monitoring und regelmäßige Verlaufskontrollen

Advanced

- Anlage PVZ
- Applikation (balancierter) VEL
- Analgesie:
  - 2 g Metamizol (z. B. Novalgin®) i. v., langsam titriert oder via Kurzinfusion
    oder
  - 0,05–0,1 mg Fentanyl (z. B. Fentanyl® Janssen) i. v., ggf. repetierend

Hinweise zum Transport

- Transport mitunter nicht immer erforderlich
- Analgetische Behandlung durch NA oder Hausarzt mit Verbleib vor Ort möglich
- Schwere Fälle in urologische/internistische Abteilung transportieren

Patienten mit Fieber und persistierenden Koliken unbedingt transportieren (Differenzialdiagnosen: Urosepsis, Aorten-/Beckenarterien-Aneurysma etc.).

Besondere Informationen

- Rezidivhäufigkeit bei vorherigen Nierensteinen bei ca. 60–80 %
- Als effektivste und einfachste Risikominimierung tägliche Flüssigkeitssubstitution einhalten (mindestens 2 l täglich):
  - Mineralwasser
  - Tee
- Intensive Bewegung führt in 80 % der Fälle zu spontanem Steinabgang:
  - Treppensteigen
  - Springen, Hüpfen
  - Schnelles Gehen
- Häufigste Alterskohorte zwischen 20 und 40 Jahren
- Männer doppelt so häufig betroffen wie Frauen
- Komplikationen: Pyelonephritis (Nierenbeckenentzündung), Blutung, Niereninsuffizienz

Nierenversagen, akutes

Plötzlich einsetzende, rückbildungsfähige Abnahme der Nierenfunktion; syn. akute Niereninsuffizienz, ANV, AKI (acute kidney injury)

Ursachen

- Prärenales ANV, Ursache liegt vor der Niere (70–80 %):
  - Vermindertes Blutvolumen, z. B. Schock
  - Hypotonie
  - Flüssigkeitsmangel
- Renales ANV, Ursache liegt in der Niere:
  - Diabetes mellitus
  - Polytrauma (Rhabdomyolyse)
  - Arzneimittelnebenwirkungen (z. B. Kontrastmittel)
- Postrenales ANV, Ursache liegt hinter der Niere:
  - Harnsteine
  - Tumoren
- Häufigkeit der verschiedenen Ursachen ANV:
  - Akute Tubulusnekrose 45 %
  - Prärenale Genese 21 %
  - Akut auf vorbestehendes Nierenversagen 13 %
  - Postrenale Genese 10 %
  - Glomerulonephritis 4 %
  - Akute interstitielle Nephritis 2 %
  - Atheroembolisches Nierenversagen 1 %

Symptome

- Lungenödem
- Oligo-/Anurie
- Hyperventilation
- Exsikkose
- Flanken- oder Unterbauchschmerz
- Übelkeit, Erbrechen
- Apathie, ggf. Somnolenz bis Coma uraemicum
- Foetor uraemicus

Diagnostik

- Primary Survey und Secondary Survey
- Anamnese:
  - Risikofaktoren vorhanden?
    - Arterielle Hypertonie
    - Diabetes mellitus
    - Medikamentenabusus etc.
  - Anurie?
  - Oligurie?
  - Nephrotoxische Medikamente?
  - Hinweise auf Ischämie?
  - Kreislaufinsuffizienz (passager oder protrahiert)?
  - Eingriff am Gefäßsystem?
  - Schwangerschaft?
  - Hinweise auf Systemerkrankung?
- Körperliche Untersuchung:
  - Hinweise für Schockgeschehen?
  - Zeichen von Exsikkose
  - Flanken- oder Unterbauchschmerz
- Monitoring und Vitalparameter:
  - Anzeichen für Hyperkaliämie
  - Herzrhythmusstörungen
  - HF ↑, RR ↓

Therapie

Basics

- Supportive O_2-Gabe bis max. Flow
- Lagerung nach Bewusstseinslage
- Monitoring und Vitalparameter
- Wärmeerhalt

Advanced

- Anlage PVZ
- Applikation (balancierter) VEL
  - Zum Offenhalten oder Ausgleich eines Volumendefizits
  - Bolusgabe bei Schocksymptomatik 20–40 ml/kg/KG VEL i. v.
- Analgesie: 1 g Metamizol (z. B. Novalgin®) langsam i. v.
- Diurese: 100–250 mg Furorese (z. B. Furosemid®) i. v. (in 1 h)
- Bei Hypertonie ggf. Blutdrucksenkung mit z. B. Urapidil
- Bei Kreislaufdepression Katecholamine i. v., z. B. Noradrenalin oder Dobutamin

Hinweise zum Transport

- Klinik mit intensivmedizinischer Abteilung und Möglichkeit der Dialyse anfahren
- Voranmeldung so früh wie möglich

Besondere Informationen

- Nomenklatur:
  - **Anurie:** < 50–100 ml/24 h
  - **Oligurie:** < 500 ml/24 h oder < 20 ml/h
  - **Polyurie:** > 3.000 ml/24 h oder > 125 ml/h
- „Urämie": Auftreten harnpflichtiger Substanzen im Blut aufgrund fehlender oder ungenügender Nierenfunktion. Mögliche Hinweise durch Urämiezeichen: Pruritus (Juckreiz), Kratzspuren, Foetor, Übelkeit, Erbrechen, Inappetenz.
- 3 wichtige Säulen der Akuttherapie:
  - Sicherstellung einer ausreichenden Nierendurchblutung (Volumensubstitution)
  - Stabile Kreislaufverhältnisse, ggf. Katecholamine (Noradrenalin, Dobutamin)
  - Versuch der Schleifendiurese
- Wichtiger klinischer Labormarker (Nierenretention): Serumkreatinin
- Indikation zur Notfalldialyse:
  - Hyperkaliämie (> 6,0–6,5 mmol/l)
  - Schwere Urämiezeichen (Perikarditis, Enzephalopathie, wiederholtes Erbrechen, Blutungsneigung)
  - Diuretikaresistente Volumenüberladung (Lungenödem, therapierefraktäre Hypertonie)
  - Ausgeprägte metabolische Azidose
- Hohe Mortalität bei intensivpflichtigen Patienten

Exkurs: Praxistipps bei Patienten mit Dialyseshunt

- Bei Lagerung darf der Arm mit Dialyseshunt nicht komprimiert werden
- RR-Messung nicht an Shunt-Arm (falsche Messwerte, Abdrücken Shunt)
- Blutentnahmen nicht an Shunt-Arm (Gefahr der Shunt-Blutung oder -Beschädigung)
- Möglichst keinen PVZ am Shunt-Arm
- Gefahr des Shunt-Verschlusses bei zu niedrigen RR-Werten über längeren Zeitraum
- Bei Shunt-Blutung möglichst punktuelle Kompression, zügigen Transport anstreben

Oberschenkelhalsfraktur

Hüftgelenksnahe Fraktur zwischen Schaft und Kopf des Oberschenkelknochens; syn. Schenkelhalsfraktur, proximale Femurfraktur

Ursachen

- Sturz
- Verkehrsunfälle
- Selten:
  - Ermüdungsfraktur
  - Pathologische Fraktur (Metastasen)

Symptome

- Mäßige bis starke Schmerzen in Hüfte und Leiste
- Schwellung, Hämatom
- Druckdolenz bei Palpation
- Fehlstellung
- Bewegungseinschränkung
- Klassisch:
  - Betroffenes Bein verkürzt im Vergleich zu Gesundem
  - Fuß des betroffenen Beins nach außen rotiert
  - Bei medialen Schenkelhalsfrakturen oft nur Schmerzen im Bereich der Leiste!

Diagnostik

- Primary Survey und Secondary Survey
- Anamnese:
  - Unfallhergang oder Sturzursache? Kardiale oder andere Ursachen ausschließen
  - Osteoporose?
  - Vorerkrankungen?
  - Medikamente?
- Körperliche Untersuchung:
  - Inspektion der betroffenen Region (offene/geschlossene Fraktur)
  - Palpation (vorsichtig! **Cave:** Sekundärschäden!), Druckdolenz?
  - **D**urchblutung: Seitengleiche Pulse distal der Fraktur vorhanden?
  - **M**otorik: Bewegung der Zehen des betroffenen Beins möglich?
  - **S**ensibilität vorhanden?
  - Eventuelle Begleitverletzungen nicht übersehen
- Monitoring und Vitalparameter

Therapie

Basics

- Supportive O_2-Gabe bis max. Flow
- Monitoring und Vitalparameter
- Lagerung:
  - Fixierung bzw. Schienung mithilfe von Schienungssystemen oder Vakuummatratze
  - Knierolle mit Unterpolsterung und Fixierung reicht häufig aus
- Wundversorgung bei offener Fraktur
- Wärmeerhalt

Advanced

- Anlage PVZ
- Applikation (balancierter) VEL i. v.
- Analgesie:
  - 0,25–0,75 mg/kg KG Esketamin (z. B. Ketanest-S®) i. v. in Kombination mit Midazolam (z. B. Dormicum®)
    oder
  - 0,05–0,1 mg Fentanyl (z. B. Fentanyl®-Janssen) i. v., evtl. Repetition

Hinweise zum Transport

- Schonenden Transport durchführen, möglichst erschütterungsarme Fahrweise
- Klinik mit (unfall-)chirurgischer Fachabteilung anfahren

Besondere Informationen

- **Einteilung:**
  - Laterale Schenkelhalsfraktur (selten)
  - Mediale Schenkelhalsfraktur (häufig)
  - Dislokationsgrad des Hüftkopfes
- Häufigste Fraktur bei älteren Menschen, typischerweise ab Alter > 65 Lj., meist bei Frauen (80 %)
- Bei jungen Patienten (< 5 % aller Schenkelhalsfrakturen) Ursache Hochenergieverletzungen (z. B. Verkehrsunfälle, Sturz aus großer Höhe)
- Zentraler Bestandteil der Prävention: Vermeidung von Stürzen (Sturzprophylaxe)
- Schenkelhalsfraktur = medizinischer Notfall → innerhalb 24 h operative Versorgung notwendig!

Beurteilung von Frakturen

- Sichere Frakturzeichen:
  - Fehlstellung
  - Abnorme Beweglichkeit
  - Sichtbare Knochenfragmente
  - Stufenbildung
  - Krepitation (Knochenreiben)
- Unsichere Frakturzeichen:
  - Hämatom
  - Schwellung
  - Schmerzen
  - Bewegungseinschränkung

Palliativpatient

Patient mit einer nicht heilbaren, progredienten und weit fortgeschrittenen Erkrankung mit begrenzter Lebenserwartung; syn. Palliation, End-of-Life Care, Palliativmedizin, Palliativversorgung

Ursachen

- Onkologische Erkrankungen
- Neurologische Erkrankungen
- AIDS
- Chronische Nieren-/Herz-/Lungen-/Magen-Darm-Erkrankungen
- Alarmierung Rettungsdienst im palliativen Umfeld meist aufgrund Symptom-Exazerbationen oder Überforderung bei akut auftretender Situation

Diagnostik

- **Häufige Symptome im Endstadium:**
  - Dyspnoe
  - Übelkeit und Erbrechen
  - Verstopfung (Obstipation)
  - Schmerzen
  - Depression
  - Mundtrockenheit
  - In Sterbephase zusätzlich:
    - Rasselatmung
    - Delir
    - Angst und Unruhe

Therapie

Basics

- Primary Survey und Secondary Survey
- Monitoring und Vitalparameter
- Supportive Maßnahmen (Optimierung der Lagerung, Mundbefeuchtung etc.)
- Ggf. supportive O_2-Gabe
- Bei Rasselatmung ggf. Sekretmanagement: Lagerung auf der Seite, kein Absaugen
- **Delir-Management:** Tag-Nacht-Rhythmus fördern, Lärm vermeiden, Hörgeräte, Brille und andere Hilfsmittel einsetzen, Orientierung fördern (Kalender, Uhr), Besuch durch Familienangehörige

Advanced

- Ggf. Anlage PVZ und Applikation von (balancierter) VEL (z. B. Ringer-Acetat)
- Schmerzkontrolle mit potenten Opioiden nach WHO-Stufenschema 2–3, wie z. B. Morphin, Hydromorphon oder Fentanyl
- Ggf. NIV-Therapie bei Dyspnoe
- Sekretmanagement: Atropin 0,5 mg s. c., 3 mg/24 h s. c., Scopolamin 0,25 mg s. c., 1,5 mg/24 TTS; **Cave:** Keine Evidenz für Anwendung von Anticholinergika!

Hinweise zum Transport

- Gründe für die Einweisung und stationäre Weiterbehandlung: Angehörigenwunsch, keine ausreichende Symptomkontrolle vor Ort möglich, Patientenwunsch

- Gründe für Nichteinweisung: Angehörigenwunsch, ausreichende Symptomkontrolle vor Ort möglich, Patientenwunsch

Besondere Information

- Häufigkeit der Einsätze: häusliches Umfeld ca. 73 %, Alten- und Pflegeheime ca. 18 %
- Palliativmedizin ist keine „Sterbemedizin"
- **Prinzipienethik nach Beauchamp und Childress:**
  - Fürsorge
  - Nichtschaden
  - Gerechtigkeit
  - Autonomie
- Patientenautonomie hat mittlerweile höheren Stellenwert, z. B. Patientenrechtegesetz § 630 BGB
- **Ermittlung des Patientenwillens:**
  - Erklärter Wille:
    - Aktuell bei einwilligungsfähigen Patienten
    - Vorausverfügt (schriftlich oder mündlich) = Patientenverfügung
  - Behandlungswünsche
  - Mutmaßlicher Wille (Was hätte der Patient gewollt?)
- **Patientenverfügung:** „*Schriftliche Willensäußerung eines einwilligungsfähigen Volljährigen mit Entscheidungen über die Einwilligung oder Nichteinwilligung in bestimmte, noch nicht unmittelbar bevorstehende ärztliche Maßnahmen*" (§ 1901a BGB)
- **Vorsorgevollmacht:**
  - Ermächtigung von genannten Personen bei Einwilligungsunfähigkeit über medizinische Eingriffe oder andere Angelegenheiten (z. B. Gesundheitsvorsorge, Aufenthalts-/Bank-/Vermögensvorsorge)
  - Betreuer = vom Gericht eingesetzte Person
- Übersicht über vorhandene Erkenntnislage in der Palliativmedizin: S3-Leitlinie Palliativmedizin oder www.awmf.org

> Versicherte mit nicht heilbarer und weit fortschreitender Erkrankung mit begrenzter Lebenserwartung und einer besonders aufwendigen Versorgung haben nach § 37b SGB V Anspruch auf eine spezialisierte ambulante Palliativversorgung (SAPV) → Infos unter www.dgpalliativmedizin.de

Pankreatitis, akute

Akute Entzündung der Bauchspeicheldrüse mit endogener Freisetzung und Aktivierung der Pankreasenzyme sowie daraus folgender Selbstverdauung des Organs

Ursachen

- Gallensteinleiden (ca. 55 %)
- Alkoholabusus (ca. 35 %, vorwiegend männlich)
- Selten: u. a. Medikamente
  - Antiarrhythmika (z. B. Amiodaron®)
  - Betablocker
  - ACE-Hemmer
  - NSAR
  - Antikonvulsiva (z. B. Valproinsäure, Carbamazepin)
  - Diuretika (z. B. Hydrochlorothiazid®)
  - Chemotherapeutika (Azathioprin®)
  - Stoffwechselstörungen
  - Infektionen (z. B. Mumps)

Symptome

- Schlagartig einsetzende, starke Ober-/Mittelbauchschmerzen oder gelegentlich Unterbauch („Vernichtungsschmerz“)
- In der Regel Schmerzausstrahlung gürtelförmig in den Rücken
- Frühzeitig Volumenmangelzeichen bis -schock
- Übelkeit, Erbrechen
- Fieber
- Inappetenz
- Häufig Meteorismus
- Manchmal Gesichtsrötung (Flush)
- Subileus oder Ileus
- In schweren Fällen:
  - Ikterus
  - Schockzeichen
  - Sepsiszeichen
  - Aszites

Diagnostik

- Primary Survey und Secondary Survey
- Anamnese: plötzlicher Beginn mit heftigen, konstanten Oberbauchschmerzen?
  - Gallensteine?
  - Alkoholexzess?
  - Zuvor rezidivierende postprandiale Beschwerden?
  - Zuvor Festessen?
  - Medikamente?
- Körperliche Untersuchung:
  - Verminderte Darmgeräusche
  - Schocksymptomatik

- „Gummibauch", elastische, aber leicht gespannte Bauchdecke
- Druckdolentes Abdomen
- Cullen-Zeichen
- Grey-Turner-Zeichen
- Monitoring und Vitalparameter:
  - Tachykardie
  - Temperatur ↑
  - Blutzuckerkontrolle

Therapie

Basics

- Ggf. supportive O_2-Gabe bis max. Flow
- Lagerung: Oberkörper hoch mit Knierolle
- Monitoring und Vitalparameter

Advanced

- Anlage PVZ
- Applikation (balancierter) VEL, initial 250–500 ml/h
- Bei Schock: Volumensubstitution mit 20–40 ml/kg KG (z. B. Ringer®-Lösung) i. v.
- Schwere Schocksymptomatik: 500–1.000 ml Haes® 6 % i. v.
- Antiemese:
  - 4 mg Ondansetron (z. B. Zofran®) i. v. oder
  - 62 mg Dimenhydrinat (z. B. Vomex A®) i. v.
- Analgesie: 0,1–0,15 mg Fentanyl® i. v., ggf. repetitiv
- Ggf. Sedierung: 0,05–0,1 mg/kg KG Midazolam (z. B. Dormicum®) i. v.

Hinweise zum Transport

- Klinik mit chirurgischer und endoskopischer Abteilung anfahren
- Voranmeldung so früh wie möglich
- Intensivmedizinische Überwachung erforderlich

Besondere Informationen

- Differenzialdiagnostisch weitere Krankheitsbilder miteinbeziehen:
  - Aortenaneurysma
  - ACS: Differenzialdiagnose zu Myokardinfarkt mitunter erschwert, da bei akuter Pankreatitis ähnliche elektrokardiografische Veränderungen wie bei Hinterwandinfarkt möglich!
- **Cullen-Zeichen** (*Cullen's sign*): klinisches Zeichen für schwere akute Pankreatitis mit periumbilikalen, grün-bläulichen Verfärbungen. Ursächlich handelt es sich hierbei um lokale Hauteinblutungen aus kleinen Gefäßen durch freigesetzte Pankreasenzyme. Vorhandensein des Cullen-Zeichens gilt als ungünstiger Prognosefaktor
- **Grey-Turner-Zeichen** (*Grey-Turner's sign*): weiteres klinisches Anzeichen für schwere akute Pankreatitis. Ursächlich dieselbe Pathophysiologie wie bei Cullen-Zeichen. Grünlich-bläuliche Hautverfärbungen im Bereich der Flanken
- Diagnosestellung heutzutage leicht. Durch Entzündungsprozess freigesetzte Enzyme (Lipase, α-Amylase) können im Blut labortechnisch nachgewiesen werden
- Unterscheidung zweier Formen:
  - Akut ödematöse Pankreatitis
  - Milde Form der akuten Pankreatitis (Inzidenz ca. 85 %). Nur vorübergehende Schädigung des Pankreas, keine weiteren Organe betroffen. Patienten erholen

sich i. d. R. vollständig. Keine dauerhafte Schädigung des Organs

- Akut nekrotisierende Pankreatitis (Inzidenz ca. 15 %): ausgeprägte Zerstörung von Bauchspeicheldrüsengewebe mit folglichem Untergang. Vorübergehender Ausfall anderer Organe und damit Lebensgefahr möglich. Häufig lebenslang bestehende Funktionseinschränkung des Pankreas nach Erholung des Patienten (Verdauungsstörung, Diabetes mellitus)

Der nekrotisierende Verlauf mit Bildung einer Totalnekrose weist eine Letalität von > 50 % auf.

Patellaluxation

Einmalige oder rezidivierende Dislokation der Kniescheibe aus ihrem femoropatellaren Gleitlager; syn. Kniescheibenluxation

Ursachen

- Akzidentell:
  - Verkehrsunfälle als Pkw-Insasse (z. B. Kollision mit Armaturenbrett)
  - Unfälle als Fußgänger
  - Kontaktsportarten
  - Stürze auf gebeugtes Knie
- Angeborene/erworbene Fehlbildungen im Bereich des Kniegelenks:
  - Fehlbildung der Patella
  - Schwache Haltebänder und Muskelapparat
  - Fehlbildungen des Gleitlagers

Symptome

- Schwellung
- Einblutung, Hämatom
- Ruheschmerz, Druckschmerz bei Palpation
- Streckdefizit
- Tibiaaußenrotation

Diagnostik

- Klärung des Unfallhergangs:
  - Spontan
  - Trauma, Sport etc.
  - Einwirkende Kräfte (Richtung)
- Primary Survey und Secondary Survey
- Körperliche Untersuchung:
  - Inspektion, Palpation
  - Schwellung, Fehlstellung
  - Position der Patella im Seitenvergleich → laterale Verschiebung der Patella
  - DMS
  - Suche nach Begleitverletzungen
- Schmerzanamnese, ggf. Analgesie?

Therapie

Basics

- Ggf. supportive O_2-Gabe bis max. Flow
- Schonhaltung der betroffenen Extremität herstellen (z. B. Knierolle, ggf. nach Patientenwunsch), Abpolsterung, Ruhigstellung
- Ggf. Kühlung mit Coolpack

Advanced

- Ggf. Anlage PVZ
- Applikation (balancierter) VEL zum Offenhalten
- Analgesie mit z. B.:
  - 0,05–0,1 mg Fentanyl (z. B. Fentanyl®-Janssen) i. v., titrieren bis Effekt. **Cave:** Kreislaufdepression!
    oder
  - Esketamin 0,125 mg/kg KG (z. B. Ketanest S®) i. v. in Kombination mit Midazolam (z. B. Dormicum®) i. v., Repetition Esketamin mit 0,08 mg/kg KG i. v. nach 10–15 min

- Versuch der vorsichtigen Streckung des Kniegelenks
- Repositionsversuch bei persistierender Luxation in Abhängigkeit folgender Umstände:
  - Dauer und Umstände des Transports
  - Erfahrung des Helfers
  - Schmerzsituation des Patienten
  - Lokaler Befund (vorhandener Weichteilschaden, lokale Durchblutungsstörung)

Hinweise zum Transport

- Voranmeldung
- Klinik mit chirurgischer Abteilung anfahren

Besondere Informationen

- Patellaluxationen machen ca. 2–3 % aller Knieverletzungen aus
- Häufig junge, sportlich aktive Menschen mit annähernd gleicher Geschlechtsverteilung betroffen (46 % männlich/54 % weiblich)
- Alterskohorte zwischen 10–20 Jahren am häufigsten betroffen
- Bei Streckung im Kniegelenk meist spontane Reposition der Patella
- Begleitende Abscherfrakturen möglich (selten)

Klassifizierung der Patellaluxationen

- Kongenitale Luxation:
  - Patella bereits bei der Geburt luxiert
  - Deformitäten des Bewegungsapparats
- Habituelle Luxation:
  - Angeborene Fehlbildung der Kniescheibenstabilisatoren
  - Fehlstellung oder Fehlbildung der Patella
- Traumatische Luxation:
  - Tritt zu ca. 61 % beim Sport auf
  - Je jünger der Patient, desto größer das Risiko für eine Reluxation
  - Die Luxation erfolgt leichter in Flexionsstellung des Kniegelenks
  - Kniescheibe luxiert i. d. R. nach lateral

Perikarditis

Entzündung des bindegewebigen Herzbeutels (Perikard), die mit oder ohne Perikarderguss einhergehen kann

Ursachen

- Viren (ca. 80 %):
  - Coxsackie-Virus
  - Adenoviren
  - Influenza-Virus
- Bakterien:
  - Mykobakterien (z. B. Tuberkulose)
  - *Streptococcus pneumoniae*
- Pilze
- Autoimmunerkrankungen etc.

Symptome

- Atemabhängiger, dumpfer, retrosternaler Brustschmerz
- Orthopnoe
- Fieber
- Schwächegefühl
- Unwohlsein
- Auskultatorisch Perikardreiben möglich
- Pulsus paradoxus
- Atemnot
- Kaltschweißigkeit
- Tachykardie
- Bei Perikarderguss:
  - Gestaute Halsvenen
  - Knöchelödeme
  - Aszites

Diagnostik

- Primary Survey und Secondary Survey
- Anamnese:
  - Brustschmerz, Zunahme bei Bewegung und tiefer Inspiration?
  - Typischerweise Schmerzreduktion bei aufrechter Sitzposition und „nach vorne lehnen"
- Körperliche Untersuchung:
  - Auskultationsbefund: mögliches Perikardreiben in Anfangsstadium
  - Knöchelödeme, obere Einflussstauung, Aszites
- Monitoring und Vitalparameter (12-Kanal-EKG obligat):
  - Konvexbogige ST-Hebungen in allen Ableitungen möglich
  - Bei Perikarderguss Niedervoltage möglich

Therapie

Basics

- Supportive O_2-Gabe bis max. Flow
- Immobilisierung
- Oberkörperhochlagerung
- Kontinuierliches Monitoring und regelmäßige Verlaufskontrollen

Advanced

- Ggf. Anlage PVZ
- Ggf. Applikation (balancierter) VEL zum Offenhalten
- Symptomatische Therapie des Thoraxschmerzes:
  - Analgetika (NSAR)
  - Opioide
- Antibiose bei bakterieller Ursache (Klinik)
- Ggf. Glukokortikoide

Hinweise zum Transport

> Indikation für eine rasche Transporteinleitung möglichst gering halten, da Perikardergüsse zu einer lebensbedrohlichen Herzbeuteltamponade führen können (➤ Herzbeuteltamponade).

- Perikardpunktion nur unter echokardiografischer Kontrolle in aufnehmender Klinik durchführen

Besondere Informationen

- Dressler-Syndrom: besondere Form der Perikarditis. Hervorgerufen durch eine immunologische Reaktion am Perikard nach Bildung von Herzmuskelzell-Antikörpern Wochen bis Monate nach einem Infarktereignis.
- Pulsus paradoxus: Abfall $RR_{syst.} > 10\,mmHg$ während der Inspiration

Pneumonie

Akute oder chronische Entzündung des Lungengewebes mit daraus folgender Flüssigkeitsansammlung in den Alveolen; syn. Lungenentzündung

Ursachen

- Erreger:
  - Viren (z. B. Adenoviren, Respiratory Syncytial Virus, Orthomyxoviren Typ A–C)
  - Bakterien (z. B. *S. pneumoniae, H. influenzae*)
  - Pilze etc.
- Aspiration (z. B. Magensaft)
- Physikalische Schädigung (z. B. Strahlentherapie)

Symptome

- Husten mit oder ohne Auswurf
- Dyspnoe, Tachypnoe
- Fieber (> 39 °C)
- Desorientiertheit (v. a. ältere Patienten)
- Schüttelfrost
- Thorakale Schmerzen (atemabhängig)
- Kopf-/und Gliederschmerzen (grippeähnliche Symptome)
- Allgemeines Krankheitsgefühl („Malaise“)
- Palpitationen
- Kreislaufbeschwerden

Diagnostik

- Primary Survey und Secondary Survey
- Anamnese: Klinikaufenthalt in der jüngsten Vergangenheit (nosokomiale Pneumonie)?
- Vigilanzminderung bei schwerem Krankheitsbild
- Körperliche Untersuchung:
  - Auskultation: Rasselgeräusche, Knisterrasseln, Giemen, abgeschwächte Atemgeräusche?
  - Bronchophonie:
    - Patienten bitten, „66“ zu flüstern
    - Auskultation der rechten und linken Lunge „parallel“ zum Flüstern
    - Bronchophonie negativ, wenn „66“ beidseits nicht hörbar
    - Bronchophonie positiv bei Pneumonie oder Atelektase („66“ einseitig oder beidseitig deutlich hörbar)
  - Perkussion: gedämpfter Klopfschall (hyposonor)?
  - Fieber: ≤ 38,5 °C (virale Pneumonie), > 39 °C (bakterielle Pneumonie)?
  - Schweregradeinteilung mittels CRB-65-Score
- Monitoring und Vitalparameter:
  - AF ↑
  - HF ↑
  - Temperatur ↑
  - SpO_2 ↓

Therapie

Basics

- Supportive O_2-Gabe bis max. Flow (Zielgröße SpO_2: 92–96 %)
- Oberkörperhochlagerung
- Monitoring

Advanced

- Anlage PVZ
- Applikation (balancierter) VEL i. v.
- Begleitende Bronchospastik: 5 mg Salbutamol per inhalationem
- Ggf. NIV (CPAP), bei respiratorischer Insuffizienz ggf. invasive Beatmung
- Bei Sepsis: ggf. Katecholamintherapie
- Ggf. präklinische Antibiotikagabe

Hinweise zum Transport

- In Abhängigkeit vom Patientenzustand ggf. intensivmedizinische Überwachung notwendig
- Engmaschige Verlaufskontrollen durchführen

Besondere Informationen

Laut WHO häufigste Todesursache bei Infektionskrankheiten

- Besondere Gefährdung (geschwächtes Immunsystem):
  - Patienten mit HIV, Leukämie etc.
  - Chronische Atemwegserkrankungen
  - Alkoholismus
  - Bettlägerigkeit
  - Häufige Hospitalisation
  - Invasive Beatmung
- Letalitätsrate bei zuvor Gesunden ca. 1 %
- Letalitätsrate bei nosokomialer Infektion auf Intensivstation 30–70 %
- Fortgeschrittenes Alter begünstigt die Anfälligkeit
- Schweregradeinteilung Pneumonie: **CRB-65-Score** (4 klinische Variablen/je 1 Punkt)
  - **C**onfusion = Verwirrtheit, Desorientiertheit zu Person, Ort, Zeit
  - **R**espiratory rate = Atemfrequenz ≥ 30/min
  - **B**lood pressure = diastolischer Blutdruck ≤ 60 mmHg oder $RR_{syst.}$ ≤ 90 mmHg
  - **65** = Alter ≥ 65 Jahre

  Auswertung (geschätzte Pneumonie-bedingte Sterblichkeit): 0 Punkte < 1 %; 1–2 Punkte ca. 6 % (≥ 2 Punkte → stationäre Einweisung); 3–4 Punkte ca. 23 %
- Mit steigendem Lebensalter Patienten zunehmend oligosymptomatisch
- Genesung kann durch Begleiterkrankungen wie Asthma, Diabetes mellitus, Herzinsuffizienz oder Infektionen erschwert werden
- Nähere Informationen, aktuelle Leitlinie Pneumonie unter: www.awmf.org

Pneumothorax

Ansammlung von Luft im Pleuraraum mit nachfolgendem Lungenkollaps; kurz Pneu

Ursachen

- Trauma:
  - Offen: Stichverletzung, Schussverletzung etc.
  - Geschlossen: Rippenfraktur etc.
- Spontan
  - Idiopathisch: Ruptur einer Emphysemblase (häufig)
  - Symptomatisch: Lungenerkrankungen, z. B. Lungenfibrose, Sarkoidose
  - Evtl. Kraftsport: z. B. „Bankdrücken“
- Iatrogen:
  - Maschinelle Beatmung mit hohen Beatmungsdrücken
  - Punktion V. jugularis oder V. subclavia
  - Lungenbiopsie etc.

Symptome

- Akute Atemnot, Dyspnoe
- Husten(-anfall)
- Zyanose
- Tachypnoe
- Thoraxschmerz (Leitsymptom, stechend, scharf)
- Abgeschwächtes/fehlendes Atemgeräusch
- Hypersonorer Klopfschall
- Kaltschweißigkeit
- Angst, Unruhe
- Rückenschmerzen
- Bewusstseinsstörung bzw. Bewusstlosigkeit

Diagnostik

- Primary Survey und Secondary Survey
- Anamnese:
  - Dyspnoe?
  - Vorerkrankungen?
  - Invasive Prozeduren?
- Körperliche Untersuchung:
  - Auskultation: abgeschwächte/fehlende Atemgeräusche
  - Palpation: **D**ruckschmerz, **I**nstabilität, **K**repitationen **(DIK),** Hautemphysem (Schneeballknistern)
  - Perkussion: hypersonorer Klopfschall
  - Sichtbare Verletzungen, z. B. Stichverletzung etc.?
  - Luftsaugende Wunde?
- Monitoring und Vitalparameter:
  - HF ↑, RR ↓, evtl. SpO_2 ↓
  - Ggf. hohe Beatmungsdrücke bei maschineller Beatmung

Therapie

Basics

- Supportive O_2-Gabe bis max. Flow, ggf. assistierte Beatmung
- Oberkörperhochlagerung
- Wundversorgung bei offenen Wunden (gut fixieren) mit z. B. Chestseal
- Monitoring und Vitalparameter

Advanced

- Anlage PVZ (bei Trauma möglichst 2–3, großlumig)
- Applikation (balancierter) VEL zum Offenhalten
- Bei Schocksymptomatik: 500 ml Bolusgabe mit z. B. Ringer-Acetat-Lösung i. v.
- Analgesie: 0,05–0,1 mg Fentanyl® i. v., evtl. repetieren
- Evtl. Sedierung: 0,05–0,1 mg/kg KG Midazolam (z. B. Dormicum®) i. v.
- Bei Spannungspneumothorax: Nadeldekompression gemäß ATLS-Empfehlungen in Bülau-Position, 4.–5.ICR, vordere Axillarlinie (sicherste und effektivste Methode) in Kombination mit Verwendung langer Punktionsnadel (mind. 8 cm, z. B. TPAK®)
- Ggf. Anlage einer Thoraxdrainage

Hinweise zum Transport

- Voranmeldung so früh wie möglich
- Klinik mit chirurgischer Intensivstation anfahren
- Engmaschige Verlaufskontrollen und kontinuierliches Monitoring durchführen:
  - Auskultation wiederholen
  - Beatmungsparameter beobachten, Anstieg Beatmungsdruck?

Besondere Informationen

Jeder traumatische Pneumothorax kann spontan in einen Spannungspneumothorax übergehen.

- Anstieg des Beatmungsdrucks als Hinweis auf sich entwickelnden Spannungspneumothorax
- Ursachen für akute Beatmungsprobleme → Akronym **DOPES**
  - **D**islokation (z. B. Tubus, LAMA)
  - **O**bstruktion (z. B. Abknicken Tubus o. Beatmungsschlauch, Sekrete)
  - **P**atient (z. B. Pneumothorax, Kreislaufstillstand)
  - **E**quipment (z. B. Beatmungssystem defekt, Beatmungsgerät defekt)
  - **S**tomach (z. B. Magenüberblähung → Magensonde!)
- Unterscheidung in:
  - Primärer Spontanpneumothorax
    - Ursache: i. d. R. geplatzte Emphyseme, z. T. Kokain
    - Häufig Männer, zwischen 15. und 35. Lebensjahr, groß und schlank
    - Vorwiegend Raucher (90 %)
  - Sekundärer Spontanpneumothorax:
    - Ursache: Lungenerkrankungen (z. B. COPD, Tuberkulose)
    - Häufig zwischen 60. und 65. Lebensjahr
    - Zumeist Raucher

Polytrauma

Verletzung mehrerer Körperregionen oder Organsysteme, von denen mindestens eine Verletzung oder die Kombination mehrerer Verletzungen lebensbedrohlich ist; syn. Multisystemtrauma

Ursachen

- Signifikante Krafteinwirkung auf den menschlichen Organismus durch:
  - Verkehrsunfälle (Pkw, Motorrad, Fahrrad, Fußgänger etc.)
  - Sturz aus großer Höhe (oftmals schwere Verletzungen ab 3-facher Körperhöhe)
  - Schuss-/Hiebwaffengebrauch (z. B. Amoklage)
  - Explosionen (akzidentell, Terroranschlag etc.)
  - Verschüttung, Einklemmung etc.

Symptome

- Abhängig vom individuellen Verletzungsmuster und Verletzungsumfang der betroffenen Körperregionen
- Injury Severity Score (ISS): klinische Einteilung anatomischer Verletzungsgrade und Beurteilung der Schwere einer Verletzung

Diagnostik

- Ersteinschätzung des Patienten nach:
  - Gesamteindruck (Einschätzung auf Sicht)
  - Bei sichtbaren äußeren Blutungen Priorisierung, Strategieänderung ABCDE → **C**-ABCDE (**C**ontrol *bleeding*) bzw. **X**-ABCDE (E**x**sanguination)
  - Sonst ABCDE-Schema inkl. Klärung des Verletzungsmechanismus (Entscheidung: kritisch/nicht kritisch?)
- Durchführung einer strukturierten körperlichen Untersuchung (Kopf-bis-Fuß, nur große Körperhöhlen) mittels Palpation auf **D**ruckschmerz, **I**nstabilität, **K**repitationen (= DIK):
  - Schädel (inkl. HWS!)
  - Brustkorb
  - Abdomen
  - Becken:
    - Indikationen für Notfallstabilisation via Beckenschlinge (z. B. SAM Medical® Pelvic Sling®): mechanische Instabilität des Beckens mit begleitender Kreislaufinsuffizienz (!); Mehrfachverletzung mit traumatisch bedingtem Kreislaufstillstand
    - Einmalig orientierende Prüfung des Beckens auf Instabilität vor Ort erforderlich: Hände beidseits des Beckens auf Spina anterior superior legen → behutsame, vorsichtige (!) Druckausübung in posterolaterale Richtung. Instabilität? Falls ja, Stabilitätsprüfung sofort beenden! Falls nein, vorsichtige (!) Druckausübung von lateral auf Beckenschaufeln.

- Oberschenkel
  - **Cave:** Rücken untersuchen! Inspektion und Palpation (bei Umlagerung, z. B. während „Log-roll-Manöver")
- Bei Vigilanzminderung (WASB-Schema, ➤ AVPU [WASB]) neurologische Untersuchung durchführen:
  - Pupillenkontrolle
  - Blutzuckermessung
  - Erhebung der GCS
  - Einklemmungszeichen vorhanden?

Therapie

Basics

- Atemwegsmanagement (modifizierter Esmarch-Handgriff, Oro-/Nasopharyngealtubus etc.)
- Frühestmögliche manuelle HWS-Stabilisierung (MILS)
- Highflow-O_2-Gabe (12–15 l/min, Nichtrückatemmaske) bzw. assistierte Beatmung
- Anlage Druckverband/Tourniquet bei starken, äußeren Blutungen (**C**-ABCDE/**X**-ABCDE)
- Anlage Beckenschlinge (Indikationen s. o.)
- Ggf. Stabilisierung eines losen Thoraxwandfragments
- Ggf. Abdichtung luftsaugender Thoraxwunden (z. B. SAM®Chest Seal oder HyFin ®Vent)
- Wärmeerhalt und Vermeidung von Hypothermie!

Hypothermie ist leichter zu verhindern als zu behandeln!

- Lagerung:
  - Flachlagerung
  - Immobilisierung bei V. a. Wirbelsäulentrauma mittels Vakuummatratze
  - Spineboard, CombiCarrier primär zur technischen Rettung von Unfallopfern verwenden (z. B. schnelle Rettung aus Pkw)
- Transportmittel und Transportziel festlegen
- Voranmeldung so früh wie möglich (Traumazentrum)

Advanced

- Anlage von mindestens 2–3 großlumigen PVZ, ggf. i. o.-Zugang (proximaler Humerus) → höhere Durchflussraten
- Bei Hypovolämie 500 ml Bolusgaben (balancierte) VEL (z. B. Ringer-Acetat) i. v. **Cave:** Zieldruck bei unstillbaren Blutungen $RR_{syst.}$ 80–90 mmHg (permissive Hypotension)!
- Analgesie:
  - 0,05–0,1 mg Fentanyl (z. B. Fentanyl®-Janssen) i. v., titrieren bis Effekt; **Cave:** Kreislaufdepression!
    oder
  - Esketamin 0,125 mg/kg KG (z. B. Ketanest S®) i. v. in Kombination mit Midazolam (z. B. Dormicum®) i. v., Repetition Esketamin mit 0,08 mg/kg KG i. v. nach 10–15 min
- Ggf. frühestmögliche Gabe von 1 g Tranexamsäure (z. B. Cyklocapron®) via Kurzinfusion langsam über 10 min, bei Hypotension als Nebenwirkung Infusion langsam drehen
- Ggf. Intubationsnarkose und Beatmung mit FiO_2 1,0
- Ggf. Entlastung Spannungspneumothorax

Hinweise zum Transport

- Bei V. a. unstillbare Blutungen in große Körperhöhlen: „Load, go and treat!“
- Durchführung regelmäßiger Verlaufskontrollen (5-Minuten-Intervall): ABCDE
- Anlage Beckenschlinge anhand von Befunden aus klinischer Untersuchung und Beurteilung der Hämodynamik vornehmen – nicht **nur** anhand der Kinematik entscheiden!
- Notfallstabilisierung des Beckens nur bei schweren Beckenverletzungen („Open-book-Fraktur“) mit vitaler Gefährdung effektiv – ansonsten keine starke Evidenz für Nutzen externer nichtinvasiver Beckenstabilisatoren
- Externe, nichtinvasive Beckenstabilisatoren können Blutverluste aus venösen Plexus und spongiösen Knochen reduzieren. Kein Einfluss auf arterielle Blutungsquellen.
- Bei unsachgemäßer oder nichtindizierter Anlage von Beckenstabilisatoren Sekundärschäden möglich (z. B. Hautläsionen, Nekrosen, Gefäßschäden)
- Typische Unfallmechanismen mit hohem Risiko für mechanisch instabile Beckenverletzungen:
  - Anprall Motorradfahrer gegen Hindernis
  - Dashboard-Injury (z. B. Frontalzusammenstoß)
  - Sturz aus großer Höhe
  - Überrolltrauma
- Monitoring und Vitalparameter
- Volumenmanagement („permissive Hypotension“ vs. normotensive Werte)
- Weiterführung der Behandlung:
  - Wundversorgung
  - Schienung von Frakturen
- Ggf. Traumazentrum/Schockraum über Zustandsveränderungen und evtl. notwendige Vorbereitungen informieren

Besondere Informationen

- Nur Maßnahmen durchführen, die lebensrettende Absicht haben
- Tranexamsäure: Effekt am höchsten, wenn Gabe innerhalb der ersten Stunde
- Versorgung und Behandlung sollten sich nach einem umfassenden Traumakonzept richten (s. u.).
- Jahresberichte TraumaRegister DGU®: www.traumaregister-dgu.de

Traumakonzepte in Deutschland

- www.phtls.de
- www.itls-germany.de
- www.traumamanagement.net

Psychose, akute

Plötzliche Wesensveränderungen eines bisher unauffälligen Menschen, einhergehend mit Halluzinationen oder Sinnestäuschungen

Ursachen

- Organische Psychosen:
  - Vorbestehende Hirnerkrankungen, z. B. Morbus Parkinson, Demenz
  - Z. n. Hirnverletzungen, z. B. Schädel-Hirn-Trauma, frühkindlicher Hirnschaden
  - Psychotrope Substanzen, z. B. Drogen, Medikamente
- Nichtorganische Psychosen
  - Nicht abschließend geklärt
  - Genetische Disposition (hypothetisch)
  - Traumatische (nichtorganische) Ereignisse in der frühen Kindheit

Symptome

- Wahnvorstellungen, Halluzinationen
- Stimmungsschwankungen
- Ich-Verlust (z. B. Gedankenlautwerden)
- Antriebs-/Kommunikationsarmut
- Gedächtnisstörungen
- Störungen des Bewusstseins
- Vergnügt, redselig
- Glückseligkeitsgefühl

Diagnostik

- Primary Survey und Secondary Survey
- Differenzialdiagnostisch Ausschluss von Intoxikation und organischer Genese (z. B. körperlich-neurologische Untersuchung)
- Anamnese folgender persönlicher Auffälligkeiten:
  - Wesensveränderungen?
  - Änderung des Gemütszustands?
  - Veränderung der Leistungsfähigkeit?
  - Veränderungen im sozialen Bereich?
  - Änderung der persönlichen Interessen?
  - Veränderung der Wahrnehmung?

Therapie

Basics

- Emotionale Unterstützung des Patienten und Bezug aufbauen
- Monitoring und Vitalparameter

Advanced

- Ggf. Anlage PVZ und Applikation von (balancierter) VEL i. v.
- Medikamentöse antipsychotische Therapie bei emotionaler und/oder körperlicher Instabilität – wenn möglich oral:
  - Benzodiazepine wie z. B. 1–2,5 mg Lorazepam oral nach Ausschluß Intoxikation oder organischer Genese
    oder
  - 3–10 mg Haloperidol oral (z. B. Haldol®) oder 5–10 mg i. m., ggf. repetitiv

Hinweise zum Transport

- Sicherheit der Rettungskräfte geht stets vor
- Falls notwendig, Unterstützung durch Polizei anfordern
- Stets mit Fremd- und Eigengefährdung rechnen
- Patienten im Vorfeld durch autorisiertes Personal nach gefährlichen Gegenständen oder Waffen durchsuchen lassen
- Bei Sitzendtransport dem Patienten einen Stuhl fern vom Ausgang zuweisen

Besondere Informationen

- Medikamentöse Therapie erfolgt bedarfsgerecht und nach örtlichem Protokoll

Wichtige Hinweise zum Umgang mit psychisch erkrankten Menschen

- Verständnis für das Krankheitsbild zeigen
- Geduld für die krankheitsbedingten Einschränkungen zeigen
- Ruhig und sachlich kommunizieren
- Auf Mimik, Gestik oder Körperhaltung achten
- Stress und Überforderungssituationen vermeiden
- Aktiv Zuhören:
  - Nicken
  - Ein-Wort-Rückmeldungen („Mmh", „Aha" etc.)
  - Blickkontakt während des Gesprächs suchen
- Keine Werturteile oder offene Kritik über Äußerungen und Erzählungen
- Kompromissbereitschaft zeigen, wo möglich, jedoch klare Absprachen treffen, wo es wichtig erscheint

Reanimation Erwachsene

Strukturierte Maßnahmenabfolge zur Beendigung eines Herz-Kreislauf-Stillstands, syn. CPR (engl. Cardio-Pulmonary-Resuscitation), Herz-Lungen-Wiederbelebung

Ursachen

- Herz-Kreislauf-Stillstand

Symptome

- Person ohne Lebenszeichen:
  - Keine Spontanbewegungen
  - Keine Atemtätigkeit, evtl. agonale Atmung (Schnappatmung)
  - Kein peripherer und zentraler Puls
  - Zyanose
  - Marmorierte, blasse Haut
  - Ggf. Krampfanfall

Diagnostik

- Suche nach Lebenszeichen
- Person ansprechen, anfassen, rütteln
- **A**temwege öffnen
- **B**elüftung überprüfen (sehen – hören – fühlen, ≤ 10 s)
- **C**irculation überprüfen (zentraler Puls tastbar?)

Therapie

Basics

- Nach Feststellung des Herz-Kreislauf-Stillstands:
  - Unmittelbar mit Thoraxkompressionen und Beutel-Masken-Ventilation (BMV) beginnen (30:2)
  - Druckpunkt Mitte der Brust
  - Ggf. Einlage eines Larynxtubus (interponierte Beatmung, 10/min)
  - Inspirationszeit 1 s, normales Heben und Senken des Brustkorbs
  - Schnellstmögliche Analyse des vorliegenden Herzrhythmus (defibrillierbar/nicht defibrillierbar)
  - Bei ventrikulären Tachykardien oder Kammerflimmern sofortige Abgabe eines Schocks mittels Defibrillator nach Herstellerangaben
  - Bei Asystolie oder pulsloser elektrischer Aktivität (PEA) sofortige Wiederaufnahme der Thoraxkompressionen und BMV (30:2) sowie schnellstmögliche Adrenalingabe über i. v.-/i. o.-Zugang
  - Helferwechsel bei den Thoraxkompressionen alle 2 min (konsequent)
  - Maßnahmen im Voraus planen und im Team ankündigen
  - Pausen minimieren (≤ 5 s)
  - Analyse des Herzrhythmus alle 2 min

Advanced

- Anlage PVZ oder i. o.-Zugang
- Einsatz der Kapnografie
- Applikation (balancierter) großvolumiger VEL nur, wenn Kreislaufstillstand durch Hypovolämie verursacht !
- Adrenalingabe 1 mg alle 3–5 min (i. v./i. o.)
- Gabe von Amiodaron 300 mg (alternativ 100 mg Lidocain) nach dem 3. Schock, ggf. 150 mg (alternativ 50 mg Lidocain) nach dem 5. Schock
- Behandlung der reversiblen Ursachen **(4 H´s/HITS)** (➢ Herz-Kreislauf-Stillstand)
- Postreanimationsmanagement nach ROSC (*Return Of Spontaneous Circulation*)
  - ABCDE-Re-Assessment
  - Erweitertes Monitoring (RR, SpO_2 [Ziel: 94–98 %], Temperatur, 12-Kanal-EKG)
  - Zielgerichtetes Temperaturmanagement (32–36 °C, Fieber vermeiden !)
  - Bei instabilen Kreislaufverhältnissen Katecholamintherapie (Ziel-RR > 100 mmHg)
- Qualitative Überwachung der Maßnahmen durch Teamleiter

Hinweise zum Transport

- Engmaschige Verlaufskontrollen durchführen (mindestens alle 5 min)
- Bei STEMI oder reinem Verdacht auf kardiale Ursache Klinik mit Anbindung eines Herzkatheter-Labors anfahren
- Präklinische Fibrinolyse bei Patienten mit fulminantem Infarkt und Transportzeiten > 60–90 min bis zum nächstgelegenen Herzkatheter-Labor
- Auf adäquate Kopffixierung achten, Gefahr der Tubusdislokation bei intubierten Patienten (z. B. Lagerung auf Spineboard)

Besondere Informationen

Maßnahmen des erweiterten Atemwegsmanagements und endotracheale Intubation nur durch professionellen Helfer mit guter Ausbildung und ausreichender Erfahrung (Fehlerquote bei unerfahrenen Helfern bis zu 50 %) !

- Interventionen, die zweifellos mit einer höheren Überlebenschance korrelieren, sind BLS-Maßnahmen:
  - Ununterbrochene, qualitativ hochwertige Thoraxkompressionen
  - Drucktiefe ≥ 5 cm und ≤ 6 cm, Frequenz 100–120/min, Entlastung
  - Frühdefibrillation bei ventrikulären Tachykardien oder Kammerflimmern
  - Alle 2 min Helferwechsel bei den Thoraxkompressionen
  - Pausen minimieren (≤ 5 s)
- Ein Anstieg des $etCO_2$ ist möglicherweise ein Indikator für das Vorliegen eines ROSC

- Beendigung der Reanimation:
  - Keine **klaren** TOR-Empfehlungen (*Termination of Resuscitation,* Abbruch der Reanimation), eher basierend auf den ILCOR-Empfehlungen 2020:
    - Wünsche des Patienten, sichere Todeszeichen, nicht mit dem Leben vereinbare Verletzungen, Gefahr für Helfende
    - Persistierende Asystolie > 20 min trotz ALS und fehlenden reversiblen Faktoren
    - Unbeobachteter Kreislaufstillstand mit initial nicht schockbarem Rhythmus und schwerer CO-Morbidität oder zuvor deutlich eingeschränkter Lebensqualität
    - Pupillengröße/reaktivität, CPR-Dauer, $etCO_2$, Komorbiditäten. **Cave:** Suizidversuche sollten **keinesfalls (!)** allein für den Abbruch einer Reanimation genutzt werden!
- Weitere Informationen unter: www.grc-org.de, www.international.heart.org, www.ilcor.org

Reanimation Kinder

Strukturierte Maßnahmenabfolge zur Beendigung eines Herz-Kreislauf-Stillstands, syn. CPR (engl. Cardio-Pulmonary-Resuscitation), Herz-Lungen-Wiederbelebung

Ursachen

- Herz-Kreislauf-Stillstand

Symptome

- Kind ohne Lebenszeichen:
  - Keine Spontanbewegungen
  - Keine Atemtätigkeit, evtl. agonale Atmung (Schnappatmung)
  - Kein peripherer und zentraler Puls
  - Zyanose
  - Marmorierte, blasse Haut

Diagnostik

- Suche nach Lebenszeichen
- Kind stimulieren/ansprechen, anfassen, rütteln
- **A**temwege öffnen
- **B**elüftung überprüfen (sehen – hören – fühlen, ≤ 10 s)
- **C**irculation überprüfen (zentraler Puls tastbar?)

Therapie

Basics

- Nach Feststellung des Herz-Kreislauf-Stillstands:
  - Durchführung von 5 Initialbeatmungen (ggf. Schultern unterpolstern; **Cave:** Keine Komprimierung der Halsweichteile → Gefahr der Atemwegsverlegung!)
  - Währenddessen auf Lebenszeichen achten (Husten, Würgen, Bewegungen)
  - Bei Erfolglosigkeit unmittelbar mit Thoraxkompressionen und Beutel-Masken-Ventilation (BMV) beginnen
  - Druckpunkt untere Sternumhälfte (bei Kindern altersunabhängig)
  - Frequenz: 100–120/min für Säuglinge und Kinder
  - Drucktiefe: Mind. ⅓ des Brustkorbdurchmessers (nie tiefer als 6 cm!)
  - Entlasten! Nicht auf Brustkorb aufstützen! Vollständige Expansion des Brustkorbes gewährleisten!
  - Ggf. Einlage einer Larynxmaske (interponierte Beatmung, 10/min)
  - Inspirationszeit 1 s, normales Heben und Senken des Brustkorbs
  - Schnellstmögliche Analyse des vorliegenden Herzrhythmus (defibrillierbar/nicht defibrillierbar)
  - Bei ventrikulären Tachykardien oder Kammerflimmern sofortige Abgabe eines Schocks mittels Defibrillator (4 J/kg KG)
  - Bei Asystolie oder PEA sofortige Wiederaufnahme der Thoraxkompressionen und BMV (15:2) sowie schnellstmögliche Adrenalingabe über i. v.-/i. o.-Zugang (➤ Tab. 2.5)
  - Helferwechsel bei den Thoraxkompressionen alle 2 min (konsequent)
  - Maßnahmen im Voraus planen und im Team ankündigen

Tab. 2.5 Altersklassifizierung und Kompressions-Ventilations-Verhältnis nach ERC 2021

	Lebensalter	K/V
„Unmittelbar" Neugeborenes	Kind unmittelbar nach Geburtsvorgang	3: 1
Neugeborenes	Bis zu 4 Wochen	3: 1
Säugling	< 1 Jahr	15: 2
Kind	Ab 1 Jahr bis zum Beginn der Pubertät	15: 2
Jugendliche (Adoleszenten)	Ab Beginn der Pubertät	30: 2

  - Pausen minimieren (≤ 5 s)
  - Analyse des Herzrhythmus alle 2 min

Advanced

- Anlage PVZ oder i. o.-Zugang
- Intraossärer Zugang primär, wenn Wahrscheinlichkeit für erschwerten i. v.-Zugang hoch
- Applikation (balancierter) VEL
- Einsatz der Kapnografie
- Adrenalingabe 10 µg/kg KG (max. 1 mg) alle 3–5 min (i. v./i. o.)
- Gabe von Amiodaron 5 mg/kg KG (max. 300 mg, alternativ Lidocain 1 mg/kg KG) nach dem 3. Schock, repetitiv (max. 150 mg) nach dem 5. Schock
- Nach endotrachealer Intubation durch professionellen Helfer → kontinuierliche Thoraxkompressionen und folgende Beatmungsfrequenzen durchführen:
  - Säuglinge 25/min
  - 1–8 Jahre 20/min
  - 8–12 Jahre 15/min
  - > 12 Jahre 10/min
- Behandlung der reversiblen Ursachen (**4H´s/HITS,** Hypoxie und Hypovolämie bei Kindern höchste Prävalenz) (➤ Herz-Kreislauf-Stillstand)
- Postreanimationsmanagement nach ROSC:
  - ABCDE-Re-Assessment
  - Erweitertes Monitoring (RR, SpO_2 [Ziel: 94–98 %], Temperatur, 12-Kanal-EKG)
  - Engmaschige Temperaturkontrolle (Fieber vermeiden!, < 37,5 °C)
  - Hypotonie vermeiden → MAP < 5. Perzentile für entsprechendes Alter, Ziel-$RR_{syst.}$ ≥ 50. Perzentile (➤ Tab. 2.6)
- Qualitative Überwachung der Maßnahmen durch Teamleiter

Hinweise zum Transport

- Engmaschige Verlaufskontrollen durchführen (mindestens alle 5 min)
- Lagerung des Patienten auf Vakuummatratze oder Spineboard zugunsten der Risikominimierung einer Tubusdislokation durch adäquate Kopffixierung

Besondere Informationen

- Interventionen, die zweifellos mit einer höheren Überlebenschance korrelieren, sind BLS-Maßnahmen:
  - Ununterbrochene, qualitativ hochwertige Thoraxkompressionen
  - Drucktiefe Säuglinge 4 cm, Kinder 5 cm, Frequenz 100–120/min, Entlastung
  - Frühdefibrillation bei ventrikulären Tachykardien oder Kammerflimmern
  - Alle 2 min Helferwechsel bei den Thoraxkompressionen
  - Pausen minimieren (≤ 5 s)
- Bei refraktärem Kammerflimmern oder pVT ≥ 6 Schocks → stufenweise Eskalation der Energiedosis bis max. 8 J/kg KG (max. 360 J) erwägen
- Maßnahmen des erweiterten Atemwegsmanagement, endotracheale Intubation, nur durch professionellen Helfer mit guter Ausbildung und ausreichender Erfahrung
- Verwendung spezieller Kinder-Defi-Pads bei 1- bis 8-Jährigen

Tab. 2.6 Altersspezifische Normwerte: Systolischer und mittlerer arterieller Blutdruck (MAD) (fünfte (p5) und fünftzigste (p50) altersspezifische Perzentile)

Altersspezifischer RR	1 Monat	1 Jahr	5 Jahre	10 Jahre
p50 für $RR_{syst.}$	75	95	100	110
p5 für $RR_{syst.}$	50	70	75	80
p50 für MAD	55	70	75	75
p5 für MAD	40	50	55	55

Reanimation Neugeborenes

Strukturierte Maßnahmenabfolge zur Beendigung eines Herz-Kreislauf-Stillstands, syn. CPR (engl. Cardio-Pulmonary-Resuscitation), Herz-Lungen-Wiederbelebung

Ursachen

- Herz-Kreislauf-Stillstand
- Herzfrequenz < 60/min

Symptome

- Neugeborenes ohne Lebenszeichen:
  - Schlaffer Muskeltonus (*floppy child*)
  - Insuffiziente Spontanatmung, Apnoe
- Herzfrequenz (< 60/min)
- Nicht nachweisbare Herzfrequenz

Diagnostik

- Suche nach Lebenszeichen:
  - Spontanbewegungen
  - Muskeltonus
- Kind abtrocknen (stimulieren) und in warme, trockene Tücher einwickeln (Aussparung des Gesichts)
- **A**temwege öffnen (ggf. Esmarch-Handgriff, Oropharyngealtubus etc.)
- **B**elüftung beurteilen (Atemfrequenz, Atemzugvolumen, Exkursionen seitengleich?)
- **C**irculation beurteilen (Auskultation Herzspitze bzw. EKG-Monitoring)

Therapie

Basics

- Nach Feststellung des Herz-Kreislauf-Stillstands bzw. Herzfrequenz < 60/min (*floppy child*)
  - NG sofort abnabeln und auf festen, sicheren Reanimationsplatz legen; **Cave:** Sofortiges Abnabeln nur dann, wenn Maßnahmen nicht effektiv durchführbar!
  - NG abtrocknen, taktil stimulieren und in ein warmes Tuch wickeln
  - Atemwege öffnen (z. B. Esmarch-Handgriff)
  - Innerhalb von 60 s nach Geburt → Beginn von 5 Initialbeatmungen (30 cmH_2O) unter Raumluft (21 %) und Haltung eines konstanten Inspirationsdrucks für 2–3 s pro Beatmung (unter leichter Extension der Halswirbelsäule, sog. Sniffing-Position)
  - Kontinuierliche Beurteilung der Belüftung (Heben und Senken des Brustkorbs?)
  - Beurteilung der Herzfrequenz (Anstieg?) nach 30 s
- Falls kein Heben und Senken des Brustkorbes und kein Anstieg HF:
  - Ggf. Repositionierung des Kopfes
  - Ggf. 2-Helfer-Esmarch-Handgriff
  - Ggf. Inspektion Mund-Rachen-Raum
  - Ggf. Einlage eines Oro-/Nasopharyngeal-Tubus
    - Wiederholung von 5 Initialbeatmungen unter Raumluft (21 %), verlängerte Inspirationszeit 2–3 s

- Neubeurteilung der Belüftung (Heben und Senken des Brustkorbs?)
- Beurteilung der Herzfrequenz (Anstieg?) nach 30 s

- Falls kein Anstieg der Herzfrequenz oder < 60/min: unmittelbar mit Thoraxkompressionen beginnen (K/V 3 : 1, Frequenz TK 120/min, Tiefe ein Drittel des Brustkorbdurchmessers)
  - Thoraxkompressionen: „2-Daumen-Technik“ (übereinanderliegende Daumen), Kompressionspunkt: Untere Hälfte des Sternums, **Cave:** Auf vollständige Entlastung achten!
  - Erhöhung der insp. SpO_2 auf 100 %
- Neubeurteilung der Herzfrequenz alle 30 s

Advanced

- Falls kein Anstieg der Herzfrequenz oder < 60/min innerhalb 30 s, nach CPR:
  - Gabe von Katecholaminen idealerweise über Nabelvenenkatheter erwägen:
    - 10–30 µg/kg KG Adrenalin (z. B. Suprarenin®) i. v. (1:10.000-Lösung)
    - 50–100 µg/kg KG e. b., falls kein i. v.-/i. o.-Zugang möglich
  - Temperaturmanagement für nicht asphyktische Neugeborene 36,5–37,5 °C (Mortalitätssteigerung pro Grad Abkühlung um 28 %)

Hinweise zum Transport

- Voranmeldung so früh wie möglich
- Kinderklinik mit Neonatologie anfahren
- Abhängig lokaler Gegebenheiten ggf. Transport via „Baby-NAW“

Besondere Informationen

- Hintergrundinformationen bei Reanimation Neugeborenes:
  - Bei 85 % Spontanatmung innerhalb 10–30 s
  - 10 % haben unter Abtrocknen und Stimulation eine Verbesserung der Kreislaufsituation
  - Etwa 5 % der Neugeborenen müssen beatmet werden, weniger als 0,3 % benötigen Thoraxkompressionen und nur 0,05 % eine Adrenalingabe
  - 2 % müssen zur Atemunterstützung intubiert werden
- Für unbeeinträchtigte Früh-und Neugeborene wird verzögertes Abnabeln frühestens nach 1 min empfohlen
- Akzeptable präduktale SpO_2-Werte innerhalb der ersten 10 min:
  - 2 min: 65 %
  - 5 min: 85 %
  - 10 min: 90 %
- Reduzierung der inspiratorischen O_2-Konz., wenn SpO_2 > 95 % (präduktale SpO_2 rechte Hand!)
- Neugeborene, die nicht atmen, weiterhin so schnell wie möglich abnabeln, um unverzüglich adäquate Reanimationsmaßnahmen durchführen zu können
- Die entscheidende Maßnahme für eine erfolgreiche Reanimation ist die adäquate Maskenventilation

Mögliche Punktionsorte für intraossären Zugang

- Proximaler Humerus (Jugendliche)
- Distaler Femur (bis 12 Jahre)
- Proximale Tibia
- Distale Tibia

Reduzierter Allgemeinzustand

Unspezifische Beschwerden/Symptome mit breitem Spektrum an Differenzialdiagnosen; syn. AZ-Verschlechterung, Allgemeinzustandsverschlechterung, allgemeine Schwäche

Ursachen

- **Häufigste Ursachen für AZ-Verschlechterung im höheren Lebensalter:**
  - Infektionen und Sepsis (ca. 60 %)
  - Pneumonie
  - Urosepsis
  - Intraabdominelle Infekte
  - Erysipel
  - Akute Niereninsuffizienz
  - Medikamenteninteraktionen
  - Störungen des Wasser- und Elektrolythaushalts
  - Dekompensierte Herzinsuffizienz
  - Anämie
  - Malignome
  - Kognitive Störung z. B. hypoaktives Delir
  - Gebrechlichkeit (engl. *frailty*)
  - Nahrungsverweigerung
  - Bettlägerigkeit
- **Ursachen unspezifischer Beschwerden nach Organsystemen:**
  - Metabolische Störungen (etwa 18 %): Elektrolytstörungen inkl. Hyperkalziämie, akutes Nierenversagen, Hypo- und Hyperthyreose, metabolische Azidose, metabolische Alkalose, Nebenniereninsuffizienz, unkontrollierter Diabetes mellitus
  - Zentrales Nervensystem: Subduralhämatom, Morbus Parkinson, Meningitis, Enzephalitis, Guillain-Barré-Syndrom, Myastenia gravis
  - Kardiovaskuläres System: dekompensierte Herzinsuffizienz, Myokardinfarkt, Lungenembolie, orthostatische Regulationsstörung, okkulte Herzrhythmusstörungen, pAVK
  - Atmungsorgane: Pneumonie, Bronchitis, Tuberkulose
  - Intoxikationen: Alkohol, Medikamente und deren Interaktionen
  - Hämatologie: Anämie, akute Leukämie, Lymphom
  - Rheumatologische Systemerkrankungen: Polymyalgia rheumatica
  - Urogenitalsystem: Harnwegsinfekt, Urosepsis
  - Malignome: metastasierende Tumore
  - Psychiatrie: Depression, Demenz

Diagnostik

- **Anamnese, inkl. OPQRST und SAMPLER:**
  - Vorerkrankungen?
  - Aktuelle Beschwerden, inkl. auslösender Faktoren, wie z. B. Anstrengung?
  - Medikamentenanamnese: Polypharmazie, neue Verordnungen/Veränderungen?

- **Fremdanamnese:**
  - Vorbestehender mentaler Status?
  - Lebensumstände?
  - Lebensgewohnheiten (Ernährungszustand, inkl. Alkohol; Medikamentenkonsum: Therapieveränderungen)?
  - Aktivitäten des täglichen Lebens: neue Verschlechterung?
  - Zeitlicher Verlauf der Verschlechterung: abrupter vs. langsamer Beginn?
- **Körperliche Untersuchung:**
  - Generelle Erscheinung (AZ), Gang- und Standsicherheit
  - Ernährungszustand
  - Gepflegtheit
  - Hinweise für Exsikkose (häufig bei AZ-Verschlechterung!)?
  - Trauma, Hautläsionen (z. B. Dekubitus)?
- **Neurologische Untersuchung:**
  - Hier besonders fokale neurologische Defizite (lokalisierte Schwäche)? z. B. Schlaganfall, *stroke-mimics* (epileptischer Anfall, Migräne u. a.)
  - Kognitive Beeinträchtigungen?
- **Monitoring und Vitalparameter:**
  - Abweichungen von Normwerten?
  - Hypotonie bei langjährigen Hypertonikern?
  - Fieber? **Cave:** häufig nicht vorhanden!
  - EKG-Diagnostik: in 40–60 % der älteren Patienten unspezifische Präsentation bei Myokardinfarkt! → häufiges Symptom nur allgemeine Schwäche!
  - Wenn vorhanden, Urinstix
- **Bei definierten Krankheitsbildern oft fehlende typische Klinik:**
  - Fehlende Abwehrspannung bei akutem Abdomen
  - Bei Myokardinfarkt häufig nur Zeichen einer Herzinsuffizienz
  - Sepsis meist ohne Fieber oder Tachykardie

Therapie

Basics

- Primary Survey und Secondary Survey
- Monitoring und Vitalparameter
- Ggf. supportive O_2-Gabe bis max. Flow

Advanced

- Ggf. Anlage PVZ und Applikation von (balancierter) VEL (z. B. Ringer-Acetat) → Volumentherapie
- Symptomatische Behandlung der Ursachen für AZ-Reduzierung, wie z. B. Elektrolytstörungen, Sepsis, kardiale Ereignisse etc.

Hinweise zum Transport

- Transport in passende Klinik, um Grunderkrankung zu behandeln

Besondere Information

- 14 % aller Patienten haben unspezifische Symptome
- Anstieg unspezifischer Symptome im Alter auf bis zu 20 % der Fälle
- Häufige Hospitalisierung mit hoher Krankenhaus- sowie 30-Tagesmortalität bei Patienten mit unspezifischen Symptomen
- Ab etwa 70–75 Jahren Reaktion des älteren Organismus häufig mit Störung mehrerer Organsysteme, mentale Leistungsfähigkeit am häufigsten betroffen
- **Unterschied Demenz/Altersschwäche (frailty) und AZ-Verschlechterung:**
  - Demenz und Altersschwäche: langsame Entwicklung
  - AZ-Verschlechterung: ab etwa 70 Jahren rasche Entwicklung, oft innerhalb weniger Stunden, manchmal innerhalb eines Tages
- **Unterschiedliche Verteilung der Ursachen:**
  - Ältere Patienten: hoher Anteil an Gebrechlichkeit: „Stressoren" führen zu akuter Verschlechterung des funktionellen Status mit unspezifischen Symptomen, Delir oder Stürzen
  - Jüngere Patienten: häufig zusätzlich Angst und Depressionen
- Besonders häufig bei AZ-Verschlechterung sind Hyponatriämien, Begünstigung durch zwei oder mehr Diuretika oder ACE-Hemmer!
- Grundlegende Therapie der AZ-Verschlechterung ist Therapie der Grunderkrankung

Merkhilfe KEIM für häufige Ursachen einer AZ-Verschlechterung

- **K**ardiales Ereignis
- **E**lektrolytstörungen
- **I**nfektionen
- **M**edikamente

Rückenschmerzen

Unterteilung in spezifische und unspezifische Rückenschmerzen; syn. Kreuzschmerz, Dorsalgie

Ursachen

- Fehlhaltungen
- Mangelndes Training der Rückenmuskulatur
- Degenerative Veränderungen der Wirbelsäule
- Übergewicht
- **Häufigste Ursachen, insbesondere der unteren LWS:**
  - Unspezifischer Rückenschmerz
  - Spinalkanalstenose
  - Bandscheibenvorfall
  - Arthrosen
- **Gefährlichste Ursachen für Rückenschmerzen:**
  - Cauda-Syndrom
  - Epiduraler Abszess
  - Metastasen
  - Aortendissektion/Aortenaneurysma
  - Instabile Fraktur
- **Vertebragene Ursachen:**
  - Ankylosierende Spondylitis
  - Radikulopathien/Neuropathien
  - Radikuläre Wurzelkompression
    - Spinalkanalstenose
    - Bandscheibenvorfall (intervertebrale Herniation)
  - Osteoporose
  - Tumor/Metastasen
  - Trauma/Wirbelfrakturen
- **Extravertebragen:**
  - Vaskulär:
    - Aortenaneurysma/Aortendissektion
    - Myokardinfarkt
    - Perikarditis
  - Gastrointestinal:
    - Pankreatitis
    - Biliäre Kolik
    - Cholezystitis
    - Magenulkus, gastroösophagealer Reflux
  - Renal:
    - Nierenkolik
    - Pyelonephritis
    - Hydronephrose
  - Gynäkologische Erkrankungen
    - Endometriose
    - Adnexitis
- Rückenschmerzen bei Kindern (neben Ursachen wie bei Erwachsenen):
  - Vertebrale Osteomyelitis
  - Diszitis
  - Malignome
  - Traumatische Spondylolyse
  - Morbus Scheuermann

Symptome

- **High Risk:**
  - Wirbelfraktur:
    - Lokaler Schmerz beim Tasten
    - Bei Rückenmarkskompressionen höhenabhängige neurologische Ausfälle
  - Spinale Metastasen:
    - Vorausgehende onkologische Grunderkrankung (v. a. Brust-, Lungen- oder Prostatakarzinom)
    - Hinweis auf Metastasen: Alter < 18 oder > 50 Jahre, Gewichtsverlust mit Nachtschweiß und seit mehr als 4 Wochen konstanter Schmerz in Ruhe und auch nachts (am häufigsten thorakale WS)
    - Fokaler Druckschmerz
  - Cauda-Syndrom:
    - Bilaterale Beinschmerzen
    - Beinschwäche mit Hyperreflexie
    - Sattelanästhesie
    - Harn- oder Stuhlinkontinenz → Harninkontinenz: Sensitiv-Test-Zeichen
  - Epiduraler Abszess:
    - Subakute Schmerzen auch im Ruhezustand
    - Fieber bei etwa 50 % der Patienten
  - Aortenerkrankungen:
    - Aneurysma: akut einsetzender Rücken- und Abdominalschmerz, unabhängig von Position oder Bewegung, tastbare pulsierende Schwellung des Abdomens (Minderheit)
    - Aortendissektion → akut einsetzende Rückenschmerzen, neurologische Symptome und vaskuläre Ausfälle der unteren Extremitäten
  - Urolithiasis:
    - Schmerzen in der Flanke, ausstrahlend in die Leiste
    - Kolikartiger Schmerz
    - Atypische Schmerzen, manchmal von LWS-Schmerzen schwer abgrenzbar
- **Low Risk:**
  - Unspezifische Rückenschmerzen:
    - Schmerzen meist im unteren LWS- und Lumbosakralbereich
    - Zunahme der Schmerzen beim Aufstehen und Bewegen
  - Radikuläre Schmerzen:
    - Schmerzen, ausstrahlend ins Bein
    - Parästhesien, Sensibilitätsstörungen
    - Ggf. motorische Schwäche
  - Spinalkanalstenose:
    - Bilateral ausstrahlender Schmerz bei Stehen und Laufen
    - Schmerzreduktion bei Bergablaufen und Vorlehnen
  - Ankylosierende Spondylitis:
    - Schmerzen, auftretend in der zweiten Nachthälfte
    - Häufig ausstrahlend in Gesäß, oft Morgensteifigkeit, Verbesserung bei Aktivität

Diagnostik

- Primary Survey und Secondary Survey
- Schmerzanamnese:
  - Schmerzlokalisation?
  - Bewegungsabhängigkeit?
  - Zeitpunkt der größten Schmerzen?
  - Urin- und Stuhl(in)kontinenz?
  - Ausstrahlung der Schmerzen von LWS bis in das Bein?
- Basisuntersuchung:
  - Inspektion, Palpation des Abdomens
  - Motorik beider Beine → Hüfte bis Großzeh
  - Sensibilität Becken und Beine
  - Patellarsehnen-, Achillessehnen-, Babinsky-Reflex
  - Fußpulse
  - Aufstehen, Fersenstand, Zehenstand, Gangbild
  - Lokaler Druck- oder Klopfschmerz des Processus spinosus (Dornfortsätze WS)
  - Orientierende Beweglichkeitsprüfung: Ante-, Retro-, Lateralflexion der LWS
  - Laségue-Zeichen, ggf. Bragard-Test
  - Untersuchung sakroiliakales Gelenk (SIG)
- Monitoring und Vitalparameter:
  - Aortenaneurysma: bei Ruptur Hypotonie und Tachykardie
  - Aortendissektion: Blutdruckdifferenz

Therapie

Basics

- Primary Survey und Secondary Survey
- Monitoring und Vitalparameter
- Ggf. supportive O_2-Gabe bis max. Flow
- Unspezifischer Kreuzschmerz:
  - Stufenbettlagerung
  - Wärmeapplikation
- Basistherapie mit PCM, NSAID oder Metamizol oral

Advanced

- Ggf. Anlage PVZ und Applikation von (balancierter) VEL (z. B. Ringer-Acetat)
- Ggf. adäquate Analgesie mit z. B.:
  - 0,05–0,1 mg Fentanyl i. v., titrieren bis Effekt. **Cave:** Kreislaufdepression!
    oder
  - Esketamin 0,125 mg/kg KG i. v. in Kombination mit Midazolam i. v., Repetition Esketamin mit 0,08 mg/kg KG i. v. nach 10–15 min

Hinweise zum Transport

- Transport in geeignete Klinik zur Behandlung der Ursache für Rückenschmerzen

Besondere Information

- Radikulärer Schmerz: Schmerzzunahme bei Husten, Niesen und Valsalva-Manöver, positiver Laségue-Zeichen-Test, bei Involvierung L5 Berührungsempfindung ↓ zwischen erstem und zweitem Zeh, Schwäche bei Extension erster Zeh, normale Reflexe, bei Involvierung S1 vermindertes Empfinden kleiner Zeh, verminderte Plantarflexion, verminderter oder fehlender Achillessehnenreflex
- **Risikofaktoren für Chronifizierung nichtspezifischer Rückenschmerzen:**
  - Psychosoziale Faktoren:
    - Depressionen, Distress (negativer Stress, v.a. berufs-/arbeitsplatzbezogen)
    - Schmerzbezogene Kognitionen: z.B. Katastrophisieren, Hilf-/Hoffnungslosigkeit, Angstvermeidungs-Überzeugungen (Fear-Avoidance-Beliefs), Gedankenunterdrückung (Thought Supression)
    - Passives Schmerzverhalten: z.B. ausgeprägte Schon- und Angstvermeidung
    - Überaktives Schmerzverhalten: beharrliche Arbeitsamkeit (Task Persistance, suppressives Schmerzverhalten)
    - Neigung zur Somatisierung
  - Arbeitsplatzbezogen:
    - Überwiegend körperliche Schwerstarbeit
    - Überwiegend monotone Körperhaltung
    - Geringe berufliche Qualifikation
    - Geringer Einfluss auf die Arbeitsplatzgestaltung etc.
  - Iatrogene Ursachen:
    - Mangelhafte Respektierung der multikausalen Genese
    - Lange, schwer begründbare Erkrankung etc.
    - Sonstige Faktoren:
    - Rauchen
    - Übergewicht
    - Geringe körperliche Kondition
    - Alkohol
- Erweiterte Therapie von Rückenschmerzen:
  - Bei unzureichender Kontrolle invasive Schmerztherapie (WHO Stufe 4) durch Spezialisten (z.B. „Schmerzpumpen“)
  - Ergänzende Maßnahmen: Psychotherapie, Lokalanästhesie, TENS, Akkupunktur, Chirotherapie, ursächliche Therapie
- Nationale Versorgungsleitlinien: www.awmf.org

Red Flags bei Rückenschmerzen

- Trauma
- Immunsuppression
- Steroidtherapie
- Höheres Alter (> 50 Jahre)
- Tumor/Metastasen
- Konsumierende Grunderkrankung
- Allgemeinsymptome (z.B. Gewichtsverlust)
- Schmerz in Rückenlage zunehmend
- Starker nächtlicher Schmerz
- Fieber oder Schüttelfrost
- Bakterielle Infektionen
- Intravenöser Drogenabusus

Schädel-Hirn-Trauma

Oberbegriff für gedeckte bzw. offene Schädelverletzungen mit Gehirnbeteiligung; syn. SHT

Ursachen

- Traumatisch durch Gewalteinwirkung auf den Kopf:
  - Schlag
  - Sturz
  - Schussverletzung
  - Verkehrsunfall (häufigste Ursache bei > 5-Jährigen und < 65-Jährigen, Inzidenz > 50 %), Sport-/Arbeitsunfall
- Formen der Hirnverletzung:
  - Gehirnerschütterung
  - Zerebrale Hirnkontusion
  - Diffuse Axonschädigung: häufigste Schädigung stumpfer Schädelverletzung
  - Posttraumatische Subarachnoidalblutung (TSAB)
  - Intrakranielle Blutungen:
    - Epidurales Hämatom
    - Subdurales Hämatom
    - Intrazerebrale Blutung

Symptome

- In Abhängigkeit des Schweregrads:
  - Ggf. keine Symptome; Verschleierung durch z. B. Drogeneinfluss (Alkohol)
  - Ggf. Latenzzeit beachten (**Cave:** symptomfreies Intervall!)
  - Übelkeit, Erbrechen
  - Schwindel
  - Kopfschmerzen
  - Amnesien (retro-/anterograd)
  - Gleichgewichtsstörungen
  - Pupillendifferenz
  - Krampfanfall
  - Visuelle Halluzinationen

Diagnostik

- Primary Survey und Secondary Survey
- Anamnese:
  - Verletzungsmechanismus (Sturz aus großer Höhe, Verkehrsunfall etc.)?
  - Coup-Contre-Coup-Verletzung?
  - Bewusstseinsstörungen, Bewusstlosigkeit?
- Körperliche Untersuchung:
  - Sichtbare Verletzung am Kopf (Traumauntersuchung, häufig Begleitverletzungen!)
  - Blut aus Ohren/Nase
  - Brillenhämatom, Hämatom hinter dem Ohr (*battle's sign*)
- Neurologie:
  - WASB-Schema (➤ AVPU [WASB]) → neurologische Untersuchung: BZ-Kontrolle, Pupillenkontrolle (*Pupils equal and reactive to light?*), Beurteilung nach Glasgow Coma Scale, Suche nach Einklemmungszeichen

- Hirndruckzeichen:
  - Druckpuls, RR ↑, HF ↓ (Cushing-Reflex)
  - Biot-Atmung
  - Lichtstarre Pupille, Anisokorie
  - Beuge-/Strecksynergismus
  - Abfall der GCS um ≥ 2 Punkte
- Beurteilung nach Glasgow Coma Scale (Schweregrad-Einteilung für Behandlungsstrategien → z. B. Volumenmanagement) (GCS und Kinder-GCS)

Therapie

Basics

- Supportive O_2-Gabe bis max. Flow, ggf. assistierte Beatmung (Ziel-SpO_2 > 95 %)
- Freihalten der Atemwege (z. B. modifizierter Esmarch-Handgriff, Oro-/Nasopharyngealtubus, **Cave:** Schädelbasisfraktur !)
- Anlage HWS-Orthese z. B. Stifneck® bzw. manuelle Bewegungseinschränkung der HWS bis Ganzkörperimmobilisation hergestellt (ca. 15 % mit begleitendem HWS-Trauma bei schwerem Schädel-Hirn-Trauma)
- Lagerung:
  - Bei $RR_{syst.}$ ≥ 120 mmHg, 30° Oberkörperhochlagerung
  - Bei $RR_{syst.}$ < 110 mmHg, Flachlagerung (zerebrale Perfusion ↑)
- Ggf. Wundversorgung (Kopfplatzwunde etc.)
- Bei langem Transportweg zur geeigneten Klinik: Nachforderung RTH
- Monitoring und Vitalparameter (engmaschig)
- Lagerung: Immobilisierung mit geeigneten Mitteln, lokales Protokoll
- Wärmeerhalt

Advanced

- Anlage PVZ
- Applikation (balancierter) VEL: bei schwerem SHT (GCS < 9) und $RR_{syst.}$ < 100 mmHg, 20–40 ml/kg KG VEL (z. B. Ringer-Acetat) i. v., Boli à 500 ml, bis Zieldruck ($RR_{syst.}$ > 100 mmHg) erreicht, engmaschige RR-Kontrollen ! 2-fache Sterblichkeitsrate bei RR < 90 mmHg
- Analgesie:
  - 0,1–0,2 mg Fentanyl® i. v.
  - 0,25–0,75 mg/kg KG Ketamin (z. B. Ketanest S®) i. v., nur bei hypotonen RR-Werten, Kontraindikation bei Hypertonie
- Sedierung: 0,05–0,1 mg/kg KG Midazolam (z. B. Dormicum®) i. v.
- Optional: 1 g Tranexamsäure (z. B. Cyclokapron®) i. v., langsam 1 ml/min
- Intubationsnarkose und Beatmung mit FiO_2 1,0 bei schwerem Schädel-Hirn-Trauma mit GCS ≤ 8

Hinweise zum Transport

- Klinik mit neurochirurgischer Abteilung anfahren, ggf. RTH-Transport bei langen Anfahrtswegen
- Voranmeldung so früh wie möglich, Informationen über:
  - Eintreffzeit (konkrete Uhrzeit)
  - Zustand des Patienten (z. B. Schweregrad, Begleitverletzungen), durchgeführte Maßnahmen (Intubation etc.)
  - Weitere notwendige Maßnahmen nach Eintreffen Schockraum durch Zielklinik
- Engmaschige Verlaufskontrollen und kontinuierliches Monitoring durchführen (besonders $etCO_2$ bei kontrollierter Beatmung)

Besondere Informationen

Frühzeitig aggressive Therapie vermindert Sekundärschäden durch:

- Vermeidung von Hypoxie (S3-Leitlinie: Intubation und Normoventilation bei GCS ≤ 8)
- Vermeidung von Hypotonie (Volumentherapie, Zieldruck 110–120 mmHg)

- Schädel-Hirn-Trauma häufigste Todesursache bis zum frühen Erwachsenenalter
- In Deutschland pro Jahr ca. 248.000 Patienten mit Schädelhirnverletzungen (91 % leicht, 4 % mittel, 5 % schwer)
- Ggf. HWS-Orthese zugunsten besseren venösen Abflusses entfernen, wenn Kopffixierung (z. B. mittels Vakuummatratze) sichergestellt werden kann
- Keine prophylaktische bzw. standardisierte Hyperventilation, erwägen nur bei Vorliegen von Einklemmungszeichen (siehe Diagnostik, „Hirndruckzeichen") sowie nach Sicherstellung des Zieldrucks (> 100 mmHg) und Ausschluss von Hypoxie bei GCS < 9 („schweres" SHT)
- Durchführung milder Hyperventilation anhand $etCO_2$ (30–35 mmHg) oder Atemfrequenz:
  - Erwachsene: 20/min
  - Kinder: 25/min
  - Säuglinge: 30/min
- Hyperventilation nur so lange durchführen, wie Einklemmungszeichen bestehen (**Cave:** zerebraler Blutfluss ↓)
- Schädel-Hirn-Trauma bei Kindesmisshandlung: Shaken-Baby-Syndrom

Schlaganfall

Akute Durchblutungsstörung oder Blutung des Gehirns mit neurologischen Ausfällen; syn. Hirninsult (engl. stroke), veraltet: Apoplex oder Hirnschlag

Ursachen

- Zerebrale Ischämie (ca. 85 %):
  - Thrombotischer Verschluss einer Hirnarterie bei Arteriosklerose
  - Vaskulitis (Arteriitis cranialis)
  - Hirn-/Sinusvenenthrombose
  - Karotisstenose/-verengung
  - Kardiale Embolien (z. B. bei Vorhofflimmern)
  - Hirntumor, Migräne
- Intrazerebrale Blutungen (ca. 15 %)
  - Chronische Hypertonie (ca. 60 %)
  - Angiom, Tumorblutung
  - Aneurysma, Schädel-Hirn-Trauma
  - Antikoagulanzientherapie
- Risikofaktoren:
  - Hypertonus
  - Diabetes mellitus
  - Migräne
  - Nikotinabusus
  - Hyperlipidämie
  - Ovulationshemmer
  - Sichelzellanämie, Polyzythämie
  - Protein-C-Mangel

Symptome

- Neurologische Ausfälle (Parese/Plegie, kontralateral zur betroffenen Hirnhälfte)
- Sensibilitäts-/Schluckstörungen
- Kopfschmerzen
- Übelkeit, Erbrechen
- Schwindel (Dreh-/Schwankschwindel)
- Harn-/Stuhlinkontinenz
- Sprachstörungen (Wortverständnis, Wortproduktion)
- Koordinationsstörungen, Fallneigung
- Einseitige Sehstörungen, Nystagmus, Diplopie, Herdblick (zur betroffenen Hirnhälfte), Gesichtsfeldausfall bis Erblindung
- Bewusstseinsstörungen, Bewusstlosigkeit
- Verwirrtheit
- Cheyne-Stokes-Atmung bzw. Biot-Atmung

Diagnostik

- Primary Survey und Secondary Survey
- Anamnese:
  - Bekannte Arteriosklerose, Hypertonus, Diabetes mellitus etc.?
  - Schlaganfall in Vergangenheit?
  - Beginn der Symptome?
- Körperliche Untersuchung:
  - Bewusstseinsstatus
  - Hemiparese-/plegie
  - **(BE-)FAST-Test:**
    - **B**alance (Gleichgewicht, Fußschwäche, Gangunsicherheiten)
    - **E**yes (Sehstörungen, Doppelbilder, Unschärfe)
    - **F**ace (Fazialisparese, hängende Augenlider, Asymmetrie)
    - **A**rm (Schwäche bei Versuch, Arm hoch zu halten)
    - **S**peech (Dysarthrie, Aphasie, Wortverständnisstörung)

- Time (Beginn der Symptome, „schneller“ Transport)
- Pupillenkontrolle (Differenzialdiagnose: intrazerebrale Blutung)
- BZ-Kontrolle (Differenzialdiagnose: Hypoglykämie)

- Monitoring und Vitalparameter: Hypertonie/Hypotonie

Therapie

Basics

- Supportive O_2-Gabe bis max. Flow, wenn SpO_2 < 95 % (keine routinemäßige O_2-Gabe!)
- Lagerung:
  - RR ≥ 130 mmHg, Oberkörperhochlagerung, seitliches Abknicken des Kopfes vermeiden
  - RR < 130 mmHg, Flachlagerung (zerebrale Perfusion)
- Monitoring und Vitalparameter: Temperaturkontrolle, antipyretische Therapie bei > 37,5 °C: z. B. Wadenwickel (lokales Protokoll). Ziel: Normothermie
- Überwachung des Blutzuckerspiegels:
  - Vermeidung von Hypoglykämien (BZ < 60 mg/dl)
  - Ziel Einstellung Glukosespiegel: 70–200 mg/dl

Advanced

- Anlage PVZ
- Applikation (balancierter) VEL
- Volumenmanagement:
  - $RR_{syst.}$ < 120 mmHg, 500–1.000 ml VEL (z. B. Ringer-Acetat) i. v., Ziel: Normotension
  - $RR_{syst.}$ ≥ 120 bis ≤ 220 mmHg: keine relevante Volumentherapie
- Medikamentöse Therapie: $RR_{syst.}$ ≥ 220 mmHg bzw. $RR_{diast.}$ ≥ 120 mmHg, 10–50 mg Urapidil (z. B. Ebrantil®) i. v. in 5–10 mg-Schritten (engmaschige RR-Kontrollen)

Hinweise zum Transport

- Klinik mit neurologischer/neurochirurgischer Abteilung (Stroke Unit) anfahren, multidisziplinäre Betreuung (Thrombektomie)
- Zeitfenster für systemische Lysetherapie 3–4,5 h
- Voranmeldung mit konkreter Eintreffzeit, Transport mit Sondersignalen
- Engmaschige Verlaufskontrollen und kontinuierliches Monitoring durchführen

Besondere Informationen

- Aktuelle Nomenklatur lautet **Schlaganfall,** bekannte Synonyme wie „Apoplex“ oder „Hirnschlag“ gelten als veraltet
- Bei medikamentöser Therapie vorsichtige RR-Senkung um maximal 25 % des Ausgangswerts, nicht < 180/110 mmHg
- Keine Behandlung mit gerinnungshemmenden Medikamenten, z. B. Liquemin N®, Aspirin® vor CT-Diagnostik
- Häufigster Entstehungsort thrombotischer Ereignisse im Bereich der A. cerebri media

- Rapid Arterial Occlusion Evaluation Scale (RACE-Scale): einfaches Hilfsmittel für die Präklinik, um frühzeitig Großgefäßverschluss (LVO) zu erkennen. Folgende Parameter werden erhoben und jeweils mit 0–2 Punkten bewertet (bei einem RACE-Wert von ≥ 5 ist ein Großgefäßverschluss (LVO) sehr wahrscheinlich): Gesichtslähmung, Arm- und Beinmotorik, Aphasie und Agnosie, Abweichungen der Kopf- und Augenbewegungen.
- TIA mit erhöhtem Risiko für baldigen akuten Schlaganfall verbunden (ca. 10 % innerhalb der folgenden 2 Tage) (➤ Tab. 2.7)
- Pro Jahr ca. 270.000 Schlaganfälle in Deutschland (Erstereignisse oder Rezidive)
- Bei Lyse keine obere Altersgrenze
- Mechanische Thrombektomie (MT) bei selektierten Patienten auch später als 6 h wirksam
- Faktoren für eine erfolgreiche Versorgung (*time is brain*):
  - Rasches Erkennen und Reagieren auf Schlaganfallsymptome
  - Umgehende Alarmierung RD
  - Schnellstmöglicher Transport in Stroke Unit
  - Rasche Diagnostik und Therapie

Tab. 2.7 ABCD²-Scoring-System zur Risikoabschätzung eines Schlaganfalls nach TIA (innerhalb 48 h) (modifiziert nach Rothwell PM et al. 2007)

Risikofaktor	Punkte
Alter ≥ 60 Jahre	1
Blutdruck: initial $RR_{syst.}$ ≥ 140 oder $RR_{diast.}$ ≥ 90	1
Clinical features (Symptome):	
Einseitige Schwäche	2
(Parese) Sprachstörung, z. B. Aphasie (ohne Parese)	1
Andere	0
Dauer der Symptome:	
≥ 60 min	2
10–59 min	1
< 10 min	0
Diabetes mellitus	1

- Hohes 2-Tages-Risiko: Gesamtpunktzahl 6–7 (8,1 %)
- Mäßiges 2-Tages-Risiko: Gesamtpunktzahl 4–5 (Risiko bei 4,1 %)
- Geringes 2-Tages-Risiko: Gesamtpunktzahl 0–3 (Risiko bei 1 %)

Die „²" im Namen des ABCD²-Scoring-Systems deutet an, dass der Score aus zwei älteren Scoring-Systemen entstanden ist (ABCD Score und California Score). Außerdem zeigt sie das zweifache „D" für **D**auer und **D**iabetes an. Vgl. Rothwell et al.: Validation and refinement of scores to predict very early stroke risk after transient ischaemic attack, The Lancet, 2007; 369(9558): 283–292.

- Ziele für die Klinik (lokal abweichend):
  - Innerhalb von 10 min nach Eintreffen Patient-Arzt-Kontakt
  - CT-Untersuchung innerhalb ≤ 25 min
  - Behandlung ≤ 60 min (Door-to-Needle-Zeit)
  - Innerhalb von 3 h Monitorüberwachung (Stroke Unit)
- Leitlinie Schlaganfall: www.awmf.org

Schock

Lebensbedrohliche Minderdurchblutung der Organe aufgrund eines Missverhältnisses zwischen Sauerstoffbedarf und -angebot auf mikrozirkulatorischer Ebene

Ursachen

- **Hypovolämischer Schock:** vermindertes intravasales Volumen
  - Z. n. Trauma (Blutung = hämorrhagischer Schock), Verbrennung
  - Erbrechen, Gastrointestinalblutung, Diarrhö
- **Kardiogener Schock:** verminderte Pumpleistung des Herzens
  - Herzerkrankung (z. B. Myokardinfarkt), Herzrhythmusstörungen
  - Akute Herzklappeninsuffizienz, Perikarderguss
- **Obstruktiver Schock (mechanischer Schock):** Obstruktion des Blutflusses, vermindertes Herz-Zeit-Volumen
  - Perikardtamponade
  - Spannungspneumothorax
  - Massive Lungenembolie
- **Septischer Schock (distributiver Schock):** Infektionen
  - Harnwegs-/Gallenwegsinfektionen, Pneumonie
  - Fremdkörper (Katheter, Implantate etc.), kontaminierte Infusionen
- **Anaphylaktischer Schock (distributiver Schock):** allergische Reaktionen
  - Medikamente (Kontrastmittel, Lokalanästhetika, kolloidale Lösungen, Antibiotika)
  - Fremdeiweiße (z. B. Insektengifte)
- **Neurogener Schock (distributiver Schock):** Rückenmarks-/Hirnstammerkrankungen, WS-Verletzungen
  - Schädel-Hirn-Trauma
  - Spinales Trauma
  - Sonnenstich etc.

Symptome

- Unruhe, Blässe
- Kaltschweißigkeit
- Tachykardie, Hypotonie
- Zentralisation (Rekapillarisierungszeit > 2 s)
- Bewusstseinsstörung bis Bewusstlosigkeit, Koma
- Atemnot, Tachypnoe
- Bradykardie, Bradypnoe
- Durstgefühl
- Oligurie, Anurie, Diarrhö
- Schwindel
- Schüttelfrost
- Ödeme, Urtikaria
- Flush
- Lungenödem
- Inspiratorischer/exspiratorischer Stridor (Giemen, Brummen)
- Gestaute Halsvenen

Diagnostik

- Primary Survey und Secondary Survey
- Anamnese:
  - Situation, Vorerkrankungen (z. B. KHK, Allergiker, Pflegepatient etc.)?
  - Trauma, Unfallhergang etc.?
- Körperliche Untersuchung: Hinweise auf typische Symptome der unterschiedlichen Schockformen, z. B. Flush, Urtikaria, starke Blutung, Flüssigkeitsverluste, Verletzungen, warme Haut etc.
- Monitoring und Vitalparameter:
  - Hypotonie
  - Tachykardie, Bradykardie
  - EKG: 12-Kanal-Ableitung bei V. a. kardialer Genese (z. B. maligne Herzrhythmusstörungen, Myokardinfarkt)
  - Fieber

Therapie

Basics

- Highflow-O_2-Gabe, ggf. assistierte Beatmung
- Lagerung:
  - Flachlagerung
  - Oberkörperhochlagerung bei kardiogenem Schock (trotz Schocksymptomatik!)
- Bei starken äußeren Blutungen (hypovolämischer Schock)
  - Priorisierung, Strategieänderung ABCDE → **C**-ABCDE (**C**ontrol bleeding) bzw. X-ABCDE (E**x**sanguination)
  - Unverzügliches Stoppen der Blutung:
    - Komprimierbar (extern): Druckverband, Tourniquet, Hämostyptika, oder z. B. mit iTClamp®, XSTAT®
    - Externe Blutungen Kopf oder Hals/Nacken: z. B. mit Hämostyptika, iTClamp® oder XSTAT®
    - Blutungen Leistengegend: z. B. junktionale TQ oder improvisiert mit Beckenschlinge und „aufgeblasener Blutdruckmanschette“
- Allergenzufuhr stoppen (anaphylaktischer Schock)
- Kühlung von Schwellungen (z. B. bei Insektenstichen)
- Wärmeerhalt
- Monitoring und Vitalparameter (HF, SpO_2, RR, Atemfrequenz)

Advanced

- Anlage PVZ (möglichst großlumig), alternativ i. o.
- **Kardiogener Schock:** Applikation (balancierter) VEL, ggf. Bolusgabe bei Rechtsherzinfarkt
- **Hypovolämischer Schock:** Volumenmanagement
  - Bei unstillbaren Blutungen (z. B. innere Blutung) „permissive Hypotension“ (Zieldruck: $RR_{syst.}$ 80–90 mmHg), Infusion nur zum Offenhalten
  - Bei kontrollierbaren Blutungen Flüssigkeitsboli á 500 ml mit z. B. Ringer-Lösung als Druckinfusion i. v. (bis Schocksymptome rückläufig, engmaschige Kontrolle von Bewusstsein, HF, RR, Rekap.-Zeit, Hautbeschaffenheit)
  - Bei schwerem Trauma frühzeitige Gabe von 1 g Tranexamsäure (z. B. Cyklokapron®) als KI über 10 min in 100 ml NaCl 0,9 % i. v. (nur innerhalb von 3 h nach Trauma, danach keine Vorteile!)

- **Obstruktiver Schock:**
  - Entlastungspunktion bei Spannungspneumothorax (spezifische Punktionskanüle, 4.–5. ICR, vordere bis mittlere Axillarlinie)
  - Analgesie:
    - 5–10 mg Morphin® i. v.
      oder
    - 0,05–0,1 mg Fentanyl®-Janssen i. v.
  - Sedierung: 0,05–0,1 mg/kg KG Midazolam (z. B. Dormicum®) i. v.
- **Anaphylaktischer Schock,** Stadium II/III: sofortige Katecholamingabe (➤ Anaphylaxie)
  - > 12 Jahre: 500 µg Adrenalin (z. B. Suprarenin®) i. m.
  - 6–12 Jahre: 300 µg Adrenalin (z. B. Suprarenin®) i. m.
  - < 6 Jahre: 150 µg Adrenalin (z. B. Suprarenin®) i. m.
    - 250 mg Glukokortikoide (z. B. Prednisolon®) i. v.
    - 0,03 mg/kg KG Dimetinden (H_1-Blocker, z. B. Fenistil®) i. v.
    - Zügige Applikation von 500–1.000 ml (balancierte) VEL i. v., ggf. 2–3 l
- Bei therapieresistenter Hypotonie und in Abhängigkeit der Schockform ggf.:
  - Katecholamine (z. B. Arterenol®, Dobutamin®, Dopamin®)
  - α-Sympathomimetika (z. B. Akrinor®)
- Optional: präklinische Antibiose bei **septischem Schock**
- Ggf. Intubationsnarkose und Beatmung (Normoventilation) mit FiO_2 1,0

Hinweise zum Transport

- Voranmeldung so früh wie möglich
- Klinik mit internistischer oder chirurgischer Intensivstation anfahren
- Engmaschige Verlaufskontrollen und kontinuierliches Monitoring durchführen

Besondere Informationen

- Eckpfeiler der Versorgung von Schockpatienten:
  - Gewährleistung adäquater Oxygenierung
  - Aufrechterhaltung suffizienter Ventilation
  - Stabilisierung der Kreislaufsituation
  - Bekämpfung der zugrunde liegenden Ursache
- Schockindex ($HF/RR_{syst.}$) als alleiniges diagnostisches Kriterium für vorliegenden Schock unzuverlässig und nicht verwertbar. Krankheitsbild und Summe der Symptome für Diagnose und Therapie maßgeblich.
- Mortalitätsrate über 20 % bei allen Schockformen
  - MOV ca. 54 % bei Versagen von einem Organ
  - MOV 100 % bei Versagen von fünf Organen
- Ggf. frühzeitig Laktatbestimmung
- Bei Traumapatienten Blutverlust häufigste Ursache für Schock
- Eine Abnahme der Körperkerntemperatur < 36 °C hat Einfluss auf die Gerinnung und erhöht die Blutungsneigung.

> Die Durchführung von Maßnahmen, wie i. v.-/i. o.-Zugang, erweitertes Atemwegsmanagement, darf die Transporteinleitung nicht verzögern und sollte ggf. während der Beförderung erfolgen.

Schulterluxation

Ausrenkung des Schultergelenks; syn. Schultergelenkluxation

Ursachen

- Habituell (anlagebedingt, Ätiologie nicht abschließend geklärt):
  - Anomalien der Gelenkkapsel
  - Bindegewebsschwäche (z. B. Marfan-Syndrom)
  - Fehlbildungen der Gelenkpfanne
- Trauma (besonders Sportler und junge Patienten)
  - (Wurf-)Sportarten (z. B. Handball, Leichtathletik, Karate)
  - Krafteinwirkung auf den Arm (z. B. Abfangen eines Sturzes)

Symptome

- Bewegungseinschränkung
- Bewegungs-/Spontanschmerz
- Humeruskopf in luxierter Position, tastbare Delle
- Schonhaltung
- Ggf. Störungen in Durchblutung, Motorik, Sensibilität (ggf. Verletzung des N. axillaris → Sensibilitätsausfall Schulteraußenseite)

Diagnostik

- Primary Survey und Secondary Survey
- Anamnese: (Unfall-)Hergang rekonstruieren
- Körperliche Untersuchung:
  - Funktionseinschränkung
  - Schmerzintensität (Analgesie erforderlich?)
  - DMS-Prüfung an betroffener Extremität
- Monitoring und Vitalparameter

Therapie

Basics

- Supportive O_2-Gabe bis max. Flow (Analgosedierung)
- Ruhigstellung des betroffenen Arms (ggf. Dreiecktuch)
- Ggf. lokale Kühlung (Schwellung ↓, Schmerz ↓)

Advanced

- Ggf. Anlage PVZ bei beabsichtigter Analgosedierung
- Applikation (balancierter) VEL zum Offenhalten
- Notfallreposition vor Ort nur bei:
  - Langer Transportzeit zur nächstgeeigneten Klinik
  - Durchblutungsstörungen
  - Nervenschädigungen mit Sensibilitätsstörungen
  - Erfahrenes Personal in Maßnahme der Reposition
- Analgesie:
  - 0,25–0,75 mg/kg KG Ketamin (z. B. Ketanest-S®) i. v. in Kombination mit Midazolam
  - 0,05–0,1 mg Fentanyl® langsam i. v., ggf. repetitiv

Hinweise zum Transport

- Klinik mit chirurgischer Abteilung anfahren
- Lagerung: Oberkörper erhöht oder nach Wunsch des Patienten
- Schmerzanamnese: ggf. repetitive Analgesie

Besondere Informationen

Die Schulter ist das am häufigsten luxierte Gelenk des menschlichen Körpers (ca. 45 % aller Gelenkluxationen).

- Unterscheidung Schulterluxation:
  - Traumatisch/habituell
  - Luxationsrichtung: vordere Luxation (ca. 95 %), hintere, obere, untere und thorakale
- Ohne operative Versorgung hohe Reluxationsraten:
  - 80–90 % der Patienten < 20 Jahre
  - 20–40 % der Patienten zwischen 20. und 40. Lebensjahr
- Repositionstechniken: „Hippokrates", „Arlt", „Kocher"

Schwangerschaftsinduzierte Hypertonie (SIH)

Auftretende Blutdruckwerte ≥ 140/90 mmHg ohne begleitende Proteinurie nach Beendigung der 20. SSW und zuvor bestehender Normotonie; syn. früher EPH-Gestose, Gestationshypertonie, Schwangerschaftshypertonus

Ursachen

- Nicht abschließend geklärt. Diskutiert werden:
  - Gesteigerte Thromboxanbildung im Uterus
  - Gestörte Implantation des Trophoblasten
  - Gestörte endotheliale Funktion, pathologische Veränderungen in:
    - Prostaglandin-Stoffwechsel
    - Renin-Angiotensin-Aldosteron-System (RAAS)
  - Immunologische Faktoren

Symptome

- Hauptsymptome:
  - Hypertonie: RR ≥ 140/90 mmHg (Leitsymptom!)
  - Proteinurie: Eiweißausscheidung im 24-Stunden-Sammelurin > 0,3 g/l
  - Generalisierte Ödeme sowie abnorme Gewichtszunahme > 500 g/Woche (Wassereinlagerung)
- Ggf. Kopfschmerzen
- Oberbauchbeschwerden
- Sehstörungen (z. B. Augenflimmern), Ohrensausen
- Schwindelgefühle
- Unruhe
- Übelkeit, Erbrechen

Diagnostik

- Primary Survey und Secondary Survey
- Anamnese:
  - Erstmaliges Auftreten von Hypertonie?
  - Veränderung des Körpergewichts?
  - Besonderheiten während des bisherigen Schwangerschaftsverlaufs (Mutterpass)?
- Körperliche Untersuchung: generalisierte Ödeme (keine peripheren Ödeme als Risikohinweis)
- Monitoring und Vitalparameter: Hypertonus

Therapie

Basics

- Oberkörperhochlagerung, bevorzugt Linksseitenlage (ab 20. SSW)
- Supportive O_2-Gabe bis max. Flow
- Monitoring und Vitalparameter (engmaschig)
- Ruhige Atmosphäre schaffen, Gesprächsbereitschaft zeigen
- Stressfaktoren reduzieren

Advanced

- Anlage PVZ
- Applikation (balancierter) VEL
- Medikamentöse Therapie:
  - 0,05–0,1 mg/kg KG Metoprolol (z. B. Beloc®) langsam i. v., **Cave:** Risiko der fetalen Wachstumsretardierung, RR nicht < 140 mmHg senken → drohende Unterversorgung von Plazenta und Kind, optimale RR-Senkung um 10 mmHg/h!
  - 0,1–0,5 mg/kg KG Urapidil (z. B. Ebrantil®) langsam i. v.
  - Ggf. Sedierung: 0,05–0,1 mg/kg KG Midazolam (z. B. Dormicum®) i. v.
  - Ggf. 2–4 g Magnesiumsulfat® i. v. über 30 min zur Minderung der Krampfbereitschaft

Hinweise zum Transport

- Voranmeldung so früh wie möglich
- In Linksseitenlage transportieren
- Engmaschige Verlaufskontrollen und kontinuierliches Monitoring durchführen
- Klinik mit geburtshilflicher Abteilung (Kreißsaal) anfahren

Besondere Informationen

Präeklampsie (➢ Eklampsie, Präeklampsie)

- Symptome: Schwindel, Kopfschmerzen, Ohrensausen, Sehstörungen, Übelkeit, Erbrechen, Oligurie
- Mit Anteil von 5 % häufigste schwangerschaftsbedingte Erkrankung

Eklampsie

- Symptome: tonisch-klonische Krämpfe mit Zungenbiss, Zyanose, Bewusstlosigkeit und Koma (lebensbedrohlicher Zustand für Mutter und Kind)
- Differenzialdiagnose: Epilepsie

- Hypertonie ist eine der häufigsten Schwangerschaftskomplikationen (5–7 % aller Schwangeren)
- Gefährdung für Mutter und Kind abhängig vom Schweregrad
- Einzige kausale Therapie ist die Beendigung der Schwangerschaft, meist aber wegen bestehender Unreife des Kindes nicht sofort möglich
- Bei ca. 15 % der betroffenen Frauen Ausbildung einer chronischen Hypertonie nach Beendigung der Schwangerschaft
- HELLP-Syndrom: Sonderform mit schwerer Leberfunktionsstörung (➢ HELLP-Syndrom)
  - **H**ämolyse
  - Erhöhte **L**eberenzyme
  - Verminderte (**L**ow) Thrombozytenanzahl (**P**latelets)
- Maternale Letalität bei HELLP-Syndrom ca. 3 %, kindliche Letalität > 20 %

Schwindel

Störung des Gleichgewichtssinns mit Verlust der Orientierung des Körpers im Raum; med. Vertigo

Ursachen

- Medikamente:
  - Analgetika
  - Diuretika etc.
- Erkrankungen des Gleichgewichtsorgans (z. B. Meniére-Erkrankung)
- Herz-Kreislauf-Erkrankungen (z. B. Herzrhythmusstörungen, Hypertonie)
- Trauma (z. B. Schädel-Hirn-Trauma)
- Tumorerkrankung
- Hypoglykämie
- Infektion
- Migränekopfschmerz
- Länger anhaltende Drehbewegungen
- Durchblutungsstörungen des Gehirns (z. B. Schlaganfall)
- Psychogen
- Exsikkose

Symptome

- Begleitsymptomatik:
  - Übelkeit, Erbrechen
  - Gangunsicherheit, Fallneigung
  - Lichtempfindlichkeit
  - Nystagmus (horizontal, vertikal, rotatorisch)
  - Tinnitus
- Einteilung nach Art des Schwindels:
  - **Systematischer Schwindel:**
    - Drehschwindel: Scheinbewegungen der Umwelt und des eigenen Körpers; mögliche Ursachen: zumeist Gleichgewichtsorgan oder ZNS
    - Liftschwindel: Gefühl, angehoben zu werden oder abzusinken
    - Schwankschwindel: Gefühl des schwankenden Bodens unter den Füßen
  - **Unsystematischer Schwindel:**
    - Sekundenschwindel: Gefühl zu synkopieren, mögliche Ursachen: Herzrhythmusstörungen, Orthostase etc.
    - Raumunsicherheit: schwankendes Gefühl, nur durch Kopfbewegungen auslösbar, mögliche Ursachen: Medikamente, ZNS, psychische Erkrankungen etc.
- Gangunsicherheit: auslösbar durch Bewegungen des Körpers, mögliche Ursachen: ZNS, psychische Erkrankungen etc.

Diagnostik

- Primary Survey und Secondary Survey: Suche nach zugrunde liegender Ursache!
- Anamnese:
  - Detaillierte Dokumentation:
    - Art des Schwindels (z. B. Drehschwindel, Schwankschwindel)?
    - Dauer (Sekunden, Minuten, Stunden, Wochen)?
    - Auslösbarkeit (z. B. in Ruhe, beim Gehen, Kopfdrehung, Husten)?
    - Begleitsymptome (z. B. Emesis, Hörminderung)?
  - Noxen (z. B. Nikotin, Farben, Kraftstoffe)
  - Kardiovaskuläre Risikofaktoren
  - Vorhofflimmern
  - Stattgehabte kardiovaskuläre Erkrankungen (z. B. Schlaganfall, Karotisstenose)
  - Medikamente (z. B. Antihyper-/-hypotonika): Hinweise auf Fehldosierung?
- Monitoring und Vitalparameter:
  - Herzrhythmusstörungen
  - Hypotonie/Hypertonie?
  - BZ-Kontrolle

Therapie

Basics

- Patienten beruhigen
- Immobilisierung (evtl. Sturzgefahr)
- Ggf. supportive O_2-Gabe bis max. Flow
- Monitoring und Vitalparameter (v. a. RR, EKG)
- Oberkörperhochlagerung oder nach Wunsch des Patienten

Advanced

- Anlage PVZ
- Applikation (balancierter) VEL
- Antiemese: 1–2 mg/kg KG Dimenhydrinat (z. B. Vomex A®) i. v.
- Ggf. Sedierung: 0,05–0,1 mg/kg KG Midazolam (z. B. Dormicum®) i. v.

Hinweise zum Transport

- Fachabteilung anhand der zugrunde liegenden Erkrankung auswählen, z. B.:
  - Morbus Menière (HNO-Abteilung)
  - Schlaganfall (Neurologie, Stroke Unit)

Besondere Informationen

> Schwindel ist ein unspezifisches Symptom und keine Krankheit im Sinne einer Definition.

- Zweithäufigstes Leitsymptom nach Kopfschmerzen
- Frauen (36 %) häufiger betroffen als Männer (22 %)
- Häufigkeit steigt mit zunehmendem Alter
- Symptomtrias bei Morbus Menière (➤ Morbus Menière):
  - Schwindel mit Übelkeit/Erbrechen
  - Hörverlust
  - Tinnitus
- Koordinationsprüfungen (Störungen des Vestibularapparats):
  - Romberg-Test
  - Unterberg-Tretversuch
- Unterscheidung zwischen Akutem Vestibulärem Syndrom (AVS) und zentralvestibulärer Störung (z. B. ZNS-Läsion durch Ischämie, ICB, Inflammation usw.) mittels Drei-Stufen-Test „HINTS" (➤ Tab. 2.8)

Tab. 2.8 HINTS-Exam (Head Impulse, Nystagmus, Test of Skew)

Untersuchung	Zentrale Störung	AVS
Head **I**mpulse Test (Kopfimpulstest) • Ruckartige (impulsartige) passive Rotation des Kopfes (zwischen 10° und 20°) von exzentrischer Position zur Mitte • Patient fixiert dabei stationäres Objekt (z. B. Nase des Untersuchers) • Richtung bestimmt die geprüfte Seite, jede Seite mehrmals wiederholen	Normaler horizontaler Kopfimpulstest (vestibulo-okulärer Reflex in Horizontalebene trotz Schwindel mit Bewegungsillusion): • Augen bleiben stationär auf die Nase fixiert • Keine Einstellbewegung sichtbar	Pathologischer HIT: • Augen bleiben nicht mehr auf Ziel fixiert • Korrektur mit Einstellsakkade
Nystagmus: • Beobachtung der Augen in jede Blickrichtung für mind. 10 s • Schlagrichtung des Nystagmus kann entweder unidirektional oder richtungswechselnd (bei Blickwechsel zur Gegenseite) sein	Richtungswechselnd	Unidirektional oder richtungswechselnd (bei Blickwechsel zur Gegenseite)
Test of **S**kew (vertikale Divergenz der Augen): • Patient fixiert stationäres Objekt während Untersucher abwechselnd die Augen abdeckt • Beobachtung, ob vertikale Korrekturbewegung des abgedeckten Auges stattfindet	Vertikale Divergenz mit Einstellsakkade nach Aufdecken im Abdecktest	Vertikale Korrekturbewegung

Sepsis

Lebensbedrohliche Organfunktionseinschränkung durch eine übermäßige Reaktion des Körpers auf eine Infektion; syn. Septikämie, Blutvergiftung

Ursachen

- Lokale Infektion
- Mögliche Erreger:
  - Grampositive und gramnegative Bakterien
  - Pilze (z. B. *Candida albicans*)
  - Viren
  - Protozoen (z. B. Malariaerreger)
- Mögliche Sepsisherde:
  - Fremdkörper:
    - Katheter
    - Implantate
    - Infektionen
    - Dekubitus etc.
- Begünstigt durch:
  - Diabetes mellitus
  - Allgemeine Abwehrschwäche etc.

Symptome

- Tachykardie
- Hohes, intermittierendes Fieber
- Warme Haut, ggf. kalt und klamm
- Hypotonie
- Bewusstseinsstörungen, Verwirrtheit
- Tachypnoe
- Allgemeinzustand ↓
- Petechien

Diagnostik

- Primary Survey und Secondary Survey
- Anamnese, Fremdanamnese:
  - Vorerkrankungen (z. B. Lebererkrankung, Diabetes mellitus)?
  - Bekannte oder stattgehabte Infektion (z. B. Pneumonie, Harnwegsinfekt)?
  - Verweilkatheter, Blasenkatheter etc.?
- Bewusstseinslage: Vigilanzminderung, Verwirrtheit, evtl. Koma
- Körperliche Untersuchung:
  - Inspektion: gerötete, trockene Haut, Schüttelfrost
  - Palpation: Haut überwärmt, ggf. kalt und zyanotisch
- Monitoring und Vitalparameter: HF ↑, RR ↓, Tachypnoe, Oligurie

Therapie

Basics

- Flachlagerung
- Highflow-O_2-Gabe 12–15 l/min über Nichtrückatemmaske, ggf. assistierte Beatmung
- Wärmeerhalt
- Monitoring und Vitalparameter (RR, HF, SpO_2, EKG)

Advanced

- Anlage PVZ (2–3 großlumige)
- Applikation (balancierter) VEL; bei Schocksymptomatik: 20–40 ml/kg KG Ringer-Acetat-Lösung als Druckinfusion i. v.
- Weiterhin Schocksymptomatik nach ausreichender Volumentherapie?
  - Vasopressoren verabreichen (z. B. Arterenol®)
  - Ziel-MAP ≥ 65 mmHg
- Ggf. Intubationsnarkose und Beatmung mit FiO_2 1,0
- Ggf. frühzeitige präklinische Antibiotikagabe und Abnahme Blutkulturen

Hinweise zum Transport

- Voranmeldung so früh wie möglich
- Klinik mit chirurgischer Versorgung und Intensivstation anfahren

Besondere Informationen

- In Deutschland ca. 154.000 Patienten pro Jahr mit Sepsis
- Ca. 154 Todesopfer pro Tag
- Letalitätsrate bei 36 %
- **Merkhilfe LUCCAASS** (Merkhilfe zur Suche nach Hinweisen für den Grund einer Infektion bei Erwachsenen und Kindern):
  - **L**unge: Pneumonie, Luftnot, Husten, gelb-grüner Auswurf?
  - **U**rin: Harnwegsinfekt, Pyelonephritis, konzentrierter und trüber Urin? Miktion schmerzhaft?
  - **C**ardia: Endokarditis, kardiale Tachykardie, Hypotonie, Rekapillarisierungszeit > 2 s?
  - **C**entral nervous system: Meningitis, Enzephalitis, Kopfschmerzen, Nackensteifigkeit
  - **A**bdomen: Abszess, Cholezystitis, Schmerzen, Abwehrspannung?
  - **A**rthritis: Fokus auf die Gelenke, Rötung, Schwellung, Schmerzen der Gelenke?
  - **S**pine: Rückenschmerzen (bei Spondylodiszitis)
  - **S**kin: Erysipel, Dekubitus, nekrotisierende Fasziitis, Haut, (infizierte) Wunden, Verletzungen, punktförmige Einblutungen?
- Identifikation von potenziellen Sepsispatienten bei vermuteter Infektion (Infektionsquelle?) mittels **qSOFA** (quick-**S**epsis Related-**O**rgan-**F**ailure-**A**ssessment), 2 von 3 Kriterien:
  - RR ≤ 100 mmHg
  - Atemfrequenz ≥ 22/min
  - Veränderter Bewusstseinszustand (GCS < 15)
- Mit jeder Stunde Verzögerung der Antibiotikatherapie sinkt die Überlebenschance um 7,6 %

> Frühzeitige Stabilisierung der Herz-Kreislauf-Funktion (*early goal directed therapy*) und frühzeitige Antibiotikagabe stellen Eckpfeiler der frühen Behandlungsphase von Patienten mit septischem Schock dar.

SIDS

Plötzlicher Tod eines scheinbar völlig gesunden Säuglings im Schlaf ohne nachweisbare Ursache; syn. plötzlicher Kindstod, Krippentod, engl. ***S****udden* ***I****nfant* ***D****eath* ***S****yndrome*

Ursachen

- Bisher ungeklärt
- Risikofaktoren:
  - Bauchlage (Halbierung der Inzidenz durch Vermeidung)
  - Geringes Geburtsgewicht (< 2.000 g)
  - Nikotinabusus in der Familie
  - Frühgeburt vor der 33. SSW
  - SIDS bei Geschwisterkindern
  - Kinder mit ALTE (**A**pparent-**L**ife-**T**hreatening-**E**vent)
  - Schlafen des Kindes in einem eigenen Zimmer (sicherster Schlafort: eigenes Bett im elterlichen Schlafzimmer)
  - Nichtstillen bzw. rasches Abstillen
  - Alkohol-/Drogenkonsum der Eltern
  - Überwärmung durch übertriebenes Zudecken, überheiztes Zimmer

Symptome

- Plötzlicher Atemstillstand – **keinerlei Warnzeichen** (Todeseintritt fast ausschließlich im Schlaf, i. d. R. unbemerkt)

Diagnostik

- Nur durch Obduktion möglich

Therapie

Basics

- Basic-Life-Support, sofern keine sicheren Todeszeichen vorliegen (Livores, Rigor mortis) (Reanimation Kinder)
- Eltern beruhigen, erklären, dass alles Mögliche für ihr Kind getan wird
- Eltern bei Maßnahmen anwesend sein lassen, nicht ausgrenzen
- Nach frustranen Reanimationsmaßnahmen:
  - Sorgfältige Leichenschau des entkleideten Kindes durch NA (Hinweise auf Gewalteinwirkung, Verwahrlosung, Unterernährung etc.?)
  - Spuren der Reanimation beseitigen (z. B. EKG-Elektroden, i. v.-/i. o.-Zugänge): lokale Protokolle beachten!
  - Psychosoziale Betreuung für die Eltern anfordern (Psychologen, Seelsorger, KIT), akute Belastungsreaktion!
  - Kind ankleiden und für Abschiednehmen der Eltern vorbereiten (Übergabe an Eltern), eventuelle Geschwister miteinbeziehen, genügend Zeit geben
  - Hinzuziehung der Polizei (ungeklärte Todesursache)

- Weiteren formalen Ablauf erklären und auf Obduktion hinweisen
- Kontaktkette bilden (z. B. Verwandte, Freunde, Seelsorger), Betroffene nicht alleine lassen
- Äußerst sensibles Vorgehen in Formulierungen, ruhig und langsam sprechen, Fragen zulassen und darauf eingehen

Advanced

- Advanced-Life-Support, sofern keine sicheren Todeszeichen vorliegen (Livores, Rigor mortis) (Reanimation Kinder)

Hinweise zum Transport

- Zu einem Großteil Transport nicht erforderlich

Besondere Informationen

- Mit 40–50 % häufigste Todesursache bei Säuglingen
- Erfolgreiche Reanimation sehr unwahrscheinlich
- Häufigkeitsgipfel: 2.–4. Lebensmonat, Inzidenz 0,2 Säuglinge/1.000 Lebendgeborene
- Jungen (60 %) häufiger betroffen als Mädchen
- Befund „plötzlicher Kindstod“ innerhalb der letzten 20 Jahre um 90 % reduziert
- Prophylaktische Maßnahmen:
  - Kind zum Schlafen in Rückenlage bringen
  - In Umgebung des Kindes nicht rauchen
  - Keine Überwärmung des Kindes (Kleidung, Raumtemperatur), optimale Raumtemperatur im Schlafzimmer des Kindes bei ca. 16–18 °C
  - Keine Überdeckung des Kindes (Verzicht auf Bettdecke, Kissen, Stofftiere), Kinderschlafsäcke nutzen
  - Säuglinge möglichst ein halbes Jahr stillen
  - Mindestens die ersten 6 Monate mit im Elternschlafzimmer, dort aber im eigenen Bettchen schlafen lassen
  - Regelmäßig Vorsorgeuntersuchungen wahrnehmen
- Problembewältigung für Rettungsdienstpersonal:
  - Nachbesprechung des Einsatzes durchführen (Debriefing)
  - Stark betroffene Kollegen ansprechen und bei Bedarf aus Dienst nehmen
  - Professionelle Nachsorge organisieren (z. B. Notfallseelsorge, Psychologen)
- Weiterer Informationen: www.ploetzlicher-kindstod.com

Sonnenstich

Reizung der Hirnhäute durch direkte und ungeschützte Sonneneinstrahlung auf den Kopf mit der Gefahr eines Hirnödems; med. Insolation, Heliosis, Ictus solis

Ursachen

- Intensive Sonneneinstrahlung

Symptome

- Hochroter, heißer Kopf
- Rumpf, Extremitäten kühl bzw. kaltschweißig (Differenzialdiagnosen: Hitzschlag)
- Schwindel
- Übelkeit, Erbrechen
- Kopfschmerzen
- Sehstörungen
- Ggf. Nackensteifigkeit (Meningismus)
- Unruhe

Diagnostik

- Primary Survey und Secondary Survey
- Anamnese: Langer, ungeschützter Aufenthalt in Sonne (Symptomatik häufig zeitlich verzögert, z. B. nachts)?
- Körperliche Untersuchung:
  - Palpation: Tachykardie
  - Bei Hirndruck: Bradykardie, Druckpuls, Bewusstseinsstörungen bzw. Bewusstlosigkeit, ggf. Krämpfe
  - Vegetative Symptomatik, Übelkeit/Erbrechen
- Monitoring und Vitalparameter

Therapie

Basics

- Supportive O_2-Gabe bis max. Flow
- Monitoring und Vitalparameter (inkl. BZ-Kontrolle)
- Patient in eine kühle Umgebung bringen
- Oberkörperhochlagerung, ggf. Flachlagerung mit erhöhtem Kopf
- Kühlung von Kopf und Nacken mit feuchten Tüchern (Schmerzlinderung)
- Beengende Kleidung öffnen oder entfernen

Advanced

- Anlage PVZ
- Applikation (balancierter) VEL
- Ggf. Sedierung: 0,05–0,1 mg/kg KG Midazolam (z. B. Dormicum®) i. v.
- Ggf. Analgesie: 1 g Metamizol (z. B. Novalgin®) langsam i. v.

Hinweise zum Transport

- Bei leichten Fällen Klinik mit internistischer oder neurologischer Abteilung anfahren
- Bei schweren Fällen (z. B. Bewusstlosigkeit, Krämpfe) Voranmeldung Intensivstation
- Kontinuierliches Monitoring durchführen

Besondere Informationen

Unbedingt Differenzialdiagnosen wie Schlaganfall, Subarachnoidalblutung etc. miteinbeziehen !

- Besonders gefährdete Personen:
  - Säuglinge, Kleinkinder
  - Hellhäutige Personen
  - Ältere Menschen
  - Personen mit wenig Kopfhaar (z. B. Glatzenträger)

Spannungspneumothorax

Intrathorakale Druckerhöhung durch Bildung eines Ventilmechanismus bei penetrierendem oder stumpfem Thoraxtrauma und folglicher Gefahr einer respiratorischen und/oder kardialen Dekompensation

Ursachen

- Thoraxtrauma:
  - Sturz aus großer Höhe
  - Verkehrsunfall
  - Externe Herzdruckmassage etc.
- Mechanische Beatmung (z. B. COPD, Asthma bronchiale)

Symptome

- Angst, Agitation
- Thoraxschmerz
- Atemnot
- Kurzatmigkeit, Tachypnoe, Apnoe
- Blässe, Zyanose
- Trachealverschiebung (spät!)
- Abgeschwächte/fehlende Atemgeräusche auf betroffener Seite
- Hypersonorer Klopfschall
- Gestaute Halsvenen
- Hautemphysem
- Krepitationsgeräusche
- Kaltschweißigkeit
- Hypotonie, Tachykardie, SpO_2 ↓ (Schocksymptomatik)
- Evtl. Bewusstlosigkeit
- Stark erhöhte oder ansteigende Beatmungsdrücke

Diagnostik

- Primary Survey und Secondary Survey
- Anamnese: Unfallhergang, Verletzungsmechanismus?
- Durchführung einer strukturierten körperlichen Untersuchung (Kopf-bis-Fuß, nur große Körperhöhlen, häufig Begleitverletzungen!)
- Inspektion: Verletzung des Thorax, sichtbare Wunde, evtl. paradoxe Atmung
- Auskultation: abgeschwächtes bzw. fehlendes Atemgeräusch
- Palpation: Tachykardie, Pulsqualität ↓
  - **D**ruckschmerz, **I**nstabilität, **K**repitation (DIK)
  - Hautemphysem
- Perkussion: hypersonorer Klopfschall

Therapie

Basics

- Oberkörperhochlagerung
- Monitoring und Vitalparameter
- Highflow-O_2-Gabe (12–15 l/min) über Nichtrückatemmaske, ggf. assistierte Beatmung
- Wundversorgung bei offenen Wunden (gut fixieren), ggf. Chest Seal

Advanced

- Unverzügliche Entlastungspunktion (nach Kriterien!) mit langer Punktionsnadel (mind. 8 cm, z. B. TPAK®) in Bülau-Position
  - 4.–5. Interkostalraum
  - Vordere Axillarlinie
  - Oberhalb der Rippe (Rippenoberrand)
- Fixierung der Entlastungsnadel (z. B. mittels Pflasterrolle)
- Anlage PVZ
- Applikation (balancierter) VEL
- Analgesie: z. B. 0,05–0,1 mg Fentanyl® i. v.
- Ggf. Sedierung: 0,05–0,1 mg/kg KG Midazolam (z. B. Dormicum®) i. v.

Hinweise zum Transport

- Voranmeldung so früh wie möglich
- Klinik mit chirurgischer Intensivstation anfahren
- Engmaschige Verlaufskontrollen und kontinuierliches Monitoring durchführen:
  - Auskultation wiederholen
  - Beatmungsparameter beobachten, Anstieg Beatmungsdruck?

Besondere Informationen

Entlastungsindikation für Spannungspneumothorax

1. Verdachtsdiagnose Spannungspneumothorax getroffen (z. B. vorhandenes Thoraxtrauma)
2. Symptome eines Spannungspneumothorax liegen vor (z. B. fehlendes Atemgeräusch, gestaute Halsvenen etc.).
3. Entlastungskriterien mind. 1 von 3 gegeben:
   - Zunehmende Bewusstseinsstörung
   - Zunehmende Atemnot/Zyanose
   - Fehlender Radialispuls

- Bei Vorliegen der oben genannten Indikation zur Entlastung eines Spannungspneumothorax muss dieser unverzüglich entlastet werden und darf auf keinen Fall durch andere Maßnahmen verzögert werden!
- Die Entlastungspunktion in Bülau-Position stellt nur eine temporäre, aber lebensrettende Maßnahme dar. Bei Ankunft in der Klinik ist das Legen einer Thoraxdrainage notwendig.
- Praxistipps:
  - Empfohlene Nadellänge zur Entlastung: mind. 8 cm (z. B. TPAK®)
  - Modifizierte laterale Entlastungspunktion: 4.–5.ICR, vordere Axillarlinie, sicherste und effektivste Methode
  - Bei traumatisch bedingtem Herz-Kreislauf-Stillstand ggf. beidseitige Entlastungspunktion (4 H´s und HITS) bzw. bilaterale Thorakostomie (ERC 2021)
- Trachealverschiebung gilt als äußerst spätes Symptom: Bei Auswertung von 108 präklinischen Patienten, bei denen ein Spannungspneumothorax diagnostiziert wurde und Entlastungspunktion erforderlich war, wies keiner eine Trachealverschiebung auf.

Stromunfall

Einwirkung von elektrischem Strom auf den menschlichen Organismus mit nachfolgender Schädigung von z. B. Haut, Gewebe, Herz-Kreislauf- oder/und Nervensystem

Ursachen

- Unsachgemäßer Umgang mit Stromleitungen oder elektrischen Geräten
- Direkte Berührung spannungsführender Teile (z. B. suizidal, Unachtsamkeit)
- Lichtbogeneinwirkung (z. B. Annäherung an Hochspannungsleitungen)
- Blitzschlag
- Arbeits-/Freizeitunfälle (z. B. Ballonfahrt, Paragliding, Drachen)

Symptome

- Bewusstseinsstörungen bzw. Bewusstlosigkeit
- Herz-Kreislauf-Stillstand
- Herzrhythmusstörungen (z. B. Vorhofflimmern, Kammerflimmern, Tachykardie)
- Verbrennungen
- Evtl. Verletzungen (z. B. Frakturen)
- Evtl. tetanische Krämpfe (Patient klebt an Steckdose)
- Tinnitus
- Evtl. neurologische Ausfälle:
  - Parästhesien
  - Taubheitsgefühle
  - Paresen, Plegien

Diagnostik

- Eigenschutz beachten (oberstes Gebot!)
- Primary Survey und Secondary Survey
  - Atemstillstand?
  - Körperliche Beschwerden (z. B. Palpitationen, Schwindel, Dyspnoe)
- Strukturierte körperliche Untersuchung (Kopf-bis-Fuß)
  - Verletzungen (Verletzungsmuster und Verletzungsschwere)
  - Verbrennungen (VKOF und Gradeinteilung)
  - Suche nach Strommarken (Ein-/Austrittswunde)
- Monitoring: Herzrhythmusstörungen, z. B. Tachykardie, Kammerflimmern etc.

Therapie

Basics

- Beurteilung der Einsatzstelle
- Ggf. Spezialkräfte anfordern
- Ggf. Patienten aus Gefahrenbereich retten (Selbstschutz!)
- Evtl. BLS-Maßnahmen durchführen (➤ Reanimation Erwachsene)
- Supportive O_2-Gabe bis max. Flow, ggf. assistierte/kontrollierte Beatmung
- Lagerung, entsprechend Verletzungsmuster
- Ggf. Versorgung von Verbrennungen (➤ Verbrennung)
- Ggf. Versorgung von Verletzungen (z. B. Schienung, Verband)
- Monitoring und Vitalparameter (HF, RR, SpO_2, besonders 12-Kanal-EKG-Ableitung)

Advanced

- Anlage PVZ
- Applikation 500–1.000 ml (balancierter) VEL, z. B. Ringer®-Lösung i. v.
- Evtl. Sedierung: 0,05–0,1 mg/kg KG Midazolam (z. B. Dormicum®) i. v.
- Analgesie:
  - 5–10 mg Morphin (z. B. MSI®) i. v. oder
  - 0,05–0,1 mg Fentanyl (z. B. Fentanyl-Janssen®) i. v.
- Evtl. Therapie von Herzrhythmusstörungen (➤ Herzrhythmusstörungen)
- Ggf. Narkosevorbereitung und Intubation

Hinweise zum Transport

- Indikationen zum Transport in Verbrennungszentrum:
  - Verbrennungen an Gesicht/Hals, Händen, Füßen, Anogenitalregion, Achselhöhlen, Bereich über großen Gelenken
  - > 15 % verbrannte Körperoberfläche vom Grad 2
  - > 10 % verbrannte Körperoberfläche vom Grad 3
  - Mechanische Begleitverletzungen
  - Schweres Inhalationstrauma
  - Vorbestehende Erkrankungen oder Alter > 60 Jahre bzw. < 8 Jahre
- Bei thermomechanischen Kombinationsverletzungen (Begleitverletzungen) bzw. langen Transportwegen nächstgelegenes Traumazentrum anfahren und Patienten sekundär in Brandverletztenzentrum verlegen
- Bei Zustand nach Stromunfall stets transportieren, Herzrhythmusstörungen können noch bis zu 48 h nach dem Ereignis auftreten
- Bei Hochspannungsunfällen intensivmedizinische Überwachung erforderlich (häufig Begleitverletzungen)

Besondere Informationen

- Folgen eines Elektrounfalls abhängig von:
  - Stromart (Wechsel-/Gleichstrom)
  - Stromstärke, Spannung
  - Stromwirkdauer
  - Stromweg durch Körper und Körperwiderstand
- Letalitätsrate Stromunfälle > 40 %
- Wechselstrom (häufiger Polaritätswechsel) gefährlicher als Gleichstrom (Gefahr von Herzrhythmusstörungen)
- Überlebenswahrscheinlichkeit bei Hochspannungsunfällen geringer als bei Niederspannungsunfällen:
  - Letalitätsrate Niederspannungsunfälle: 3 %
  - Letalitätsrate Hochspannungsunfälle: 30 %
- In Deutschland jährlich zwischen 50 und 120 Todesfälle infolge von Stromunfällen:
  - Niederspannung: 90 %
  - Hochspannung: 10 %
- Stets auf Begleitverletzungen achten (z. B. Sturz, Sprung, Wegschleudern)
- Ausmaß Verbrennungstiefe nach Stromunfall oft schwer einzuschätzen
- Patientenklientel ausdauernd reanimieren, hohe Erfolgsquote

Zentrale Anlaufstelle für Vermittlung von Krankenhausbetten für Schwerbrandverletzte (ZA)

- Durch Feuerwehr Hamburg betrieben (24/7, 365 Tage im Jahr)
- Tel. (040) 42851–4950 oder einsatzmeldungen@feuerwehr.hamburg.de

Synkope

Plötzlich einsetzende und kurz andauernde Bewusstlosigkeit mit Verlust der Haltungskontrolle; syn. Kreislaufkollaps, Ohnmacht

Ursachen

- Orthostase
- Intoxikation
- Emotionaler Stress
- Vena-cava-Kompressionssyndrom
- Herzrhythmusstörungen, Aortenklappenstenose, Lungenembolie
- Schreck, Hysterie, Aufregung, Angstzustände
- Plötzliche, heftigste Schmerzen
- Wärme, Kälte
- Lärm
- Blutverlust
- Erkrankungen (z. B. Diabetes mellitus → Hypoglykämie)
- Medikamente (z. B. Antihypotonika, Psychopharmaka)
- Epileptischer Anfall (z. B. Grand Mal)

Symptome

- Bewusstlosigkeit (i. d. R. kurz)
- Leistungs-/Antriebsschwäche
- Übelkeit, Erbrechen
- Evtl. kardiale Symptome:
  - Herzklopfen
  - Herzschmerzen
- Schwindel
- Sehstörungen
- Blässe
- Kaltschweißigkeit
- „Schwarzwerden vor Augen“
- Bradykardie, Hypotonie
- Krämpfe (z. B. aufgrund Hypoxie)

Diagnostik

- Primary Survey und Secondary Survey
- Anamnese, ggf. Fremdanamnese:
  - Auslöser, Begleitumstände, Prodromi?
  - Allergien, Medikamente, Vorerkrankungen etc.?
- Körperliche Untersuchung:
  - Nach Sturz: strukturierte Kopf-bis-Fuß-Untersuchung, Hinweis auf Verletzungen (Unfallhergang/Kinematik ermitteln), Blutungen ausschließen (innere/äußere)
  - Inspektion des Mundraums (z. B. Zungenbiss), Harn-/Stuhlinkontinenz (Differenzialdiagnose: Krampfanfall)
  - Untersuchung der Neurologie: Pupillenkontrolle, BEFAST-Test (Differenzialdiagnose: Schlaganfall) etc.
- Monitoring und Vitalparameter:
  - Vitalparameter: RR, HF, SpO_2
  - BZ-Kontrolle (Differenzialdiagnose: Hypoglykämie)
  - EKG: 12-Kanal-Ableitung (z. B. Ursache Herzrhythmusstörungen, ACS?)

Therapie

Basics

- Grundsätzlich: Behandlung der zugrunde liegenden Ursache/Erkrankung
- Flachlagerung, ggf. Beine hochlagern bzw. nach Wunsch des Patienten
- Supportive O_2-Gabe bis max. Flow
- Ggf. Versorgung von Verletzungen (zumeist sturzbedingt)
- Ggf. Wundversorgung
- Wärmeerhalt
- Monitoring und Vitalparameter

Advanced

- Grundsätzlich: Behandlung der zugrunde liegenden Ursache/Erkrankung
- Anlage PVZ
- Applikation (balancierter) VEL, bei Ausschluss kardialer Ursachen 10 ml/kg KG z. B. Ringer®-Lösung i. v.
- Ggf. Analgesie
- Ggf. Sedierung

Hinweise zum Transport

- In Abhängigkeit von der Ursache Klinik mit entsprechend erforderlicher Abteilung anfahren
- Regelmäßige Verlaufskontrollen und kontinuierliches Monitoring durchführen

Besondere Informationen

- Synkopen können Symptome anderer Erkrankungen sein, z. B.:
  - Hypoglykämie
  - Herzrhythmusstörungen (z. B. „Holiday-Heart-Syndrom"), ACS
  - Transitorisch-ischämische Attacke, Schlaganfall
  - Aortenstenose etc.
- Einteilung der Synkope:
  - Orthostatisch
  - Neurokardiogen/vasovagal
  - Kardial
  - Zerebrovaskulär
- Vielfältige Ursachen der Synkope erfordern eine umfangreiche Diagnostik
- Ab einem Lebensalter von 50–60 Jahren steigt die Wahrscheinlichkeit erheblich an, dass der Synkope eine schwerwiegende Erkrankung zugrunde liegt!
- **CHESS,** San Francisco Syncope Rules (Decision Instrument Synkope), Risikostratifizierung und Entscheidungshilfe bei Synkopen (High-Risk-Synkopen) (➤ Tab. 2.9)

Tab. 2.9 CHESS, San Francisco Syncope Rules (Decision Instrument Synkope)

C	Congestive Heart Disease	Anamnese oder Vorliegen von Herzinsuffizienz
H	Hkt < 30 oder HB < 10	Hinweis auf Blutung
E	EKG-Veränderungen	Nicht näher definiert
S	Systolischer Blutdruck < 90	Einmaliges Messen genügt
S	Shortage of Breath (Kurzatmigkeit)	Im zeitlichen Zusammenhang mit der Synkope
Liegt eines der CHESS-Zeichen vor, sollte eine weitere Abklärung erfolgen, die dann in der Regel stationär stattfindet.		

Holiday-Heart-Syndrom

- Herzrhythmusstörungen (Vorhofflimmern) durch übermäßigen Alkoholkonsum bei jungen Menschen
- Ursache: Feiern, Stress, Hektik
- Besonderheit: zeitversetzte Symptomatik (ca. 2–3 Tage), i. d. R. selbstlimitierend

Thoraxtrauma

Verletzung des knöchernen Brustkorbs oder der von ihm umgebenen inneren Organe durch Gewalteinwirkung von außen

Ursachen

- Dezelerationstrauma:
  - Verkehrsunfall (klassisch: Aufprall auf Lenkrad)
  - Sturz aus großer Höhe etc.
- Gewalteinwirkung:
  - Messerstichverletzungen
  - Schussverletzungen
- Arbeitsunfall:
  - Pfählungsverletzungen
  - Einklemmung in Maschinen

Symptome

- Schmerzen (atemabhängig)
- Atemnot, Tachypnoe, Husten
- Evtl. Stufenbildung, Krepitationen
- Zyanose
- Einsatz der Atemhilfsmuskulatur
- Prellmarken, ggf. offene Wunden
- Paradoxe Atmung
- Hautemphysem
- Hypotonie, Tachykardie
- Bewusstseinsstörungen bzw. Bewusstlosigkeit

Diagnostik

- Primary Survey und Secondary Survey
- Anamnese: Unfallhergang, Verletzungsmechanismus (generalisiert/lokal), routinemäßiges Anheben ausgelöster Airbags → Lenkrad deformiert?
- Strukturierte körperliche Untersuchung (Kopf-bis-Fuß, nur große Körperhöhlen, häufig Begleitverletzungen !)
  - Inspektion: geschlossene oder offene Verletzung (z. B. Hämatom, luftsaugende Wunde)
  - Auskultation: abgeschwächte/fehlende Atemgeräusche
  - Palpation: **D**ruckschmerz, **I**nstabilität, **K**repitationen (DIK), Hautemphysem (Schneeballknistern)
  - Perkussion: hyper-/hyposonorer Klopfschall
- Monitoring und Vitalparameter: HF ↑, RR ↓, evtl. SpO_2 ↓

Therapie

Basics

- Supportive O_2-Gabe bis max. Flow, ggf. assistierte Beatmung
- Oberkörperhochlagerung, nach Wunsch des Patienten bzw. in Abhängigkeit der Begleitverletzungen, z. B. auf verletzter Seite (**Cave:** Wirbelsäulentrauma !)
- Wundversorgung bei offenen Wunden (gut fixieren): luftsaugende Thoraxwunde: z. B. SAM®Chest Seal oder HyFin® Chest Seal
- Versorgung knöcherner Verletzungen: loses Thoraxwandfragment → Schienung, z. B. mittels Sam®Splint (analgetischer Effekt) → **Cave:** keine Evidenz !

- Monitoring und Vitalparameter:
  - Regelmäßige Verlaufskontrollen (engmaschig, mindestens alle 5 min), besonders Auskultation!
  - RR, HF, EKG, SpO_2

Advanced

- Anlage PVZ (ggf. 2 großlumige)
- Applikation 500 ml (balancierter) VEL zum Offenhalten (z. B. Ringer-Acetat-Lösung), **Cave:** Begleitverletzungen!
- Analgesie: 0,05–0,1 mg Fentanyl (z. B. Fentanyl-Janssen®) i. v.
- Evtl. Sedierung: 0,05–0,1 mg/kg KG Midazolam (z. B. Dormicum®) i. v.

Hinweise zum Transport

- Voranmeldung in Klinik mit chirurgischer Abteilung
- Regelmäßige Verlaufskontrollen (engmaschig) und kontinuierliches Monitoring durchführen:
  - Auskultation wiederholen
  - Patienten auf Veränderungen beobachten
  - Auf seitengleiche Thoraxexkursionen achten!

Besondere Informationen

Thoraxtraumata können durch Beeinträchtigung des Atmungs-/Kreislaufsystems zu Multiorganversagen (MOV) führen.

- Etwa 10 % aller Unfallpatienten weisen ein Thoraxtrauma auf
- 85 % aller Thoraxverletzungen durch relativ einfache Maßnahmen wie O_2-Gabe, Beatmung, Analgesie, Thoraxdrainage therapierbar (15–20 % operativ)
- Letalitätsrate:
  - Isoliertes Thoraxtrauma ca. 5 %
  - In Kombination mit Mehrfachverletzungen ca. 50 %
- Mögliche Thoraxverletzungen:
  - Verletzung intrathorakaler Atemwege
  - Offener Pneumothorax/Spannungspneumothorax/Hämatothorax
  - Instabiler Thorax
  - Herzbeuteltamponade
  - Aortenruptur
  - Myokardkontusion
  - Lungenkontusion
  - Zwerchfellruptur
- EKG-Monitoring kann Hinweise auf Myokardkontusion liefern.
- Besonderheit Commotio cordis:
  - Stumpfe Herzverletzung durch Faustschlag, Baseball etc.
  - Tritt der Verletzungsmechanismus in die vulnerable Phase ein, können z. B. Kammerflimmern und plötzlicher Herztod die Folge sein.
  - Häufig Jungen im Alter von 5–18 Jahren betroffen
- Aufgrund des hohen Risikos von Begleitverletzungen muss ggf. eine Immobilisation der Wirbelsäule erfolgen.
- Weitere Blutungen (innere/äußere) müssen ausgeschlossen werden.

Vaginalblutung

Blutung in bzw. aus der Scheide außerhalb der normalen Menstruationsblutung; syn. vaginale Blutung; syn. Zwischenblutungen, engl. spotting

Ursachen

- Trauma:
  - Geschlechtsverkehr (Ektopie)
  - Einführen von Fremdkörpern
- Zervixpolypen
- Abruptio placentae (Inzidenz ca. 30 %)
- Abort (spontan/therapeutisch)
- Entzündungen
- Endokrine Störungen
- Tumore (z. B. Zervixkarzinom, Vaginalkarzinom)
- Medikamente etc.

Symptome

- Schmerzen
- Schwächegefühl
- Abdominelle Abwehrspannung
- Unruhe, Angst
- Kaltschweißigkeit
- Evtl. Tachykardie, Hypotonie
- Evtl. Schocksymptome
- Evtl. Dyspnoe, Tachypnoe
- Evtl. Bauchschmerzen

Diagnostik

- Primary Survey und Secondary Survey
- Anamnese: besonders einfühlsam und diskret vorgehen!
  - Alter der Patientin (Menopause? Differenzialdiagnosen eingrenzen, z. B. gynäkologischer Tumor)
  - Regelanamnese aufnehmen: Regelmäßig/unregelmäßig?
  - Frage nach der letzten Regel
  - Anzeichen abnormer Gerinnung:
    - Leichte Entstehung blauer Flecken?
    - Übermäßiges Zahnfleischbluten nach Zähneputzen etc. (Differenzialdiagnose: Gerinnungsstörung)?
  - Schwangerschaftszeichen: Zunahme Bauchumfang, positiver Schwangerschaftstest?
  - Schwangerschaft möglich?
  - Frage nach Verhütungsmethode: z. B. „Pille“, Intrauterinpessar (IUP) etc.?
  - Stattgehabter Geschlechtsverkehr, gynäkologische Untersuchung, Trauma etc.?
  - Farbe der Blutung (Differenzialdiagnose: Abruptio placentae → dunkel)?

> Keine vaginale Untersuchung durchführen (Verstärkung der Blutung möglich)!

Therapie

Basics

- Supportive O_2-Gabe bis max. Flow
- Lagerung: Fritsch-Lagerung (Beine übereinanderschlagen)
- Monitoring und Vitalparameter: HF, RR, SpO_2, EKG

Advanced

- Ggf. Anlage PVZ
- Applikation (balancierter) VEL zum Offenhalten
- Bei Hypotonie: 500–1.000 ml VEL (z. B. Ringer-Acetat-Lösung) i. v.
- Optional 1 g Tranexamsäure (z. B. Zyklocapron®) über 10 min via Kurzinfusion

Hinweise zum Transport

- Voranmeldung in Klinik mit gynäkologischer oder chirurgischer Abteilung
- Regelmäßige Verlaufskontrollen und kontinuierliches Monitoring durchführen

Besondere Informationen

- Gynäkologische Blutungen können intraabdominell stattfinden und Symptome des akuten Abdomens darstellen.
- Bei 4 % der Frauen vaginale Blutungen während des zweiten Trimenons
- Jede Vaginalblutung nach der Menopause muss gynäkologisch abgeklärt werden.
- Normaler Blutverlust bei Regelblutung < 80 ml

Vena-cava-Kompressionssyndrom

Maternale Kreislaufstörung durch Druck des Kindes in der Gebärmutter auf die untere Hohlvene mit folglicher Behinderung des venösen Rückflusses; syn. Rückenlage-Schock-Syndrom, hypotensives Syndrom, Cava-Syndrom

Ursachen

- Rückenlage in Spätschwangerschaft (v. a. 3. Trimenon)

Symptome

- Übelkeit
- Synkopen
- Plötzliches Beklemmungsgefühl
- Blässe, Kaltschweißigkeit
- Schwindel
- Allgemeines Schwächegefühl
- Atemnot, Zyanose
- Herzklopfen
- Bewusstlosigkeit

Diagnostik

- Primary Survey und Secondary Survey
- Blickdiagnose: schwangere Patientin
- Anamnese:
  - Welches Trimenon bzw. Schwangerschaftswoche (SSW)?
  - Komplikationen im bisherigen Schwangerschaftsverlauf (Mutterpass) etc.?
- Körperliche Untersuchung:
  - Schocksymptomatik durch relativen Volumenmangel
  - RR ↓
  - HF ↑

Therapie

Basics

- Patientin anhalten, Linksseitenlage einzunehmen
- Supportive O_2-Gabe bis max. Flow
- Monitoring und Vitalparameter (RR, HF, SpO_2, EKG, engmaschig)
- Patientin beruhigen

Advanced

- Anlage PVZ
- Applikation 500–1.000 ml (balancierter) VEL (z. B. Ringer-Acetat-Lösung) i. v., in Abhängigkeit von der Kreislaufsituation

Hinweise zum Transport

- Voranmeldung in einer Klinik mit Kreißsaal
- Regelmäßige Verlaufskontrollen und kontinuierliches Monitoring durchführen
- Schwangere ab 20. SSW grundsätzlich in Linksseitenlage transportieren

Besondere Informationen

- Medikamentöse Therapie und massive Volumengabe sind selten notwendig, da durch die Linksseitenlage der venöse Rückfluss wieder regelrecht ist.
- Falls Verdachtsdiagnose zutreffend, schneller Erfolg nach Umlagerung

Fundusstand in Querfingern und Dokumentation Mutterpass

- 12. SSW (S/O): Gebärmutter am Schambein
- 16. SSW (2/S): Gebärmutter 2 Querfinger über Schambein
- 20. SSW (N/3): Gebärmutter 3 Querfinger unter Nabel
- 24. SSW (N/O): Gebärmutter am Nabel
- 28. SSW (Rb/N): Gebärmutter zwischen Rippenbogen und Nabel
- 32. SSW (Rb/3): Gebärmutter 3 Querfinger unter Rippen
- 36. SSW (Rb/0): Gebärmutter am Rippenbogen
- 40. SSW (Rb/2): Gebärmutter 2 Querfinger unter Rippen

Venöser Verschluss

Verschluss von Körpervenen, meistens Beinvenen, mit Abflussbehinderung und nachfolgender Gefahr einer Lungenembolie durch Loslösung eines Thrombus

Ursachen

- Virchow-Trias:
  - **Änderung der Blutzusammensetzung:**
    - Hyperkoagulabilität (Gerinnungsstörung)
    - Verstärkte Blutgerinnung
    - Schwangerschaft etc.
  - **Herabgesetzte Blutströmungsgeschwindigkeit:**
    - Varizen
    - Lange Bettlägerigkeit etc.
  - **Endothelschäden:**
    - Trauma (z. B. Quetschung, Operationen)
    - Altersbedingte generative Veränderungen
    - Diabetes mellitus etc.

Symptome

- Schwere-/Spannungsgefühl
- Zerreißungsschmerz beim Gehen
- Druckschmerzhaftigkeit
- Hauttemperatur ↑
- Glänzende, geschwollene Extremität
- Zyanotische Haut
- Schwellung, Ödeme

Diagnostik

- Primary Survey und Secondary Survey
- Anamnese: bettlägeriger Patient, Vorerkrankungen, postoperativ etc.?
- Körperliche Untersuchung:
  - Inspektion: Extremität geschwollen, blass etc.
  - Palpation: Druckschmerz, Extremität warm?
- Monitoring und Vitalparameter: HF ↑, Körpertemperatur (< 38 °C)

Therapie

Basics

- Immobilisierung des Patienten
- Ggf. supportive O_2-Gabe
- Hochlagern der betroffenen Extremität (venöser Abfluss ↑)
- Monitoring und Vitalparameter

Advanced

- Anlage PVZ (nicht an betroffener Extremität!)
- Applikation (balancierter) VEL
- Medikamentöse Therapie:
  - Ggf. Analgesie: 3–5 mg Morphin (z. B. MSI®) langsam i. v., ggf. repetitiv
  - Antikoagulation: 5000–10.000 IE Heparin (z. B. Liquemin®) i. v.
- Keine i. m. Injektionen durchführen (Kontraindikation für Lysetherapie)

Hinweise zum Transport

- Abteilung mit internistischer, Gefäß-/Allgemeinchirurgie anfahren
- Regelmäßige Verlaufskontrollen durchführen

> Bei Verdacht auf tiefe Venenthrombose Patienten stets transportieren (Gefahr der Lungenembolie)

Besondere Informationen

- Bei tiefen Beinvenenthrombosen in ca. 60 % der Fälle linkes Bein betroffen
- Thrombosen an Armen oder im Becken eher selten
- Risikofaktoren:
  - Schwangerschaft
  - Drogenkonsum
  - Herzrhythmusstörungen (z. B. Vorhofflimmern)
  - Nikotinabusus
  - Kontrazeptiva („Pille“)
  - Adipositas
  - Bewegungsmangel
  - Exsikkose

Verbrennung

Gewebsschädigung durch Einwirkung von Hitze; syn. Combustio, Brandverletzung, Verbrennungstrauma

Ursachen

- Direkte Hitzeeinwirkung durch:
  - Flammen
  - Explosionen
  - Heiße Flüssigkeiten (Verbrühung)
  - Dämpfe, Gase
  - Heiße Masse (z. B. Teer)
  - Sonneneinstrahlung
  - Elektrizität
  - Reibung

Symptome

- Einstufung anhand der Verbrennungsgrade:
  - **Verbrennung 1. Grades:**
    - Rötung
    - Schwellung
    - Schmerz
    - Lediglich Epidermis betroffen, spontane Ausheilung
  - **Verbrennung 2. Grades Typ a** (oberflächlich dermal):
    - Rötung
    - Schwellung
    - Starke Schmerzen
    - Blasenbildung
    - Schädigung der Epidermis und oberflächliche Anteile Dermis
    - Geringe Narbenbildung
  - **Verbrennung 2. Grades Typ b** (tief dermal):
    - Blasenbildung
    - Heller Untergrund
    - Schwellung
    - Schmerzhaft
    - Weitgehende Schädigung Dermis unter Erhalt der Haarfolikel und Drüsenanhängsel
    - Narbenbildung
  - **Verbrennung 3. Grades:**
    - Schwarz-weiß-Nekrosen
    - Keine Schmerzen (Zerstörung der Nervenendigungen), Zerstörung tiefster Gewebsschichten: Epidermis, Dermis
  - **Verbrennung 4. Grades:**
    - Zerstörung weitgehender Schichten mit Unterhautfettgewebe
    - Evtl. Muskel-, Sehnen-, Knochen- und Gelenkbeteiligung
    - Verkohlung

Diagnostik

- Primary Survey und Secondary Survey
- Ersteinschätzung des Patienten nach:
  - Gesamteindruck (Einschätzung auf Sicht)
  - ABCDE-Schema, inklusive Klärung des Verletzungsmechanismus (Entscheidung: kritisch/nicht kritisch?)
- Strukturierte körperliche Untersuchung (Kopf-bis-Fuß, **Cave:** Thermomechanisches Kombinationstrauma, z. B. rettender Sprung aus OG, z. B. WS-Trauma!)

- Patienten stets vollständig entkleiden: nasse Kleidung entfernen, festgebrannte Kleidungsstücke belassen
- Ausmaß der Verbrennung abschätzen: Neuner-Regel nach Wallace bzw. Handflächenregel und Lund-Browder-Diagramm bei Kindern
- Monitoring und Vitalparameter: Schocksymptomatik? RR ↓, HF ↑, SpO_2 ↓

Therapie

Basics

- Eigenschutz beachten!
- Ggf. Spezialkräfte anfordern
- Ggf. Patient aus Gefahrenbereich retten
- Highflow-O_2-Gabe, ggf. assistierte/kontrollierte Beatmung
- Wärmeerhalt! Zieltemperatur > 36 °C
- Flachlagerung bzw. in Abhängigkeit der Kreislaufsituation ggf. Oberkörper hoch
- Wundversorgung: mit trockenen, sterilen Wundauflagen (z. B. Metalline-Verbandtuch) abdecken, aktiv kühlende bzw. wärmeableitende Verbandmittel kontraindiziert (**Cave:** Hypothermie!)
- Monitoring und Vitalparameter (RR, HF, SpO_2, EKG)

Advanced

- Anlage PVZ (2 großlumige bei > 20 % verbrannter Körperoberfläche [VKOF]) bzw. i. o.-Zugang
- Applikation (balancierter) VEL (z. B. Ringer-Acetat) i. v. nach Parkland-Baxter-Formel:
  2–4 ml/kg KG/VKOF (VKOF → nur Verbrennungen 2. und 3. Grades) in 24 h, davon die Hälfte in den ersten 8 h; → ca. 1.000 ml in den ersten 2 h nach Trauma („vereinfachte" Berechnung)
- Analgesie:
  - VKOF < 15 % (Monotherapie mit Opiaten/Opioiden + Antiemetikum):
    - 5–10 mg Morphin (z. B. MSI®) i. v., ggf. repetitiv bis Schmerzfreiheit
      oder
    - 0,1–0,2 mg Fentanyl (z. B. Fentanyl-Janssen®) i. v., ggf. repetitiv bis Schmerzfreiheit
  - VKOF > 15 % (hämodynamisch instabile Patienten): 0,25–0,75 mg/kg KG Ketamin (z. B. Ketanest-S®) i. v. in Kombination mit Midazolam
- Sedierung: 0,05–0,1 mg/kg KG Midazolam (z. B. Dormicum®) i. v.
- Ggf. Intubationsnarkose und Beatmung mit FiO_2 1,0

Hinweise zum Transport

- Indikationen zum Transport in Verbrennungszentrum:
  - Verbrennungen an Gesicht/Hals, Händen, Füßen, Anogenitalregion, Achselhöhlen, Bereich über großen Gelenken
  - > 10 % VKOF bei Verbrennung 2. Grades
  - Verbrennungen 3. Grades
  - Alle Patienten mit Verletzungen durch elektrischen Strom, inklusive Blitzschlag
  - Verätzungen durch Chemikalien
  - Mechanische Begleitverletzungen
  - Schweres Inhalationstrauma
  - Vorbestehende Erkrankungen oder Alter > 60 Jahre bzw. < 8 Jahre

- Patientenraum von Rettungswagen vorheizen (Wärmeerhalt!)
- Kreislaufinstabile Patienten zunächst in nächstgelegenes Krankenhaus transportieren, nach Stabilisierung sekundär in Brandverletztenzentrum verlegen
- Bei leichten, unkomplizierten Verbrennungen Klinik mit chirurgischer Abteilung anfahren
- Schwere Verbrennungen, Inhalationstrauma mit RTH in Verbrennungszentrum, Voranmeldung!
- Regelmäßige Verlaufskontrollen und kontinuierliches Monitoring durchführen (engmaschig)

Besondere Informationen

- In Deutschland, Schweiz und Österreich jährlich ca. 2.000 schwere Verbrennungen
- Letalitätsrate schwerer Verbrennungen bei 8,6 %
- Schwere Verbrennungen meistens zwischen 20. und 40. Lebensjahr, Männer am häufigsten betroffen
- Begleitverletzungen bei ca. 10 % der Verbrennungsopfer
- Mortalitätsrate erhöht durch Überinfundierung und Hypothermie
- Bei zirkulärer Rumpfverbrennung kann Atemmechanik beeinträchtigt sein, evtl. Escharotomie nötig
- Alternative Berechnung zum Volumenmanagement: % VKOF × 10 ml/h für Erwachsene mit 40–80 kg KG, pro weitere 10 kg KG bei Patienten mit Gewicht über 80 kg → Steigerung der Rate um 100 ml/h

Zentrale Anlaufstelle für Vermittlung von Krankenhausbetten für Schwerbrandverletzte (ZA)

- Durch Feuerwehr Hamburg betrieben (24/7, 365 Tage im Jahr)
- Tel. (040) 42851–4950 oder einsatzmeldungen@feuerwehr.hamburg.de

Wirbelsäulentrauma

Verletzung der knöchernen Wirbelsäule sowie angrenzender Weichteile wie Muskeln, Sehnen und Nerven

Ursachen

- Trauma:
  - Sturz
  - Verkehrsunfall
  - Stumpfes Trauma oberhalb der Schlüsselbeine
  - Kopfsprung ins flache Wasser
  - Tackling (z. B. American Football)
  - Unsachgemäß angelegter Schultergurt bei Kindern
  - Schuss-/Stichverletzungen
  - Suizid (Erhängen)
- Pathologisch:
  - Rheumatische Erkrankungen
  - Osteoporose
  - Tumor etc.

Symptome

- Schmerzen
- Sensibilitätsstörungen
- Reduziertes Schmerzempfinden, Taubheitsgefühle
- Parese, Plegie
- Stufenbildung
- Reflektorischer Muskelhartspann
- Wunden
- Verlust der Steuerung von Rektum und Blase
- Parästhesien
- Priapismus (Dauererektion)
- Schonhaltung

Diagnostik

- Primary Survey und Secondary Survey
- Anamnese: Unfallhergang (Verletzungsmechanismus!), Vorerkrankungen?
- Körperliche Untersuchung:
  - Inspektion: Wunde, Fehlstellung etc.
  - Palpation: Stufenbildung, Hartspann etc., Druck-/Klopfschmerz
  - Neurologische Untersuchung:
    - Überprüfung Motorik Hände, Arme, Beine
    - Überprüfung Sensibilität von Schulter bis Fuß
  - Risikofaktoren: Alter ≥ 65 Jahre, gefährlicher Unfallmechanismus, Parästhesien der Extremitäten?

- Ausschluss von Begleitverletzungen
- Bewegungseinschränkung der Wirbelsäule indiziert? (z. B. NEXUS, Canadian-C-Spine-Rule, E. M. S. IMMO Protokoll nach Kreinest et al. 2016, ACS/ACEP/NAEMSP Positionspapier 2018)

„Gefährliche" Unfallmechanismen (HWS Verletzung) lt. Canadian C-Spine Rule (modifiziert nach Schleicher et al. 2017; Stiell et al. 2003)

- Sturz > 1 m oder > 5 Treppenstufen
- Axiales Stauchungstrauma (z. B. Sprung in seichtes Wasser)
- Verkehrsunfall mit > 100 km/h
- Überschlag
- Patient wurde aus dem Fahrzeug geschleudert
- Zweiradunfall
- Kollision mit Bus oder Pkw

Therapie

Basics

- Supportive O_2-Gabe bis max. Flow, ggf. assistierte Beatmung
- Manuelle Bewegungseinschränkung der Wirbelsäule, bis Patient z. B. auf Vakuummatratze gelagert und fixiert ist (MILS, **m**anuelle **In**line-**S**tabilisierung)
- Ggf. Anlage einer HWS-Orthese, z. B. Stifneck®
- Patienten auffordern, sich nicht zu bewegen
- HWS nie auf Extension ziehen, stets in Neutralposition fixieren
- Umlagerung mithilfe Schaufeltrage/Combi-Carrier®
- Lagerung:
  - Vakuummatratze bei langer Transportdauer, ggf. Schaufeltrage/CombiCarrier® oder Spineboard bei kurzen Transportzeiten (auf Kopffixierung achten)
  - Bei Lagerung auf Wirbelsäulenbrett:
    - Unterpolsterung des Kopfes bei Erwachsenen
    - Unterpolsterung ab Schulter abwärts bei Kindern
- Absaugbereitschaft herstellen
- Monitoring und Vitalparameter: RR, HF, SpO_2, EKG

Advanced

- Anlage PVZ
- Applikation (balancierter) VEL zum offen Halten, z. B. Ringer-Acetat-Lösung
- Evtl. Analgesie: 0,1–0,15 mg Fentanyl (z. B. Fentanyl-Janssen®) i. v.
- Ggf. Vasopressoren (z. B. Noradrenalin) bei neurogenem Schock

Hinweise zum Transport

- Nach Möglichkeit mit RTH in Klinik mit Neurochirurgie/Chirurgie oder Orthopädie transportieren
- Regelmäßige Verlaufskontrollen und kontinuierliches Monitoring durchführen

Besondere Informationen

- Häufigste Ursachen für Wirbelsäulentrauma:
  - Verkehrsunfälle (48 %)
  - Stürze (21 %)
  - Penetrierende Verletzungen (15 %)
  - Sportunfälle (14 %)
  - Andere (2 %, z. B. Suizid)
- 10 % der Patienten mit HWS-Verletzung haben eine weitere Wirbelsäulenfraktur (→ komplette Bewegungseinschränkung)
- **Beschleunigungstrauma** der HWS (HWS-BT):
  - Häufig nach Heckaufprall, bei Geschwindigkeiten < 10 km/h: keine nennenswerten Verletzungen der HWS
  - 90–95 % aller Verletzungen sind als leicht bis mäßig einzustufen (Schweregrad 0–2, Quebec-Task-Force-[QTF-]-Klassifikation, mod. nach Spitzer et al. 1995)
  - Pathophysiologie „Nackensteife“: durch mechanische Gewebeschädigung verursachte entzündlich-reparative Gewebereaktion
- Indikationen für **Wirbelsäulenimmobilisierung:**
  - Signifikanter Verletzungsmechanismus
  - Ergebnis der körperlichen Untersuchung:
    - Parästhesien
    - Fokal-neurologische Defizite
  - Bewusstseinsminderung
  - Schmerzen oder Hartspann in der Rückengegend
  - Anatomische Deformität der Wirbelsäule:
    - Fehlstellungen
    - Stufenbildungen
  - Intoxikierter Patient
  - Kommunikationsbarrieren
- Spineboard primär nur noch für technische Rettung vorgesehen (z. B. schnelle Rettung von Personen aus Fahrzeugen)
- Anwendung von **HWS-Orthesen:**
  - Nachteile/Risiken:
    - Gefügeverschiebung der oberen HWS
    - ICP-Anstieg (Begünstigung auch durch venöse Abflussstörung)
    - Erschwertes Atemwegsmanagement
  - Laut Empfehlung der z. B. Dänischen Leitlinie sollten Traumapatienten nicht mit einer HWS-Orthese immobilisiert werden (geringe Evidenz, schwache Empfehlung) → hier auch Empfehlungen zu modifizierten Lagerungstechniken (modifizierte stabile Seitenlage) bei bewusstlosen Patienten mit ungesichertem Atemweg (Laterale Traumaposition [LTP], modifizierte Haines-Position [John Haines 1996])
- Mögliche Vorgehensweise bei Bewegungseinschränkung der Wirbelsäule (basierend auf dem ACS/ACEP/NAEMSP Positionspapier 2018):
  - Geeignete Hilfsmittel zur Bewegungseinschränkung sind: Fahrtrage, Vakuummatratze, Schaufeltrage bzw. CombiCarrier®, Spineboard
  - Patienten anweisen, sich so wenig wie möglich zu bewegen; WS stabilisieren, falls erforderlich; ggf. HWS-Orthese anlegen

- Stehender Patient:
  - Patienten anweisen, sich vorsichtig auf die Fahrtrage zu setzen und dann hinzulegen
- Sitzender Patient:
  - Patienten in Rückenlage auf z. B. ein Spineboard verbringen, bei langer Transportdauer auf Fahrtrage umlagern, bei kurzer Transportdauer auf Spineboard belassen
- Patient in Rückenlage:
  - Schaufeltrage oder CombiCarrier® zum Umlagern nutzen, ggf. auf Fahrtrage oder Vakuummatratze umlagern
- Bei Auswahl des Rettungs-/Transportgeräts Folgendes beachten:
  - Besondere Lagerung (nach Komfortempfinden) bei massivem Übergewicht, unkooperativen Patienten, gebrechlichen geriatrischen Patienten, erschwerter Atmung, Schwangerschaft, Kindern oder Patienten mit Kommunikationsproblemen
  - Bei langem Transport komfortabelstes Hilfsmittel zur Bewegungseinschränkung nutzen, ggf. auch Fahrtrage
  - Bei kurzen Transportzeiten Patienten auf Rettungsgerät belassen oder z. B. Vakuummatratze nutzen

Indikation für bewegungseinschränkende Maßnahmen zurzeit kontrovers diskutiert → im Zweifel immobilisieren!

3 Merkhilfen und Tipps

6-R-Regel vor Medikamenten-applikation

- Um Fehler bei der Applikation von Arzneimitteln zu vermeiden, sollte man die Regel der 6 R's beachten und entsprechende Sicherheitsfragen stellen.
- Weitere wichtige Sicherheitsfragen sollten z. B. sein:
  - Vorhaltung (Mindesthaltbarkeit, Unversehrtheit, Temperatur)
  - Korrekte Vorbereitung nach Herstellerangaben (verdünnt, gelöst, gemischt)

- **Richtiger** Patient? (Kontraindikationen)
- **R**ichtiger Zeitpunkt? (prioritätenorientierte Vorgehensweise)
- **R**ichtiges Medikament? (Namensähnlichkeiten, Wirkstoff, Generika)
- **R**ichtige Dosierung? (Einheiten g, mg, µg, %, mmol)
- **R**ichtiger Zugangsweg? (i. v., i. m., i. n., Off-Label-Use etc.)
- **R**ichtige Dokumentation? (Protokollierung)

Anamnese, Diagnostik und Untersuchungstechniken

Strukturierte Anamnese (Merkhilfen)

OPQRST-Schema

Das OPQRST-Schema hilft, die Art und Beschwerden des Patienten genauer zu definieren.

- **O**nset – Beginn: Wann haben die Beschwerden begonnen? Haben sie plötzlich oder sukzessive eingesetzt? Was hat der Patient getan, als die Beschwerden begonnen haben?
- **P**rovocation/**P**alliation – Provokation: Lassen sich die Beschwerden lindern oder verstärken? Sind sie lagerungsabhängig?
- **Q**uality – Qualität: Wie fühlt sich der Schmerz an? Ist er dumpf oder stechend, drückend oder brennend?
- **R**adiation – Ausstrahlung: Wo fühlen Sie den Schmerz genau? Strahlt er in eine andere Körperregion aus?
- **S**everity – Stärke: Wie stark sind die Schmerzen auf einer Skala von 1–10?
- **T**ime – Zeit: Hat sich die Beschwerde/der Schmerz im zeitlichen Verlauf geändert? Gab es zu Beginn eine Schmerzspitze, nimmt der Schmerz zu und ab oder hat er sukzessive zugenommen?

SAMPLER-Schema

Das SAMPLER-Schema geht auf alle relevanten Fragestellungen einer kurzen Notfallanamnese ein und ist als Ergänzung des ABCDE-Schemas zu sehen.

- **S**ymptoms – Symptome: subjektiv empfundene Beschwerden, wie z. B. Schwindel, Bauchschmerzen, Übelkeit, Brustschmerzen, Müdigkeit etc.
- **A**llergies – Allergien: Leidet der Patient unter bekannten Allergien?
- **M**edication – Medikamente: Muss der Patient dauerhaft Medikamente einnehmen? Liegt ein Medikamentenplan vor? Sind die Medikamente regelmäßig eingenommen worden? etc.
- **P**ast medical history – Patientengeschichte: Leidet der Patient unter relevanten Vorerkrankungen? Zurückliegende OPs?
- **L**ast oral intake – letzte Nahrungsaufnahme: Wie lange liegt die letzte Nahrungsaufnahme zurück?
- **E**vents prior to incident – vorangegangenes Ereignis: Gab es dem Vorfall vorangegangene, evtl. auslösende Ereignisse?
- **R**isk factors – Risikofaktoren: Gehört der Patient einer Risikogruppe an (z. B. Raucher, Diabetiker, Schwangere etc.)?

IPPAF-Schema

Das IPPAF-Schema dient als Methode der systematischen Untersuchung von Patienten.

- **I**nspektion: äußerliche Beurteilung des Patienten bzw. der Körperregion zur Feststellung des körperlichen Zustands
- **P**alpation: Tastuntersuchung zur Beurteilung von Druckschmerzhaftigkeit, Beweglichkeit, Elastizität und Temperatur
- **P**erkussion: Beklopfen der Körperoberfläche, um anhand von Schwingungen und Schallqualitäten Rückschlüsse auf den Zustand der darunter liegenden Organe zu ziehen
- **A**uskultation: Abhören von Organen mittels Stethoskop zur Wahrnehmung der Schallphänomene
- **F**unktionskontrolle: Überprüfung von Bewegungsfähigkeit und bestimmter Körperfunktionen (z. B. Reflexe)

Schmerzerfassung

- Zur Beurteilung der Schmerzstärke oder auch Empfindungsstärke können verschiedene Skalen und Hilfen eingesetzt werden.
- Die gebräuchlichsten sind die Visuelle Analog Skala (VAS), die numerische Rating-Skala (NRS) und die Wong Baker Faces® Pain Rating Scale für pädiatrische Patienten.

Visuelle Analog-Skala und Numerische Rating-Skala

- VAS-Skala:
  - Semiquantitatives Verfahren zur subjektiven Schmerzbeurteilung oder Empfindungsstärke, z. B. bei Luftnot
  - Gibt bei Wiederholung der Dokumentation orientierenden Überblick über den Erfolg und zeitlichen Verlauf der eingeleiteten Maßnahme, z. B. einer Analgesie
  - Patient muss sein Empfinden auf einer Skala von 0 (= z. B. kein Schmerz/keine Luftnot) bis 10 (= z. B. stärkster Schmerz/stärkste Luftnot) einschätzen.
- Numerische Rating-Skala: gleiche Vorgehensweise, Patient vergibt Punkte auf der Skala (z. B. Schmerzen bei 5 von 10 Punkten auf der Skala).

Wong Baker Faces® Scale

- Verwendet sechs Gesichter (Smileys) von ganz fröhlich bis zunehmend trauriger bis hin zu weinend
- Unter jedem Gesicht ist eine Beschreibung des vergebenen Smileys:
  - 0 = ist sehr glücklich, keine Schmerzen
  - 2 = hat wenig Schmerzen
  - 4 = hat ein wenig mehr Schmerzen
  - 6 = hat noch mehr Schmerzen
  - 8 = hat viel Schmerzen
  - 10 = hat so viel Schmerzen, wie man sich nur vorstellen kann
- Infos auch unter www.WongBakerFACES.org

Neonatal Infant Pain Scale

- Erfassung von Schmerzen bei **nichtbeatmeten Früh- und Neugeborenen** (➤ Tab. 3.1)
- Standardisierte Schmerzerkennung bei **nichtbeatmeten Früh- und Neugeborenen**
- Beurteilung von Effektivität der Schmerztherapie
- Relativ einfach zu erhebender Score

Tab. 3.1 Neonatal Infant Pain Scale (NIPS)*

Beobachtung	Bewertung	Punkte
Gesichtsausdruck	Entspannt	0
	Grimassieren	1
Weinen/Schreien	Kein Schreien	0
	Wimmern	1
	Kraftvolles Schreien	2
Atmungsmuster	Normal	0
	Verändert	1
Armbewegung	Entspannt/verhalten	0
	Gebeugt/gestreckt	1
Beinbewegung	Entspannt/verhalten	0
	Gebeugt/gestreckt	1
Wachheit/Aufmerksamkeit	Schlafend/wach	0
	Unruhig/irritiert	1

0–3 Punkte: Vermutlich keine Schmerzen
4 oder mehr Punkte: Vorliegen von meist therapiebedürftigen Schmerzen

* nach Lawrence et al., 1993, mit freundlicher Genehmigung des Children's Hospital of Eastern Ontario, CHEO.

Die NIPS gilt nur für **nichtbeatmete** Früh- und Neugeborene.
Einschränkungen bei der Bewertung:
- Eine Abgrenzung von Hunger und Stress ist schwierig.
- Verfälschung durch Medikamente oder eine Grunderkrankung
- Chronische Schmerzen werden unzureichend bzw. wenig berücksichtigt.

PAINAD (Pain Assessment in Advanced Dementia) – modifizierte Schmerzanamnese bei Demenz

Die englischsprachige entwickelte PAINAD Scale wird international empfohlen, um ein Schmerzassessment bei Personen mit schwerer Demenz, welche nicht in der Lage sind, verbal adäquat zu kommunizieren, durchzuführen. In 5 Kategorien werden Verhaltensmerkmale eingeschätzt und mit einem Punktwert von 0–2 bewertet. Es können maximal 10 Punkte erreicht werden. Anhand des ermittelten Punktwerts kann der individuelle Beobachtungsverlauf (z. B. Wirkung Schmerzmittel) abgebildet werden.

PAINAD (**P**ain **A**ssessment **in** **A**dvanced **D**ementia) nach Warden et. al.:
- Atemtätigkeit
- Negative Stimmgebung (Lautäußerung)
- Gesichtsausdruck
- Körpersprache
- Tröstlichkeit

Für den deutschsprachigen Raum wurde die PAINAD-Scale in die **Beurteilung-von-Schmerzen-bei-Demenz-Skala (BESD)** übersetzt (Basler et al. 2006, Schuler et al. 2007).

Abdomen Untersuchungstechniken

- Die Untersuchung des Abdomens sollte möglichst in Rückenlage durchgeführt werden.
- Folgende Reihenfolge der Untersuchung gilt (➤ Tab. 3.2):
  1. Inspektion
  2. Auskultation
  3. Palpation
  4. Perkussion

Tab. 3.2 Untersuchungstechniken und Untersuchungsbefunde mit Hinweis auf Abdominalerkrankungen

Befunde	Beschreibung	Bedeutung
Blumberg-Zeichen	Kontralateraler Loslassschmerz: langsames Eindrücken des linken Unterbauchs und schnelles Loslassen. Bei Schmerzen im rechten Unterbauch (Appendix) ist das Zeichen positiv.	• Appendizitis-Zeichen
Cullen-Zeichen	Verfärbung oder blaue Flecken um den Bauchnabel (periumbilikal)	• Intraabdominelle Blutung • Pankreatitis
Kehr-Zeichen	Bauchschmerz, der in die linke Schulter ausstrahlt, mit begleitender Hyperästhesie	• Eine Reizung des Diaphragmas ist häufig mit Milzbeteiligung oder Tubarruptur assoziiert.
McBurney-Punkt	Punkt zwischen dem äußeren und mittleren Drittel der Verbindungslinie zwischen dem rechten vorderen oberen Darmbeinstachel und dem Bauchnabel	• Appendizitis-Zeichen
Murphy-Zeichen	Fest aufwärts in den rechten oberen Quadranten drücken. Der Patient soll dann tief einatmen. Ein schmerzbedingtes Anhalten der Inspiration ist ein positiver Befund.	• Gewöhnlich mit Gallenblasen- oder hepatischer Beteiligung assoziiert • Deutet Cholezystitis an
Psoas-Zeichen	Der Patienten liegt in Linksseitenlage und streckt das rechte Bein in der Hüfte. Ein verstärkter Schmerz im rechten unteren Quadranten ist ein positiver Befund.	• Gewöhnlich mit Appendizitis assoziiert
Rovsing-Zeichen	Retrograder Ausstreichschmerz in Richtung Caecum	• Deutet auf eine Appendizitis hin • **Cave:** Nicht mehr empfohlen !

Notfallsonografie

eFAST

- Bei Traumapatienten liegt der Fokus auf einer raschen Abklärung des Patientenzustands, der Stabilisierung und dem eventuellen oder möglicherweise anstehenden Transport.
- Bei der Erstuntersuchung sollen potenziell lebensbedrohliche Verletzungen erkannt werden.
- Die eFAST-Untersuchung (**e**xtended **F**ocused **A**ssessment with **S**onographie for **T**rauma) kann hierbei ein nützliches Instrument sein.
- Anhand der eFAST-Methode können Blutungen in Körperhöhlen, Pleurahöhlen und dem Perikard sicher diagnostiziert werden.

Durchführung eFAST-Sonografie

- **Perikard-Schnittebene zur Erfassung Perikarderguss:** Platzierung des Schallkopfes in subxiphoidale Vertiefung (Untersuchung Herz in Transversal- und Sagittalebene)
- **Perihepatische Schnittebene:** Platzierung des Schallkopfes sagittal in einen der unteren Interkostalräume zur Identifizierung von Flüssigkeit im Raum zwischen Leber und Niere (Morison-Grube). Zur Untersuchung der Pleurahöhle (Pleuraerguss?) gleiche Position mit Verschieben in kraniale Richtung (Darstellung posteriorer Recessus costodiaphragmaticus).
- **Perisplenische Schnittebene:** Platzierung des Schallkopfes sagittal, leicht posterior in einen der unteren linken Interkostalräume mit Untersuchung des linken Subdiaphragmalraums (Koller-Raum) zur Identifizierung eines Milz- oder Nierentraumas. Von gleicher Position ausgehend Verschiebung des Schallkopfes in kraniale Richtung zur Untersuchung der linken Pleurahöhle.
- **Pelvine Schnittebene:** Untersuchung des Beckenbereichs zum Erkennen von Flüssigkeit im kleinen Becken (Douglas-Raum). **Cave:** Volle Blase!

Modifiziertes RUSH-Protokoll

- Die modifizierte RUSH (**R**apid **U**ltrasound for **S**hock and **H**ypotension)-Notfallsonografie ist ein weiterer möglicher Untersuchungsgang während z. B. einer laufenden Reanimation zum Erkennen und Behandeln reversibler Ursachen (H´s und HITS) (➤ Tab. 3.3).
- Hierbei wird die e-FAST-Sonografie durch die Untersuchung der Aorta und Beinvenen ergänzt.
- Zu beachten ist, dass diese Art von Notfallsonografie unter laufender Reanimation zu keiner Verzögerung der BLS-/ALS-Maßnahmen (z. B. Thoraxkompressionen) führen darf und so rasch wie möglich in den Phasen der Rhythmuskontrolle durchgeführt werden sollte.

Tab. 3.3 Modifiziertes RUSH-Protokoll

Landmarken bzw. Aufsetzpunkte	Fragestellungen
Unterhalb Ringknorpel	Korrekte Tubuslage?
Lunge beidseits	Pleuraergüsse? Lungengleiten? B-Linien? Erkrankungen?
Rechter Oberbauch	Freie Flüssigkeit im subhepatischen Spaltraum?
Herz (apikal, subxiphoidal)	Linksventrikulär reduzierte Pumpfunktion? Rechtsherzbelastung? Perikarderguss? Klappenvitien?
Linker Oberbauch	Freie Flüssigkeit im Spaltraum zwischen Milz und Niere (Koller-Pouch)?
Mittlerer Oberbauch	V. cava inferior gefüllt? Aneurysma/Dissektion der Aorta abdominalis? Freie Luft intraabdominell (ventral der Leber)?
Unterbauch	Freie Flüssigkeit im Douglas-Raum?
Beinvenen (optional)	Mögliche Kompression der Femoral- und Popliteal-Venen?

Neurologische Untersuchung

AVPU (WASB)

- Zur Bestimmung des neurologischen Status steht die Glasgow Coma Scale zur Verfügung.
- Eine einfachere schnelle Beurteilung der Vigilanz im Rahmen z. B. einer Ersteinschätzung stellt das AVPU- oder auch deutsch WASB-Schema dar.
- Bei Einordnung unterhalb von *alert* (wach) immer eine neurologische Untersuchung inklusive BZ-Messung durchführen.

- **A**lert: Patient ist wach und ansprechbar – **W**ach
- **V**erbal stimuli: Patient reagiert nur auf laute Ansprache – Reaktion auf **A**nsprache
- **P**ainful stimuli: Patient reagiert nur auf Schmerzreiz – Reaktion auf **S**chmerzreiz
- **U**nresponsive: Patient ist bewusstlos – **B**ewusstlos

BEFAST-Test bei Schlaganfall

- Um eine rasche und einfache Überprüfung der Symptome eines Schlaganfalls zu gewährleisten, wurde der FAST-Test (Face-Arms-Speech-Test) mit dem englischem Synonym *fast* = schnell entwickelt und hat sich am weitesten durchgesetzt.
- Der FAST-Test hat eine hohe Sensitivität, aber eine niedrige Spezifität.
- Weitere Symptome wie Schwindel, Sehstörungen, Übelkeit etc. müssen immer noch zusätzlich differenzialdiagnostisch befundet werden.
- Bei Vorliegen eines positiven Befundes „eines" der 3 Kriterien (Face, Arms, Speech) liegt die Wahrscheinlichkeit eines Schlaganfalls bei ca. 72 %.
- Eine gewisse Anzahl der Schlaganfälle (ca. 14 %) können mit diesem einfachen Test trotzdem übersehen werden. Dies betrifft vor allem den Kleinhirninfarkt mit einhergehenden Bewegungsstörungen, Gleichgewichtsstörungen oder Sehstörungen. Eine sinnvolle Erweiterung ist daher der **BE-FAST**-Test. Hierbei werden noch die Parameter **Balance und Eye Movement** beurteilt:
  - **Balance:** Gangunsicherheit, Gangprobleme, Schwäche im Fuß
  - **Eye Movement:** Sehstörungen/Sehverlust, Doppelbilder, Unschärfe, Nystagmus
- Es gibt noch eine ganze Reihe anderer Scores zur Beurteilung der Symptome eines Schlaganfalls, z. B. die Cincinnati Prehospital Stroke Screen (CPSS), Los Angeles Prehospital Stroke Screen (LAPSS), 3 Item Stroke Scale (3i-SS).
- Leitlinien und Fachgesellschaften:
  - www.AWMF.org
  - www.strokeassociation.org

- **B**alance: Gangunsicherheit, Gangprobleme, Schwäche im Fuß
- **E**ye Movement: Sehstörungen/Sehverlust, Doppelbilder, Unschärfe, Nystagmus
- **F**ace: Den Patienten auffordern, zu lächeln oder zu pfeifen, und die Zähne zeigen lassen. Zusätzlich kann man die Stirn runzeln und die Backen aufblasen lassen.
- **A**rms: Arme nach vorne heben lassen, die Handflächen dabei nach oben in Supinationsstellung (höherer Muskelaufwand). Im Liegen ca. 45°, im Sitzen um etwa 90° bei geschlossenen Augen halten lassen. Bei einer Parese können die Arme nicht gehoben werden, sinken ab (Armdrift) oder die Handflächen drehen sich nach innen. Der Test lässt sich auch mit den Beinen durchführen, um etwaige Paresen oder Plegien zu erkennen.
- **S**peech: Einen einfachen Satz nachsprechen lassen. Die Sprache sollte auf Sprachstörungen (Aphasie, Dysphasie) und Sprechstörungen (Dysarthrie) beurteilt werden. Ist die Sprache klar verständlich und sind die Sätze sinnvoll? Angehörige zur Beurteilung mit einbeziehen.
- **T**ime: Wie lange bestehen die Auffälligkeiten (zeitlicher Verlauf)? Wann haben die ersten Symptome eingesetzt (möglichst genaue Uhrzeit)? Der FAST-Test gilt als positiv, sobald ein Kriterium als pathologisch gewertet wurde.

Toxidrome

Toxidrome sind klinische Symptomgruppen, die sich einer bestimmten Vergiftung zuordnen lassen ➤ Tab. 3.4.

Tab. 3.4 Häufige Toxidrome

	Symptome	Mögliche Wirkstoffe
Sympathomimetisch	• Tachykardie • Hypertonie • Mydriasis • Schwitzen • Agitiertheit • Tremor • Delirium	• Kokain • Amphetamin/Metamphetamin • Ephedrin • Monoaminooxidase-Hemmer (MAOH) • Entzug (z. B. Ethylalkohol, Benzodiazepine)
Anticholinerg	• Tachykardie • Mydriasis • Agitiertheit • Delirium • Vigilanzminderung • Harnverhalt • Trockene Haut • Hyperthermie	• Antihistaminika • Trizyklische Antidepressiva • Gastrointestinale Antispasmolytika • Rezeptfreie Schlafmittel • Muskelrelaxanzien
Cholinerg	**DUMBELS:** • **D**iarrhö • **U**rin (Harndrang) • **M**iosis • **B**ronchialsekret • **E**mesis • **L**akrimation (Tränenfluss) • **S**alivation/Krampfanfälle	• Organophosphate • Carbamate • Nikotin • Pilocarpin • Mestinon • (Pyridostigmin)
Opioid	**CPR:** • **C**oma • **P**inpoint pupils (stecknadelkopfgroße Pupillen) • **R**espiratory depression (Atemdepression)	• Heroin • Hydromorphon • Fentanyl • Oxycodon • Hydrocodon • Diphenoxylat/Atropin • Tramadol
Sedativ-hypnotisch	• Bewusstseinseintrübung • Normale Vitalzeichen	• Benzodiazepine • Barbiturate • Alkohole • Muskelrelaxanzien • Gamma-Hydroxybutyrat (GHB)

APGAR-Schema

- Zur Beurteilung der Vitalität werden 1, 5 und 10 min nach der Geburt/Entbindung folgende Merkmale des Neugeborenen beurteilt:
  - Aussehen (Hautfarbe)
  - Puls (Herzfrequenz)
  - Grimasse (Reflexe bei z. B. Schleim absaugen)
  - Aktivität (Muskeltonus)
  - Respiration (Atmung)
- In der Literatur finden sich noch andere Übersetzungen für das APGAR-Schema, z. B. **A**tmung, **P**uls, **G**rundtonus, **A**ussehen, **R**eflexe. Das Scoring ist das Gleiche (➤ Tab. 3.5).
- Bei einem APGAR-Index (Punktezahl) von 8–10 handelt es sich um ein lebensfrisches Kind; ein Index von 5–7 belegt eine leichte und ein Index von 0–4 eine schwere Depression.

Tab. 3.5 APGAR-Schema

Merkmale/Punkte	0	1	2
Aussehen (Hautfarbe)	Blau, blass	Zentral rosa, peripher blau (Akrozyanose)	Vollständig rosa
Puls (Herzfrequenz)	Nicht wahrnehmbar	< 100/min	> 100/min
Grimasse (Reflexe)	Keine Reaktion	Schrei	Kräftiger Schrei, aktives Wegziehen
Aktivität (Muskeltonus)	Schlaff	Geringe Beugung	Aktive Bewegung
Respiration (Atmung)	Keine	Flach, unregelmäßig	Gut, Schreien

Scores und Scales

Neurologie

GCS und Kinder-GCS

Bewertungsschema für Bewusstseins- und Hirnfunktionsstörungen z. B. nach SHT: ➤ Tab. 3.6, ➤ Tab. 3.7.

Tab. 3.6 Glasgow Coma Scale [F210-010]

Untersuchung	Ergebnis	Punkte
Augen öffnen	Spontan	4
	Auf Aufforderung	3
	Auf Schmerzreiz	2
	Keine Reaktion	1
Verbale Reaktion auf Ansprache	Kommunikationsfähig, orientiert	5
	Kommunikationsfähig, desorientiert	4
	Inadäquate Äußerung (Wortsalat)	3
	Unverständliche Laute	2
	Keine Reaktion	1
Reaktion auf Schmerzreiz	Auf Aufforderung	6
	Gezielt	5
	Normale Beugeabwehr	4
	Beugesynergismen	3
	Strecksynergismen	2
	Keine	1

Tab. 3.7 Pädiatrische Glasgow Coma Scale [F1096-001]

	< 1 Jahr	**> 1 Jahr**		**Punkte**
Augen öffnen	Spontan	Spontan		4
	Auf Schreien	Auf Aufforderung		3
	Auf Schmerzreiz	Auf Schmerzreiz		2
	Nicht	Nicht		1
Schmerzreiz (beste motorische Antwort)	Abwehr	Abwehr		6
	Lokalisiert Schmerz	Lokalisiert Schmerz		5
	Beugung, normal	Beugung, wegziehen		4
	Dekortikation	Dekortikation		3
	Streckung	Streckung		2
	Keine	Keine		1
	0–23 Monate	**2–5 Jahre**	**> 5 Jahre**	
Reaktion auf Ansprache (beste verbale Antwort)	Grinst/schreit	Worte, Phrasen	Spricht orientiert	5
	Weint	Unpassende Worte	Spricht desorientiert	4
	Unangepasstes	Weint/schreit	Unpassende Worte	3
	Weinen/Schreien	Stöhnen	Unverständliche	
	Stöhnt/wimmert	Keine	Laute	2
	Keine		Keine	1

GCS Pupils Score (GCS-P)

Die Glasgow Coma Scale liefert nur einen klinischen Index für die „allgemeine" akute Beeinträchtigung der Gehirnfunktion oder dem Bewusstseinsstatus. Als eine weitere Strategie zur Beurteilung der Schwere eines Schädel-Hirn-Traumas unter Einbeziehung der Hirnstammfunktion wurde die GCS Pupils Score (GCS-P) entwickelt (➤ Tab. 3.8).

Pupil Reactivity Score (PRS)

Tab. 3.8 Pupil Reactivity Score (PRS) [F870-005]

Fehlende Lichtreaktion der Pupillen	Pupil Reactivity Score
Beide Pupillen	2
Eine Pupille	1
Keine (Lichtreaktion vorhanden)	0
Berechnung GCS-P: GCS-P = GCS – PRS	

Beispiel: Die errechnete GCS bei einem Patienten mit SHT beträgt 8 Punkte. Die Pupil Reactivity Score wird mit 2 Punkten bewertet. Die GCS-P beträgt in diesem Fall **6 Punkte:** 8 (GCS) – 2 (PRS) = 6. Original Homepage Glasgow Coma Scale: www.glasgowcomascale.org

Rapid Arterial Occlusion Evaluation Scale (RACE-Scale)

Basierend auf der National Institute of Health Stroke Scale (NIHSS) wurde die Rapid Arterial Occlusion Evaluation Scale (RACE) als einfaches Hilfsmittel entwickelt, um es auch medizinischem Notfallpersonal in der Präklinik zu ermöglichen, frühzeitig einen Großgefäßverschluss (LVO = large vessel occlusion) zu erkennen.
Folgende Parameter werden erhoben und jeweils mit 0–2 Punkten bewertet (➤ Tab. 3.9):

- Gesichtslähmung
- Arm- und Beinmotorik
- Aphasie und Agnosie
- Abweichungen der Kopf- und Augenbewegungen

Bei einem RACE-Wert von ≥ 5 ist ein Großgefäßverschluss (LVO) sehr wahrscheinlich.

Tab. 3.9 Rapid Arterial Occlusion Evaluation Scale (RACE-Scale) [F1093-001]

Test	Befund	Punkte
Faziale Parese	Nicht vorhanden	0
	Mild	1
	Moderat/Schwer	2
Armmotorik	Normal	0
	Moderat	1
	Schwer	2
Beinmotorik	Normal	0
	Moderat	1
	Schwer	2
Abweichung Kopf- und Augenbewegung	Nicht vorhanden	0
	Vorhanden	1
Aphasie* **(bei rechter Hemiparese)**	Führt beide Aufforderungen durch	0
	Führt eine Aufforderung durch	1
	Führt keine Aufforderungen durch	2
Agnosie** **(bei linker Hemiparese)**	Patient registriert Arm und Einschränkung	0
	Patient registriert nicht den Arm oder die Einschränkung	1
	Patient registriert beides nicht	2

* Aphasie (im Sinne von begreifen, nachvollziehen): Aufforderung an den Patienten:

- 1. „Schließen Sie Ihre Augen!"
- 2. „Machen Sie eine Faust!"

** Agnosie: Beurteilung und Evaluation Defizite/Einschränkung (Sinneseinschränkung):

- 1. Frage an den Patienten, während der Arm gezeigt wird: „Welcher Arm ist dies?"
- 2. Aufforderung: „Können Sie beide Arme heben und klatschen?"

WESTCOPS-Score (Identifizierung dissoziativer Anfälle)

Dissoziative Anfälle (ältere und nicht korrekte Bezeichnung: „psychogener Anfall") werden oft als epileptische Anfälle gedeutet und auch als solche behandelt. Zur Unterscheidung und Abgrenzung eines epileptischen Anfalls ist die WESTCOPS-Score eine gute Möglichkeit, einen dissoziativen Anfall zu identifizieren (➤ Tab. 3.10). Sind ≥ 2 Punkte in der Diagnostik positiv, ist von einem dissoziativen Krampfanfall auszugehen.

Differenzialdiagnostik dissoziative Anfälle

Dissoziative Anfälle treten häufig in der Öffentlichkeit auf und dauern meist länger als epileptische Anfälle (> 2 min). Bei der körperlichen Untersuchung finden sich sehr selten Verletzungen. Ein lateraler Zungenbiss, typisch für einen epileptischen Anfall, ist ebenso selten. Die Pupillen reagieren regelrecht und meist werden die Augen zusammengekniffen. Haben Erwachsene ein Kuscheltier dabei, ist dies ein in der Literatur gut belegter Beweis für einen dissoziativen Anfall.

Tab. 3.10 WESTCOPS-Score zur Identifizierung dissoziativer Anfälle [F1091-001]

W	*Waxing and waning symptoms*	Symptome wechseln in ihrer Intensität
E	*Eye closure*	Augen geschlossen; Kneifen bei Versuch, sie zu öffnen
S	*Side to side movement*	Kopfschütteln
T	*Time*	Dauer > 3 min
C	*Crying*	Lautäußerungen während des Anfalls
O	*Out of phase movements*	Desynchronisierte Bewegungen der Extremitäten
P	*Pelvic thrust*	Hochwerfen des Beckens (*arc de circle*)
S	*Soft toy*	Kuscheltier beim erwachsenen Patienten

Kardiologie, innere Medizin, Intensivmedizin

Wells-Kriterien zur Lungenembolie-Diagnose (Wells-Score)

Zur Vorhersage der Wahrscheinlichkeit einer Lungenembolie bei hämodynamisch stabilen Patienten (Nichthochrisiko-LE) dient der Wells-Score als Vortestwahrscheinlichkeit (➤ Tab. 3.11). Die alleinige innerklinische Bestimmung der D-Dimere reicht zur Diagnostik nicht aus. Aus der Summe unterschiedlicher klinischer Charakteristika wird ein Punktwert errechnet und damit die klinische Wahrscheinlichkeit einer LE und somit das weitere Vorgehen bestimmt.

Tab. 3.11 Vereinfachte Wells-Kriterien (Wells-Score) zur Lungenembolie-Diagnose [F993-001]

Kriterium	Punktwert
Klinische Zeichen einer tiefen Beinvenenthrombose (TVT)	1
Andere Diagnosen unwahrscheinlich	1
Immobilisation > 3 Tage oder operativer Eingriff in den letzten 4 Wochen	1
Herzfrequenz > 100/min	1
Lungenembolie oder Venenthrombose in der Vorgeschichte	1
Hämoptyse	1
Malignom/Neoplasie	1

0-1 Punkt: Lungenembolie unwahrscheinlich
≥ 2 Punkte: Lungenembolie wahrscheinlich

Marburger Heart (Herz) Score

Eigentlich für die hausärztliche Anamnese entwickelt, ist die Marburger Herz Score eine Möglichkeit, anhand einer „kurzen" Checkliste und gezielten Fragen bei Patienten mit Brustschmerzen die Wahrscheinlichkeit einer koronaren Herzerkrankung als Ursache einzuschätzen (➤ Tab. 3.12). Anhand von fünf schnell zu erfassenden Kriterien bzw. Fragestellungen ist eine schnelle Orientierung möglich. Bei einer Punktzahl ≤ 2 ist eine weitere Diagnostik zur Abklärung einer KHK nicht sinnvoll.
Bei Patienten mit folgenden Kriterien ist dieser Score ein sinnvolles Tool zur Risikobewertung und Einschätzung:

- Brustschmerzen anterior, unabhängig von der konkreten Lokalisation oder Ausstrahlung
- Brustschmerzen, die neu aufgetreten oder verändert sind
- Patienten > 18 Jahre
- Bekannte KHK oder keine bekannte KHK in der Vorgeschichte

Tab. 3.12 Marburger Herz Score

Kriterien	Ja	Nein
Höheres Alter: • Männer ab 55 Jahren • Frauen ab 65 Jahren	1 Punkt	0 Punkte
Vermutet der Patient eine Herzerkrankung als Ursache? Beispiele für Fragestellungen bei Patienten ohne bekannte KHK: • „Verstehe ich richtig: Sie vermuten, dass die Beschwerden etwas mit dem Herzen zu tun haben?" • „Kommt der Schmerz vom Herzen?"	1 Punkt	0 Punkte
Sind die Schmerzen abhängig von einer körperlichen Belastung?	1 Punkt	0 Punkte
Sind die Schmerzen durch Palpation reproduzierbar?	0 Punkte	1 Punkt
Ist bereits eine vaskuläre Erkrankung bekannt?	1 Punkt	0 Punkte
Bewertung für die Wahrscheinlichkeit einer KHK • 0/1 Punkte: sehr gering (< 1 %) • 2 Punkte: gering (2 %) • 3 Punkte: mittel (17 %) • 4/5 Punkte: hoch (50 %)		

HEART Score

Als Risikostratifizierungstool für unspezifische Brustschmerzen ist der HEART Score ein einfaches und hilfreiches Tool, um v. a. die Low-Risk-Patienten in der Notaufnahme zu identifizieren (➤ Tab. 3.13). Auch in der Präklinik kann dieses durchaus nützliche Tool, wenn auch nur eingeschränkt (Troponin-Bestimmung), zur besseren Einschätzung und Differenzialdiagnostik genutzt werden. Der HEART Score ist mittlerweile gut validiert, zuverlässig und lässt sich schnell und einfach anwenden.

Tab. 3.13 HEART Score (Risikostratifizierung für Brustschmerz nach B. E. Backus et al., 2012) [F358-001]

Anamnese (**H**istory)	Typische Beschwerden	2
	Mäßig typisch	1
	Atypische Beschwerden	0
EKG	Signifikante ST-Strecken-Veränderung	2
	Unspezifische Veränderungen, LSB/Schrittmacher	1
	Normal	0
Alter	> 65 Jahre	2
	45–65 Jahre	1
	< 45 Jahre	0
Risikofaktoren	≥ 3 Risikofaktoren oder bekannte atherosklerotische Vorerkrankung	2
	1 oder 2 Risikofaktoren	1
	Keine bekannten Risikofaktoren	0
Troponin	≥ 3 × oberer Normwert	2
	1–2 × oberer Normwert	1
	Im Normalbereich	0
	Summe:	

Kardiovaskuläre Risikofaktoren: Hypercholesterinämie, positive Familienanamnese, arterieller Hypertonus, Diabetes mellitus, Rauchen, Adipositas (BMI > 30)

Auswertung:
Nach Berechnung der HEART Score können drei Patientengruppen unterteilt werden:
- **0–3 Punkte:** Der Patient kann früh entlassen werden und hat ein sehr geringes Risiko (1,6 %) für einen Myokardinfarkt bzw. Major Adverce Cardiac Event (MACE).
- **4–6 Punkte:** Der Patient hat ein Risiko von 13 % für ein MACE und sollte zur weiteren kardiologischen Diagnostik (Suche nach Hinweisen einer koronaren Ischämie) hospitalisiert werden.
- **≥ 7 Punkte:** Der Patient hat ein Risiko von 70 % für ein MACE und muss schnellstmöglich kardiologisch, auch invasiv (z. B. koronare Revaskularisation) behandelt werden.

Merkhilfen

Im Rahmen einer strukturierten Untersuchung und ausführlichen Anamnese kann die Ursache z. B. eines reduzierten Allgemeinzustands gefunden oder eingegrenzt werden. Eine gute Hilfe für die Differenzialdiagnostik und Ursachensuche von Erkrankungen aber auch im Rahmen der Versorgung von Patienten sind verschiedene Merkhilfen (MNEMONIC).

KEIM (Reduzierter Allgemeinzustand?)

- **K**ardiales Ereignis
- **E**lektrolytstörungen
- **I**nfektion
- **M**edikamente

KAMEL (Akute Herzinsuffizienz?)

- Akutes **K**oronarsyndrom
- **A**rrhythmie
- Akute **M**echanische Ursache
- Hypertensive **E**ntgleisung
- **L**ungenarterienembolie

SHOCKED (Hypotonie und Vigilanzminderung?)

- **S**epsis
- **H**ypovolämie/Hämorrhagie
- **O**bstruktion (Lungenembolie, Tamponade, Spannungspneumothorax)
- **C/K**ardiogen (Myokardinfarkt, Herzinsuffizienz etc.)
- **E**ndokrin (Hypoglykämie, Addison-Krise [Nebennierenunterfunktion], Hypothyreose [Schilddrüsenunterfunktion])
- **D**rugs (Drogen; aber besonders auch neue/geänderte Medikamente? Falsch eingenommen?)

LUCCAASS (Erwachsene und Kinder)

- Merkhilfe zur Suche nach Hinweisen für den Grund einer Infektion bei Erwachsenen und Kindern

- **L**unge: Pneumonie, Luftnot, Husten, gelb-grüner Auswurf?
- **U**rin: Harnwegsinfekt, Pyelonephritis, konzentrierter und trüber Urin? Miktion schmerzhaft?
- **C**ardia: Endokarditis, kardiale Tachykardie, Hypotonie, Rekapillarisierungszeit > 2 s?
- **C**entral nervous system: Meningitis, Enzephalitis, Kopfschmerzen, Nackensteifigkeit
- **A**bdomen: Abszess, Choleozystitis, Schmerzen, Abwehrspannung?
- **A**rthritis: Fokus auf die Gelenke, Rötung, Schwellung, Schmerzen der Gelenke?
- **S**pine: Rückenschmerzen (bei Spondylodiszitis)
- **S**kin: Erysipel, Dekubitus, nekrotisierende Fasziitis, Haut, (infizierte) Wunden, Verletzungen, punktförmige Einblutungen?

FEBRILE (Ursache von unklarem Fieber bei Erwachsenen?)

- **F**oreign bodys: Fremdkörper?
- **E**pidermis
- **B**rain, CNS (Gehirn, zentrales Nervensystem)
- **R**enal, bladder (Niere, Harnblase)
- **I**ntestinal trace (Magen-Darm-Trakt)
- **L**ungs (Lunge)
- **E**mpty spaces (Hohlräume)

AEIOU – TIPS – SMASHED – SNOT

Für eine strukturierte Anamnese und Suche nach Ursachen für eine neurologische Störung oder Bewusstseinsveränderung kann man folgende Merkhilfen benutzen:

Mögliche Ursachen eines herabgesetzten Bewusstseinszustands

AEIOU
- **A**lkohol, Anaphylaxie, akuter Myokardinfarkt
- **E**pilepsie, endokrine Störungen, gestörter Elektrolythaushalt
- **I**nsulin
- **O**piate
- **U**rämie

TIPS
- **T**rauma
- **I**ntrakranielle Pathologie (Infektion, Tumor, Blutung oder Hypertonie)
- **P**oisoning – Vergiftung
- **S**eizure – Krampfanfall

SMASHED

Beurteilung akuter Veränderungen der neurologischen Funktion
- **S**ubstrate (Hyperglykämie? Hypoglykämie? Thiamin?), Sepsis
- **M**eningitis und andere ZNS-Infektionen, psychische Erkrankung
- **A**lkoholabusus oder -entzug
- **S**eizure – Krampfanfall: iktale (aktive) oder postiktale Phase, Stimulanzien, anticholinerge Wirkstoffe, Halluzinogene, Kokain
- **H**ypo- oder **H**yperthyreose, **H**ypo- oder **H**yperthermie, **H**yperkapnie, **H**ypoxie, **H**ypo- oder **H**ypertonie
- **E**lektrolyte (Hypernatriämie, Hyponatriämie, Hyperkalzämie), **E**nzephalopathie (hepatisch, urämisch oder hypertensiv)
- **D**rogen jeglicher Art

SNOT

Initiale Beurteilung von Bewusstseinsstörungen
- **S**ugar, **S**eizure – Zucker, Schlaganfall, Krampfanfall
- **N**arkose (CO_2, Opiate)
- **O**xygenierung, Sauerstoff
- **T**rauma, Toxine, Temperatur

FIND-ME (Ursache von Erregungs- und Verwirrtheitszuständen?)

Bei unklaren Erregungs- und Verwirrtheitszuständen müssen auslösende Erkrankungen in die Differenzialdiagnostik miteinbezogen werden. Ein gutes Tool als Zusammenfassung stellt FIND-ME als MNEMONIC dar (Moore und Pfaff 2017).

- **F**unktional: psychiatrische Grunderkrankungen (Demenz, Schizophrenie), Schmerz
- **I**ntoxikation: insbesondere Medikamente
- **N**eurologisch: postiktal nach Krampfanfall, intrakranielle Blutung/Druck
- **D**rogen: insbesondere Alkohol, Spice, Methamphetamin
- **M**etabolisch: Elektrolytentgleisung, Hyper-/Hypoglykämie
- **E**ndokrinologisch: Hyperthyreose

TINE (Ursachen von Krampfanfällen?)

- **T**rauma/**T**oxine (Schädel-Hirn-Trauma, Alkohol, -entzug, Intoxikationen)
- **I**nfektion (v. a. Meningitis, Sepsis, generell bei Infekten)
- **N**eurologie (Epilepsie, akuter/Z. n. Schlaganfall/Blutung, Raumforderung)
- **E**lektrolyte (v. a. Hyponatriämie)

SPLATT (Sturzanamnese bei geriatrischen Patienten)

- **S**ymptoms: Welche Symptome sind durch den Sturz ausgelöst?
- **P**revious falls: Gibt es vorangegangene Stürze? Gibt es eine Häufung in der letzten Zeit?
- **L**ocation of fall: Wo ist der Patient gestürzt? Die gleiche Stelle wie beim letzten Mal?
- **A**ctivity at time of fall: Was hat der Patient gemacht, als es zum Sturz kam?
- **T**ime of fall: Wann kam es zum Sturz? Gab es eine längere Liegezeit?
- **T**rauma, both physical and psychological: Welche Verletzungen sind durch den Sturz entstanden?

KASPERLE (Versorgung von pädiatrischen Patienten)

- **K**ontakt aufnehmen und vorsichtig Körperkontakt herstellen
- **A**blenkung behutsam versuchen
- **S**ituation und Maßnahmen kindgerecht erklären
- **P**ersonen einbeziehen, die dem Kind nahestehen
- **E**ntscheidungsfreiheit lassen
- **R**uhe bewahren und im Umfeld für Ruhe sorgen
- **L**ieblingsstofftier bzw. Ersatz besorgen
- **E**hrlich sein und kindlichen Patienten ernst nehmen

CHAOS

Für die Suche nach der Ursache einer Intoxikation kann die Merkhilfe **CHAOS** herangezogen werden.
In ➤ Tab. 3.4 werden die jeweiligen Toxidrome mit den entsprechenden Symptomen genauer aufgelistet.

- **C**holinerg
- **H**ypnotisch/sedativ
- **A**nticholinerg
- **O**pioid
- **S**ympathomimetisch

Merkhilfen für prolongierte Rettung, z. B. Offshore, taktische Lagen

RAVINE, HITMAN

- **R**esuscitation: akute medizinische Versorgung, kardiopulmonale Reanimation
- **A**irway: Sicherung der Atemwege, Absaugen, Befeuchtung, Cuffdruck etc.
- **V**entilate and oxyginate: Ventilierung (Beatmung, PEEP) und Oxygenierung
- **I**nitiate telemedical consult: Telemedizin (ärztliche Konsultation), Evakuierung
- **N**ursing care: allgemeine pflegerische Maßnahmen wie z. B. Lagerung, Thromboseprophylaxe, Einfuhr/Ausfuhr, Vitalparameter etc.
- **E**nvironmental conditions: Schutz vor Umwelteinflüssen (z. B. Wärmeerhalt)

- **H**ygiene/**H**ydration: Körperpflege, Flüssigkeitszufuhr oral oder i. v.
- **I**nfection: Infektionen vorhanden? Verbandwechsel, Antibiosegabe notwendig?
- **T**ubes: Kontrolle, ob jegliche Katheter sauber sind, Funktionskontrolle
- **M**edication: Medikamentenverordnung? Verabreichung sichergestellt?
- **A**nalgesia: Schmerzen? Analgesie notwendig?
- **N**utritions: Ausreichende Nahrungsaufnahme gewährleistet? Magensonde notwendig?

SHEEP und VOMITD (bei Versorgung über Stunden bis Tage)

- **S**kin protection: Hautschutz, Körperpflege, Sonnenschutz, Insektenschutz
- **H**ypothermia: Hypothermie vermeiden (Wärmeerhalt)
- **E**levated head: Oberkörperhochlagerung
- **E**xercise: Bewegungsübungen, Kontrakturprophylaxe
- **P**ressure points: Dekubitusprophylaxe
- **V**ital signs: Vitalparameter, Trend
- **O**ral Hygiene: Mundhygiene, Soor- und Parotitisprophylaxe
- **M**assage: Thromboseprophylaxe
- **I**ntake and Outtake: Einfuhr- und Ausfuhrkontrolle
- **T**urn, cough: Lagerung, Abhusten (Pneumonieprophylaxe)
- **D**eep breath: tiefe Atemzüge, Atemübungen (Pneumonieprophylaxe)

Atemwegsmanagement

DOPES

- Merkhilfe zur Beurteilung eines Beatmungspatienten und evtl. auftretender Komplikationen während der manuellen/maschinellen Beatmung
- Im Rahmen von Komplikationen ist es ratsam, den Patienten bis zur Klärung der Ursache zunächst vom Beatmungsgerät zu trennen und überbrückend mit einem Beatmungsbeutel zu beatmen.

- **D**islokation: Tubus disloziert? Beatmungsschlauch gelöst? Tubuslage? CO_2 messbar?
- **O**bstruktion: Flüssige oder zähe Sekrete? Verstopfter Tubus? Abgeknickter Tubus? Verlegte Atemwege? Bronchoobstruktion? Patientenposition – Kopflage?
- **P**neumothorax: Erhöhter Beatmungsdruck? Barotrauma? Seitengleiche Atemgeräusche? Zeichen eines Spannungspneumothorax?
- **E**quipmentversagen: Sauerstoffvorrat? Funktioniert das Beatmungsgerät? Bedienungsfehler?
- **S**tomach: Magenüberblähung? Zwerchfellhochstand? Magensonde erforderlich?

Merkhilfen für ein erschwertes bzw. zu erwartendes schwieriges Atemwegsmanagement (Difficult Airwaymanagement)

MOANS (Beutel-Masken-Ventilation)

- **M**ask seal: Maskensitz (z. B. Bartträger)?
- **O**besety/obstruction: Übergewicht, Obstruktion, Schwangerschaft, Angioödem, Abzess der oberen Atemwege, Epiglottitis etc.?
- **Age:** Alter > 55?
- **N**o teeth: keine Zähne, Prothesen?
- **S**leep apnea, **S**tiff Lung: COPD, Asthma, ARDS?

RODS bei Einsatz von supraglottischen Atemwegshilfen (Extraglottic Devices, EGD)

- **R**estricted mouth opening 3-3-1: eingeschränkte Mundöffnung?
- **O**bstruction/**o**besety: Obstruktion der Atemwege, Übergewicht?
- **D**isruption/**d**istorsion: Diskonnektion, Fehlplatzierung?
- **S**tiff: fehlende Flexibilität Kopf/Hals (steif, rigide), optimale Lagerung nicht möglich?

LEMON bei endotrachealer Intubation

- **L**ook: äußerliche Inspektion und Inspektion des Rachens (z. B. Mundöffnung, Blutung)
- **E**valuate: Evaluation der Abmessungen mithilfe der 3:3:2-Regel:
  - 3 Querfinger zwischen den Schneidezähnen
  - 3 Querfinger von Kinn bis zum Hyoid
  - 2 Querfinger Hyoid bis Thyroid
- **M**allampati I–IV
- **O**bstruktion der Atemwege: Schwellung (durch Rauchgasinhalation, Verbrennung, Fraktur, Trauma, Fremdkörper, Adipositas)?
- **N**eck mobility: Beweglichkeit der Halswirbelsäule (eventuell beeinträchtigt durch HWS-Schiebung, Verletzung)?

HEAVEN bei endotrachealer Intubation

- **H**ypoxemia: Hypoxämie?
- **E**xtremes of size: extreme anatomische Größen?
- **A**natomic challenges: anatomische Besonderheiten?
- **V**omit/blood/fluid: Erbrochenes, Blut, Flüssigkeiten?
- **E**xsanguination/anemia: akute Blutungen, Anämie?
- **N**eck mobility issues: eingeschränkte Beweglichkeit der Halswirbelsäule?

SMART bei chirurgischer Atemwegssicherung

- **S**urgical: Narben, Verwachsungen ?
- **M**ass: Geschwulste, Schwellungen, Hämatome?
- **A**ccess: erschwertes Aufsuchen anatomischer Landmarken?
- **R**adiation: anatomische Deformitäten?
- **T**umor

Labordiagnostik

Blutentnahme

- Bei vielen Rettungsdiensten ist es üblich, präklinisch Blut abzunehmen.
- ➢ Tab. 3.14 erklärt die verschiedenen Blutröhrchen und deren Funktion.

Tab. 3.14 Farbkodierung, chemischer Zusatz und typische Laborparameter einzelner Blutröhrchen

Farbkodierung	Zusatz	Beispielhafte Laborparameter
Rot	Ethylendiamintetraessigsäure (EDTA)	Großes und kleines Blutbild, Blutgruppe, HbA1
Grün	Natriumcitrat	Gerinnung: aPTT, Quick/INR, Fibrinogen, Antithrombin, D-Dimere
Braun	Polystyrolgranulat, Silicat (Serum) Polystyrolgranulat, Silicat, Polyacrylester-Gel (Serum-Gel)	Klinische Chemie: Na^+, K^+, Ca^{2+}, Cl^-, Kreatinin, Harnstoff, ASAT, ALAT, Bilirubin, Gamma-GT, alkalische Phosphatase, Amylase, Lipase, Myoglobin, CK, CK-MB, Troponin, CRP, TSH
Orange	Lithium-Heparin	Klinische Chemie: Serologie (Blutgruppenbestimmung, Antikörpersuchtest)

Laborwerte (Übersicht)

Tab. 3.15 Laborwerte

Biologische Größe [Einheit]	Referenzbereich	Hinweise/Einflüsse
Gerinnung		
P-Quick [%]	70–130	
INR (Internationale Normalisierte Ratio)	• Normal (untherapiert): um 1,0 • Bei einfachem Risiko: 2,0–3,0 • Bei hohem Risiko: bis 4,0	Überwachung, Antikoagulation
P-aPTT [s]	20–35	(Reagenzabhängig), SSW ↓
P-D-Dimer [µg/ml]	< 0,5	SSW ↑
Blutbild		
B-Leukozyten [µl]	3.800–10.500	• Kinder ↑, SSW ↑, Stress/körperliche Belastung ↑ • **Leukozytose:** > 10.500 • **Leukopenie:** < 3.800 (entzündliche Erkrankungen, Leukämie)
B-Erythrozyten Mill. [µl]	• Männlich: 4,3–5,6 • Weiblich: 4,0–5,4	Kinder ↓, SSW ↓
B-Hämoglobin [g/dl]	• Männlich: 13–17 • Weiblich: 12–16	Kinder ↓, SSW ↓
B-Hämatokrit [%]	• Männlich: 42–50 • Weiblich: 38–44	Kinder ↓, SSW ↓
B-Thrombozyten 1.00 [µl]	140–345	
B-Ery-MCV (*mean corpuscular volume*) [fl]	85–98	Alkoholismus ↑
B-Ery-MCH (*mean corpuscular hemoglobin* = HBE) [pg]	28–34	
B-Ery-MCHC (*mean corpuscular hemoglobin concentration*) [g/dl]	31–37	
Serumelektrolyte		
S-Natrium [mmol/l]	• Kinder: 130–145 • Erwachsene: 135–145	
S-Kalium [mmol/l]	• Kinder: 3,2–5,4 • Erwachsene: 3,6–5,0	
S-Kalzium (gesamt) [mmol/l]	2,2–2,6	
S-Magnesium [mmol/l]	0,75–1,05	
S-Chlorid [mmol/l]	97–108	
S-Phosphat [mmol/l]	• Kinder: 1,1–2,0 • Erwachsene: 0,84–1,45	

Tab. 3.15 Laborwerte (*Forts.)*

Biologische Größe [Einheit]	Referenzbereich	Hinweise/Einflüsse
Nierenfunktion		
S-Harnstoff [mg/dl]	12–50	Durst, eiweißreiche Kost ↑
S-Kreatinin [mg/dl]	• Männlich: bis 1,1 • Weiblich: bis 0,9	Muskelschwund, alte Menschen ↓
S-Cystatin C [mg/dl]	0,50–0,96	Marker zur Abschätzung der glomerulären Filtrationsrate
Leberstoffwechsel		
S-Bilirubin gesamt [mg/dl]	Bis 1,1	Fasten ↑
P-ALT (GPT) [U/l]	< 45	
P-gGT [U/l]	< 55	
Herzspezifische Probleme		
S-Troponin T-hs [pg/ml]	• Unauffällig: < 14,0 • Observationsbereich: 14,0–50,0 • Pathologisch: > 50,0	
P-BNP [pg/ml]	Bis 100 (400)	
S-NT-pro BNP [pg/ml]	< 300	
Glukosestoffwechsel		
P-Glukose nüchtern [mg/dl]	Bis 100	Normal; × 0,0555 = mmol/l
Tumormarker		
S-PSA (Prostata-Ag) [ng/ml]	• Bis 49 J.: bis 2,0 (2,5) • 50–59 J.: bis 3,0 (3,5) • < 0,01 nach Prostatektomie	Rektale Untersuchung mit Manipulation = falsch hohe Werte! Bei ungeklärten hohen PSA-Werten > 4 ng/ml Prostatabiopsie empfohlen
Schilddrüse		
S-TSH [µU/ml]	0,4–4,0	Kinder ↑
S-fT_3 [pg/ml]	2,0–4,4	Kinder ↑
S-fT_4 [ng/ml]	0,93–1,70	

Blutgasanalyse (BGA)

BGA-Parameter (Normwerte „differieren“ in der Literatur):

- **pH-Wert:**
  - Normwert 7,35–7,45
  - Gibt H^+-Ionenkonzentration im Blut an
  - Niedriger pH-Wert = hohe H^+-Konzentration; hoher pH-Wert = niedrige H^+-Konzentration
  - pH < 7,35 = Azidose, pH > 7,45 = Alkalose
- **CO_2-Partialdruck (pCO_2):**
  - Gibt Kohlenstoffdioxidpartialdruck im Blut an
  - Normwert 35–45 mmHg, altersunabhängig
  - Abweichungen nach oben möglich (z. B. COPD)
  - Schneller Anstieg kann Zeichen von respiratorischer Erschöpfung sein
- **Sauerstoffpartialdruck (pO_2):**
  - Gibt Sauerstoffpartialdruck im Blut an
  - Normwert 80–100 mmHg
  - Wert vom Alter abhängig (> 75 Jahre oft Werte unter 80 mmHg)
  - Abweichungen nach oben möglich (z. B. chronische Lungenerkrankungen)
- **Standardbikarbonat (HCO_3^-):**
  - Gibt Konzentration von Bikarbonat im Blut an
  - Normwert 22–26 mmol/l
  - Abweichungen bei metabolischen Störungen
  - Oft erhöht bei langjährigen COPD-Patienten
- **Basenüberschuss (Base Excess, BE):**
  - Gibt Menge an Basen oder Säuren an, die nötig wären für Ausgleich pH-Wert von 7,4 und Aufrechterhaltung pCO_2 von 40 mmHg und Temperatur von 37 °C im Blut → Basenüberschuss/Basenabweichung
  - Normwert –2 bis +2 mmol/l
  - Bei negativem Wert zu wenig Basen im Blut
  - Abweichungen meist Hinweis auf metabolische Störungen
  - Oft erhöht bei Patienten mit langjähriger COPD

Zusammengefasst:

- pH-Wert, pO_2 und pCO_2 geben Auskunft über die respiratorische Situation des Patienten.
- pH-Wert, HCO_3^- und BE geben Auskunft über metabolische Situation des Patienten.

Interpretation Messwerte

- pH ↑, pCO_2 ↑, Bikarbonat ↑ = respiratorisch teilkompensierte metabolische Alkalose
- pH ↑, pCO_2 ↓, Bikarbonat ↓ = metabolisch teilkompensierte respiratorische Alkalose
- pH ↓, pCO_2 ↑, Bikarbonat ↑ = metabolisch teilkompensierte respiratorische Azidose
- pH ↓, pCO_2 ↓, Bikarbonat ↓ = respiratorisch teilkompensierte metabolische Azidose

Unterscheidung metabolische oder respiratorische Ursache für pH-Wert-Verschiebung anhand Base Excess (BE)

- pH ↓, pCO_2 ↑, BE ↓ = metabolische Azidose
- pH ↑, pCO_2 ↓, BE ↑ = metabolische Alkalose

Besonderheit Laktatazidose

- Zählt zu den metabolischen Azidosen
- pCO_2 und BE können noch im Normbereich sein während der pH Wert erniedrigt ist.
- Bei einer Laktatazidose ist der Laktatwert erhöht.
- Auch bei normalem pH-Wert aufmerksam sein: eventuelle Kompensation erkennen!

Formeln, Berechnungs- und Merkhilfen bei pädiatrischen Patienten

Gewichtsberechnung

Ungefähres Gewicht 0–12 Monate	(0,5 × Alter in Monaten) + 4
Ungefähres Gewicht 1–10 Jahre	2 × (Alter in Jahren + 4)

Blutdruckberechnung

Blutdrucksyst. (1–10 Jahre)	Normdruck = 90 + (2 × Alter in Jahren)
	Unteres Limit = 70 + (2 × Alter in Jahren)

Tubusberechnung

Tubusgröße in ID (> 2 Jahre)	**Ungeblockt (ohne Cuff):** (Alter : 4) + 4 **Geblockt (mit Cuff):** (Alter : 3) + 4 oder (Alter in Jahren + 16) : 4
Tubus-Einführtiefe	3 × ID [mm] = Einführtiefe in cm oder **Oral:** (Alter : 2) + 12 = cm **Nasal:** (Alter : 2) + 14 cm

Infusionsmanagement

Flüssigkeitsmanagement	20 ml/kg KG als Bolus, ggf. wiederholen
	Neonatal: 10 ml/kg KG als Bolus, ggf. wiederholen

Defibrillation/Kardioversion

Defibrillation	4 J/kg KG
Kardioversion	• 1. Dosis: 1 J/kg KG ERC 2021: • 1. Dosis: 1 J/kg KG • 2. Dosis: 2 J/kg KG • 3. Dosis: 4 J/kg KG

Merkhilfen bei pädiatrischen Patienten

60er-Regel

- Atemfrequenzen > 60 = schlecht
- Syst. Blutdruck < 60 = schlecht
- Herzfrequenzen < 60 = schlecht

Pädiatrisches Beurteilungsdreieck (PBD)

Ersteinschätzung aus der Distanz:

- **A**ppearance: äußeres Erscheinungsbild (sitzt normal oder ist erschöpft etc.)
- **B** – Work of Breathing: Atemarbeit (Nasenflügeln, Einziehungen, Atemgeräusche)
- **C**irculation to skin: Zyanose – Flecken – Blässe

TICLS

Erste Einschätzung, ob potenziell kritisch/nicht kritisch:

- **T**one – Tonus
- **I**nteractiveness – Interaktion
- **C**onsolability – Tröstbarkeit, Reaktion auf Zuwendung
- **L**ook/gaze – Blick, Ausdruck
- **S**peech/cry – Sprechen, Weinen

Tab. 3.16 Größen von Larynxmasken

Größe	Patientengewicht (kg/KG)	Maximale Cuff-Füllung (ml)
1	< 5	4
1,5	5–10	7
2	10–20	10
2,5	20–30	14
3	30–50	20
4	50–70	30
5	> 70	40

Medical Math: einfache Rechenformeln

- Das Beherrschen von einfachen mathematischen Berechnungen und das Herstellen von Dosierungen sind Grundvoraussetzungen in der Notfallmedizin und allgemeines Basiswissen.
- Um den alltäglichen Umgang besonders in stressigen Situationen zu erleichtern, sollen nachfolgende Rechenübungen, Beispielrechnungen und Praxistipps eine Hilfestellung sein.

Maßeinheiten

- 1 kg = 1.000 g
- 1 g = 1.000 mg
- 1 mg = 1.000 µg
- 1 l = 1.000 ml

Prozentberechnungen (%)

- 100 ml einer 1 %-Lösung enthalten 1 g Wirkstoff (Medikament).
- 100 ml einer 2,5 %-Lösung enthalten 2,5 g Wirkstoff (Medikament).
- 100 ml einer 10 %-Lösung enthalten 10 g Wirkstoff (Medikament).
- 100 ml einer 0,9 %-Lösung enthalten 0,9 g Wirkstoff (Medikament).

Beispiel: 20%-ige Glukoselösung

- 100 ml einer 20%-igen Glukoselösung enthalten 20 g Glukose.
- 10 ml einer 20%-igen Glukoselösung enthalten 2 g Glukose.

Herstellen einer 10%-igen Glukoselösung aus einer 20%-igen Glukoselösung für die Applikation bei pädiatrischen Patienten:

- 10 ml = 2 g Glukose (G20 %) → verdünnen mit 10 ml NaCl 0,9 % → 20 ml = 2 g Glukose (G10 %)
- **Oder** bei nicht vorgehaltenen 20-ml-Spritzen: 5 ml = 1 g Glukose (G20 %) → verdünnen mit 5 ml NaCl 0,9 % → 10 ml = 1 g Glukose (G10 %)

Berechnung für die Medikamentenapplikation

$$VP[ml] = \frac{DP[mg] \times VS[ml]}{DS[mg]}$$

- **VP** – berechnetes Volumen, das dem Patienten verabreicht wird
- **DP** (Dosis Patient) – Medikamentendosis in mg, die der Patient erhalten soll
- **VS** – aufgezogenes Gesamtvolumen in der Spritze in ml
- **DS** (Dosis Spritze) – Gesamtdosis in der Spritze nach Aufziehen des zu verabreichenden Medikaments (z. B. 15 mg Wirkstoff in 3 ml Volumen)

Beispielrechnung:

- Sie planen eine antikonvulsive Therapie mit dem Medikament Midazolam. Sie verwenden hierfür eine Ampulle mit 15 mg Wirkstoff in einem Volumen von 3 ml. Nach lokalem Protokoll soll der Patient 10 mg Midazolam i. n. erhalten.

$$\frac{DP\ (10\ mg) \times V\ (3\ ml)}{DS\ (15\ mg)} = VP\ (2\ ml)$$

Beispielrechnung mit kg/KG:

- In der Notfallmedizin ist es häufig notwendig, Medikamente in Abhängigkeit des Körpergewichts (KG) des Patienten zu dosieren.
- Hier kann die gleiche Formel Anwendung finden mit Ergänzung des Körpergewichts in kg.
- Ein 80 kg Patient soll zur Analgesie 0,5 mg/kg KG empfohlene Menge Esketamin erhalten. Sie ziehen 50 mg/2 ml Esketamin verdünnt mit NaCl 0,9 % auf 10 ml auf. Wieviel Milliliter aus der Spritze müssen Sie dem Patienten anhand der Dosierungsrichtlinie verabreichen?

$$\frac{DP\ (0{,}5\ mg) \times 80\ kg \times V\ (10\ ml)}{DS\ (50\ mg)} = VP\ (8\ ml)$$

Beispielrechnung mit zwei unterschiedlichen Maßeinheiten (mg und µg):

- Ein 80 kg Patient soll zur Analgesie 2 µg/kg KG Fentanyl erhalten. Sie ziehen 0,5 mg/10 ml Fentanyl auf. Wieviel Milliliter aus der Spritze müssen Sie dem Patienten anhand der Dosierungsrichtlinie verabreichen?

$$\frac{DP\ (2\ \mu g/kg\ KG) \times 80\ kg \times V\ (10\ ml)}{DS\ (0{,}5\ mg)} = VP$$

- Zunächst muss die Maßeinheit **mg** unter dem Bruchstrich in **µg** umgerechnet werden:

$$\frac{DP\ (2\ \mu g/kg\ KG) \times 80\ kg \times V\ (10\ ml)}{DS\ (500\ \mu g)} = VP\ (3{,}2\ ml)$$

Beispielrechnung für die Herstellung einer 1 : 100.000-Adrenalin-Mischung für die Gabe „aus der Hand" bei z. B. anaphylaktischer Reaktion:

- 1 mg/ml Adrenalin = 1.000 µg
- Eine einfache Möglichkeit zur schnellen Herstellung einer 1 : 100.000-Adrenalin-Mischung ist es, aus 100 ml einer 0,9%-igen NaCl-Lösung 1 ml zu entziehen und durch 1 ml (1 mg) Adrenalin zu ersetzen.
- 100 ml enthalten jetzt 1.000 µg Adrenalin. Dies entspricht 10 µg pro ml.

Beispielrechnung für die Herstellung eines Adrenalin (z. B. Suprarenin®)-Perfusors und die entsprechende Flussrateneinstellung in ml/h:

- Dosierungsempfehlung Perfusor für Adrenalin: 0,1–0,4 µg/kg/min
- Einfaches Herstellen einer Adrenalinmischung für den Perfusor: z. B. 5 mg Adrenalin + 45 ml NaCl 0,9 % → 5.000 µg Adrenalin in 50 ml Perfusorspritze = 100 µg/1 ml
- Flussrateneinstellung bei einem 80 kg schweren Patienten: 0,1 µg/80 kg/min = 8 µg/min → 8 µg/min × 60 (60 min = 1 h) = 480 µg/h → 480 µg ÷ 100 µg = **4,8 ml/h**

Lagemeldungen

A(B)CE-Gefahren

Folgende Merkregel kann zur Lageeinschätzung bei Einsätzen angewendet werden:

- **A**usbreitung
- **A**temgifte
- **A**tomare Strahlung
- **A**ngstreaktion
- **B**iologische Gefahren
- **C**hemische Stoffe
- **E**xplosion
- **E**insturz
- **E**lektrizität
- **E**rkrankung und Verletzung

GAMS-Regel bei Gefahrguteinsatz

Folgende Merkhilfe wird als Universaltaktik bei einem Gefahrguteinsatz angewendet:

- **G**efahren erkennen
- **A**bsperren
- **M**enschenrettung durchführen
- **S**pezialkräfte alarmieren

MELDEN-Schema

Für eine kurze und inhaltsreiche Lagemeldung mit den wichtigsten Informationen an die Rettungsleitstelle hat sich folgende Merkhilfe bewährt:

- **M**eldende Person
- **E**insatzstelle
- **L**age
- **D**urchgeführte Maßnahmen
- **E**inheiten, die eingesetzt wurden
- **N**achforderung

Prähospitale Triage (mSTaRT, PRIOR®)

mSTaRT – Vorsichtungsalgorithmus

- mSTaRT (**m**odified **S**imple **T**riage and **R**apid **T**reatment): Einsatzstandard für einen Massenanfall (MANV) von Verletzten (Kinder + Erwachsene) die erste Sichtung, die Notfallbehandlung vor Ort und den Notfalltransport in die Kliniken unter Berücksichtigung von medizinischen und organisatorischen Erfordernissen (➤ Tab. 3.17)
- In Anpassung an Aspekte einer Intoxikation Erweiterung mSTaRT in Trauma **und** Intox zur Integration einer möglichen Kontamination mit toxischen Substanzen
- In Anpassung an militärische bzw. polizeiliche Lagen: Modifizierung mSTaRT hinsichtlich kritischer Blutungen (C) → tacSTaRT (**T**actical **S**imple-**T**riage-and-**R**apid-**T**reatment-Algorithmus)
- Ermöglicht Delegation der Vorsichtung der Patienten an nichtärztliches Rettungsdienst-Fachpersonal
- Die Festlegung des Behandlungsablaufs ermöglicht der Einsatzleitung eine strukturierte Umsetzung der gezielten präklinischen Behandlung. Eine definitive Sichtung erfolgt dann durch den LNA/NA.
- Bei ABC-Problemen werden nur einfachste Manöver wie z. B. Blutstillung via Tourniquet oder Einlage eines Guedel-Tubus durchgeführt.

Tab. 3.17 mSTaRT-Übersicht als Checkliste mit Einteilung in Sichtungskategorie [F781-045]

Untersuchungsbefund	Grün	Schwarz	Rot	Gelb
Patient gehfähig?	Ja			
Tödliche Verletzung? Atemstillstand auch nach Freimachen der Atemwege?		Ja		
Atemfrequenz > 30/min oder < 10/min, Atmung nur mit Guedel-Tubus? (Untersuchungsdauer 10 s)			Ja	
Unstillbare, spritzende Blutung?			Ja	
Fehlender Radialispuls? (Untersuchungsdauer 10 s)			Ja	
Folgt einfachen Befehlen **nicht?**			Ja	
Keine der oben genannten Antworten?				Ja

PRIOR®-Algorithmus

- PRIOR® (**p**rimäres **R**anking zur **i**nitialen **O**rientierung im **R**ettungsdienst) wurde von der Deutschen Gesellschaft für Katastrophenmedizin (DGKM) und dem Bundesamt für Bevölkerungsschutz und Katastrophenhilfe (BBK) als Hauptprojektpartner entwickelt.
- Alltäglich anwendbarer, standardisierter Algorithmus zur initialen Orientierung über Vitalbedrohung Betroffener bei MANV
- Zugleich medizinisches Einsatzmanagementtool
- Verletzte werden bezüglich Sichtungskategorie (SK) I sicher identifiziert und vital bedrohte Patienten mit nichttraumatologischen Krankheitsbildern werden der SK I sicher zugeordnet.
- Das komplette Vorsichtungssystem besteht aus:
  - PRIOR®-Algorithmus (Ersteinschätzung)
  - PRIOR®-Indikatoren (Orientierungshilfe)
  - PRIOR®-Diamant (Ableitung von Konsequenzen bei MANV)

Kurzfassung und Verlaufsbeschreibung PRIOR®

- **A – Prüfen Sie, ob der Betroffene bewusstlos ist**
  - **Ja:** erforderlichenfalls folgende lebensrettende Sofortmaßnahmen durchführen:
    - Freimachen der Atemwege, Seitenlage, starke Blutungen stoppen
    - Der Betroffene wird der Sichtungskategorie SK I (rot) zugeordnet.
  - **Nein:** Fahren Sie mit der Priorisierung fort.
- **B – Prüfen Sie, ob beim Betroffenen eine Atemstörung vorliegt:** Indikatoren dafür sind z. B. ein Atemstillstand, deutliche Atemfrequenzstörungen oder ein lautes, ohne Hilfsmittel hörbares, krankhaftes Atemgeräusch.
  - **Ja:** erforderlichenfalls folgende lebensrettende Sofortmaßnahmen durchführen:
    - Freimachen der Atemwege, starke Blutungen stoppen
    - Der Betroffene wird der Sichtungskategorie SK I (rot) zugeordnet.
  - **Nein:** Fahren Sie mit der Priorisierung fort.
- **C – Prüfen Sie, ob beim Betroffenen eine Kreislaufstörung vorliegt:** Indikatoren dafür sind z. B. fehlender Radialis-Puls, deutliche verzögerte Nagelbettfüllung oder starke Blutungen.
  - **Ja:** erforderlichenfalls folgende lebensrettende Sofortmaßnahmen durchführen:
    - Starke Blutungen stoppen
    - Der Betroffene wird der Sichtungskategorie SK I (rot) zugeordnet.
  - **Nein:** Fahren Sie mit der Priorisierung fort.
- **D – Prüfen Sie, ob beim Betroffenen eine Bewusstseinsstörung vorliegt:** Indikatoren dafür sind z. B. Desorientiertheit bis zur Somnolenz oder die Unfähigkeit, einfachen Anweisungen zu folgen.
  - **Ja:** Der Betroffene wird der Sichtungskategorie SK I (rot) zugeordnet.
  - **Nein:** Fahren Sie mit der Priorisierung fort.

- **E – Prüfen Sie, ob der Betroffene starke Schmerzen am Körperstamm hat:** Indikatoren dafür sind z. B. starke Schmerzen an Thorax, Abdomen oder Becken.
  - **Ja:** Der Betroffene wird der Sichtungskategorie SK I (rot) zugeordnet.
  - **Nein:** Fahren Sie mit der Priorisierung fort.
- **Prüfen Sie, ob der Betroffene liegen muss:** Indikator dafür ist z. B., dass er nicht ohne Hilfe oder Hilfsmittel gehen kann.
  - **Ja:** Der Betroffene wird der Sichtungskategorie SK II (gelb) zugeordnet.
  - **Nein:** Der Betroffene wird der Sichtungskategorie SK III (grün) zugeordnet.

Übergabeschemata

ISOBAR

- **I**dentify (Patientendaten): Name, Alter, Geschlecht
- **S**ituation: Situation, Erstbefund
- **O**bservations (Observationen): ABCDE, Diagnosen, Maßnahmen
- **B**ackground (Hintergrund): Vorerkrankungen, SAMPLER, OPQRST
- **A**ssessment (Untersuchung und Behandlung): Aktionen des Rettungsdienstes, anstehende Maßnahmen
- **R**ecommendation (Empfehlung) und Rückfragen: Read-Back durch Teamleader Klinik

IMIST – AMBO

IMIST

- **I**dentification: Patient
- **M**echanism: Verletzung bzw. Beschwerden
- **I**njuries: Erkrankungen/Verletzungen
- **S**igns/symptoms: Vitalwerte und Therapieansprechen
- **T**reatment and trends: Therapie und Ansprechen auf Therapie, Trend

AMBO

- **A**llergien
- **M**edikamente
- **B**ackground (Vorerkrankungen)
- **O**ther informations (weitere Informationen)

Innerklinische Triage

Beispiel Manchester Triage

- Das Manchester-Triage-System (MTS) ist ein standardisiertes Verfahren zur Ersteinschätzung von Patienten in der Notaufnahme (➢ Tab. 3.18).

Tab. 3.18 Einschätzungsgruppen nach Manchester-Triage-System [G1124]

Gruppe	Bezeichnung	Farbe	Maximale Wartezeit (min)
1	Sofort	Rot	0
2	Sehr dringend	Orange	10
3	Dringend	Gelb	30
4	Normal	Grün	90
5	Nicht dringend	Blau	120

- Die Patienten werden nach Dringlichkeit eingruppiert.
- Das Ziel ist die schnelle und sicherere Festlegung von Behandlungsprioritäten.
- Es gibt auch noch weitere Triage-Systeme wie z. B. der Emergency Severity Index (ESI).
- Beide Systeme werden mittlerweile bundesweit in Krankenhäusern angewendet, wobei das MTS am gängigsten ist.

Verfahren

- Innerhalb kurzer Zeit wird der Patient anhand von Leitsymptomen und Beschwerdebildern eingeschätzt und den Dringlichkeitsstufen zugeordnet (➢ Tab. 3.18).
- Es werden eingeschätzt: Lebensgefahr (ABC-Probleme), Schmerzen, Blutverlust, Bewusstsein, Temperatur, Krankheitsdauer

Emergency Severity Index Triage (ESI)

- Fünfstufiger Triagealgorithmus (Level 1–5) mit vier Entscheidungspunkten (A–D)
- Voraussetzungen für die Anwendung sind ein vertieftes medizinisches Wissen und klinische Erfahrung → keine symptomspezifischen Triagekriterien.

Unterscheidung der einzelnen ESI-Level

- **Level 1:** höchste Dringlichkeit mit Beginn sofortiger Behandlung (kritischer Patient)
- **Level 2:** Beginn einer sofortigen pflegerischen Behandlung (örtliches Protokoll) und erfolgte ärztliche Beurteilung nach 10 min
- **Level 3–4:** jeweilige Festlegung von Zeitrahmen und Versorgungsstrategien durch die Institution

Entscheidungspunkte A–D

- **A: Akute vitale Bedrohung? Kriterium erfüllt bei sofort benötigten lebensrettenden Maßnahmen:**
  - Sicherung der Atemwege oder Notfallmedikamente
  - Klinische Zustände: bereits intubiert, Apnoe, Pulslosigkeit, schwerste Atemnot, Sauerstoffpartialdruck (SpO_2) < 90 %, akute Bewusstseinsveränderung sowie nicht ansprechbar

  Beispiele für ESI-Level 1: Herzstillstand, Atemstillstand, Thoraxschmerz mit Kreislaufinstabilität, anaphylaktische Reaktion, Hypoglykämie mit Vigilanzminderung und komatöser Patient (keine Reaktion) mit Foetor aethylicus
- **B: Keine akute vitale Bedrohung, aber Patient kann nicht warten: Hochrisikosituation (verwirrt/lethargisch/desorientiert oder starke Schmerzen/großes Leid):**

  Beispiele für ESI-Level 2:
  - Thoraxschmerz bei Verdacht auf ACS bei kreislaufstabilem Patienten
  - Verdacht auf extrauterine Gravidität, hämodynamisch stabil
  - Anzeichen für Schlaganfall ohne Kriterien für ESI-Level 1
  - Suizidgefährdeter Patient, fremdgefährdeter Patient
  - Neu aufgetretene Verwirrtheit, Lethargie, Desorientiertheit
  - Starke Schmerzen großes Leid: kombiniert aus Selbsteinschätzung (VAS > 7) und klinische Beobachtung mit bereits eingeleiteter Schmerzlinderung (einfache Maßnahmen); psychische/physische Probleme, wie z. B. Opfer häuslicher Gewalt, Harnverhalt etc.
- **C: Festlegung benötigter Ressourcen und Aufteilung in ESI-Level 4–5:**

  Beispiele für ESI-Level 4 (Patient benötigt Ressourcen):
  - Stationäre Aufnahme, Verlegung
  - Entlassung
  - Diagnostische oder therapeutische Maßnahmen (Labor, EKG, Bildgebung, Wundversorgung)

  Patienten, die keine Ressourcen benötigen, erhalten ESI-Level 5.
- **D: Beurteilung der Vitalzeichen des Patienten:**

  Beispiele:
  - Vitalzeichen liegen außerhalb bestimmter Grenzwerte mit passender Klinik → ggf. Zuteilung ESI-Level 2.
  - Vitalzeichen in der Norm → Zuteilung ESI-Level 3

Beförderung von Patienten (laut Empfehlung DBRD Muster-Algorithmen)

Kommt es zu einer Versorgungs-/Beförderungsablehnung durch den Patienten oder einen Beförderungsverzicht bzw. eine Beförderungsablehnung durch den Rettungsdienst, ist eine umfangreiche Aufklärung des Patienten inklusive einer ausführlichen Dokumentation unumgänglich. Strukturierte Checklisten mit wichtigen Fragestellungen sind hierbei eine wichtige Entscheidungshilfe.

Versorgungs-/Beförderungsablehnung durch Patienten

- Folgende wichtige Fragen sollten bei einem Versorgungs- bzw. Beförderungsverzicht gestellt werden:
  - Alter < 18 Jahre mit fehlender rechtlicher Betreuung?
  - Hinweise auf vorliegende oder drohende Hilflosigkeit?
  - Schlaftrunkenheit/-wandel?
  - Drogenintoxikation oder ausgeprägter bzw. beeinträchtigender Medikamenteneinfluss?
  - Fieberdelirium?
  - Neuaufgetretene Desorientiertheit?
  - Retrograde Amnesie?
  - Z. n. zerebralem Krampfanfall?
  - Bewusstseinsstörungen unter Hypo-/Hyperglykämie?
  - Starke Schmerzzustände?
  - Höchstgradige psychische oder körperliche Erschöpfung?
  - Direkt zuvor bestehende Bewusstlosigkeit?
  - Hinweise auf Suizidalität?
  - Fremdgefährdung?
  - Akute oder drohende Lebensgefahr, drohende schwere gesundheitliche Schäden?
  - Bedenken/Zweifel seitens Rettungsdienstpersonal?
- Wird eine Frage mit „Ja" beantwortet, ist z. B. die Nachforderung eines Notarztes dringend empfohlen oder ggf. unter Zwang zu transportieren.
- Eine umfangreiche Aufklärung des Patienten über mögliche gesundheitliche Schäden, ggf. auch tödlichen Folgen, aber auch Hilfsangebote (Hausarzt etc.), ist zwingend erforderlich.
- Zwingende **schriftliche Dokumentation inklusive Unterschrift** im Verweigerungsabschnitt mit folgenden Inhalten:
  - Befunde und Einschätzungen
  - Benannte akute oder drohende Gefährdung

- Empfohlene Verhaltensweisen
- Einschätzung des Einwilligungszustands (z. B. wach, zeitlich, örtlich, zur Person und Situation orientiert, einwilligungsfähig etc.)
- Hilfsangebote zur Weiterbehandlung (Hausarzt etc.)
- Ggf. Dokumentation zur Betreuungsübernahme durch z. B. Angehörige
- Aufklärung, dass Patient sich über Verantwortungsübernahme aller möglichen Folgen im Klaren ist

Beförderungsverzicht/Ablehnung durch Rettungsdienstpersonal

- Folgende wichtige Fragen sollten bei einem Beförderungsverzicht oder einer Beförderungsablehnung durch das Rettungsdienstpersonal (z. B. Notfallsanitäter) gestellt werden:
  - Alter < 18 Jahre?
  - Gesetzlicher Betreuer nicht anwesend/erreichbar?
  - Hinweise auf Einschränkung der Einwilligungsfähigkeit?
  - Fehlende unklare Weiterbetreuung?
  - Bedarf des Transportmittels KTW (z. B. liegende Beförderung, O_2-Gabe)?
  - Vorliegen einer gültigen ärztlichen Einweisung?
  - Strukturierte Anamnese/Untersuchung war nicht durchführbar?
  - Neues ABCDE-Problem?
  - Objektivierbare, akute schwere Erkrankung/Verletzung?
  - Situation nicht als Bagatellverletzung/Erkrankung eingeschätzt?
  - Bewusstseinsstörungen unter Hypo-/Hyperglykämie?
  - Bestehende starke Schmerzzustände (NRS > 4) oder erfolgte Analgesie i. v.?
  - Zu erwartende Verschlechterung des Gesundheitszustandes?
  - Hinweise auf Drogenintoxikation oder Medikamenteneinfluss?
  - Akute drohende Lebensgefahr? Drohende schwere gesundheitliche Schäden?
  - Bedenken/Zweifel seitens Rettungsdienstpersonal?
- Wird eine Frage mit „Ja" beantwortet, ist eine Beförderungsablehnung durch das Rettungsdienstpersonal oder ein Beförderungsverzicht in beiderseitigem Einvernehmen nicht anzuraten.
- Eine umfangreiche Aufklärung des Patienten über mögliche gesundheitliche Schäden, ggf. auch tödlichen Folgen, aber auch Hilfsangebote (Hausarzt etc.), ist zwingend erforderlich.
- Zwingende schriftliche Dokumentation, inklusive Unterschrift im Verweigerungsabschnitt mit folgenden Inhalten:
  - Befunde und Einschätzungen
  - Benannte akute oder drohende Gefährdung
  - Empfohlene Verhaltensweisen
  - Einschätzung des Einwilligungszustands (z. B. wach, zeitlich, örtlich, zur Person und Situation orientiert, einwilligungsfähig etc.)
  - Hilfsangebote zur Weiterbehandlung (Hausarzt etc.)

- Zwingende ausführliche schriftliche Dokumentation:
  - Befunde, Einschätzungen und Maßnahmen
  - Empfohlene Verhaltensweisen
  - Einschätzung des Einwilligungszustands (z. B. wach, zeitlich, örtlich, zur Person und Situation orientiert, einwilligungsfähig etc.)
  - Dokumentation einer eventuellen Betreuungsübernahme (z. B. Angehörige etc.)
  - Hilfsangebote zur Weiterbehandlung (Hausarzt, Taxi etc.)
  - Aufklärung über die Möglichkeit, jederzeit erneut den Notruf (112) bei Allgemeinzustandsverschlechterung absetzen zu können
  - Patientenzustand beim Verlassen des Einsatzorts
  - **Cave:** Die Beförderungsablehnung durch Notfallsanitäter geschieht in Eigenverantwortung! Ziel sollte immer ein Beförderungsverzicht im Einvernehmen beider Parteien sein!

Register